普通高等教育食品类专业教材系列

食品毒理学

（第二版）

沈明浩　易有金　王雅玲　主编

U0272618

科学出版社

北京

内 容 简 介

本书共 15 章,系统地介绍了食品毒理学的基本概念、基本理论和研究方法。内容涉及外源化学物的来源及其在机体内的生物转运及生物转化,毒作用机理及影响因素,食品毒物一般毒性、生殖毒性、致突变作用、致癌作用及免疫毒性,以及食品安全风险评估、毒理学评价程序和方法、转基因食品的安全性评价和相关的食品毒理学基础实验。

本书理论结合实践,吸收了食品毒理学研究的最新成果,可作为高等院校食品类相关专业的教材和参考书籍。

图书在版编目(CIP)数据

食品毒理学/沈明浩,易有金,王雅玲主编. —2 版. —北京:科学出版社,
2021.6
(普通高等教育食品类专业教材系列)
ISBN 978-7-03-045223-8

Ⅰ.①食… Ⅱ.①沈… ②易… ③王… Ⅲ.①食品毒理学-高等学校-教材
Ⅳ.①R994.4

中国版本图书馆 CIP 数据核字(2021)第 115251 号

责任编辑:沈力匀 / 责任校对:赵丽杰
责任印制:吕春珉 / 封面设计:耕者设计工作室

科学出版社 出版
北京东黄城根北街 16 号
邮政编码:100717
http://www.sciencep.com
三河市良远印务有限公司印刷
科学出版社发行 各地新华书店经销

*

2014 年 3 月第 一 版 开本:787×1092 1/16
2021 年 6 月第 二 版 印张:22
2023 年 1 月第十三次印刷 字数:522 000

定价:68.00 元
(如有印装质量问题,我社负责调换〈良远〉)
销售部电话 010-62136230 编辑部电话 010-62130750

本书编写委员会

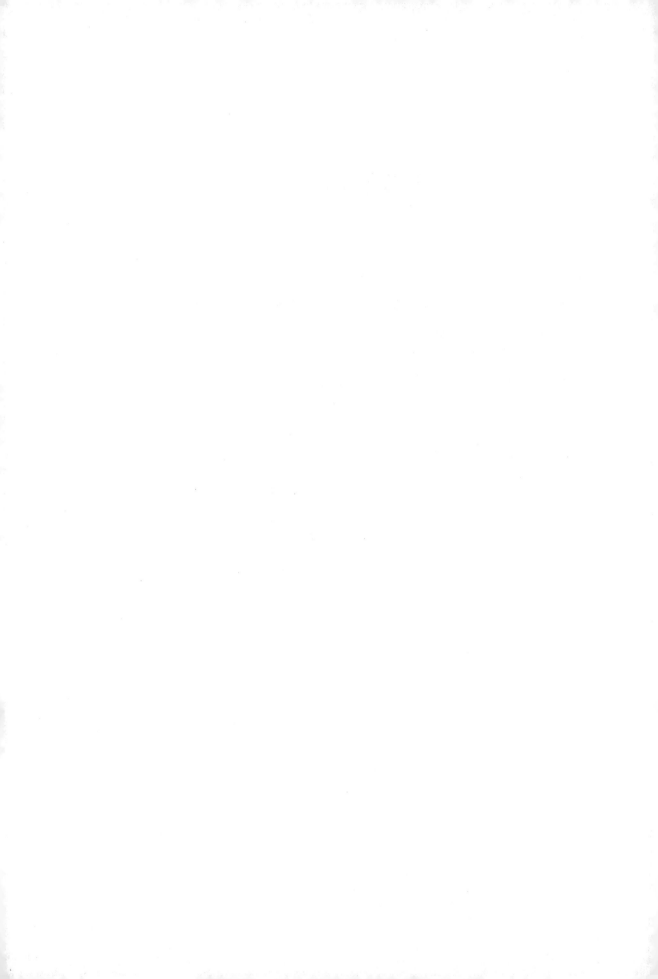

前　　言

为贯彻落实《中国教育现代化 2035》"建设高质量教育体系"的规划纲要，根据教育部《普通高等学校教材管理办法》和《全国大中小学教材建设规划（2019—2022 年）》有关要求，配合《普通高等学校本科专业类教学质量国家标准》贯彻实施，我们根据食品行业突出产出导向的发展需求，科学合理设定人才培养目标，从教学实际出发，充分体现多学科交叉融合的特点，充分利用现代信息技术对教学内容及教材形式进行创新，编写《食品毒理学》，以满足各院校食品类专业建设和相关课程改革需要，提高课程教学质量。

在编写过程中，本书紧密结合国家食品安全战略需求，深度挖掘有关中华传统文化，弘扬"做推动中国食品安全的志愿者，助力国民健康生活，生活健康"的惠发精神，建立和强化学生"以保障人民的生命健康为己任"的行业初心，落实立德树人根本任务，将知识传授、能力培养和价值观塑造融为一体，引导学生牢固树立社会主义核心价值观，增强大国食品观，坚定学科信心，明确未来的奋斗目标，树立食品人应有的价值观，增强食品安全的责任感。

食品毒理学是研究食品中外源化学物质的性质、来源与形成，以及它们的不良反应与可能的有益作用和机理，并确定这些物质的安全限量和评价食品安全性的一门科学。食品毒理学的研究对象既包括食品中的化学类和生物类外源污染物，如农业生产中的农药兽药等化学污染物、重金属等工业污染物、细菌毒素、霉菌毒素和牛海绵状脑病（"疯牛病"）病毒等，又包括食品中本身含有的有毒物质、食品加工过程中产生的有毒物质及食品添加剂等，如苦杏仁和木薯中含有的生氰糖苷、油炸淀粉类食品中可能产生的丙烯酰胺、烤肉中可能产生的多环芳烃和杂环胺等致癌物和致突变物等。

本书共 15 章，系统地介绍了食品毒理学的基本概念、基本理论和研究方法。内容包括外源化学物的来源及其在机体内的生物转运及生物转化，毒作用机理及影响因素，食品毒物一般毒性、生殖毒性、致突变作用、致癌作用及免疫毒性，以及食品安全风险评估、毒理学评价程序和方法、转基因食品的安全性评价和相关的食品毒理学基础实验。

本书的编写人员都是长期从事食品毒理学教学及科研的骨干教师，他们在不同的层面对食品毒理学进行了许多细致的研究。具体撰写分工如下：绪论由沈明浩（吉林农业大学、长春科技学院）编写；第一章由饶朝龙（成都中医药大学）编写；第二章由丁志刚（安徽科技学院）、刘曦宇（吉林大学、中日联谊医院）编写；第三章由王雅玲（广东海洋大学）、饶朝龙编写；第四章由袁媛（吉林大学）、吕娜（吉林农业大学）编写；第五章由王彦波（浙江工商大学）、毕云枫（吉林农业大学）编写；第六章由宫智勇

（武汉工学院）、马井喜（长春大学）编写；第七章由易有金（湖南农业大学）、马井喜编写；第八章由沈明浩、任大勇（吉林农业大学）编写；第九章由曾绍校（福建农林大学）、任大勇编写；第十章由韩俊华（河北科技大学）编写；第十一章由韩新峰（四川农业大学）、吕娜编写；第十二章由柳春红（华南农业大学）、毕云枫编写；第十三章由高晓平（河南农业大学）、姜斌（吉林农业大学）编写；第十四章由杜雄伟（大连民族学院）、高晓平编写；第十五章由卢静（吉林大学）、姜斌编写；附录部分由关爽（吉林大学）、高晓平编写。全书由沈明浩统稿。

　　本书在编写过程中，参考了大量相关书籍，内容全面具体，具有较强的科学性和逻辑性，并编入了部分实验内容，可作为高等院校食品类相关专业的教材。虽然编者勤奋耕耘，力求全面反映食品毒理学所涉及的知识领域，但限于目前学术研究和编者学识水平，书中疏漏和不妥之处在所难免，敬请广大读者不吝指正。

目　　录

绪　　论

第一节　食品毒理学概述

一、食品毒理学概念

人类必须每天摄入食物，以维持机体健康和繁殖后代。食品应卫生安全、无毒无害；含有人体所需要的营养素和有益成分；感官性状良好、可被人体接受。但是食品除了含有人体必需的营养素外，也可能含有身体非必需的甚至有害的生物或化学物质，后者总称为外源化学物。外源化学物是在人类生活的外界环境中存在，可能与机体接触并进入机体，在体内呈现一定的生物学作用的一些化学物质，又称为外源生物活性物质。它既包括人类在食品生产、加工中使用的物质，也包括食物本身生长中存在的物质。蔬菜上的农药残留是有害无益的，但有些外源化学物对健康是有利的，如大蒜中的大蒜素。所以，不应把外源化学物统统认为是对健康有害的。与外源化学物相对的概念是内源化学物，是指机体内原已存在的和代谢过程中所形成的产物或中间产物。某种物质通过物理损伤以外的机理引起细胞或组织损伤时称为有毒。传统上把摄入较小剂量即能损害身体健康的物质称为有毒物质或毒物；它具有的对细胞和（或）组织产生损伤的能力称为毒性。有毒物质在一定条件下产生的临床状态称为中毒。当前，地球上污染无处不在，工业化学物种类日益增多，它们进入空气、土壤、水、植物、动物和人体中，使我们的食物链不断受污染。食品毒理学（food toxicology）是研究食品中外源化学物的性质、来源与形成，它们的不良作用与可能的有益作用及其机理，并确定这些物质的安全限量和评定食品安全性的科学。

二、食品毒理学的研究内容

食品毒理学所研究的外源化学物主要包括工业品及工业使用的原材料、食品色素与添加剂、农药、兽药（包括激素）、环境污染物（如二噁英），以及食品及原料在储藏与加工中的有害副产物（如霉菌毒素、丙烯酰胺）等。这些有毒的化学物质按其毒性强弱又可分为剧毒、高毒、中毒、低毒和微毒。毒性物质主要通过化学损伤使生物体受其损害。化学损害是指通过改变生物体内的生物化学过程甚至导致器质性病变的损伤，如有机磷酯化合物类农药主要通过抑制胆碱酯酶的活性，使生物体乙酰胆碱超常累积，从而导致生物体的极度兴奋而死亡。

食品毒理学的主要任务就是研究食品中化学物的分布、形态及其进入人体的途径与代谢规律，阐明影响中毒发生和发展的各种条件；研究化学物在食物中的安全限量，评定食品的安全性，制定相关卫生标准；研究食品中化学物的急性和慢性毒性，特别应阐明致突变、致畸、致癌和致敏等特殊毒性，提出早期诊断的方法及健康监护措施。

毒理学的一个基本原则和首要目的就是要对毒性进行定量。一般来说，毒物和非毒物之间没有严格的界限。同一种化学物质，由于使用剂量、对象和方法的不同，可能是毒物，也可能是非毒物。例如，亚硝酸盐对正常人是毒性物质，但对氰化物中毒者则是有效的解毒剂。另外，人体对硒（Se）的每日安全摄入量为 $50\sim200\mu g$，如低于 $50\mu g$ 则会导致心肌炎、克山病等疾病，并诱发免疫功能低下和老年性白内障的发生；如摄入量在 $200\sim1\,000\mu g$ 则会导致中毒；如每日摄入量超过 1mg 则可导致死亡。

三、食品毒理学的研究方法

食品毒理学研究的最终目的是研究外源化学物对人体的损害作用（毒作用）及其机理，但对人体的研究实际上难以实现。毒理学主要是借助于动物模型模拟引起人体中毒的各种条件，观察实验动物的毒性反应，再外推到人。动物特别是哺乳动物和人体在解剖、生理和生化代谢过程方面有很多相似之处，这就是动物实验的结果可以外推到人的基础。

食品毒理学的研究方法包括以下两种。①生物实验。采用各种哺乳动物、水生动物、植物、昆虫、微生物等，但常用的仍是哺乳动物，可采用整体动物，离体的动物脏器、组织、细胞、亚细胞甚至 DNA 进行。②人群和现场调查。根据已有的动物实验结果和食物的化学特性，采用流行病学的方法，选择适当的指标，观察试食人群的反应及量-效关系。

食品毒理学的实验方法是随着生物、化学、物理等学科的发展而发展的。目前的毒理学研究过程中广泛采用新技术、新方法，极大地方便了科学研究，促进了分子毒理学领域的发展。这些新技术包括基因重组技术、克隆技术、核酸杂交技术、聚合酶链式反应技术、DNA 测序技术和一系列突变检测技术、荧光原位杂交技术、流式细胞技术、单细胞凝胶电泳技术，以及转基因动物、加合物的形成和抑癌基因的检测等。

四、食品毒理学与食品安全性

（一）食品安全性评价的重要性

要确保食品安全和人体健康，就必须对食品进行安全性评价。食品毒理学的作用就是从毒理学的角度，研究食品中可能含有的外源化学物质对食用者的毒作用机理，检验和评价食品的安全性或安全范围，从而确保人类的健康。现代食品毒理学着重于通过化学和生物学领域的知识找寻毒性反应的详细机理，并研究特定物质产生的特定的化学或生物学反应机理，为食品安全性评估和监控提供详细和确凿的理论依据。因此，食品毒理学是食品安全评价的基础。

目前我国现行的对食品安全性评价的方法和程序也还是按照传统的毒理学评价程序进行的，即初步工作→急性毒性实验→遗传毒理学实验→亚慢性毒性实验（90d 喂养实验、繁殖实验、代谢实验）→慢性毒性实验（包括致癌实验）。除了传统的毒理学评价研究外，还需要人体研究、残留量研究、暴露量研究、消费水平（膳食结构）和摄入风险评价等。在进行整体的食品安全性评价过程中，不仅要进行食品中某危害成分的单项评价、某食品综合评价、膳食结构的综合评价及最终的风险评价，同时还要把化学物质评价、毒理学评价、微生物学评价和营养学评价统一起来得出结论，这也是现代食品安全性评价的发展趋势。

（二）食品毒理学与食品添加剂安全评价

凡是有意加入食品的添加剂都要经过比较严格的毒理学实验和评审。世界卫生组织（World Health Organization，WHO）和联合国粮食及农业组织（Food and Agriculture Organization of United Nations，FAO）于 1955 年设立了食品添加剂联合专家委员会（Joint FAO/WHO Expert Committee on Food Additives，JECFA），用于定期评审食品添加剂的安全性，并提出每人每日容许摄入量（acceptable daily intake，ADI）和建议用量。因此，具有明显毒作用和致癌性的添加剂均已被排除在允许使用名单之外。食品添加剂的管理工作关键在于安全性评价。为了将有限的人力和物力用于最重要的毒理学实验，美国食品药品监督管理局（Food and Drug Administration，FDA）提出了"关注水平"（level of concern）这一新概念。首先是根据人体接触水平、分子结构和毒性资料将食品添加剂分为 3 个关注水平。凡属关注水平 I 的添加剂只需进行一种啮齿类动物的短期（至少 28d）喂养实验和若干致突变实验；关注水平 II 的添加剂则需要进行一种啮齿类和一种非啮齿类动物的亚慢性喂养实验及一种啮齿类动物的多代繁殖实验（包括致畸实验）；而关注水平 III 的添加剂则需进行两种啮齿类动物的致癌实验、一种啮齿类和一种非啮齿类动物的慢性喂养实验、啮齿类动物的多代繁殖实验（包括致畸）及若干致突变实验。

（三）食品毒理学与环境毒素安全评价

以二噁英为例，在环境中至少有 200 种二噁英的异构体，其代表性化合物为 2,3,7-四氯二苯基-p-二噁英（2,3,7,8-TCDD）。目前毒理学研究已表明，二噁英类化合物为急性毒性物质，其对豚鼠的口服半数致死量为 $0.6\mu g/kg$，对 Fisher 334 大鼠为 $164\sim340\mu g/kg$，而且有很强的蓄积作用（啮齿类动物体内消除半衰期为 $12\sim14d$，人类为 $2\sim6a$），以及明显的免疫毒性、致畸性、生殖毒性和致癌性（肝癌）。此类化合物污染食物的直接和间接来源有包装材料（纸盒装牛奶）、城市垃圾焚烧造成的土壤、空气和水污染，以及氯酚类化合物（如五氯酚钠）的杂质等。WHO 欧洲地区办事处建议 TCDD 的容许摄入量为 $10pg/(kg \cdot d)$。各国正在积累人群血液和食物中含量的资料，如英国估计一般人群的平均摄入量为每天 125pg（总的 TCDD 当量），主要来自肉、禽、乳和油脂。法国和加拿大的膳食摄入量分别为 $94\sim203pg/(人 \cdot d)$ 和 $92pg/(人 \cdot d)$。由于二噁英类的分析方法（主要是净化步骤）比较复杂和费用昂贵，目前有关环境、食品和人体中含量的数据还不充分。另外，对于二噁英类的毒作用机理和生物学检测方法也是当前的研究重点。

（四）食品毒理学与转基因食品安全评价

从 1996 年转基因作物商业化种植以来，世界转基因作物种植面积连续多年保持迅速和稳定的增长，2017 年已达到 24 个国家 1.898 亿 hm^2 的种植面积，2018 年全球范围共有 87 项关于转基因作物的批准。同时，围绕转基因食品是否安全的争论也从未停止过，主要原因在于尚未有一个公认的安全评价程序。

1993 年，联合国经济合作与发展组织（Organization for Economic Cooperation and Development，OECD）提出了食品安全性分析的原则——"实质等同性"（substantial equivalence）原则，即如果某个新食品或食品成分与现有的食品或食品成分大体等同，那么它们是同等安全的。虽然"实质等同性"原则的结果评价方法看起来似乎非常科学和可靠，但是对于转基因食品这种可能带来高风险的新事物来说，这种结果评价法还存在许多问题。第一，科学证据往往具有一定的滞后性和非预见性。科学实验和科学评价往往需要建立在大量数据的基础之上，而这些数据可能需要一种产品在投放市场多年之后才能齐备，转基因食品的安全评价数据就是如此，这就使科学证据具有一定滞后性和非预见性的特点。例如，农药杀虫剂在使用几十年后被发现对生态环境带来巨大破坏，四环素在使用十几年后才被发现是导致黄牙的罪魁祸首。要完全等到可靠的有害证据才对转基因食品实行管制显然是非常危险的。第二，转基因食品有自身的特殊性。它作为一种新型的食品，出现的时间还不长，作为一种比较特殊的食品，一些科学家和广大公众都担忧转基因食品的安全性。我们很难用这个所谓的"可靠的科学原则"让公众相信转基因食品是安全的。而且，目前我们还没有充足的科学证据证明转基因食品是安全的。"实质等同性"原则的结果评价方法往往并非安全、科学和可靠。因为转基因食品的安全评价具有复杂性和不可预测性的特点，单一的结果评价方法远远不能满足复杂的转基因食品的安全评价的需要，所以应该考虑以多种方法的组合来评价转基因食品的安全性。

过程评价法是对转基因食品的研究、发展、商业化及销售和消费的全过程进行动态的全面检测和安全评估，主要包括实验室产品研究的严格的毒性、过敏性和抗性实验的安全评价，大田实验的环境影响的安全评估和生态评价，商业化的环境监测与评估，消费者消费转基因食品的人体健康效用（包括短期效用和长期的累积效用）的安全评价。欧盟各国主要采用过程评价法对转基因食品的安全性进行评价。我国对转基因食品的安全评价采用结果评价法和过程评价法相结合的原则，即将"实质等同性"原则和严格的毒性、过敏性和抗性实验，大田实验、商业化和消费的全过程的安全评价及其监控有机结合起来评价转基因食品的安全性，但更侧重于使用过程评价法评价转基因食品的安全性。

（五）食品毒理学与保健食品安全评价

保健食品是指声称具有特定保健功能或者以补充维生素、矿物质为目的的食品，即适宜于特定人群食用，具有调节机体功能，不以治疗疾病为目的，并且对人体不产生任何急性、亚急性或者慢性危害的食品。保健食品与药品的主要区别是，保健食品不能以治疗为目的，但可以声称保健功能，不能有任何毒性，可以长期食用。在对保健食品进行安全性评价时，必须综合考虑受试物的原料来源、理化性质、毒性大小、代谢特点、蓄积性、接触的人群范围、食品中的使用量与使用范围、人的可能摄入量及保健功能等因素，确保其对人体健康的安全性。

第二节　食品毒理学的现状和发展

一、中国食品毒理学发展趋势

虽然我国在几千年前就出现了食品毒理学的萌芽，但由于社会经济和科学技术的限制，我国食品毒理科学一直停滞不前，直到中华人民共和国成立后，我国才开始现代食品毒理的科学研究。20 世纪 50 年代，中央卫生研究院营养学系与卫生部药品生物制品检定所最先开始了食品毒理学研究，并于 20 世纪 60 年代对木薯毒性、农残毒性、粮食熏蒸剂及白酒中甲醇毒性等进行食品安全性毒理学评价，为制定食品卫生标准提供依据。随着我国食品工业的快速发展，食品毒理学也有了长足的发展，具体体现在以下几个方面。

1975 年春，为期半年的首届全国食品毒理培训班在上海举办，讲授了毒理学基础理论，并进行了毒理实验示教及操作；随后又分别于 1980、1984、1992 年举办了 3 期食品毒理学习班，培养了一大批食品毒理学工作者，为我国食品毒理学的发展与研究打下了良好的基础。

1978 年，我国首次出版了《食品毒理学》专著。

1980 年，我国食品添加剂标准化技术委员会首次提出制定毒性评价。

1981 年，食品毒理学的基础理论开始写入我国营养与食品卫生学教材，医药院校中开始设立毒理专业课程，部分省级卫生防疫站建立了食品毒理科（组），开始对食品的毒性进行安全性评价。同年，卫生部将制定"食品安全性毒理学评价程序和方法"列入《1981～1985 年全国食品卫生标准科研规划》。

1982 年，我国第一次进行实验样品（辐照食品）的大规模人群试食实验。

1983 年，卫生部颁布《食品安全性毒理学评价程序和方法》，并在全国试行。

1984 年，我国在预防医学专业开设了食品毒理学基础课程，并陆续设立了食品毒理学硕士学位、博士学位点和博士后流动站。

1985 年，卫生部颁布了修改后的《食品安全性毒理学评价程序（试行）》，并在全国执行。

20 世纪 80 年代是我国食品毒理学高速发展的年代，食品毒理学工作者按《食品安全性毒理学评价程序》对 1000 多种农药、食品添加剂、金属毒物、霉菌毒素、食品包装材料、新资源食品及辐照食品等进行了毒性研究，取得了可喜的成果，并完成了有机氯农药 4 个阶段的毒性实验和较大规模的辐照食品人群试食实验。

1994 年国家卫生部发布《食品安全性毒理学评价程序和方法》(GB 15193.19—1994)。

1985 年中华医学会食品卫生分会成立，1994 年成立食品毒理学组；同年中国毒理学会食品毒理学专业委员会成立，大大促进了食品毒理学科的发展。

2003 年，《食品安全性毒理学评价程序》（GB 15193.1—2003）和《保健食品检验与评价技术规范》（2003 年版）颁布实施。

　　1996 年至今，我国保健食品行业快速发展，促进了食品毒理学的长足进步；食品毒理工作者对 5000 多种保健食品进行安全性毒理学评价，保证了保健食品的安全，也加快了食品毒理学的发展。新理论、新技术的出现推动了我国食品毒理学与国际水平的接轨，缩小了我国毒理学研究与国际水平的差距，我国食品毒理学已深入到分子毒理学领域。

二、世界毒理学研究进展

　　毒理学是一门古老的科学，是研究化学、物理、生物等因素对机体负面影响的科学，其起源可追溯到数千年前。毒理学（toxicology）一词是由希腊文"toxikon"与"logos"两个词组合演变而来的，原文含义是"描述毒物的科学"。从几个文明古国（古埃及、古巴比伦、古印度）的历史看，人们都在识别食物的同时也鉴别出药物和有毒的动植物。但直至欧洲文艺复兴时期，瑞士人 Paracelsus（1493~1541）才奠定了毒理学的基础。他明确提出"剂量"的概念，指出所有物质都是有毒的，是否为毒物只是由于剂量不同。此后，随着欧洲工业生产的发展，劳动环境逐渐恶化，出现了各种职业中毒的现象。学者们研究职业中毒的过程促进了毒理学的发展。此时期出版了毒理学书籍，西班牙学者 Orfila（1798~1853）就是最早的论著者。但在很长一段时间内只是描述中毒的表现，毒理学真正摆脱以描述为主的时期是 20 世纪 50 年代。由于工业生产的快速发展，大量化学物进入人类环境，这些外源化学物对生物界尤其是对人类的巨大负面效应引起了关注，如震惊世界的反应停事件、水俣病事件及多种化学物的致癌作用等，使毒理学研究有了长足的进步。此后，伴随着生物学、化学与物理学的发展，化学物中毒机理的研究得到广泛开展，从而在不同领域、不同角度、不同深度形成了众多的、交叉的毒理学分支学科。

　　食品毒理学是现代毒理学的一门分支学科，是毒理学和食品卫生学的一个组成部分。20 世纪 70 年代，WHO、FAO、FAD 等提出应以食品安全性评估为重点，将食品毒理学从食品营养和卫生学科中分离出来，以研究食品中外源化学物的性质、来源与形成，以及它们的不良作用与可能的有益作用及其机制，并确定这些物质的安全限量，从而评定食品的安全性。

第一章 食品毒理学基础

内容提要

本章介绍了食品毒理学的基本概念和毒性损伤的常用表示方法，重点介绍了外源化学物、毒物、毒性、安全性与危险性、生物学标志的概念，剂量与毒作用的关系，毒性损伤的常用描述指标以及食品中残留物的安全限量指标。

教学目标

1. 掌握外源化学物、毒物、毒性、安全性与危险性、生物学标志的基本概念。
2. 掌握毒性损伤的常用描述指标、食品中残留物的安全限量指标。
3. 熟悉剂量-反应（效应）关系。

重要概念及名词

外源化学物　毒物　毒性　安全性与危险性　生物学标志　选择毒性

思考题

1. 外源化学物、毒物及毒性的概念是什么？
2. 生物学标志的概念及其分类是什么？
3. 如何理解安全性与危险性？
4. 选择毒性对毒物毒作用的影响是什么？
5. 剂量的定义及其与毒作用的关系是什么？
6. 毒性损伤的常用指标有哪些？
7. 食品中残留物的安全限量指标有哪些？

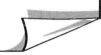

食品毒理学研究的主要对象是食品中所含的内源化学物或可能含有的外源化学物。通过对这些物质作用于生物机体的毒性特征和毒作用机理的研究，确定其安全限量，评价食品（包括食品添加剂）的安全性，对于保障食品安全从而确保人类健康具有重要意义。为此，本章简要介绍食品毒理学的基本概念、毒性损伤的常用描述指标及食品中残留物的安全限量指标等基础知识。

第一节　毒物、毒性和毒作用

一、毒物与中毒

毒理学的研究对象已扩展到各种有害因素，如放射性核素、微波等物理因素及生物因素等。经典毒理学的研究对象主要是外源化学物。外源化学物又称为外源生物活性物质，是指存在于人类生活的外界环境中，可能与机体接触并进入机体，在体内呈现一定生物学作用的化学物质。与之相对应的概念是内源化学物，即机体内原已存在的，或者代谢过程中形成的产物或者中间产物。

毒物是指在一定条件下，以较小剂量进入机体就能干扰正常的生化过程或生理功能，引起暂时或永久性的病理改变，甚至危及生命的化学物质。毒物的划分是相对的，其毒作用往往随使用剂量、对象和方法的不同而表现出不同的特征，即广义与狭义的毒物。

根据外源化学物的用途及其分布范围，毒物可以分为工业毒物、环境毒物、食品中有毒成分、农用化学物（农药、化肥、生长调节剂等）、日用品（嗜好品、化妆品等）中的有害成分、生物性毒物（毒素，包括动物毒素、植物毒素、真菌毒素、细菌毒素）、医用化学品（包括医用药物、消毒剂等）、军事性毒物等。

人类对毒物的最早认识主要来源于一些动植物中的天然毒素及有毒的矿物质。食品毒理学研究的毒物主要包括天然物质、食品衍生物、污染物和添加剂等。天然毒物分为植物性有害物质（植物生长过程中的代谢产物）和动物性有害物质。衍生毒物是指食品在制造、加工（如烟熏、煎炸、烘烤、焙炒、盐腌、高温杀菌、辐照杀菌、冷冻和罐装等）或储存过程中发生化学反应或酶反应形成（或潜在）的有毒物质，有时也被称为有毒反应物。食品可以通过多种途径受到多种污染物质的影响，包括来源于大气、水体、土壤或周围其他植物等的污染物质。

外源化学物作用于生物机体后，如果其作用时间或强度超过一定限度，机体会表现出一系列毒作用症状及体征。中毒是指生物体受到毒物作用而引起功能性或器质性改变后出现的疾病状态。根据病变发生特征，可以分为急性中毒和慢性中毒等。

二、毒性、危险性、安全性

（一）毒性与毒效应

毒理学研究常采用毒性与毒效应来评价毒物的有害作用。毒性是指外源化学物引起有害作用的固有能力。毒效应是指毒物对生物机体的有害作用。毒性是物质的一种内在性质，而毒效应则是一定条件下的毒作用表现。

毒性较高的物质，只要相对较少的数量，即可对机体造成一定的损害；而毒性较低的物质，需要较多的数量，才呈现毒效应。物质毒性的高低仅具有相对意义。在一定意义上，只要达到一定数量，任何物质对机体都具有毒性；在一般情况下，如果低于一定数量，任何物质都不具备毒性。毒性除物质与机体接触的数量外，还与物质本身的理化性质及机体暴露于该物质的途径等有关。

（二）安全性与危险性

安全性是指在规定条件下，外源化学物暴露对人体和人群不引起健康有害作用的实际确定性。

危害是指当机体、系统或（亚）人群暴露时可能产生有害作用的某一种因子或者场景的固有性质。危险性也称为危险度，是指在具体的暴露条件下，某一种因素对机体、系统或（亚）人群产生有害作用的概率。危险性可以分为绝对危险性和相对危险性。

危险性和安全性均属于统计学概念。危险性是指在特定条件下，因为接触某种水平的化学毒物而造成机体损伤，引起疾病甚至导致死亡的预期概率；而安全性是指化学毒物在特定条件下不引起机体出现损伤效应的概率。

安全性是相对的。对于一般毒作用等有阈值的外源化学物，只有暴露剂量低于其阈剂量时才可认为是安全的，但实际情况下，往往难以精确确定某些化学物质的阈值，或者虽然能够确定，却又因为经济、技术等原因无法限制到绝对无危险的水平。就遗传毒性致癌物和致突变物等无阈值的化合物而言，要求其绝对安全更是难以实现。为此，管理毒理学家提出了“可接受的危险性”这一概念，即指公众和社会在精神、心理等各方面均能承受的危险性。实际安全剂量（virtual safe dose，VSD）是指与可接受的危险性相对应的化学毒物的接触剂量。

毒理学安全性评价是指利用规定的毒理学程序和方法，通过体外试验、动物试验和人群观察，发现和阐明待评物质的有害效应（毒性及其潜在的危害），并外推和评价在规定条件下物质对人体或人群是否安全，决定其能否进入市场或阐明安全使用的条件，以达到最大限度地减小其危害作用、保护人民身体健康的目的。

危险性分析是指对机体、系统或（亚）人群可能暴露于某一危害的控制过程。危险性分析包括危险性评定、危险性管理和危险性交流。毒理学安全性评价和健康危险性评定是管理毒理学的基础。健康危险性评定是在毒理学安全性评价的基础上发展起来的。两者既有联系，也有区别。

（三）危险性评定

危险性评定即在综合分析人群流行病学观察、毒理学实验、环境监测和健康监护等多方面研究资料的基础上，对化学毒物损害人类健康的潜在能力进行定性和定量的评估，以判断损害可能发生的概率和严重程度。

危险性评定分为 4 个阶段：危害识别、剂量-反应关系评定、暴露评定和危险性表征。

1. 危害识别

危害识别又称危害性认定，是危险性评价的第一阶段，即定性评价阶段。其目的是确定待评价化学毒物（在一定条件下与机体接触后）能否产生损害效应；损害效应的性质与特点；化学毒物与损害效应之间有无因果联系。

危害识别的科学依据包括待评化学毒物的资料（包括化学结构、理化特性等）、人群流行病学调查资料和毒理学实验资料。

2. 剂量-反应关系评定

剂量-反应关系评定是危险性评定的第二阶段，也是定量危险性评定的第一步，是危险性评定的核心。

危害表征应当包括剂量-反应关系评定及其伴随的不确定性。在危害识别和剂量-反应关系评定阶段往往存在诸多不确定因素，如实验动物资料向人群的外推、高剂量向低剂量外推、较短时间染毒向长期持续染毒、少量人群资料向大量人群外推等问题。动物实验多采用大剂量染毒（设计剂量多为每千克体重的毫克数），而食品中的实际暴露剂量往往在 10^{-6} 或 10^{-9} 级，甚至更低。因而危险性评定需要在产生极低发生率的剂量范围内估计效应发生率。

（1）有阈值化学毒物剂量-反应关系评定常采用安全评价法。其目的是利用动物或人的定量研究资料，确定人暴露于该物质不致引起有害健康效应的最高剂量，以此作为参考值（或基准值），来评价危险人群在某种暴露量下的危险性；推算该物质在环境介质中的最高容许浓度（或可接受的限量）。常用指标包括参考剂量（reference dose，RfD）、不确定系数[①]（uncertainly factor，UF）和基准剂量（benchmark dose，BMD）等。

（2）无阈值化学毒物剂量-反应关系的评定。其关键问题是确定低剂量范围内的剂量-反应关系，以作为预测危险人群在某特定暴露水平下的危险性的方法学依据。其核心内容是根据线性无阈数学模型确定致癌物的致癌强度系数（carcinogenic potency index），即终身持续暴露于一个单位浓度的化学致癌物时，所导致的终身超额致癌危险性（lifetime excess risk），多采用完全禁止法、不确定性系数法和数学外推模型法。

3. 暴露评定

暴露评定是危险性评定的第三阶段。其目的是确定危险人群暴露于待评价化学毒物的总量；阐明暴露特征；为危险性评定提供可靠的暴露数据或估测值。其内容包括定性和定量评定暴露程度、暴露频率、暴露持续时间和内剂量。涉及接触人群和环境有害物质等方面。

对于有害元素和无机污染物、食品添加剂、农药和兽药残留，以及其他污染物的膳食摄入量（即暴露量）的估计，需要有关食品消费量及这些食物中相应有害化学物质的浓度等资料，即分别采用个别食品研究、总膳食研究、双份饭研究；并进行人体组织/体液中化学物或其代谢产物浓度监测，如血液中农药、重金属浓度，母乳中有机氯化合物、二噁英浓度，尿液中铅浓度等。

4. 危险性表征

危险性表征是定量危险性评定的最后一步。

[①]　不确定系数又称安全系数（safety factor，SF）。

危险性表征的目的是在对前 3 个阶段评定结果综合、分析、判断的基础上，确定暴露人群（危险人群）中，有害效应发生率（即危险性）的估计值及其可信或不确定性程度；详细说明有害化学物质可能引起的（或真实的）公众健康问题；最终形成管理人员可利用和易懂的文件，为管理机构做决策提供科学依据。

对前 3 个阶段评定结果的综合、分析、判断，应当包括对各阶段的判断进行审查；总结和讨论每个阶段中的假设和不确定性；评价总的质量和可信度；说明可用资料的局限性。

（四）危险性管理

危险性管理以危险性评价结果为根据，结合费用-效益分析，政策分析，社会经济、政治因素，决定可接受的危险性和适当的管理措施，如标准、规章条例的制定等。

危险性管理包括 3 个要素：危险性评定、扩散和暴露控制、危险性监测。

（五）危险性交流

危险性交流是指评估者、管理者、消费者和其他有关各方之间对有关危险性和危险性相关因素的信息和观点进行的交流过程。其应当贯穿于危险性分析的全过程。

有效的危险性交流的要素包括危险的性质、危险性评估的不确定性、危险性管理的措施。

三、毒作用及其类型

1. 速发/迟发性毒作用

某些外源化学物在一次暴露后的短时间内所引起的即刻毒作用称为速发性毒作用，如氰化钾引起的急性中毒。在一次或者多次暴露于某外源化学物后，经过一定时间间隔才出现的毒作用称为迟发性毒作用（delayed toxic effect）。例如，具有迟发性神经毒作用的某些有机磷农药；还有许多的外源化学致癌物，人类往往要在初次暴露后 10～20a 才能出现肿瘤。

2. 局部/全身毒作用

局部毒作用是指某些外源化学物在机体暴露部位直接造成的损害作用，如刺激性气体引起的呼吸道损伤。全身毒作用是指外源化学物被机体吸收并分布至靶器官或者全身后所产生的损害作用，如一氧化碳所引起的机体全身性缺氧。

3. 可逆/不可逆作用

外源化学物的可逆作用是指停止暴露后可逐渐消失的毒作用。不可逆作用是指停止暴露后其毒作用继续存在，甚至对生物机体造成的损害作用可进一步发展的毒作用。化学物的毒作用是否可逆，在很大程度上还取决于所受损伤组织的修复和再生能力。

4. 超敏反应

超敏反应是机体对外源化学物产生的一种病理性免疫反应。引起超敏反应的外源化学物称为致敏原。致敏原可以是完全抗原，也可以是半抗原。许多外源化学物作为一种半抗原进入机体后，首先与内源性蛋白结合形成抗原，再进一步激发抗体的产生；当机体再次暴露于相同物质时，即可产生超敏反应。超敏反应可以分为Ⅰ～Ⅳ型。Ⅰ型超敏反应也称为变态反应。

高敏感性与超敏反应不同，是指少数个体对某种外源化学物具有的高反应性或高感受性。机体只要一次暴露于小剂量的该化学物即可产生毒作用，而不需要预先暴露，也不产生抗原抗体反应。与之相对应，少数个体对某种外源化学物特别不敏感，能够耐受远远高于大多数个体所能耐受的剂量，即具有高耐受性。

高危险人群在同一环境因素作用下，少部分人反应强烈，出现患病甚至死亡，大部分人反应不大，这是由于个体易感性不同造成的。易受环境因素损害的那部分易感人群称为高危险人群。构成这种易感性的生物学基础包括年龄、性别、遗传因素、营养及膳食、疾病及其他因素。

5. 特异质反应

特异质反应是指机体对外源化学物的一种遗传性异常的反应性，主要由基因多态性所致。例如，患者在接受一个标准治疗剂量的肌肉松弛剂丁二酰胆碱后，一般情况下，由于丁二酰胆碱能被血清胆碱酯酶迅速分解，所引起的肌肉松弛时间较短。但是，如果患者缺乏相应的酶，则可出现较长时间的肌肉松弛甚至呼吸暂停。

一种外源化学物的毒效应可能同时涉及上述几种情形。

四、损害作用与非损害作用

外源化学物作用于机体，可以产生多种生物学效应，其中包括损害作用和非损害作用。毒理学研究的主要内容是外源化学物的损害作用，并应注意与非损害作用的区分。

外源化学物的损害作用是指外源化学物造成机体行为的生物化学改变、功能紊乱或病理损害，或者降低对外界环境应激的反应能力。损害作用表现出以下特点：①机体的正常形态、生长发育过程受到严重影响；②机体功能容量或对额外应激状态代偿能力降低；③机体维持稳态能力下降；④机体对其他环境因素不利影响的易感性增高。随着研究的深入，外源化学物体内代谢过程、酶学指标以及分子水平等方面的变化也都属于损害作用的范畴。有害作用也被称为健康效应。

外源化学物的非损害作用是指在外源化学物作用下，机体的生物学变化尚处于机体机能代偿和调节适应的范围之内，机体对其他外界不利因素影响的易感性也不应增高。

一般认为，非损害作用不引起机体机能形态、生长发育和寿命的改变，不引起机体某种功能容量的降低，也不引起机体对额外应激状态代偿能力的损伤。机体发生的一切生物学变化应在机体代偿能力范围之内，当机体停止接触该种外源化学物后，机体维持体内稳态的能力不应有所降低，机体对其他外界不利因素影响的易感性也不应增高。稳态是机体保持内在环境稳定不变的一种倾向或能力。

需要强调的是，损害作用与非损害作用的划分也是相对和动态的。在生物学作用中，量的变化往往引起质的变化，所以损害作用与非损害作用仅具有一定的相对意义。

随着毒理学和生命科学研究技术的不断发展，确定损害作用与非损害作用的观察指标也在不断地发展，一些在过去被认为是非损害作用的生物学效应，也可能会发现其损害作用的存在。

五、选择毒性与靶器官

　　一种毒物只对某一种生物有损害作用，而对其他物种生物不具有损害作用；或者只对生物体内某一组织器官产生毒性，而对其他组织器官无毒作用，这种作用称为选择毒性。目前，选择毒性的概念得到了扩展，可以发生在物种之间、个体内（易感器官为靶器官）和群体内（易感人群为高危险人群）。选择毒性的发生机理主要与生物物种（可指微生物、植物、动物）、细胞差异、蓄积能力差异、生物转化过程差异和修复能力差异有关。

　　外源化学物进入机体后，对体内各器官存在选择毒性。毒物直接发挥毒作用的器官或者组织就称为该毒物的靶器官。但靶器官不一定是该物质在体内分布浓度最高的部位。例如，铅在骨中浓集，但其毒性则是由于其对其他组织的作用所致。在全身毒作用中常见的靶器官有神经系统、血液和造血系统、肝、肾、肺等。

　　某个特定的器官成为毒物的靶器官可能与毒动学（生物转化）和毒效学等多种原因有关，包括该器官在体内的解剖位置和功能；该器官的血液供应；存在特殊的摄入系统；对特异性损伤的易感性；对损伤的修复能力；存在特殊的酶或生化途径；代谢毒物的能力和活化/解毒系统平衡；毒物与特殊的生物大分子结合等。

六、毒效应谱

　　当外源化学物作用于生物机体的强度较低（剂量或浓度较低，作用时间较短），机体的生理适应和抗损伤能力相对较强时，机体保持相对稳定，仅有生理负荷增加或生理意义不明确的一些改变，不出现损害作用；但机体的自我调节能力是有限度的，当外源化学物作用的强度较高（剂量或浓度较高，作用时间较长），超出了机体的正常生理调节范围时，机体就可能发生功能、结构以及病理上的变化，如可逆性的病理性适应。当作用强度进一步增加时，机体会出现一系列特异的中毒症状和体征。因而，外源化学物作用于生物机体时，随着其作用时间或强度的不同，机体会呈现出不同的毒性效应谱，如生理负荷增加、意义不明的生理和生化改变、病理性适应、亚临床改变、临床中毒、死亡。

七、毒物兴奋效应

　　目前国内对 Hormesis 效应尚无较为公认的中文译名，多数学者倾向于毒物兴奋效应这一概念。毒物兴奋效应是指某些物理、化学因素在较低浓度（剂量）下对生物机体产生有益反应（刺激作用），而在高浓度（剂量）下则产生有害反应（抑制作用）的一种效应。其假想的剂量-反应曲线应为 U 形曲线。

　　目前有关毒物兴奋效应的作用机理已有几种假设，其中较为合理的假设如下：机体为抵抗外来刺激而产生的应激调节机理，在生理学上是一种非特异性反应，涉及机体的多个系统。当机体在维持动态平衡时应激过度就会出现兴奋效应。但尚不能从生理学和病理生理学上加以阐明。

八、生物学标志

生物学标志是指外源化学物通过生物学屏障进入组织或体液后，对该外源化学物或其生物学后果的测定指标。生物学标志可分为接触/暴露生物学标志、效应生物学标志和易感性生物学标志。

1. 接触/暴露生物学标志

接触/暴露生物学标志是指测定组织、体液或排泄物中吸收的外源化学物、其代谢物或与内源性物质的反应产物，作为吸收剂量或靶剂量的指标。接触/暴露生物学标志包括反映体内剂量和生物效应剂量两类标志物（如化学物原型、代谢物、血红蛋白加合物、DNA 加合物等），用以反映机体生物材料中外源化学物、代谢物或其与靶细胞（靶）分子相互作用产物的含量。这些接触/暴露生物学标志如与外剂量相关或与毒作用效应相关，可评价接触/暴露水平或建立生物阈限值。

2. 效应生物学标志

效应生物学标志是指机体中可测出的生化、生理、行为或其他改变的指标，包括反映早期的生物效应、结构或功能改变及疾病等标志物，提示与不同靶剂量的外源化学物或其代谢物有关联的健康效应的信息。

3. 易感性生物学标志

易感性生物学标志是指个体对外源化学物的生物易感性的指标，即反映机体先天具有或后天获得的对暴露外源性物质产生反应能力的指标。例如，外源化学物在接触者体内代谢酶及靶分子的基因多态性，属于遗传易感性生物标志物。环境因素作为应激原时，机体的神经、内分泌和免疫系统的反应及适应性也可反映机体的易感性。易感性生物学标志可用于筛检易感人群，保护高危人群。

通过动物体内试验和体外试验研究生物学标志并推广到人体和人群研究，生物学标志可能成为评价外源化学物对人体健康状况影响的有力工具。接触/暴露生物学标志用于人群可定量确定个体的接触量；效应生物学标志可将人体暴露与环境引起的疾病相联系，用于确定剂量-反应关系和有助于以动物在高剂量暴露下获得的实验资料外推出人类低剂量暴露的危险性；易感性生物学标志可用于鉴定易感个体和易感人群，应在危险性评定和危险性管理中予以充分考虑。

第二节　剂量-反应（效应）关系

一、剂量、效应与反应

（一）剂量

剂量是指给予机体或机体暴露的毒物的数量，是毒物毒作用的最主要影响因素。剂量的常用单位以单位体重暴露的外源化学物的数量（每千克体重的毫克量或环境中的浓度 $1m^3$ 空气或 $1L$ 水中毫克量）来表示。

剂量是一个广泛的概念，可以包括给予剂量、应用剂量、内剂量、送达剂量和生物有效剂量等类型。给予剂量又称为潜在剂量，是指机体实际摄入、吸入或应用于皮肤的外源化学物的量。应用剂量是指直接与机体的吸收屏障接触可供吸收的量。内剂量又称吸收剂量，是指已被吸收进入体内的量。送达剂量是指内剂量中可到达所关注的器官组织的部分。生物有效剂量又称靶剂量，是指送达剂量中到达毒作用部位的部分。由于内剂量不易测定，因此剂量的一般概念指给予机体的外来化学物数量或机体暴露的数量。

毒物的剂量是引起机体损害作用的重要因素。此外，毒物的暴露条件（包括暴露途径、接触期限、吸收速率和接触频率）也可以影响毒物毒作用的性质和程度。在多次重复染毒时，引起毒作用的关键因素是暴露频率，而不是暴露期限。

（二）效应与反应

效应为量反应，是指外源化学物引起个体、器官或组织的生物学变化，如条件反射、非条件反射、脑电、心电、血象、免疫功能、酶活性的变化以及各种中毒症状和死亡的出现等。其变化程度常可用计量单位来表示，如酶活力的降低、白细胞数量的下降等。

反应为质反应，是指暴露于外源化学物的群体中，出现某种效应的个体在群体中所占的比例，如引起实验动物的肿瘤或其他病症的发生率、死亡率等变化。

二、剂量-量/质反应关系

剂量-反应关系可以分为剂量-量反应关系和剂量-质反应关系。前者是指外源化学物的剂量与个体中发生的量反应（效应）强度之间的关系；而后者是指外源化学物的剂量与群体中质反应（反应）发生率之间的关系。在毒理学研究中，剂量-反应关系被视为受试物与机体损伤之间存在因果关系的证据。

三、剂量-反应曲线

剂量-反应关系可以通过剂量-反应曲线来直观地进行表示。剂量-反应曲线以剂量为横坐标，以表示效应强度的计量单位或表示反应的百分率或比值为纵坐标，反映了人体或实验动物对外源化学物毒作用易感性的分布。其主要的曲线类型包括直线型、抛物线型、S形曲线（对称/非对称）和"全或无"反应曲线。

1. 直线型

效应或反应的强度与剂量呈直线关系；随着剂量的增加，效应或反应的强度逐渐增加，并成正比。但在生物机体内，此种直线关系较少出现，仅在某些体外实验中，在一定的剂量范围内存在。

2. 抛物线型

剂量与效应或反应呈非线性关系，即随着剂量的增加，效应或反应的强度也增加，但最初增高急速，然后变为缓慢，以至曲线先陡峭后平缓，呈抛物线型，如将剂量换成对数值，则呈直线型。剂量与效应或反应的关系换成直线，可便于在低剂量与高剂量或低反应强度与高反应强度之间进行互相推算。

3. S形曲线

S形曲线是剂量-反应曲线的基本类型。S形曲线反映了人体或实验动物对外源化学物毒作用易感性分布的不一致性，少数个体对该外源化学物特别易感或特别不易感，整个群体对其易感性呈正态分布。S形曲线的特征表现为：在较低剂量范围内，随着剂量增加，反应或效应强度增加较为缓慢；在较高剂量范围内，随着剂量增加，反应或效应强度急速增加；但当剂量继续增加时，反应或效应强度的增加又趋于缓慢。曲线开始平缓，继之陡峭，然后又趋平缓，呈不规则的S形。曲线的中间部分，即50%反应率处的斜率最大，剂量略有变动，反应或效应强度即有较大增减。S形曲线分为对称或非对称两种。非对称S形曲线两端不对称，一端较长，另一端较短。在毒理学实验研究中，由于样本量有限，受试群体中存在一些具有高耐受性的个体，故以非对称S形曲线最为常见。

4. "全或无"反应曲线

毒理学研究中可在一个狭窄的剂量范围内观察到坡度极陡的线性剂量-反应关系，即"全或无"反应曲线。它主要用于评价遗传毒性致癌物、致突变物等的剂量-反应关系特征。

第三节　毒性损伤的常用表示方法

对外源化学物毒性的描述有两种主要方法，分别是比较相同剂量外源化学物引起的毒作用强度和比较引起相同毒作用的外源化学物剂量。毒性参数属于后者，可以分为毒性上限参数和毒性下限参数。毒性上限参数是指在急性毒性实验中以死亡为终点的各项毒性参数；毒性下限参数是指观察到的有害作用的阈剂量及最大无有害作用剂量。常用指标包括致死量或浓度、阈剂量、最大无作用剂量和毒作用带等。

一、致死量或浓度

致死量或浓度是指在急性毒性实验中外源化学物引起受试实验动物死亡的剂量或浓度。致死量或浓度通常按照引起动物不同死亡率所需的剂量来表示，可分为绝对致死量或浓度、半数致死量或浓度、半数耐受限量、最小致死量或浓度和最大耐受量或浓度。

1. 绝对致死量或浓度（LD_{100}[①]或LC_{100}[②]）

绝对致死量或浓度是指引起一组受试实验动物全部死亡的外源化学物的最低剂量或

---

① LD：lethal dose。
② LC：lethal concentration。

浓度。由于一个群体中不同个体之间对外源化学物的耐受性存在差异，可能会有少数个体耐受性过高或者过低，因而造成绝对致死量过多增大或减小。

2. 半数致死量或浓度（LD_{50} 或 LC_{50}）

半数致死量或浓度是一个常用的指标，表示能引起一群个体 50％ 死亡所需的剂量或浓度。LD_{50} 或 LC_{50} 数值越小，表明外源化学物的毒性越大。该指标能够较好地减少动物个体反应性差异的影响；而且对于剂量-反应关系的 S 形曲线而言，其 50％ 反应率处的斜率最大，关系恒定。在应用该指标的时候，必须注明实验动物种类、接触途径等条件，还应当注明 95％ 的置信区间。

3. 半数耐受限量（TL_m）

在环境毒理学中，常用半数耐受限量表示一群水生生物中 50％ 个体在一定时间内（48h）可以耐受（不死亡）的某种外源化学物的浓度。

4. 最小致死量或浓度（MLD[①]、LD_{01} 或 MLC[②]、LC_{01}）

最小致死量或浓度是指一组受试实验动物中，仅引起个别动物死亡的外源化学物的最低剂量或浓度。

5. 最大耐受量或浓度（MTD[③]、LD_0 或 MTC[④]、LC_0）

最大耐受量或浓度也称为最大非致死量或浓度，是指一组受试实验动物中，不引起动物死亡的外源化学物的最大剂量或浓度。

二、阈剂量

阈剂量又称最小有作用剂量（minimal effect level，MEL），是指化学物质引起受试对象中的少数个体出现某种最轻微的异常改变所需要的最低剂量，包括急性阈剂量（acute threshold dose，$\lim_{ac}$，为与化学物质一次接触所得）和慢性阈剂量（chronic threshold dose，$\lim_{ch}$，为长期反复多次接触化学物所得）。

用不同的指标、方法观察外源化学物的毒作用，可以得到不同的阈剂量。易感性不同的个体可有不同的阈值，同一个体对某种效应的阈值也可随着时间而发生改变。因此为安全起见，应当采用敏感指标、敏感动物和足够数量的受试动物进行实验。

阈值是一种外源化学物使生物机体开始出现效应的剂量或浓度，即低于阈值时效应不发生，而达到阈值时效应将发生。一般认为，外源化学物的一般毒性（器官毒性）和致畸作用的剂量-反应关系是有阈值的（非零阈值），而遗传毒性致癌物和致突变物的剂量-反应关系是否存在阈值尚无定论，通常认为其无阈值（零阈值）。毒理学上著名的百万小

---

① MLD：minimum lethal dose。
② MLC：minimum lethal concentration。
③ MTD：maximal tolerable dose。
④ MTC：maximal tolerable concentration。

鼠实验对遗传毒性致癌物 2-乙酰氨基芴进行了大规模剂量-反应关系研究。结果显示，利用动物致癌实验精确研究低水平肿瘤发生率的剂量-反应关系是不可能的。

三、最大无作用剂量

最大无作用剂量（maximal no-effect level，MNEL，ED_0）是指化学物质在一定时间内，按一定方式或途径与机体接触，根据现今的认识水平，用现代的检测方法和最灵敏的观察指标不能发现任何对机体的损害作用的最高剂量。

毒理学实验研究中难以获得准确的阈剂量和最大无作用剂量，但可以获得"观察到损害作用的最低剂量"（lowest observed adverse effect level，LOAEL）和"未观察到损害作用的剂量"（no observed adverse effect level，NOAEL）。

观察到损害作用的最低剂量是指在规定的暴露条件下，通过实验和观察，一种物质引起机体（人或实验动物）形态、功能、生长、发育或寿命某种有害改变的最低剂量或浓度。此种有害改变与同一物种、品系的正常（对照）机体是可以区别的。

未观察到损害作用的剂量在规定的暴露条件下，通过实验和观察，一种物质不引起机体（人或实验动物）形态、功能、生长、发育或寿命可检测到的有害改变的最高剂量或浓度。

最大无作用剂量的确定是根据亚慢性毒性实验或慢性毒性实验的结果而确定的，是评定外源化学物对机体损害作用的主要依据。动物实验获得的 LOAEL 和 NOAEL 是计算参考剂量和确定安全系数时的关键参数，是制定人群安全限值的重要依据。在具体的实验研究中，比未观察到损害作用的剂量高一个剂量组的实验剂量就是观察到损害作用的最低剂量。

四、毒作用带

毒作用带是指阈剂量作用下限与致死毒作用上限之间的距离，是综合评价外源化学物质毒性和毒作用特点的重要参数之一。毒作用带分为急性毒作用带与慢性毒作用带。

急性毒作用带（acute toxic effect zone，Z_{ac}）为半数致死量与急性阈剂量的比值，$Z_{ac} = LD_{50} / \lim_{ac}$。$Z_{ac}$ 值小，说明化学物质从产生轻微损害到导致急性死亡的剂量范围窄，引起死亡的危险性大；反之，则说明引起死亡的危险性小。

慢性毒作用带（chronic toxic effect zone，Z_{ch}）为急性阈剂量与慢性阈剂量的比值，$Z_{ch} = \dfrac{\lim_{ac}}{\lim_{ch}}$。$Z_{ch}$ 值大，说明 $\lim_{ac}$ 与 $\lim_{ch}$ 之间的剂量范围大，由极轻微的毒效应到较为明显的中毒表现之间发生发展的过程较为隐匿，易被忽视，故发生慢性中毒的危险性大；反之，则说明发生慢性中毒的危险性小。

第四节　食品中残留物的安全限量

食品中的残留物种类众多，包括农药（杀虫剂、杀菌剂、除草剂、植物激素等）、兽药（抗生素、抗寄生虫剂、促生长剂等）、食品添加剂、毒素、化学污染物等。其中，毒素和化学污染物尤其难以控制，如黄曲霉毒素、二噁英、多氯联苯、重金属等。因此需要制定相应的安全限量，并进行严格检测。

动物实验的结果需要外推于人以获得其安全限值。由动物实验外推到人通常有3种基本方法：利用安全系数；利用药物动力学外推（广泛用于药品安全性评价并考虑到受体敏感性的差别）；利用数学模型。

外源化学物安全限值的制定需要考虑其毒效应是否存在可确定的阈值。

一、对毒效应有阈值的化学物的安全限值

对毒效应有阈值的化学物安全限值是指为保护人群健康，对生活和生产环境和各种介质（空气、水、食物、土壤等）中与人群身体健康有关的各种因素（物理、化学和生物）所规定的浓度和接触时间的限制性量值。在低于此种浓度和接触时间内，根据现有的知识，不会观察到任何直接和（或）间接的有害作用。也就是说，在低于此种浓度和接触时间内，对个体或群体健康的危险性是可忽略的。安全限值可以是每日允许摄入量、最高允许浓度、阈限值、参考剂量、基准剂量等。

1. 每日允许摄入量

每日允许摄入量（acceptable daily intake，ADI）是指允许正常成人每日由外环境摄入体内的特定外源化学物的总量。在此剂量下，终身每日摄入该化学物质不会对人体健康造成任何可测量出的健康危害。

2. 最高允许浓度

最高允许浓度（maximal allowable concentration，MAC）是指某一外源化学物可以在环境中存在而不致对人体造成任何损害作用的浓度。即使是同一外源化学物，其在生产或生活环境中的最高允许浓度也不相同。

3. 阈限值

阈限值（threshold limit value，TLV）是由美国政府工业卫生学家协会推荐的生产车间空气中有害物质的职业接触限值，是指大多数工人每天反复接触不致引起损害作用的浓度。由于个体敏感性的差异，在此浓度下不排除少数个体出现不适、既往疾病恶化，甚至罹患职业病。

4. 参考剂量

参考剂量（reference dose，RfD）是指环境介质（空气、水、土壤、食品等）中外源化学物的日平均剂量的估计值。人群（包括敏感亚群）终身暴露于该水平时，预期在一生中发生非致癌（或非致突变）性有害效应的危险性很低，在实际中是不可检出的。

5. 基准剂量

动物实验获得的观察到损害作用的最低剂量和未观察到损害作用的剂量是计算参考

剂量和确定安全系数时的关键参数，是制定人群安全限值的重要依据。但其常受实验组数、每组样本量大小和剂量组距宽窄等因素的影响，故有一定的局限性。基准剂量法被美国环境保护署（Environmental Protection Agency，EPA）推荐用来替代 NOAEL 或 LOAEL，作为外推的起始点来推导参考剂量。

基准剂量（BMD）是指依据动物实验剂量-反应关系的结果，用一定的统计学模式求得的引起一定比例动物出现阳性反应剂量的 95％可信限区间的下限值。通常是指 ED_1[①]、ED_5[②]或 ED_{10}[③]的 95％可信限区间。

此外，在制定食品安全限值时，还需要综合考虑其他相关因素。如食品中农药最大残留限量（maximum residue limits，MRLs）的大小，不仅取决于每日容许摄入量，还与本国居民的食品消费结构密切相关，所以尚需考虑食品系数等指标。

二、对毒效应无可确定阈值的化学物的实际安全剂量

对毒效应无可确定阈值的化学物，理论上在零以上的任何剂量，都存在某种程度的危险性。因而，对于遗传毒性致癌物和致突变物不能应用安全限值的概念，只能引入实际安全剂量（virtual safety dose，VSD）的概念。实际安全剂量指与可接受的危险性相对应的化学毒物的接触剂量。化学致癌物的实际安全剂量是指低于此剂量能以 99％可信限的水平使超额癌症发生率低于 10^{-6}，即 100 万人中癌症超额发生低于 1 人。

制定安全限值或实际安全剂量是毒理学的一项重要任务。对于某一种外源化学物而言，上述各种毒性参数和安全限值的剂量大小顺序如下：

低 ──→ 高
安全限值 NOAEL　阈　LOAEL　NOAEL　阈　LOAEL　LD_0　MLD　LD_{50}　LD_{100}
或VSD

---

① ED_1 为概率为 1％的受试个体出现效应的剂量。
② ED_5 为概率为 5％的受试个体出现效应的剂量。
③ ED_{10} 为概率为 10％的受试个体出现效应的剂量。

第二章　食品中外源化学物在机体内的生物转运

 内容提要

  本章介绍了食品中外源化学物的来源、生物膜的基本结构与外源化学物在体内生物转运的类型及特点、吸收的主要途径及影响吸收的因素、外源化学物在体内的分布及影响分布的主要因素、外源化学物在体内的主要排泄途径及特点、毒物动力学的概念及按房室理论与速率理论的分类与特点。

 教学目标

  1. 了解生物膜的基本结构、外源化学物在体内通过生物膜的方式、生物转运过程及各种转运方式的特点。

  2. 掌握生物转运的基本概念及其毒理学意义、吸收的主要途径及其影响因素、影响外源化学物在体内分布的因素，外源化学物在体内排泄的主要途径及肠肝循环对毒物排泄的影响、毒物动力学的概念与时量曲线的类型、房室模型的分类、一室开放模型的特点。

 重要概念及名词

  生物转运　脂水分配系数　吸收　分布　肠肝循环　毒物动力学　时量曲线

 思考题

  1. 机体对外源性毒物的处置包括哪几个方面？

  2. 什么是生物转运？生物转运的主要类型及特点是什么？

  3. 吸收的主要途径有哪些？各主要吸收哪类特性的物质？

  4. 什么是分布？影响毒物在体内分布的因素有哪些？

  5. 以生物转运机理说明毒物是怎样被排泄出体外的。

  6. 血气分配系数不同时，经呼吸道吸收的限速屏障是什么？

  7. 什么是首过效应？首过效应的意义是什么？

  8. 毒物动力学中一室开放模型的特点是什么？一室开放模型的种类有哪些？

  9. 不同脂水分配系数的两种物质的转运快慢应从哪几方面进行比较？

  10. 什么是毒物动力学？毒物动力学中模型的种类有哪些？

机体对化学毒物的处置可简单地分成相互有关的吸收（absorption）、分布（distribution）、代谢（metabolism）及排泄（excretion）4 个过程（即药代动力学，简称"ADME"）。外源化学毒物经与机体接触部位进入体循环的过程为吸收；然后由体循环分散到全身组织细胞中称为分布。化学毒物在体内的吸收、分布和排泄过程称为生物转运。化学毒物在组织细胞内经各类酶的催化作用，发生化学结构与性质变化的过程称为生物转化。

化学毒物对机体的毒作用，一般取决于两个因素。一个是化学毒物的固有毒性和接触量；另一个是化学毒物或其活性代谢物到达作用部位的效率，而此因素与 ADME 过程关系密切。因此研究化学毒物在体内的生物转运与转化过程，可为了解化学毒物在生物体内的转归、生物学效应和毒作用机理提供可靠资料。

在机体对化学毒物的处置过程中，化学毒物在体内的浓度随时间变化的规律，可用数学方程或动力学参数来描述。毒物动力学的研究对象是机体对化学毒物的作用（ADME 过程）和靶器官中化学毒物或其活性代谢物的量。

第一节　食品中的外源化学物

食品中外源化学物依据其来源可分为 4 类：①天然物；②衍生物；③污染物；④添加剂。天然物是食品原料中固有的成分；衍生物是食品或其原料在储存和加工烹调过程中产生的；污染物和添加剂都属于外来的。

一、天然物

（一）植物性有害物质

植物性食品中的有害物质是植物生长过程中产生的代谢物。美国的 Ames 教授认为，它们与人类肿瘤的关系更密切（与合成化合物比较而言）。

植物的有害代谢物大体上可以分为：①含功能团的，如棉花、豆类中的多酚等酚类；②具有生理作用的物质，如多种蔬菜和水果（如茄科中的马铃薯、番茄和茄子）含有胆碱酯酶抑制剂，其中以马铃薯中的龙葵素最重要；③产生毒素的，如生氰糖苷；④致癌物，作为食品或草药的某些植物含有内源性前致癌物，如单宁、亚硝胺、苏铁素、黄樟素、多环芳烃、苯并［a］芘、萜烯等；⑤抗营养物，如黄豆中的外源凝集素、胰蛋白酶抑制剂等。

（二）动物性有害物质

人类食入的动物性食品从毒理学角度可以分为 3 类：
（1）本身无毒的。
（2）有时候有毒的（条件性有毒）。
（3）本身有毒的，如河鲀、动物腺体等。
应该特别重视第二类，即有时候有毒，使人捉摸不定，难以准确预防。

二、衍生物

有毒物质可由食品的任何内在成分与外源成分（如污染物与添加剂）相互作用产生形成衍生毒物，或这些物质与外界物质（如氧）相互作用形成。由热、光、酶或其他物质引起食物化学降解也会产生有毒物质。衍生毒物可分为热解有机毒物、非热解毒物、油脂氧化物及污染物反应产生的毒物等。

三、污染物

土壤和水中的天然有毒无机物被植物、禽畜和水生动物吸收、积累，有的达到可引起人中毒的水平，如硝酸盐、汞（日本的水俣病事件）、砷及硒。受污染的饲料喂畜禽后，可使其肉、蛋、奶含有污染物，这些都属于间接污染。生长中的农作物或收获后储放的农产品受微生物侵袭，在适宜条件下可产生致病内毒素或外毒素。例如，粮食中的黄曲霉毒素在自然界中分布广泛，主要污染粮油及其制品，现代农业生产中广泛使用的农药、生长刺激素等饲料添加剂和抗生素均会使食品含有残留物。食品储存和包装用的容器和包装材料中含有的化学物质（如塑料塑化剂和印刷油墨中的苯）能迁移到食物上。食品加工、烹调用的炊具、器皿、用具都有可能受材料中的化学物质污染。瓷器碗碟上的彩釉含的铅也能游离到盛装的食物中。不仅食品生产工艺过程含有污染物，在运输、日常生活、医疗及科研使用的有害化学物质都有可能直接或间接污染食品，产生健康危害。多数情况下，污染量不大，引起急性中毒的机会较小，引起的慢性危害不易觉察。预防措施是加强检测与监督，特别是涉及食品原料的工农业生产。

四、添加剂

食品添加剂最初是为防腐和改善食品品质（色、香、味、口感）而加入食品的，后来扩大到食品加工工艺过程本身需要而加入的物质。

现代的食品添加剂随着食品门类的增加和工艺的发展，其种类也不断增多，已达2 300多种。现在的加工食品中约97%的食品含有添加剂，它们有天然成分的，也有人工合成的，都属于外源化学物，因此需要对它们进行安全性毒理学评价。例如，添加剂对营养素的影响、添加剂的联合作用、添加剂与化学污染物的相互作用都很重要，但是现有资料很少。食品管理部门和食品企业需要（通过互联网）追踪这些添加剂的国内外信息，以便及时采取相应对策。

第二节　生物膜与生物转运

一、生物膜的结构与功能

化学毒物要通过许多种生物屏障才能进出机体、组织和细胞。化学毒物经生物屏障（膜）的转运是化学毒物生物转运的基础。生物膜是细胞外表的质膜和细胞内的各种细胞器膜（如核膜、线粒体膜、内质网膜和溶酶体膜等）的总称。

一般将生物膜结构描述为流动镶嵌模型（图 2.1）。生物膜以流动的脂质双分子层为基架，其中嵌着蛋白质。一类为膜内蛋白，其可伸缩活动，具有吞噬、胞饮等作用；另一类为内在蛋白，其贯穿脂膜，组成生物膜的受体、酶、载体和离子通道等。膜的随机运动使膜的疏水区出现暂时性间隙，散在微孔的平均直径为 0.8nm。生物膜除对化学毒物有选择的通透性外，还具有很多功能，因此生物膜也是一些化学毒物的毒作用靶器官。膜毒理学研究化学毒物对生物膜的毒作用及其机理。

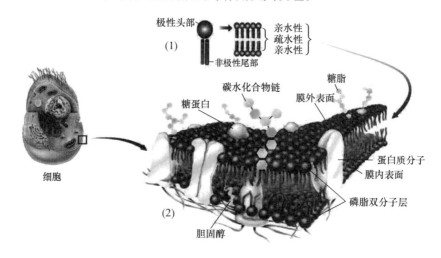

图 2.1　生物膜结构

注：（1）代表细胞膜的微观结构；（2）代表细胞膜的整体结构。

化学毒物通过生物膜的方式主要有被动转运、主动转运和膜动转运。

与化学毒物的生物膜通透性有关的理化性质有大小、形状、脂水分配系数、所带电荷（极性）、与内源性分子的相似性等。

二、被动转运

被动转运包括简单扩散、滤过和水溶扩散、易化扩散 3 种。

（一）简单扩散

简单扩散又称脂溶扩散。大多数化学毒物经简单扩散方式通过生物膜。化学毒物从浓度较高的一侧向浓度较低的一侧经脂质双分子层进行扩散性转运。简单扩散方式的条件是：①膜两侧存在浓度梯度；②化学毒物必须有脂溶性；③化学毒物必须是非电离状态。简单扩散方式不消耗能量，不需载体，不受饱和限速与竞争性抑制的影响。化学毒物经简单扩散方式的扩散速率 R 与此化学毒物的扩散常数 K、膜的面积 A 及化学毒物在膜两侧的浓度梯度 $c_1 - c_2$ 成正比，与膜的厚度 d 成反比。此关系即为 Fick 定律：

$$R = K \cdot A \ (c_1 - c_2) \ /d$$

式中，K ——扩散常数；

　　A ——膜的面积；

　　c_1-c_2 ——外源化学物在膜两侧的浓度梯度；

　　d ——膜的厚度。

　　假定温度是常数，其中扩散常数与化学毒物的物理化学性质有关，如脂溶性、分子大小及形状等。简单扩散是一级速率过程，因为扩散速率直接与膜两侧的浓度梯度成正比例。生物系统是动态过程，将会维持此浓度梯度，而不会达到平衡。膜内侧的毒物将由于解离、代谢和经血流等分布到其他器官组织而浓度持续降低。

　　简单扩散依赖于化学毒物溶解于膜的脂质，因此具有脂溶性（亲脂性）的化学毒物以此方式通过生物膜。化学毒物的脂溶性（亲脂性）可用脂水分配系数来表示。脂水分配系数是当一种物质在脂相和水相的分配达到平衡时，其在脂相和水相中溶解度的比值。实际工作中，常以正辛醇、氯仿或己烷来代表脂相。一般来说，化学毒物的脂水分配系数越大，经膜扩散转运的速率越快。但分配系数极高的化学毒物反而易存留在膜内，不易通过膜。化学毒物经肠吸收率与其脂水分配系数的关系见表 2.1。

表 2.1　化学毒物经肠吸收率与其脂水分配系数的关系

化学毒物	经肠吸收率/%	$K_{氯仿}$*	化学毒物	经肠吸收率/%	$K_{氯仿}$*
硫喷妥钠	67	100	阿司匹林	21	2.0
苯胺	54	26.4	巴比妥酸	5	0.008
乙酰苯胺	43	7.6	甘露醇	<2	<0.002

＊指化学毒物在氯仿/水相中的分配系数。

　　如化学毒物 A 和 B 的脂水分配系数分别为 1 和 10，当膜外侧水相浓度为 1，膜内侧水相浓度为 0.5 时，化学毒物 A 在膜脂相外侧和内侧的浓度梯度为 0.5（即 $1\times1-0.5\times1$），而化学毒物 B 为 5（即 $1\times10-0.5\times10$）。因此化学毒物 B 经膜扩散的速率为 A 的 10 倍，如图 2.2 所示。

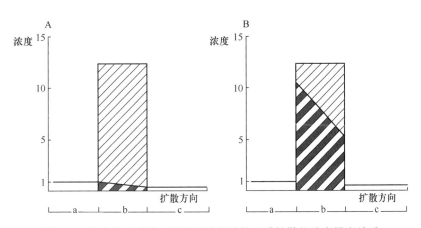

图 2.2　脂水分配系数不同的两种化学物经膜扩散的浓度梯度关系

注：a 和 c 为脂膜内外的水相，b 为脂相。选择的时间点为
膜外浓度是膜内的 2 倍。化学物 B 的扩散速率是 A 的 10 倍。

　　简单扩散受化学毒物电离和解离状态的影响很大。很多化学毒物为弱有机酸或弱有机碱，在体液中可部分解离。解离型极性大，脂溶性小，难以扩散；而非解离型极性小，脂溶性大，容易跨膜扩散。非解离型的比例取决于该化学毒物的解离常数 pK_a 值和体液的 pH 值。根据 Henderson-Hasselbach 公式：

有机酸：$pK_a - pH = lg$（非解离型 HA/解离型 A^-）

有机碱：$pK_a - pH = lg$（解离型 BH^+/非解离型 B）

当 $pH = pK_a$ 时，[HA] = [A^-] 或 [BH^+] = [B]，pK_a 值是弱酸性或弱碱性化学毒物的溶液在 50% 解离时的 pH 值。根据化学毒物的 pK_a 值和环境的 pH 值之差可计算在达到动态平衡时，解离型和非解离型化学毒物的比值。

（二）滤过和水溶扩散

　　毛细血管和肾小球的膜上具有较大的孔（直径约 4nm），可通过分子量小于白蛋白（分子量为 60 000）的分子，由于水压和域（指身体的局部作用部位）渗透压而产生的水流可顺压差携带化学毒物穿过膜孔。然而，大部分细胞的膜孔都较小（直径约 0.4nm），只能通过分子量小于 100、不带电荷的极性分子，如水、乙醇、尿素、乳酸等水溶性小分子和氧、二氧化碳等气体分子可通过水溶扩散跨膜转运。其相对扩散率与该物质在膜两侧的浓度梯度成正比。但甘油较难通过，葡萄糖几乎不能通过。

　　滤过可使化学毒物的浓度在血浆和细胞外液之间达到平衡，但不能使化学毒物的浓度在细胞外液和细胞内液之间达到平衡。

（三）易化扩散

　　易化扩散又称载体扩散，其机理可能是膜上蛋白质载体特异地与某种化学毒物结合后，其分子内部发生构型变化而形成适合该物质透过的通道，从而使其进入细胞。易化扩散只能按浓度方向转运，因而不消耗能量。一些水溶性分子（如葡萄糖）在体内的转运，由肠道进入血液、由血浆进入红细胞和由血液进入中枢神经系统都是通过这一转运过程进行的。

三、主动转运

　　生物膜的主动转运具有下列特点：①需有载体参加；②化学毒物可逆浓度梯度（或逆电位）进行转运；③需消耗能量，因此代谢抑制剂可阻止此转运过程；④载体对转运的化学毒物有特异选择性（主要针对化学物的立体构型）；⑤转运量有一定极限，当化学毒物达一定浓度时，载体可达饱和状态；⑥由同一载体转运的两种化学毒物间可出现竞争性抑制。

　　主动转运对已吸收的化学毒物在体内的不均匀分布和排泄具有重要意义，而与吸收关系较小。例如，铅、镉、砷等化学毒物通过肝细胞的主动转运进入胆汁，随胆汁排泄。目前已知肝脏至少有 3 种主动转运系统，分别负责有机酸、有机碱和中性有机物的排出转运。

四、膜动转运

颗粒物和大分子物质的转运常伴有膜的运动，称为膜动转运。

1. 吞噬作用

吞噬作用又称入胞。一些固体颗粒物质如大气中的烟、尘等进入细胞是由于当其与细胞膜接触后，可改变膜的表面张力，引起外包或内凹，将异物包围进入细胞，这种转运方式称为吞噬作用。某些液态蛋白或大分子物质也以此种方式进入细胞，称为吞饮或胞饮作用。吞噬作用与胞饮作用如图2.3所示。

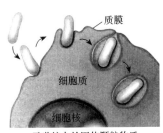
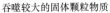
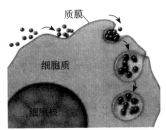

图2.3　吞噬作用与胞饮作用

2. 胞吐

某些大分子物质可通过胞吐作用从细胞内转运到细胞外，又称为出胞作用。

第三节　吸　　收

吸收是指化学毒物从接触部位，通常是机体的外表面或内表面（如皮肤、消化道黏膜和肺泡）的生物膜转运至血循环的过程。化学毒物主要通过呼吸道、消化道和皮肤吸收。在毒理学实验研究中，有时还采用特殊的染毒途径，如腹腔注射、静脉注射、肌内注射和皮下注射等。

化学毒物在从吸收部位转运到体循环的过程中已开始被消除，即在胃肠道黏膜、肝和肺的首过效应（由于消化道血液循环的特点，除口腔和直肠外，从胃和肠吸收到局部血管的物质要汇入肝门静脉，到达肝脏后再进入体循环）。例如，乙醇可被胃黏膜的醇脱氢酶氧化，吗啡在小肠黏膜和肝内与葡萄糖醛酸结合。因此首过效应可减少经体循环到达靶器官组织的化学毒物数量，或可能减轻毒性效应。化学毒物在吸收部位引起的消化道黏膜、肝和肺的损伤也与首过效应有关。

一、胃肠道吸收

水和食物中的有害物质主要是通过消化道吸收。消化道的任何部位都有吸收作用，但主要是在小肠，因肠道黏膜上有绒毛，可增加小肠吸收面积至 $200\sim300m^2$。毒物经胃肠道吸收主要涉及被动扩散、膜孔过滤及载体中介吸收过程。

被动扩散主要取决于胃肠道腔内 pH 值、化学毒物的 pK_a 值和脂溶性。消化道中从口腔至胃、肠各段的 pH 值相差很大，吸收率的物种差异可能与消化道中 pH 值有关，如大鼠胃 pH 值为 $3.8\sim5.0$，兔为 1.9。有机酸和有机碱在不同 pH 值溶液中的解离度是不同的，故在胃肠道不同部位的吸收有很大差别。如弱酸（苯甲酸）易被胃所吸收，相反，弱碱（苯胺）在小肠内（pH 值为 6）吸收增多，而苯甲酸吸收减少。因此，有机酸在胃内（pH 值为 2）主要呈非解离状态，脂溶性大，主要在胃和十二指肠内吸收；而有机碱在胃内呈解离状态，难以吸收，主要在小肠吸收。

化学毒物经膜孔（直径为 0.4nm）滤过主要用于较小（分子量小于 200）的水溶性分子。通过膜孔的水流可能作为驱动力起作用，并携带小分子化学毒物通过膜。特别是高剂量水溶性差的化学毒物以较大容量的低渗溶液染毒时，可能因大量水流通过膜孔导致吸收增加。

小肠也通过主动转运系统吸收化学毒物，如 5-氟尿嘧啶能为嘧啶的转运系统所吸收；铊、钴、锰和铅可分别为铁和钙的转运系统所吸收。高剂量染毒时，因载体饱和而吸收速率降低。食物也可影响载体中介的吸收，因为食物中载体的天然底物将竞争载体。此外，一些颗粒物质，如偶氮染料和聚苯乙烯乳胶也可通过吞噬或胞饮作用进入小肠上皮细胞。

某些化学毒物受胃肠道中消化酶或菌群的作用后，可形成新的化学毒物而影响其吸收或改变其毒性。例如，饮用含有高浓度硝酸盐的井水，易引起新生儿高铁血红蛋白血症。这是因为新生儿胃肠道的 pH 值较高并存在某些细菌，可使硝酸盐还原成亚硝酸盐，使血中变性血红蛋白增高。小肠内的菌群还能还原芳香硝基成芳香胺，后者是可疑致甲状腺肿物和致癌物。

其他因素，如胃肠道的内容物减少、胃排空时间和肠蠕动减缓均有助于增加化学毒物的吸收。

二、呼吸道吸收

空气中的化学毒物主要从呼吸道侵入机体。从鼻腔到肺泡整个呼吸道各部分由于结构不同，对化学毒物的吸收情况也不同。经呼吸道吸收，以肺泡吸收为主；经肺吸收的速度相当快，仅次于静脉注射。鼻腔的表面积较小，但鼻黏膜有高度通透性，因此经鼻腔吸收也应受到重视。

气态物质水溶性影响其吸收部位，易溶于水的气体（如二氧化硫、氯气等）在上呼吸道吸收，水溶液性较差的气体［如二氧化氮、光气（碳酰氯，高毒，干草霉味，无蓄积作用，以急性中毒为主）等］则可深入肺泡，并主要通过肺泡吸收。气态物质到达肺泡后，主要经简单扩散透过呼吸膜而进入血液。其吸收速率受多种因素影响，主要是肺泡和血液中物质的浓度（分压）差。呼吸膜两侧的分压达到动态平衡时，其在血液内的浓度与在肺泡空气中的浓度之比称为该气体的血气分配系数。此系数越大，气体越易被吸收入血液。例如，乙醇的血气分配系数为 1 300，乙醚为 15，二硫化碳为 5，乙烯为 0.4，说明乙醇远比乙醚、二硫化碳和乙烯易被吸收。除血气分配系数外，气态物质的吸收速率还取决于其在血中的溶解度、肺通气量和血流量。血气分配系数低的气态化学毒物经肺吸收速率主要取决于经肺血流量（灌注限制性），在血液和气相之间达到平衡的时间为 $8\sim21min$。血气分配系数高的气态化学毒物经肺吸收速率主要取决于呼吸的频率和深度（通气限制性），在血液和气相之间达到平衡的时间至少为 1h。

颗粒物的吸收主要取决于颗粒的大小，直径 $5\sim30\mu m$ 者，因重力作用迅速沉降，吸入后因惯性碰撞而大部分黏附在上呼吸道；直径 $2\sim5\mu m$ 者，因沉降作用，大部分阻留在气管和支气管；直径 $<1\mu m$ 者可随气流到达呼吸道深部，并有部分到达肺泡，在肺泡内扩散而沉积下来（沉积部位与颗粒物大小的关系如图 2.4 所示）。阻留在呼吸道表面黏液上的颗粒物，由于正常的纤毛运动而逆向移动，最后由痰咳出或咽入胃肠道。呼吸纤毛运动的速度随不同部位而异，一般达（1mm～1cm）/min，在 1h 内可清除黏膜上的沉积物达 90% 以上。颗粒物从肺泡中清除的效率不高，在第一天仅有大约 20% 的颗粒物被清除，24h 后剩余部分的清除非常缓慢。

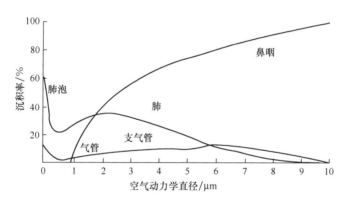

图 2.4　吸入气溶胶沉积部位与颗粒大小的关系

颗粒物可引起上呼吸道炎症、肺炎（如锰尘）、肺肉芽肿（如铍尘）、肺癌（如石棉尘、镍尘）、尘肺（如二氧化硅尘）及过敏性肺部疾患。可溶性有毒颗粒物很快被吸收入血引起中毒，不溶性颗粒物则引起尘肺。

三、皮肤吸收

化学毒物经皮吸收主要通过表皮和皮肤附属器官（如毛囊、汗腺和皮脂腺。皮肤组织学结构示意如图 2.5 所示）。但后者不如前者重要，因其只占皮肤表面积的0.1%～1%。化学毒物通过表皮吸收需通过 3 层屏障：①表皮角质层，这是经皮吸收的最主要屏障，一般分子量大于 300 的物质不易通过无损的皮肤；②连接角质层，它能阻止水、电解质和某些水溶性解离的物质，但脂溶性物质可通过；③表皮和真皮连接处的基膜。在经皮肤吸收的限速阶段，毒物通过表皮角质层的穿透相。

一般来说，脂水分配系数高的化学毒物易经皮肤吸收。但脂、水都溶的物质（如苯胺）可被皮肤迅速吸收，只脂溶而水难溶的物质（如苯）经皮吸收率相对较低。

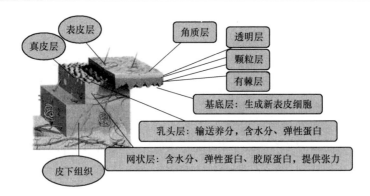

图 2.5　皮肤组织学结构示意图

化学毒物的经皮吸收还受其他一些因素的影响。表皮损伤可促进化学毒物吸收，潮湿也可促进某些气态物质的吸收。人体不同部位皮肤对毒物的通透性不同，阴囊＞腹部＞额部＞手掌＞足底。不同动物的皮肤通透性不同，大鼠及兔的皮肤较猫的皮肤更易通透，而豚鼠、猪和猴子的皮肤通透性则与人相似。

四、其他吸收途径

化学毒物通常经上述 3 种途径吸收，但在毒理学动物实验中经常采用腹腔注射、皮下注射、肌内注射和静脉注射进行染毒。腹腔注射因腹膜面积大、血流供应充沛，故吸收化学毒物很快，并首先经门脉循环进入肝脏，然后到达其他器官。皮下注射或肌内注射时吸收较慢，但可直接进入体循环。静脉注射可使化学毒物直接进入血液，分布到全身。

第四节　分　　布

一、分布的基本概念

化学毒物通过吸收进入血液和体液后，随血流和淋巴液分散到全身各组织的过程称为分布。进入血液的外源化学物在某些组织蓄积而浓度较高，如外源化学物对蓄积器官造成毒性损伤，则称这些器官为靶器官；如未显示明显的毒作用，则将这些器官组织统称为储存库。

二、外源化学物的器官分布

研究化学毒物在体内的分布规律，有利于了解化学毒物的靶器官和储存库。器官或组织的血流量和对化学毒物的亲和力是影响化学毒物分布的最关键的因素。化学毒物的初始分布阶段主要取决于器官或组织的灌注速率。人体器官组织灌注速率高的有肺、肾上腺、肾、甲状腺、肝、心、小肠、脑（每分钟灌注速率 55～1 000mL/100g），灌注速率低的有皮肤、骨骼肌、结缔组织、脂肪（每分钟灌注速率 1～5mL/100g）。在初始分布阶段，灌注速率高的器官，化学毒物浓度高。但随时间延长，受到化学毒物经膜扩散速率和器官对化学毒物的亲和性的影响，化学毒物会进行再分布（分布与再分布在毒理学上比较有意义的部位包括代谢转化部位、靶器官、排泄部位及储存库）。例如，铅一次经口染毒后 2h，剂量的 50% 在肝内，1 个月后铅体内残留剂量的 90% 与骨的晶格结合；一次静脉注射二噁英后 5min，剂量的 15% 在肺内，仅约 1% 在脂肪中，但 24h 后仅有剂量的 0.3% 在肺中，约 20% 在脂肪中。

三、外源化学物在储存库中的储存

化学毒物在某储存库的储存一方面对急性中毒者具有保护作用，可减少该外源化学物在靶器官中的量；另一方面也可能成为游离型化学毒物的来源，具有潜在的危害。

1. 肝和肾作为储存库

肝和肾具有将许多化学毒物结合的能力。这些器官的细胞中含有一些特殊的结合蛋白。如肝细胞中有一种配体蛋白，其能和许多有机酸结合，还能与一些有机阴离子、偶氮染料致癌物和皮质类固醇结合，使这些物质进入肝脏。肝、肾还有一种可诱导蛋白即金属硫蛋白，其能与镉、汞、锌及铅结合。肝、肾既是一些外来化学毒物储存的场所，又是体内有毒物质转化和排泄的重要器官。

2. 脂肪组织作为储存库

脂溶性有机物易于分布和蓄积在体脂内，如有机氯农药（氯丹、滴滴涕、六六六）和二噁英等。体脂约占肥胖者体重的 50%，约占消瘦者体重的 20%。化学毒物在脂肪中的储存可降低其在靶器官中的浓度。因此，这类化学毒物对肥胖者的毒性要比消瘦者低。但当脂肪迅速动用时，可使血液中化学毒物浓度突然增高而引起中毒。

3. 骨骼组织作为储存库

由于骨骼组织中某些成分与某些化学毒物有特殊亲和力，因此这些物质在骨骼中的浓度很高。例如，氟离子可替代羟基磷灰石晶格基质中的 OH^-，使骨氟含量增加；而铅和锶则替代了骨质中的钙而储存在骨中。化学毒物在骨中的沉积和储存是否有损害作用取决于化学毒物的性质。例如，放射性锶可致骨肉瘤及其他肿瘤。

4. 与血浆蛋白结合作为储存库

外源化学物进入血液之后往往与血浆蛋白，尤其是血浆白蛋白结合。这种结合是可逆的，它可以视为外源化学物在体内分布运输的一个过程。与血浆白蛋白结合的外来化合物与未结合的游离化学物质呈动态平衡。又因为血浆白蛋白与化学物质结合的专一性不强，所以当有另一种外源化学物或药物或生理代谢产物存在时，可以发生竞争现象。例如，滴滴伊（滴滴涕代谢物）就可竞争性置换已与白蛋白结合的胆红素，使其在血中游离。

四、外源化学物在分布过程中的屏障

屏障是阻止或减少化学毒物由血液进入某种组织器官的一种生理保护机理。主要的屏障有血脑屏障和胎盘屏障等，但是这些屏障都不能有效地阻止亲脂性物质的转运。

（一）血脑屏障

血脑屏障的解剖学和生理学基础是：①中枢神经系统（central nervous system，CNS）的毛细血管内皮细胞间相互连接很紧密，几无空隙。②毛细血管周围为星形胶质细胞突所包围。因此，化学毒物必须穿过上述屏障才能进入大脑，其通透速度主要取决于化学毒物的脂溶性和解离度。例如，脂溶性的甲基汞很易进入脑组织，引起中枢神经系统中毒，而非脂溶性的无机汞盐则不易进入脑组织，故其毒作用主要不在脑，而在肾脏。但由于脑内的甲基汞逐渐被代谢转化成汞离子而不能反向穿透出血脑屏障被排除，因此其可在脑内滞留而引起中毒。③在中枢神经系统间液中蛋白质浓度很低，因此在不溶性化学毒物从血液进入脑的过程中，蛋白质结合机理不能发挥作用（血脑屏障结构如图2.6所示）。但是也有例外，一些脂溶性化学毒物如二噁英也不易进入脑，其机理尚不清楚。可能由于它和血浆蛋白或脂蛋白的紧密结合限制了其进入大脑。

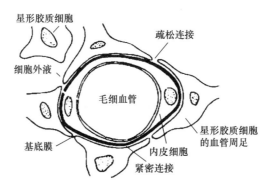

图2.6　血脑屏障结构

新生动物的血脑屏障发育不完全，对某些化学毒物的毒性反应比成年动物强。例如，铅可引起新生大鼠的脑脊髓病，但成年大鼠则不出现。

（二）胎盘屏障

过去曾有胎盘屏障的概念，但至今还没有肯定胎盘对防止毒物从母体进入胚胎的特殊作用。致畸物可经过胎盘引起胚胎畸形，有些致癌物也具有经胎盘致癌作用。大多数脂溶性化学毒物经被动扩散通过胎盘，脂溶性越高，达到母体-胚胎平衡越迅速。胚胎中不同组织的毒物浓度则取决于胚胎组织浓集该毒物的能力。

在胚胎脑中可见到较高浓度的铅和二甲基汞，这是因为胚胎的血脑屏障未发育完全。母体和胚胎的组织成分的差别是胎盘屏障的另一个原因。此外，胚胎几乎没有脂肪，因此对高度脂溶性物质（如二噁英）无蓄积作用，而母体则相反。胎盘由在母体与胎儿血液循环之间的多层细胞构成。胎盘屏障的细胞层数随动物物种不同和不同妊娠阶段而各异。最多的有6层，称为上皮绒膜胎盘；人为3层，称为血绒膜胎盘；大鼠仅有1层，称为血内皮胎盘。家兔在妊娠初期有6层细胞，到妊娠末期时仅有1层。胎盘的结构可能是影响化学毒物向胎仔分布的一个因素，图 2.7 为胎盘结构与血液循环模式图。

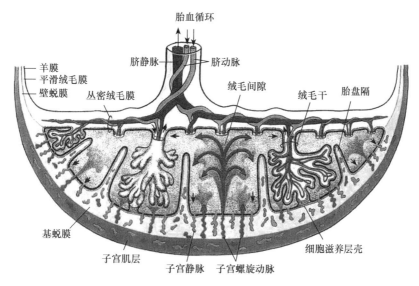

图 2.7　胎盘结构与血液循环模式图

其他如血-眼屏障、血-睾丸屏障等可以保护这些器官减少或免受外来化学毒物的损害。在性腺中，由于有多层细胞将生殖细胞与毛细血管分隔开，因此可阻止水溶性毒物进入生殖细胞，如卵母细胞为粒层细胞所包绕，精原细胞为支持细胞和血-睾丸屏障的其他成分所包绕。

第五节　排　　泄

排泄是化学毒物及其代谢产物向机体外转运的过程，是生物转运的最后一个环节。化学毒物及其代谢产物从机体排出的主要途径是经肾脏随尿排出和经肝、胆通过肠道随粪排出。另外，化学毒物也可随各种分泌液如汗液、乳汁和唾液排出。挥发性物质还可经呼吸道排出。

一、肾脏排泄

肾脏排泄外源化学物的效率极高，也是最重要的排泄器官（肾单位结构如图 2.8 所示）。其主要排泄机理有 3 种，即肾小球过滤、肾小球简单扩散和肾小管主动转运，其中简单扩散和主动转运更为重要。下面主要介绍第一种和第三种。

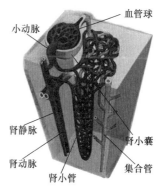

图 2.8　肾单位结构模式图

肾小球过滤是一种被动转运，肾小球毛细管具有孔道，直径约 4nm，分子量在 70 000 以下的物质皆可滤过。因此大部分外来化合物或其代谢产物均可滤出，只有与血浆蛋白结合的化学物质因分子量过大，不易透过孔道。但需指出，凡是脂水分配系数大的化学物质或其代谢产物，都又可被肾小管上皮细胞以简单扩散方式重吸收入血。只有水溶性物质或离子型物质等才进入尿液。

肾小管主动转运实际上是肾小管主动分泌，此种主动转运可分为两种系统：一为供有机阴离子化学物质转运；二为供有机阳离子化学物质转运。此两个系统均位于肾小管的近曲小管。这两种转运系统均可以转运与蛋白质结合的物质，且存在两种化学物质通过同一转运系统时的竞争作用。

二、肝与胆排泄

血液循环中化学毒物进入胃肠道的最主要机理是经过胆汁排泄。胆汁排泄可视为经尿排泄的补充途径，小分子经肾排泄，较大分子经胆汁排泄。胆汁是很多结合产物（如谷胱甘肽结合物和硫酸结合物）的主要排泄途径。经胆汁排泄的化学毒物的分子量存在物种差异，大鼠为325±50，豚鼠为440±50，兔为75±50。对于大鼠，分子量小于350的化学毒物不从胆汁排泄，分子量大于450的化学毒物不从尿排泄，分子量为350～450的化学毒物则由此两种途径排泄，一种途径排泄受阻可导致另一种途径排泄增加。

肝脏至少有3种转运系统，经主动转运机理分别将有机酸类、有机碱类和中性有机化学毒物排泄至胆汁。此外，还可能有另一种主动转运系统排泄金属。

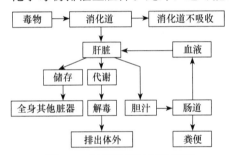

图 2.9 肠肝循环过程示意图

化学毒物及其代谢物由胆汁进入肠道。一部分可随粪便排出；另一部分由于肠液或细菌的酶催化增加其脂溶性而被肠道重吸收，重新返回肝脏，形成肠肝循环（图 2.9）。这就使化学毒物从肠道排泄的速度显著减慢，生物半衰期延长，毒作用持续时间延长。例如，甲基汞→胆汁→胃肠道→肠肝循环的生物半衰期平均达 70d。

化学毒物也可能通过其他机理进入胃肠道，如经胃肠壁直接扩散或分泌，随唾液排出，有机碱经 pH 值分配排至低 pH 值的胃内，以及随胰液排出等。

三、肺和其他途径排泄

在体温下以气态存在的物质主要经肺排泄，如一氧化碳、醇类等可通过简单扩散经肺排出。经肺排泄速率与其吸收速率成反比。血气分配系数低的物质（如乙烯）排泄快，血气分配系数高的物质（如氯仿）排泄慢。

化学毒物在体内还可经乳汁等途径排出。乳汁富含脂肪并通常偏酸性（pH 值为6.5～7.0），所以脂溶性物质及弱碱性化学物容易在乳汁中浓集。乳汁虽不是排泄毒物的主要途径（外源化学物在体内的动态过程如图 2.10 所示），但具有特殊的意义。这是因为有些化学毒物可经乳汁由母体转运给婴儿，也可由动物乳汁转运至人。此外，有些化学毒物可通过汗腺和毛发排泄，因而可将毛发中的重金属等含量作为生物监测的指标。例如，利用头发生长速度较恒定的特点，可以推测机体过去接触外源化学物的时间和剂量，是最常用于检测的生物材料之一。

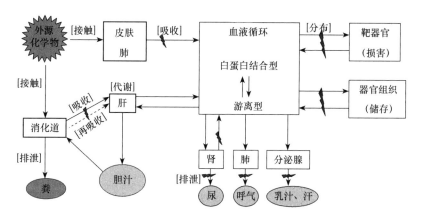

图 2.10　外源化学物在体内的动态过程

第六节　毒物动力学

一、基本概念

毒物动力学从速率论的观点出发，用数学模型分析和研究化学毒物在体内吸收、分布、代谢和排泄的过程及其动力学的规律。目的在于：①有助于毒理学研究的设计（如剂量和染毒途径选择）；②通过对暴露、时间依赖性的靶器官剂量与毒作用关系研究，解释毒作用机理；③确定有关剂量、分布、代谢和消除的参数，用以进行对人的危险性评价。

二、研究方法

毒物动力学研究的数学处理一般利用计算机程序，如国外的 WinNonlin、PK Analysis、MATABLE 和 SAS，以及国内的 3P87 软件，均可用于经典毒物动力学，进行房室数、计算模型、权重和收敛精度选择，并输出各种参数和作图。研究血毒物浓度随时间变化的规律是研究毒物动力学的基础。

（一）时量曲线

血浆毒物浓度随时间变化的动态过程可用时量关系来表示。在染毒后不同时间采血样，测定血毒物浓度，以血毒物浓度为纵坐标，以时间为横坐标作图即为毒物浓度时间曲线，简称时量曲线，通过曲线可定量地分析毒物在体内的动态变化。毒物在体内的吸收、分布、代谢及排泄过程是同时进行的，时量曲线实际上是吸收、分布速率和消除速率的代数值。

非静注染毒的时量曲线可分为 3 个期：潜伏期、持续期及残留期（图 2.11）。潜伏期是染毒后到开始出现毒作用的一段时间，主要反映毒物的吸收和分布过程。

静注染毒时一般无潜伏期。持续期是指毒物维持有害浓度的时间，其长短与毒物的

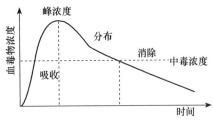

图 2.11　非静注染毒的时量曲线

吸收及消除速率有关。残留期是指体内毒物已降到有害浓度以下，但尚未从体内完全消除的时间。残留期的长短与消除速率有关。残留期长反映毒物在体内储存，多次反复染毒易引起蓄积中毒。峰时间（peak time）是指染毒后达到最高浓度的时间。峰浓度（peak concentration）与毒物剂量成正比，峰浓度超过最低有害浓度时，就出现毒作用。

（二）多次染毒的时量曲线

每次剂量和间隔时间均相同的多次染毒时量曲线先为一锯齿形上升曲线，随后渐趋于平衡，当染毒量与消除量达到动态平衡时，锯齿形曲线在某一范围内波动，称为稳态血浆浓度（steady state plasma concentration，c_{ss}）或坪浓度。影响时量曲线的主要因素为毒物的生物利用度、血浆半衰期、每次剂量、染毒间隔时间、毒物的表观分布容积和每日染毒总量。

坪浓度的高低与每日总量成正比，每日总量加倍时，坪浓度也提高 1 倍。锯齿形曲线浓度的峰值和谷值之间的差距与每次染毒量成正比。若单位时间内染毒总量不变，缩短染毒间隔时间，则可减少血毒物浓度的波动。延长染毒间隔时间，则血毒物浓度波动加大。为了使血毒物浓度迅速达到稳态浓度，可采用首次剂量加倍的方法。

三、动力学模型

经典动力学的基本理论是速率论和房室模型。房室模型用来描述毒物在体内的分布情况。房室模型假设机体像房室，毒物进入体内可分布于房室中。根据分布速率的快慢，可将房室模型分为一室开放模型、二室开放模型或多室模型。按速率通常将化学毒物体内转运的速率过程分为一级、零级和非线性 3 种类型。

（一）一室开放模型

当毒物吸收入血循环后，立即均匀分布到全身体液和各组织器官中，迅速达到动态平衡，称为一室开放模型［图 2.12（a）］。D 为染毒剂量，K_a 为吸收速率常数，c 为血毒物浓度，V_d 表示分布容积，cV_d 为体内毒物量，K_e 为消除速率常数，E 为消除毒物量。

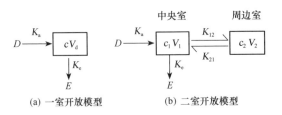

(a) 一室开放模型　　　　　(b) 二室开放模型

图 2.12　一室开放模型与二室开放模型

对于一室模型，在静注之后，以化学毒物的血浆浓度的对数值对时间作图，如能符合一条直线，则该化学毒物在机体符合房室模型。这并不是说在体内此化学毒物的浓度是相同的，而是假定血浆浓度的改变反映了组织浓度的改变。以原形毒物经尿采样中点时间的排泄速率的对数值对时间作图，也应得到一条直线。

以一室模型处置的化学毒物从机体的消除通常符合一级动力学。很多毒物动力学过程，如吸收、消除或生物转化速度率可以用一级动力学来描述。一级动力学过程的速率与毒物的浓度成正比。一级动力学公式：

$$-\mathrm{d}c/\mathrm{d}t = Kc$$

式中，c——在时间 t 毒物的浓度；

　　　K——速率常数。

一级消除动力学（一室开放模型）的特征：①毒物在任何时间的消除速率与该时间毒物在体内的量成正比；②血浆浓度的对数值对时间作图得一直线；③毒物的半衰期（$t_{1/2}$）恒定，不因染毒剂量高低而变化；④血浆和其他组织的毒物浓度以单位时间某恒定分值（消除速率常数 K_e）减少，即恒比衰减。

（二）二室开放模型

毒物在体内组织器官中分布速率不同。毒物先进入中央室，包括全血和血流充盈的器官，如肾、脑、心、肝等；然后较缓慢地进入周边室，如血管供应较少、血流缓慢的脂肪、肌肉、皮肤等。如图 2.12（b）所示，中央室和周边室之间的转运是可逆的，K_{12} 是毒物从中央室转至周边室的一级动力学速率常数；K_{21} 是毒物从周边室转至中央室的一级动力学速率常数；达到动态平衡时，两室间的转运速率相等，$K_{12} = K_{21}$。二室开放模型有 3 个亚型，毒物只能从中央室消除的亚型最为常用。大多数毒物在体内的转运和分布符合二室开放模型。

符合二室开放模型的毒物在快速静注后，其时量曲线可分解成分布相和消除相（图 2.13）。①分布相（α 相）：静注后血毒物浓度迅速下降，表示毒物立即随血流进入中央室，然后分布到周边室。同时也有部分毒物经代谢、排泄而消除，该时相主要与分布有关，故称为分布相。②消除相（β 相）：分布逐渐达到动态平衡后，血毒物浓度的下降主要是由于毒物从中央室消除。周边室的毒物浓度则按动态平衡规律，随同血毒物浓度成比例降低，因而该段近于直线，称为消除相。如属一级动力学消除，可计算消除相半衰期 $t_{1/2\beta}$。

（三）非线性动力学

如果一个动力学过程有可饱和性，如载体中介的转运过程或酶中介的代谢，此过程可能服从非线性的 Michaelis-Menten 动力学。对非线性一室开放模型，即有

$$-\mathrm{d}c/\mathrm{d}t = V_m . c/(K_m + c)$$

式中，V_m——最大速率；

　　　K_m——此过程的 Michaelis 常数。

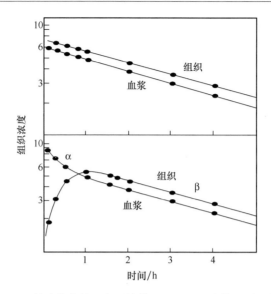

图 2.13　静注染毒的一室开放模型和二室开放模型时量曲线

　　当毒物浓度极低时（如通常的实际接触剂量），即 $c \ll K_m$，可应用一级动力学。相反，当毒物浓度非常大时（如在最大耐受剂量实验中），即 $c \gg K_m$，此系统可近似为零级动力学。

　　下列各点提示存在非线性毒物动力学：①体内毒物浓度不呈指数关系；②毒物的半衰期（$t_{1/2}$）随剂量增加而增加；③血浆毒物浓度-时间曲线下面积与染毒剂量不成正比；④排泄物在性质上和数量上随剂量改变而改变；⑤由相同的酶进行生物转化或主动转运的其他化学物可显示对排泄的竞争性抑制；⑥随剂量增加至明显饱和作用之后，剂量-反应曲线显示反应不成比例地改变。

　　零级消除动力学的特征为：①血浆浓度对时间作图为一直线；②毒物在任何时间的消除速率是一个常数，为恒量衰减，半衰期与体内毒物量无关；③毒物的半衰期（$t_{1/2}$）随初始浓度或剂量的增加而增加。

（四）常用毒物动力学参数

毒物动力学参数可说明化学毒物在体内吸收、分布和消除的动力学规律。

1. 消除半衰期（$t_{1/2}$）

消除半衰期是指体内血毒物浓度下降一半所需的时间，它是表示毒物消除速率的参数，$t_{1/2}$ 短，说明毒物消除迅速，不易蓄积中毒。

$$t_{1/2} = 0.696/K_e$$

2. 曲线下面积（area under curve，AUC）

曲线下面积指时量曲线下覆盖的总面积，单位为 mg/(L·h)。静脉染毒时，

$$AUC = c_0/K_e$$

其中，c_0 为时间为 0 时血液中毒物的浓度。AUC 反映对毒物的吸收量。当 c_0 一定时，K_e 与 AUC 成反比。AUC 可用称重法、梯形规则法或内插法等求得。

3. 清除率（clearance，CL）

清除率是指在单位时间内从体内清除表观分布容积的部分，即单位时间血中毒物清除量，其单位为 L/h 或 L/(h・kg)。按清除途径不同，可有肾清除率（CL_r）、肝清除率（CL_R）。血浆清除率则是肾和肝清除率的总和。

$$CL = V_d \cdot K_e \quad 或 \quad TBCL = D/AUC$$

其中，TBCL 为体内总清除率；D 为体内毒物量。肾清除率（CL_R）可描述尿排泄动力学，是毒物的尿排泄速率除以血浆浓度，即 $CL_r = (dA_u/dt)/c$。其中，A_u 为毒物在特定时间点的累积排泄量。一般用尿排泄速率对相应集尿期中点时间的血浆浓度作图，所得直线的斜率为 CL_R。

4. 生物利用度（bioavailability，F）

生物利用度又称生物有效度，是指毒物被机体吸收利用的程度。经口生物利用度指经口染毒的 AUC（AUC_{po}）与该毒物静注后的 AUC（AUC_{iv}）的比值，以经口吸收百分率表示。

$$F = (AUC_{po}/AUC_{iv}) \times 100\%$$

第三章　食品中外源化学物在机体内的生物转化

 内容提要

　　本章介绍了外源化学物生物转化的意义和步骤，毒物代谢酶的特性、分布和影响因素及其诱导和激活等，重点介绍了Ⅰ相反应和Ⅱ相反应。

 教学目标

　　1. 掌握Ⅰ相反应和Ⅱ相反应的主要代谢酶系。
　　2. 了解外源化学物生物转化的意义和步骤。
　　3. 熟悉毒物代谢酶的特性、分布和影响因素及其诱导和激活等。

 重要概念及名词

　　生物转化　　毒物代谢酶　　Ⅰ相反应和Ⅱ相反应

 思考题

　　1. 简述生物转化的生理意义和反应类型。
　　2. 简述毒物代谢酶的分类及其基本特性。
　　3. 举例说明细胞色素P450酶系统在生物体内的代谢作用。
　　4. 举例说明代谢酶的抑制和诱导对生物体内生物转化所产生的积极影响。
　　5. 简述参与Ⅰ相反应和Ⅱ相反应的主要代谢酶系。
　　6. 举例说明羟基化作用下的解毒过程。
　　7. 举例说明非微粒体的氧化还原作用。
　　8. 试列举水解作用下，毒物毒性增强的可能原因。
　　9. 试阐述Ⅰ相反应中氧化、还原、水解之间存在的相互关系。
　　10. 简述什么是葡萄糖醛酸结合，并举例说明。

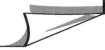

　　在我们的生活中，难以避免地会接触到环境中各种对人体有害的物质。机体在长期的进化过程中形成了各种对所接触毒物的解毒功能，对进入人体的相关毒物进行解毒处理，这就涉及毒物进入人体后的处理过程。如同食物被摄入人体后，各种营养物质将通过一些分解合成反应，转化成人体需要的各种小分子营养物质、能量或合成人体需要的

各种成分。食品中所含的外源化学物在体内也将经历类似过程，大部分外源化学毒物最终被转化或排泄达到解毒效果，这一过程就是生物转化。这些外源化学毒物在体内多种酶（毒物代谢酶）的催化作用下发生一系列化学变化，并形成一些分解产物或衍生物。大多数有机毒物在体内的这些化学变化反应归结为Ⅰ相反应（如氧化、还原、水解反应）和Ⅱ相反应（结合反应）。这个过程受很多因素的影响，如物种、性别、遗传、年龄、营养、疾病等。这些因素通过对毒物代谢酶的诱导（激活）或是抑制（阻遏）来影响生物转化。下面就对此过程中的生物转化和毒物代谢酶的特性、分布和影响因素及其诱导和激活等情况进行介绍。

第一节　生物转化概述

一、生物转化的意义及步骤

生物转化又称为代谢转化，是指化学毒物通过不同途径进入机体后，经多种酶催化而发生一系列化学变化，并形成一些分解产物或衍生物的过程。所形成的衍生物或分解产物称为代谢物或中间代谢物。

（一）生物转化的意义

一般来说，毒物通过生物转化，其毒性的减弱或消失，称为解毒或生物失活。但有些毒物经过生物转化，在体内生成新的毒性更强的化合物，称为致死性合成或生物活化。例如，氟醋酸盐转变成氟柠檬酸盐，后者干扰三羧酸循环；农药1605（对硫磷）和乐果等，本身毒性较弱，在体内分别氧化为毒性更大的对氧磷和氧乐果；乙二醇相对无毒，经氧化后变成毒性更大的中间产物及草酸。又如，致癌物3,4-苯并［a］芘及各种芳香胺等需通过生物转化后才具有致癌作用；六六六和多环烃可经不完全羟化形成环氧化物，进入细胞核，成为致癌活性物。当然，这些毒物也可经过另一些生物转化途径来解毒。因此各种化学物质的毒性除了与其本身的理化性质有关外，还与其在体内的代谢过程密切相关。

（二）生物转化的步骤

外源化学物通过不同途径被吸收进入机体后，将发生一系列化学变化，并形成一些分解产物或衍生物，此种过程称为生物转化或代谢转化，所形成的衍生物或分解产物称为代谢物或中间代谢物。外源化学物的生物转化过程分为两个阶段：第一阶段称为Ⅰ相反应，第二阶段称为Ⅱ相反应。前者主要包括氧化、还原和水解；后者主要为结合反应，即外源化学物经Ⅰ相反应所形成的中间代谢产物与某些内源化学物的中间代谢产物相互反应形成结合物的反应过程。在Ⅰ相反应中，外源化学物的分子结构中将形成极性基团，如—OH、—COOH、—SH和—NH等，借此可使外源化学物易于进行Ⅱ相反应并形成极性较强的亲水化合物，易于排出体外。任何外源化学物在Ⅰ相反应中无论经过氧化、还原或水解，最后都必将在Ⅱ相反应中进行结合反应。

通过两个阶段的生物转化过程，可以达到下列目的：①外源化学物极性增强，水溶性增高，易于经肾脏随同尿液或胆汁混入粪便排出体外；②外源化学物对机体的毒作用可以降低。因为大多数外源化学物代谢物的毒性相对低于其母体化合物，所以通过生物转化过程可使外源化学物极性增强、水溶性增高、易于排泄，减轻机体对外源化学物的负荷；同时也减轻外源化学物对机体的损害作用。但此种情况不能一概而论，也有例外。

二、毒物代谢酶的基本特性

毒物代谢酶是指参与毒物生物转化过程中的酶类。参与毒物代谢反应的酶系极为复杂，通常分为两类：微粒体酶系（或Ⅰ相反应酶）和非微粒体酶系（或Ⅱ相反应酶）。

（一）微粒体酶系

微粒体酶系主要存在于肝细胞或其他细胞的内质网的亲脂性膜上。肝微粒体混合功能氧化酶系统或称单加氧酶，是肝微粒体中最重要的一族氧化酶，是毒物在体内代谢的主要途径。该类酶系氧化反应类型极为广泛，大多数毒物通过这类酶系进行生物转化。

微粒体酶系对各种类型的化学物有非凡的生物转化能力，原因是其多态性和催化能力的多能性。多数生物转化酶具有多态性，由多种同工酶组成家族或超家族，其中每一种都具有独特的但又相互间稍有重叠的底物特异性。微粒体酶系对外源化学物的转化基本上是依靠两大类酶：氧化还原酶和水解酶。

氧化还原酶包括细胞色素P450依赖单加氧酶（cytochrome P450-dependent monooxygenase，CYP）、黄素单加氧酶（flavin-containing monooxygenase，FMO）、单胺氧化酶（monoamine oxidase，MAO）和环加氧酶（cyclooxygenase，COX）等。该类酶可氧化其底物（除少数例外）。脱氢酶和还原酶中，如醇脱氢酶、醛脱氢酶和羰基还原酶都可使底物发生氧化还原反应。水解酶是对酯、酰胺、环氧化物或葡萄糖醛酸有特异水解功能的酶家族。在催化毒物氧化反应过程中，需要细胞色素P450、辅酶Ⅱ、分子氧及Mg^{2+}、黄素蛋白、非血红素铁蛋白等共同参与才能完成。

（二）非微粒体酶系

非微粒体酶系主要催化葡萄糖醛酸化、硫酸化或乙酰化反应。醇脱氢酶、醛脱氢酶、黄嘌呤氧化酶、硫氧化物和氮氧化物的还原酶等属于细胞质可溶部分的酶系。单胺氧化酶、脂环族芳香化酶等属于线粒体中的酶系，单胺氧化酶与解毒密切相关。酰胺酶、磷酸酶和胆碱酯酶等属于血浆中的酶系。

外源化学物的Ⅱ相生物转化是结合作用相，依赖转移酶来执行。亲电性底物由谷胱甘肽S-转移酶（glutathione S-transferase，GST）催化，而亲核底物（即带有羟基、巯基、氨基或羧基的物质）则由UDP-葡萄糖醛酸转移酶（UDP-glucuronosyltransferase，UGT）、磺基转移酶（sulfo-transferase，SULT）、乙酰基转移酶（acetyltransferase，AT）、乙酰辅酶A氨基酸N-乙酰基转移酶（acyl-CoA aminoacid N-acyltransferase，NAT）和甲基转移酶（methyltransferase，MT）催化。

（三）毒物代谢酶的特性

毒物代谢酶类不但具有广泛的底物特异性（一类或一种酶可代谢几种外源化学物，还可代谢内源性化学物），而且不同个体的酶对外源化学物的催化作用各异。例如，可使芳香烃类化合物代谢并产生致癌作用的芳烃羟化酶存在明显的个体差异。如根据芳烃羟化酶活力不同，将人群分成高活力、中等活力和低活力 3 种，在吸入同等烟量的情况下，活力较高者患肺癌的可能性相当于低活力者的 30 倍，具有中等活力者相当于低活力者的 16 倍。

毒物代谢酶的另一个重要特性是存在多态性。不同种属体内的代谢酶有较大差异；同一环境污染物所致的公害病或中毒效应，在不同人群中有很大差别；许多肿瘤和慢性疾病有家族聚集倾向；某些毒物的不良反应只在部分个体中发生。这些群体或个体差异的重要原因是遗传因素，也就是遗传决定了不同种属、人群或个体的代谢酶多态性差异。这种遗传多态现象是指，在一个群体中长期存在着两种或两种以上的酶基因型。早在 20 世纪 50 年代，国外已有人提出遗传影响生物代谢，导致某些外源化学物对生物体的毒性效应。现已查明，有 50 种遗传变异可使人对致癌物、环境毒物的易感性增高。人的遗传因素对外源化学物在体内的代谢途径起着重要作用。由于遗传变异而导致代谢酶多态性的有细胞色素 P450、环氧化物水解酶、GSH-SV 转移酶和 N-乙酰基转移酶，其中细胞色素 P450 的多态性可能是生物代谢种属差异的基础。有研究表明，细胞色素 P450 *1A1* 基因有 4 个多态性位点，其中 3′端非翻译区的 T6235C 置换产生 1 个酶切位点，即 *Msp* Ⅰ多态性，有 3 种基因型：*TT* 型（野生型）、*TC* 型（杂合型）和 *CC* 型（突变型）。

毒物代谢酶可以是结构酶或诱导酶。持续少量地表达的代谢酶，可称为结构酶；很多代谢酶类可被外源化学物诱导合成，称为诱导酶。毒物代谢酶还具有立体选择性，即某些代谢酶对底物中的一种对映体或立体异构体的转化速率比另一种快，或受到某些对映体或立体异构体选择性地抑制，或选择性地生成某种占优势的对映体或立体异构体产物。这些特性使毒物代谢酶成为参与体内生物转化的关键因素。

三、毒物代谢酶的分布

已经证明，动物的肝、肾、胃、肺、皮肤、胎盘、肾上腺、胰、脾、心、脑、睾丸、卵巢、血浆、血细胞、血小板、淋巴细胞及大动脉等都有生物转化酶，其中以肝脏的代谢酶功能最强、最活跃。生物转化酶在细胞内则分布于几种亚细胞组分中，如主要位于内质网（微粒体）或脂质的可溶性部分（细胞质）中。经过胃肠道吸收的外源化学物可以在肝脏和肠道上皮进行生物转化，改变其生物学活性，称为首过效应。由于肝脏是机体最重要的代谢器官，所以在肝脏的首过效应是最重要的一种。胃肠道的消化酶或肠道菌群的代谢酶在某些外源化学物的生物转化中有重要作用，可影响其吸收或改变其毒性。不同组织对外源化学物质生物转化能力的显著差异，可以解释化学物质损伤的组织特异性。

四、影响生物转化的因素

（一）物种和个体差异

不同物种或同种不同品系的动物，对同一化学物生物转化的方式和速度常有较大差异。如 N-2-乙酰氨基芴在大、小鼠和狗的体内进行 N-羟化，然后与硫酸结合成为酯，有强致癌作用，但在豚鼠体内不致癌，这是由于豚鼠缺乏 N-羟化酶。苯胺在小鼠体内的生物半衰期为 35min，狗为 167min。某些参与代谢的酶类，其活力在个体之间存在明显差异。一般情况下，幼年和老年机体对化学物的代谢及解毒能力较成年弱。机体的健康状况对代谢转化能力有影响，当肝脏受损时，氧化酶系活性下降，血中化学物的生物半衰期延长。上述物种及个体差异的基础是遗传因素。

（二）代谢酶的抑制和诱导

几种化学物的生物转化过程可受同一酶系催化，因此当一种化学物在机体内出现或数量增高时，可影响该酶系对另一种化学物的催化作用，即发生竞争性抑制。例如，乙醇在血液中浓度增高时，可使一些化学物的代谢过程受到抑制；两种或以上毒物作用时，或中药与西药合用，通过抑制或诱导Ⅰ相或Ⅱ相毒物代谢酶导致药物代谢性相互作用，致药物（中药）毒性反应或疗效降低；四氯化碳的出现可使肝脏中氨基比林和乙基吗啡代谢过程减弱。还有些化学物对某种酶有抑制作用，从而改变其对另一种化学物的生物转化。例如，对氧磷能抑制羧酸酯酶，使马拉硫磷水解速率减慢，于是增强了杀虫效果，对人、畜的毒性亦增高。有些化学物可使某些代谢过程催化酶系活力增强或酶的含量增加，并因此促进其他化学物的生物转化过程增强或加速，此种现象称为酶的诱导。凡具有诱导效应的化学物称为诱导物。迄今发现有 300 多种诱导物，如苯巴比妥、氯丹、多氯联苯、3-甲基胆蒽等。诱导物对化学物毒作用的影响具有两重性：若化学物经生物转化产生无毒或低毒的代谢产物，则诱导有利于加强解毒作用，如苯巴比妥诱导肝微粒体酶，可促进甲苯的代谢解毒；若化学物经代谢转化为活性中间产物，则诱导可增强该物质的毒性，如对硫磷、氯乙烯、甲醇、四氯化碳等被酶诱导后毒性增强。

（三）代谢饱和状态

大量化学物进入体内，使机体对其代谢达到饱和状态，影响其代谢转化过程和毒作用。例如，溴化苯在体内先转化成具有肝毒作用的环氧化物，当进入剂量较小时，约 75％的环氧化物转变成谷胱甘肽结合物，并以溴苯基硫醚氨酸的形式排出；如果进入剂量较大，因谷胱甘肽的量不足，则仅有 45％的环氧化物可按上述形式排泄，使体内未结合的环氧化物增多，对肝的毒作用增强。

（四）其他因素

其他因素主要表现在年龄、性别和营养状况等方面。蛋白质、抗坏血酸、核黄素、维生素 A 和维生素 E 的营养状况都可影响微粒体混合功能氧化酶的活力。同时，除受种属、性别、年龄、个体差异、营养状态等影响外，代谢酶还受体内异物（毒物）的影响。在动物实验中如蛋白质供给不足，则微粒体酶活力降低。当抗坏血酸缺乏时，苯胺的羟化反应减弱。缺乏核黄素，可使偶氮类化合物还原酶活力降低，增强致癌物奶油黄的致癌作用。上述酶活力降低，可能造成外源化学物转化过程减弱或减慢。

第二节　I 相反应

在生物转化过程中，毒物代谢转化研究得较多的是有机化合物，它们的结构千差万别，但可看作是由有限的部分所组成的，如由烷烃链、烯烃链、脂环或芳香环及羟基、氨基、羧基等基团所组成。这些部分经过详细的研究，已能定性地推测其在体内代谢转化的方式及可能生成的代谢产物。大多数有机毒物在体内的代谢转化反应可归结为氧化、还原、水解、结合（或合成）。我们又将这些复杂的反应归结为 I 相反应和 II 相反应，因往往一种毒物可通过不同的代谢转化途径，每一途径可包括一种或多种反应，多种反应的途径可能是一系列的氧化、还原、水解，或三者的任意组合，其中氧化、还原、水解属于 I 相反应。

一、氧化作用

氧化是化学物在体内生物转化中最重要和最多见的反应，主要由肝的微粒体混合功能氧化酶系（简称单加氧酶）参与反应，催化多种脂溶性物质氧化。其特征主要是使毒物的分子暴露或增加功能基团，通常仅导致水溶性少量增加，使亲脂性毒物的极性增大。

单加氧酶属于加氧酶（加氧酶是可以将单个或双个的氧原子加入一个有机化合物分子中的一类酶，加氧酶可以催化一大类有机化合物的反应，在化学合成和生物转化中具有重要的意义）的一类，在此酶系催化的反应中，需要一个氧分子和还原辅酶 II。首先是将细胞色素 P450 还原，使它与分子氧结合，再由还原辅酶 II 提供电子激活氧，其中一个氧原子被还原生成水，而另一个氧原子掺入化学物的分子中，使底物氧化。单加氧酶系的加氧催化反应能形成各种羟化产物或再进一步分解的产物，因此，单加氧酶系参与的氧化反应显出多种反应类型，如羟化、N-羟化、脱烷基、环氧化、脱氨、脱硫及 S-氧化反应等。其次，在肝或其他组织胞液、线粒体中还有单胺氧化酶和脱氢酶系能参与催化某些化学物的氧化与还原。如单胺氧化酶使各种胺类氧化脱氨生成醛；醇醛脱氢酶使醇类、醛类氧化生成酸；环境污染物多环芳烃进入机体细胞后，经细胞内毒物代谢酶系统催化代谢活化和灭活，其经内质网膜上的混合功能氧化酶系催化发生环氧化或羟化。混合功能氧化酶是一个复杂的多成分酶系统，主要由 NADPH-细胞色素 P450 还原酶、细胞色素 P450 和磷脂组成。毒物氧化反应的主要类型如下。

（一）羟基化和硫氧化

羟基化常分为脂肪烃羟基化和芳香烃羟基化。

脂肪烃羟基化：通过加氧使作用物羟化，生成相应的醇或醛。例如，农药八甲磷（OMPA）在体内转化成 N-羟甲基八甲磷，抑制胆碱酯酶的能力增加 10 倍，其毒性也大大增强。苯丙哌林哌啶环氧化生成内酰胺代谢物以及相应的羟基化代谢物。脂肪族烯烃基类同样可产生极不稳定的环氧化物。例如，当吸入高浓度氯乙烯时，其可经酶催化形成氧化氯乙烯，该中间体可转化成氯乙醛，这二者均具有强烈的烷化作用，可致癌和致突变。

芳香烃羟基化：这是微粒体氧化中非常重要的一种代谢反应。凡具有烯烃类等不饱和键的化合物均可通过此类代谢过程直接加氧生成极不稳定的环氧化物，它是一种十分重要的中间活性产物。如果苯环上有卤族元素取代或是多环芳烃氧化，则能形成较稳定的环氧化物。有的环氧化物可经环氧化物水化酶催化产生二氢二醇衍生物或与谷胱甘肽结合。

环氧化物毒性往往远大于其母体化合物，还极易与大分子进行共价结合而导致中毒或癌变。例如，苯及 3,4-苯并 [a] 芘的致癌作用均与其环氧化物有关。

硫氧化：凡分子结构中含有硫醚键的化合物都能在混合功能氧化酶系作用下通过硫氧化而形成亚砜或砜，其氧化产物毒性增强，如农药内吸磷在体内可增毒 5～10 倍。

（二）脱烃基、脱氨基和脱硫氧化

脱烃基可分为 N-脱烃基、O-脱烃基和 S-脱烃基 3 种。

N-脱烃基：将仲胺或叔胺脱烃基生成伯胺和醛，如二甲基亚硝胺通过混合功能氧化酶系作用，进行 N-脱烃基反应，进一步产生有害的游离甲基（CH_3^+），CH_3^+ 可使核酸等大分子发生烷化作用，改变核酸结构与功能而致癌。

O-脱烃基：将醚类脱烃基生成酚和醛，如黄曲霉毒素、可待因、非那西丁等的氧化脱烃基。

S-脱烃基：主要见于一些硫醚类化合物，如 6-甲硫基嘌呤经 S-脱烷基后成为 6-巯基嘌呤。

脱氨基：胺类化合物经微粒体胺氧化酶催化而脱去氨基，如苯丙胺代谢为苯丙酮。

脱硫氧化：含硫有机化合物硫原子被氧化成硫代化合物，此硫代化合物中的硫被氧化成硫酸根，并同时脱离原化合物，如有机磷农药对硫磷在体内氧化脱硫成为毒性更大的对氧磷。

二、还原作用

由于化学物在体内的代谢转化过程有氧存在，故还原反应较氧化反应少见，只有在厌氧条件下才出现。肝微粒体或其他组织中可检出催化还原反应的酶，主要有硝基还原酶、偶氮还原酶和 NADPH-细胞色素 P450 还原酶。含有硝基、偶氮基和羰基（醛、酮）的外源化学物及二硫化物、亚砜化合物等，在体内还可被这些还原酶催化还原。哺乳动物组织中还原反应活性较低，但肠道菌群内还原酶活性较高。

（1）硝基和偶氮还原：硝基还原酶和偶氮还原酶主要存在于肠道菌群。

（2）羰基还原作用：是醇脱氢氧化的逆反应，醛、酮还原由醇脱氢酶和一组羰基还原酶催化。

（3）二硫化物、硫氧化物和 N-氧化物还原：包括二硫化物还原并裂解成巯基毒物；硫氧化物（如亚砜）在肝、肾细胞质中可被硫氧还蛋白依赖性酶类还原，再被 P450 或黄素单加氧酶催化氧化，反复循环可延长其生物半衰期；N-氧化物由细胞色素 P450 和 NADPH-细胞色素 P450 还原酶催化，经单电子还原迅速活化，生成氧化性氮氧自由基，转变成细胞毒性或与 DNA 结合的毒物。

（4）醌还原：由 NADPH-醌氧化还原酶（DT-黄递酶）催化醌双电子还原。醌双电子还原还可由羰基还原酶催化。醌的双电子还原是无毒性的。但是，醌经 NADPH-细胞色素 P450 还原酶催化单电子还原，生成半醌自由基。后者可经自氧化，伴有氧化应激，生成具有细胞毒性的超氧阴离子、过氢氧自由基、过氧化氢、羟基自由基等。氧化应激是某些含醌或可转变为醌的毒物毒作用的重要机理，如多柔比星和柔红霉素的心脏毒性、百草枯和硝基呋喃妥因的肺毒性、6-羟基多巴胺的神经毒性；肾脏中活性较高的胞浆还原酶 NADPH：醌氧化还原酶 1（NQO1）对马兜铃酸 I 可进行体内还原代谢。

（5）脱卤反应：有由 P450 催化的还原脱卤反应、氧化脱卤反应及由 P450 和 GSH—S-转移酶催化的脱氢脱卤反应。这些反应在一些卤代烷烃的代谢活化中起着重要的作用。例如肝脏毒物四氯化碳经还原脱卤反应代谢活化，单电子还原生成三氯甲烷自由基（CCl$_3$），后者启动脂质过氧化作用并产生各种其他代谢物。

除了在微粒体上进行氧化还原反应外，还有非微粒体的氧化还原作用。细胞液中含有的醇脱氢酶和醛脱氢酶、线粒体中含有的单胺氧化酶和二胺氧化酶等，也能促使各种醇、醛、胺在体内进行生物转化，如醇转化成酸。

三、水解作用

许多含酯键和酰胺键的外源化学物在体内经各种水解酶催化水解消除毒性。这类毒物主要是酯类、酰胺类和磷酸酯等化合物。腈类也能被水解。外源化学物的水解作用主要由酯酶和酰胺酶、肽酶、环氧水解酶催化。水解酶中以酯酶最为广泛，其次为酰胺酶。依据其与有机磷酸酯相互作用的性质，将酯酶分为 A（可水解有机磷酸酯）、B（可被有机磷酸酯抑制）和 C（与有机磷酸酯无相互作用）3 类。

哺乳动物体内（血浆、肝、肾、肠黏膜、肌和神经组织）存在多种水解酶，可对外源化学物产生水解作用。例如，甘草酸在肠内菌的作用下，可水解掉 1 分子或 2 分子的葡萄糖醛酸，转化为单葡萄糖醛酸基甘草次酸或甘草次酸。与此同时，水解酶可催化酯类、酰胺类和含有酯键的磷酸类化合物水解，使其毒作用降低或消失。有机磷农药代谢解毒的主要方式是经磷酸酯酶水解而消除毒性。

对氧磷在磷酸酯酶催化下水解，生成二乙基磷酸和对硝基酚；酰胺酶可将酰胺类化合物水解成为酸和胺类，但它催化水解的速度较酯酶慢。酯酶水解酯键而形成羟基及醇，酰胺酶水解酰胺键而形成酰胺或胺。不少有机磷化合物主要以这种方式在体内解毒。敌百虫或敌敌畏等毒物进入体内后，尿中常排出二甲基磷酸；对硫磷及其体内的氧化产物对氧磷，在水解时均产生对硝基酚，并由尿排出；乐果等含酰胺基的有机磷农药可经酰胺酶水解而解毒。假性胆碱酯酶位于血清中，可水解琥珀酰胆碱、普鲁卡因、丁卡因、可卡因、二醋吗啡及其他毒物。某些个体（约 2% 的高加索人）假性胆碱酯酶基因发生突变，酶活性降低，使骨骼肌松弛剂琥珀酰胆碱的作用持续时间延长，可致肌肉持续松弛，甚至呼吸暂停。环氧化物是有与 DNA 形成加合物活性的亲电性化合物，具有致癌作用，不稳定。环氧化物水解酶是肝脏微粒体中的可诱导酶类之一，催化某些链烯和芳香化合物的环氧化物的环氧环，其可水解成相应的反式二氢二醇，主要是解毒酶，有时是活化酶，有几种基因多态性。

大部分毒物经水解可达到解毒的效果，但是有些毒物通过水解，却会被活化而增强毒性。例如，氟乙酰胺通过酰胺酶水解后，可形成毒性更大的氟乙酸；硫代葡萄糖苷水解后，其产物为毒性较大的有机腈。

第三节　II 相反应

II相反应又称结合反应，是外源化学物经过I相反应后产生或暴露出来的羟基、氨基、羧基和环氧基等极性基团，或外源化学物本身就具有极性基团与内源化合物或代谢物进行的生物合成反应。II相反应是机体继续进行有利于排泄和毒性降低的生物转化过程，是化学毒物在机体内解毒的重要方式之一。II相反应中的内源化合物如糖、氨基酸、谷胱甘肽和硫酸盐等统称为结合剂（conjugating agent）。最常见的II相反应有 6 种，分别是葡萄糖醛酸结合、硫酸结合、谷胱甘肽结合、氨基酸结合（甘氨酸、牛磺酸、谷氨酸等）、乙酰基结合和甲基结合等反应，所生成的产物称为结合物（conjugate）。绝大多数外源化学物在II相反应中无论发生氧化、还原或水解反应，最后都必须进行结合反应排出体外。II相反应首先通过提供极性基团的结合剂或提供能量的 ATP 而被活化，然后由不同种类的转移酶进行催化，将具有极性功能基团的结合剂转移到外源化学物或将外源化学物转移到结合剂形成结合产物。结合物一般随尿液或胆汁由体内排泄。

II相反应的主要场所是肝脏，其次是肾脏，还可在肺、肠、脾和脑等组织、器官中发生。大多数II相代谢酶存在于胞液中，只有葡萄糖醛酸转移酶例外，它存在于内质网上。

除甲基化外，II相反应的结果是内源或外源化学物极性增强，水溶性增高（图 3.1），使机体便于排出，毒物的生物学活性或毒性减弱或消失。但近年来发现，有些外源化学物经结合反应后，不仅毒性或生物学活性没有减弱，反而增强，甚至形成具有致癌作用的终极致癌物，从而引发癌变；还有些外源化学物经结合反应后获得明显的亲脂性特性，不易溶于水及排出体外，可见II相反应的意义及后果具有双重性。

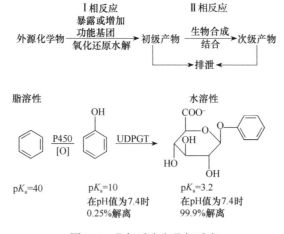

图 3.1　I 相反应和 II 相反应

一、葡萄糖醛酸结合反应

葡萄糖醛酸结合反应是机体主要的Ⅱ相代谢反应，是许多外源化学物及某些内源代谢物的一个重要转化途径，对机体解毒具有重要意义。此结合反应的关键酶是 UDP-葡萄糖醛酸基转移酶（UDP-glucuronyl transferase，UDPGT）。该酶催化体内合成的尿苷二磷酸葡萄糖醛酸（uridine diphosphate glucuronic acid，UDPGA）脱去葡萄糖醛酸基，从而与底物的功能基团结合，形成葡萄糖醛酸结合物。

葡萄糖醛酸结合反应在化学上是一种 SN2 反应（双分子亲核取代反应），是底物中亲核基团与葡萄糖醛酸基上亲电的 C-1 原子发生作用的结果。化学毒物中的羟基、羧基、氨基和巯基通过羟基和羧基的氧、氨基的氮、巯基的硫与葡萄糖醛酸的第一位碳结合成尿苷二磷酸葡萄糖（uridine diphosphate glucose，UDPG），再经 UDPG 脱氢酶催化，形成 UDPGA，UDPGA 作为供体通过 UDP-葡萄糖醛酸基转移酶催化，形成高度水溶性的葡萄糖醛酸结合物，易于随尿和胆汁排泄（图 3.2）。可与葡萄糖醛酸起结合作用的功能基团如表 3.1 所示。

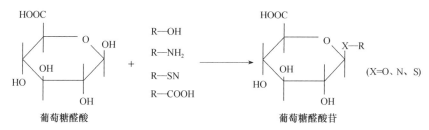

图 3.2　葡萄糖醛酸结合反应

表 3.1　与葡萄糖醛酸起结合作用的功能基团

功能基团	化合物类型	举例
羟基	伯醇、仲醇 叔醇、酚、羟胺	4-乙酰氨基酚 4-羟基香豆素 水杨酸 吗啡 消炎痛
羧基	芳香族、芳香烷	烟碱酸 氨基水杨酸 安妥明
氨基	芳香胺、磺胺 脂族叔胺	氨甲丙二酯 4,4'-二氨基二苯砜 磺胺二甲异噁唑
巯基	硫醇二硫酸	2-巯基苯并噻唑

大量实验证实，UDPGT 是由一组分子量为 50 000～60 000、性质相似、紧密相关的酶组成的多酶体系。UDPGA 主要存在于肝内质网和核膜，是可诱导酶。基于序列分析，人肝内已鉴定了 2 个亚族共 9 种酶。第 1 亚族的 4 种同工酶催化酚和胆红素的葡萄糖醛酸结合，一般不催化类固醇和胆盐；第 2 亚族的 5 种同工酶催化类固醇、胆盐和某

些毒物的葡萄糖醛酸苷结合。

二、硫酸结合

硫酸化是外源化学物与硫酸根结合反应，外源化学物Ⅰ相生物转化后，分子结构中形成羟基，可与内源性硫酸结合，有些外源化学物如本身已含有羟基、氨基或羰基及环氧基即可直接进入Ⅱ相反应，发生硫酸结合，如醇类、芳香胺类和酚类。

硫酸结合反应的供体是 $3'$-磷酸腺苷-$5'$-磷酰硫酸（$3'$-phosphoadenosine-$5'$-phosphosulfate，PAPS），它的生物合成是以内源性硫酸根和三磺酸腺苷为原料，先经 ATP-硫酸化酶（ATP-sulfurylase）催化形成腺苷 $5'$-磷酸硫酸酐，或称腺苷酰硫酸（adenosine phosphosulfate，APS），再经腺苷 $5'$-磷酸硫酸酐激酶，或称 APS-激酶催化，而与 ATP 反应生成 PAPS。

$$R—OH + RAPS \xrightarrow{\text{磺基转移酶}} R—OSO_3 + PAP$$

式中，R—OH 为外源化学物，PAP 为 $3'$-磷酸腺苷-$5'$-磷酰硫酸。这一结合过程主要在肝脏以及肾脏、肺脏和肠道中进行，与葡萄糖醛酸结合反应同时进行。由于体内硫酸来源有限，不能充分提供，故较葡萄糖醛酸结合反应为少。但当机体接触外源化学物质剂量较低时，则首先进行硫酸结合；随着剂量的增加，硫酸结合逐渐减少，而出现葡萄糖醛酸结合。

三、乙酰化作用

乙酰化作用是指含伯胺、羟基或巯基的化学毒物在乙酰基转移酶催化和乙酰辅酶 A 的作用下与乙酰基结合的反应。它是这些化学毒物的主要生物转化途径，可使氨基的活性作用减弱，从而有利于解毒。

N-乙酰化作用是乙酰化作用中的代表，是很多芳基胺类和肼类物质的重要生物转化途径，由依赖于乙酰辅酶 A 的 N-乙酰基转移酶（NAT）催化。人类 NAT 有两种同工酶，分别称为单态性 NAT1 和多态性 NAT2，由第 8 对染色体上 2 个不同的位点编码。NAT2 主要存在于肠上皮组织和肝脏，催化异烟肼、磺胺二甲嘧啶、氨苯砜、咖啡因及某些致癌物前体等的乙酰化代谢，其活性有明显个体差异，表现出多态性，并受遗传控制。根据乙酰化代谢能力的不同，可将人群按表型分为两型：快乙酰化型和慢乙酰化型。

乙酰化的表型和肿瘤易感性之间的关系十分复杂，不同的表型与不同组织的肿瘤有关，如膀胱癌、喉癌、胃癌与慢乙酰化表型有关，结肠癌、乳腺癌则与快乙酰化表型有关。人在接触芳香胺或者杂环胺后，个体之间对肿瘤的易感性是不同的，这主要取决于 NAT 与被激活的 NAT 之间的平衡关系，以及结合的胺类和未结合的胺类之间的平衡关系。敏感性与以下因素有关：①底物的代谢性质，NAT 代谢的相对速率及肝脏中细胞色素依赖性的羟基化速率；②代谢物的排泄途径以及相应排泄组织的性质；③组织中 NAT-底物复合物的活性及水解速度。

四、氨基酸结合

氨基酸化是带有基的外源化学物与一种 α-氨基酸结合的反应，多发生在芳香羧酸，如芳基乙酸。参与结合反应的氨基酸主要有甘氨酸、谷氨酰胺及牛磺酸，较少见的还有天冬酰胺、精氨酸、丝氨酸及 N-甘氨酰甘氨酸等。反应时羧酸首先在酰基辅酶合成酶的催化下，与 ATP 和乙酰辅酶 A 反应，形成酰基辅酶 A 硫酯，再由 N-乙酰基转移酶催化与氨基酸的氨基反应形成酰胺键。

芳香羧胺化学毒物则由氨酰-tRNA 合成酶催化并需要 ATP 的参与，与氨基酸的羧基反应生成 N-酯，该反应是一种活化反应。

五、甲基化作用

外源化学物中的生物胺类在体内与甲基结合的反应，也称甲基化。甲基多来自甲硫氨酸，甲硫氨酸的甲基经 ATP 活化，在甲基转移酶的催化作用下，将活化的甲基转移至含羟基、巯基和氨基的酚类、硫醇类和胺类化学毒物中，使这些化学毒物产生甲基化作用。许多内源胺类和外源胺类化学毒物常以此种方式消除活性，如动物体内出现的腐胺等生物胺类化学毒物具有一定的毒性，但与甲基结合后毒性降低或消失；外源巯基化学毒物可被微粒体酶系甲基化，如巯基乙醇、二巯基丙醇等化学毒物均能经甲基化作用而解毒。甲基结合不是外源化学物的主要结合方式。

微生物中金属元素的生物甲基化普遍存在。如汞、铅、锡、铂、铊、金及类金属如砷、硒、碲和硫等，都能在生物体内发生甲基化。金属生物甲基化的甲基供体是 S-腺苷甲硫氨酸和维生素 B_{12} 衍生物。

近年来的研究认为，DNA 甲基化改变居于表观遗传改变的核心地位。DNA 甲基化是指在甲基转移酶作用下，DNA 碱基加上甲基的过程，最常见且最有代表性的是胞嘧啶 5 位上的甲基化，甲基化胞嘧啶也可与鸟嘌呤进行碱基配对，这种改变不是突变。研究表明，DNA 甲基化异常与疾病、毒物毒性都有直接关系。因此，DNA 甲基化的研究对于辨别各毒物潜在的遗传毒性具有指导意义。

六、谷胱甘肽结合

谷胱甘肽结合是外源化学物在一系列酶催化下与还原型谷胱甘肽结合形成硫醚氨酸的反应。应具备以下条件：一定程度的疏水性，含有一个亲电子碳原子，可与谷胱甘肽进行一定程度的非酶促反应。谷胱甘肽结合最主要的酶是谷胱甘肽 S-转移酶，它是抵御有害亲电子化合物的主要防御系统，也是解毒的重要酶系之一。谷胱甘肽转移酶的存在与氧化代谢有关，其底物分子中许多重要的亲电子基团包括环氧化物、活性烯烃及过氧化氢基团等，是经氧化代谢产生的，可引起细胞的氧化作用。为了使细胞能应付无数的有害分子，包括内源化合物和外源化学物，机体很需要解毒系统。然而如果亲电性物质在体内的量过大，则可引起谷胱甘肽的耗竭，导致明显毒性反应。

经谷胱甘肽 S-转移酶催化的谷胱甘肽结合物具有极性和水溶性，可经胆汁排泄，并可经体循环转运至肾脏。在肾内，谷胱甘肽结合物经一系列酶催化反应转变为硫醚氨酸衍生物，由尿排出体外。

结合作用的主要类型及结合酶定位如表 3.2 所示。

表 3.2 结合作用的主要类型及结合酶定位

结合酶	底物功能基团	结合基团的来源	酶定位
UDP-葡萄糖醛酸基转移酶	—OH、—COOH、—NH₂、—SH、—C—C—	尿苷二磷酸葡萄糖醛酸（UDPGA）	微粒体
磺基转移酶	—NH₂、—OH	3′-磷酸腺苷-5′-磷酰硫酸（PAPS）	胞液
乙酰转移酶	—NH₂、—SO₂NH₂、—OH	乙酰辅酶 A（乙酰 CoA）	线粒体、胞液
甲基转移酶	—OH、—NH₂、—SH	S-腺苷甲硫氨酸	胞液
酰基转移酶	—COOH	甘氨酸	线粒体、微粒体
谷胱甘肽 S-转移酶	环氧化物、有机卤化物、有机硝基化学物、不饱和化合物	谷胱甘肽	胞液、微粒体

第四节 毒物代谢酶的诱导和激活、抑制和阻遏

毒物在体内的生物转化过程受很多因素的影响，如物种、性别、遗传、年龄、营养、疾病等。本节仅介绍毒物代谢酶的诱导（激活）和抑制（阻遏）对生物转化的影响。

在实际生产生活环境中，机体同时接触的外源化学物质并不止一种，往往是与多种化学物质同时接触。与某种外源化学物同时进入机体的其他化学物质可明显影响该外源化学物的生物转化过程，可引起外源化学物对机体生物学作用以及毒作用的改变。这种影响的关键是对生物转化过程有关酶类活力的改变，表现为抑制或诱导。毒物可能有多种代谢途径，产生多种具有生物活性的不同代谢产物，这些途径之间的平衡和竞争对于毒物的毒作用有重要的意义。当代谢酶被激活和诱导时，体内经代谢活化的毒物的毒性就增强；当代谢转化为减毒的毒物时，毒性就降低。当代谢酶被抑制和阻遏时，则得到相反的结果。

一、毒物代谢酶的诱导和阻遏

有些外源化学物可使某些代谢过程催化酶系活力增强或酶的含量增加，此种现象称为酶的诱导。凡具有诱导效应的化合物称为诱导物。诱导的结果可促进其他外源化学物的生物转化过程，使其增强或加速。在细胞色素 P450 酶诱导过程中，还观察到滑面内质网增生。酶活力增强及对其他化学物质代谢转化的促进等均与此有关。

诱导作用的分子生物学机理是多样性的，主要包括转录活化、mRNA 稳定作用、蛋白质稳定作用等。诱导物的类型也主要以以下 3 种为主。①多环芳烃型。多环芳烃所含化合物甚多，是一类广泛存在的环境污染物。作为酶诱导物，主要的代表有三甲基胆蒽和二噁英。三甲基胆蒽是最早发现的多环芳烃类诱导物，二噁英则是最强的诱导物，后者对芳烃羟化酶的诱导潜力比前者高出很多倍。大鼠一次性染毒二噁英10μg/kg，其肝芳烃羟化酶活性可持续升高 31d，表明其生物半衰期长。由于这类诱导物是通过与受体结合而发挥诱导作用的，因此它们又被认为是受体的配体。②苯巴比妥型。苯巴比妥型的诱导是另一重要的诱导，其机理不全清楚。诱导物主要有苯巴比妥（phenobabital，

PB）和巴比妥酸盐。还有某些化合物，其结构与苯巴比妥并不相关，如滴滴涕、滴滴伊、多氯联苯等，但也可诱导出类似于 PB 的酶活性，故称之为"苯巴比妥样"（PB-like）的诱导物。给大鼠以苯巴比妥，其肝脏内质网显著增生，混合功能单加氧酶上升。这一类诱导物对多种种属（大鼠、鸡和某些细菌）的 mRNA 有诱导作用，使其编码的酶活性上升。③其他。如多氯联苯类诱导物（如 Arochlor 1254）则具有上述两种诱导物的特点，既可诱导细胞色素 P450 酶类，又可诱导细胞色素 P448 酶类。多氯联苯类诱导物既可促进苯巴比妥类毒物的代谢过程，又可促进多环芳烃类化合物的代谢过程。16-α-碳腈妊烯醇酮（pregnenolone-16-α-carbonitrite，PCN）对细胞色素 P450 和 UDP-葡萄糖醛酸转移酶具有诱导作用，但与苯巴比妥和 3-甲基胆蒽所诱导有所不同，形成的细胞色素 P450 称为细胞色素 P450 PCN。

　　毒物代谢的阻遏作用较酶诱导作用少见。有时对某些毒物代谢酶诱导的同时也阻遏了另一些毒物代谢酶。

二、毒物代谢酶的抑制和激活

　　一种外源化学物使生物转化过程减弱或速度减慢的现象称为抑制作用。具有抑制作用的化学物质称为抑制物。抑制作用的关键是生物转化过程中有关催化酶的活力受到抑制物的抑制，表现为酶的活力降低。

　　很多外源化学物具有抑制作用。抑制作用可分为以下 3 种类型。①可逆性抑制。当某一稳定的代谢物与细胞色素 P450 依赖单加氧酶（CYP）发生可逆的相互作用时，酶活性可能受到抑制。其抑制的程度与底物的浓度有关，底物浓度高时，抑制的程度就高；有时，代谢物对 CYP 酶活性的抑制作用强于其母体化合物，随着代谢过程的进展，代谢物的浓度将不断增高（如果是毒物，此时要认真考虑对患者安全的威胁）。另外，代谢的速度也很重要，如果代谢速度高到有足够的代谢物在体内蓄积，代谢物的浓度也将不断增高，于是，抑制作用也将增强；但是，随着代谢过程的进一步发展，底物和代谢物的浓度将降低乃至消除，抑制也就被解除了。例如，食用调味品的成分异黄樟醚，当其被 CYP 代谢时，生成的中间产物与 CYP 结合十分紧密，致使 CYP 功能下降，一旦此中间产物被解离并进一步被代谢，CYP 的活性即又恢复。②准不可逆性抑制。大量毒物经 CYP 代谢可形成抑制性代谢物。这些代谢物与 CYP 的辅基血红素可形成稳定的复合物，称为代谢中间物（metabolic intermediate，MI）复合物。在 MI 复合物中，CYP 随即处于功能失活状态。在体外条件下，MI 复合物形成过程有可能是可逆的。例如，用高亲脂性化合物温育，便可从活性位点除去 MI 复合物。但是，在体内条件下，由于 MI 复合物非常稳定，复合物中的 CYP 是不可能用于毒物代谢的，唯一的方法是合成新酶以使 CYP 的酶活性得以恢复。因此，MI 复合物形成的性质被视为"准不可逆性"的。③不可逆抑制。由于"自杀性失活物"经蛋白变性而使 CYP 酶失活。所谓"自杀性失活"是指酶将底物代谢为代谢物，而代谢物反过来结合于酶的活性位点而使酶变性失活的过程。最好的例子是氯霉素。氯霉素分子上的二氯乙酰氨基被氧化为草酰氨，可使 CYP 的活性中心的赖氨酸酰化，从 CYP 还原酶向 CYP 血红素基团传送一个电子的过程就受到干扰，并阻碍 CYP 的催化转换。

第四章　食品中外源化学物的毒作用机理

内容提要

　　本章主要从食品中外源化学物对生物膜的损伤、对细胞钙稳态的影响、自由基对生物大分子的损伤、对表观遗传性的影响及外源化学物与细胞大分子的共价结合作用等角度阐述食品中外源化学物的毒作用机理。

教学目标

　　1. 掌握食品中外源化学物对生物膜的损伤机理，掌握食品中外源化学物对细胞钙稳态的影响，掌握食品中外源化学物与细胞大分子的共价结合作用。
　　2. 了解自由基对生物大分子的氧化损伤作用。
　　3. 了解食品中生物毒素及其他外源化学物的毒作用机理。

重要概念及名词

　　终毒物　　自由基　　细胞钙稳态

思考题

　　1. 食品中外源化学物对生物膜主要有哪些方面的影响？
　　2. 什么是细胞钙稳态？食品中外源化学物如何影响细胞钙稳态？
　　3. 机体内自由基的来源主要有哪些方面？自由基如何损害生物大分子？
　　4. 什么是共价结合？共价结合主要引起哪些大分子损害？

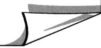

　　化学物质进入机体后，与靶部位或者关键性的生物大分子作用，引起各种结构和功能异常，当超过机体的解毒功能、修复功能和适应能力时，就出现毒作用。化学物质对机体的损害作用主要取决于化学物质与机体的接触途径、与靶分子的相互作用和机体对损害作用的反应。化学物质的毒作用机理是非常复杂的，主要涉及干扰正常受体-配体的相互作用、干扰生物膜功能、干扰细胞能量生成、与生物大分子共价结合、氧自由基过量生成、细胞钙稳态失调、细胞因子和细胞信号转导途径紊乱、选择性细胞致死、细胞程序性死亡（凋亡）、癌基因等肿瘤相关基因突变等。

　　阐明化学物质的毒作用机理有助于我们估计化学物质有害作用的可能性，设计危害较小的药物和工业品，开发对机体危害小而对靶生物具有强烈选择性的农药，建立预防和解毒的有效措施，为化学物质有害作用的早期预防、早期诊断和早期治疗提供线索和依据。

第一节　概　　述

一、基本概念

毒物可以是固体、液体和气体。它们与机体接触或进入机体后可与机体相互作用，产生损害作用。理论上，毒性的强度主要取决于终毒物在其部位作用的浓度和时间。

终毒物是一种具有特别化学性质的物质，它可以与内源性靶分子（如受体、酶、DNA、微纤维蛋白及脂质等）相互作用，使机体的整体性结构和功能改变从而导致毒作用。终毒物常常是母体化合物，即机体接触的化合物，也可能是母体化合物的代谢产物或者是毒物生物转化期间产生的活性氧。终毒物可以是机体所暴露的原化学物质，即机体接触的化学物质，但更主要的是原化学物质的有毒代谢产物和在生物转化中产生的毒性物质。终毒物也可以是内源性分子。

二、化学物质产生毒性的可能途径

一般化学物质在机体内转变为亲电物质、亲核物质自由基、氧化还原性反应产物等终毒物时毒性增加。由于存在毒物的数目巨大及生物机体结构的复杂性，目前只有极少数化学物质的毒作用已经明确。据现有的研究，毒物进入机体后产生毒性的可能途径如图 4.1 所示。化学物质进入机体后，可与机体发生多种途径的相互作用，并最终引起毒作用过程。图 4.1 中介绍了 3 种导致毒作用的途径。

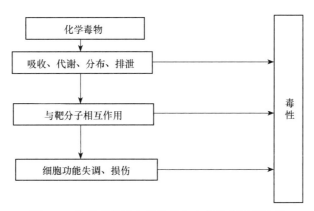

图 4.1　化学毒物进入机体后产生毒性的可能途径

1. 最直接的途径

最直接的途径即化学物质可以直接与机体的重要部位接触而发生毒作用，如过量的糖进入肾小管。

2. 较为复杂的途径

较为复杂的途径是指化学物质经过机体的吸收、代谢、分布等途径后与靶分子相互作用，从而导致毒作用。例如，河鲀毒素进入机体，抵达运动神经元，与 Na^+ 通道相互作用，使 Na^+ 通道阻塞，抑制运动神经元功能。

3. 最复杂的途径

最复杂的途径是指化学物质首先在机体的靶部位分布，然后终毒物与靶分子相互作用，引起细胞结构的损伤和功能的失调，从而引起机体组织水平、细胞水平和分子水平的修复机理反应。当毒物所导致的生物紊乱超过了修复能力时，就会发生毒作用，引起基因突变、组织坏死、肿瘤发生和产生畸形等。

第二节　食品中外源化学物对生物膜的损害作用

外源化学物的吸收、分布和排泄过程是其通过生物膜构成的屏障的过程。生物膜是包围着每个细胞的细胞膜（也称质膜）和细胞器膜的总称。生物膜主要由脂质和蛋白质组成，生物膜表面也含有少量的糖。生物膜的基本结构是连续的脂质双分子层排列，流动镶嵌模式就是对生物膜结构的一般概括。膜蛋白可以是结构蛋白、受体、酶、载体和离子通道等。生物膜主要有 3 个功能：一是隔离功能，包绕和分隔内环境；二是进行很多重要生化反应和生命现象的场所；三是内外环境物质交换的屏障。当然，生物膜也可能是外源化学物毒作用的靶，如二氧化硅颗粒可以改变细胞膜蛋白的空间构象和脂质的流动性等。膜毒理学研究外源化学物对生物膜的毒作用及其机理。

一、外源化学物对生物膜组成成分的影响

维持细胞膜的稳定性对机体内的生物转运、信息传递及内环境稳定是非常重要的。某些环境化合物可引起膜成分的改变，如四氯化碳可引起大鼠肝细胞膜磷脂和胆固醇含量下降；二氧化硅可与人红细胞膜的蛋白结合，使红细胞膜蛋白 α-螺旋减少。

化学物还可影响膜上某些酶的活力，如有机磷化合物可与突触小体及红细胞膜上乙酰胆碱酶共价结合；对硫磷可抑制突触小体和红细胞膜上的 Ca^{2+}-ATPase 和 Ca^{2+},Mg^{2+}-ATPase；Pb^{2+}、Cd^+ 可与 Ca^{2+}-ATPase 上的巯基结合，使其活性抑制。

二、外源化学物对生物膜生物物理性质的影响

（一）化学物质对生物膜通透性的影响

物质运输是生物膜的主要功能，细胞能主动从环境中摄取所需的营养物质，同时排除代谢产物和废物，使细胞保持动态恒定，这对维持细胞的生命活动是极为重要的。大量证据表明，生物界许多生命过程（如神经冲动传导、细胞行为、细胞分化等）直接或间接与物质的跨膜运输相关。

生物膜的通透性具有高度选择性，不同的物质在生物膜上具有不同的通透率，这样可以保持细胞内 pH 值和离子组成的相对稳定，并可以摄取和浓缩营养物质，排除废物，产生神经、肌肉兴奋所必需的离子强度等。生物膜通透性的改变主要是膜蛋白质的改变，Pb^{2+}、Hg^+、Cd^+ 可与膜蛋白上的巯基、羧基、磷酸基、咪唑基和氨基等发生作用，改变其结构和性质，从而影响其通透性。

（二）化学物质对生物膜流动性的影响

流动性是生物膜的主要特征，流动性是否正常是生物膜功能表现正常与否的重要指示。例如，能量转换、物质运转、信息传通、细胞分裂、细胞融合、胞吞、胞吐以及激素的作用等都与膜的流动性有关。

生物膜的流动性表现在膜脂分子的不断运动。侧向运动时膜脂分子在单层内与临近分子交换位置，是一种经常发生的快运动，而翻转运动是膜脂双分子层中的一层翻至另一层的运动，这种运动方式很少发生，对生物膜的流动性影响不大。膜的流动性主要与膜脂中的脂肪酸碳链长短及饱和度有关。膜脂双层结构中的脂类分子，在一定温度范围内，既具有晶体的规律性排列，又具有液态的可流动性，即呈现液晶态。在生理条件下，生物膜都处于此态，当温度低于某种限度时，液晶态即转化为晶态。此时，膜脂呈凝胶状态，黏度增大，流动性降低，生物膜功能逐渐丧失。

现在已经发现不少化学毒物可以影响生物膜的流动性、通透性和膜上镶嵌蛋白质（膜上酶、膜上抗原和膜上受体）的活性。例如，滴滴涕、对硫磷可引起红细胞膜脂流动性降低，乙醇可引起肝细胞线粒体膜脂流动性增高，铅可以引起大鼠离体肾脏细胞微粒体膜脂流动性降低，并且具有剂量-效应关系。其机理是膜脂和膜蛋白运动限制晶格所需要的能量。另外，已有不少关于二价重金属离子引起生物膜流动性下降的报道。

（三）化学物质对生物膜表面电荷的影响

膜表面糖脂、糖蛋白形成膜表面极性基团，组成表面电荷。细胞膜表面电荷的性质和密度可以反映细胞表面的结构和功能。因此，可通过测定细胞膜表面电荷来了解化学毒物与膜作用的途径和方式。

第三节　食品中外源化学物对细胞钙稳态的影响

一、细胞钙稳态及其作用

细胞内的钙有结合钙和离子钙（Ca^{2+}）两种形式，只有 Ca^{2+} 才具有生理活性。离子钙又可分为细胞内 Ca^{2+} 和细胞外 Ca^{2+}，细胞外 Ca^{2+} 浓度约为 10^{-3} mol/L，细胞内 Ca^{2+} 浓度为 10^{-7} mol/L，仅为细胞外的 1/10 000。当细胞处于兴奋状态时，第一信使传递的信息使细胞内游离的 Ca^{2+} 迅速增加（可达 10^{-5} mol/L），随后降至 10^{-7} mol/L，完成信息传递，故认为 Ca^{2+} 是第二信使；Ca^{2+} 浓度变化的这一过程通常呈稳定状态，故称为细胞钙稳态。Ca^{2+} 在细胞功能的调节中起重要作用，如神经传导、肌肉收缩、细胞增殖和分化以及细胞形态发生变化、细胞衰老等。心细胞的多种功能都依赖细胞内外极高的 Ca^{2+} 浓度梯度，一旦某种因素使这种浓度梯度降低，就会引起细胞功能性损伤，甚至死亡。

细胞内的钙总浓度约为 1mmol/L，其分布是细胞核 5％、线粒体 30％、内质网 14％、质膜 5％，而细胞溶质仅占总钙的 0.5％（结合态）或 0.05％（离子态）。细胞处于静止状态时，溶质中钙浓度的代表值约为 $0.1\mu mol/L$。若细胞溶质 Ca^{2+} 浓度过高，则可使磷酸盐沉淀，甚至引起细胞死亡。大量证据表明，细胞内钙的持续增高是引发各种组织和细胞的毒性机理的原因之一，可称之为"细胞死亡的最终共同途径"。

目前已知控制细胞内钙浓度的多种运送系统中，比较重要的是钙通道和钙泵。钙通道是指利用浓度梯度，使细胞外高浓度的钙进入细胞内的通道，其本质是膜上的分子微孔可允许大量的离子按浓度梯度进入细胞。在兴奋性细胞，高浓度受动作电位影响；而在非兴奋性细胞，则不受动作电位影响。钙泵又称钙转位酶，Ca^{2+}-Mg^{2+}-ATP 酶等可通过消耗 ATP，将胞内钙逆浓度梯度移至胞外，以保证胞内钙浓度的低水平。Ca^{2+} 在细胞功能的调节中起了一种信使作用，负责将激动剂的刺激信号传给细胞内的各种酶反应系统或功能性蛋白。其主要传导途径如下。

（1）Ca^{2+} 与钙结合蛋白。Ca^{2+} 对细胞功能的调节多数是通过各种钙结合蛋白介导的，如钙调蛋白（CaM）。

（2）Ca^{2+} 与 cAMP。Ca^{2+} 与 cAMP 两种系统在多种水平上以协同或拮抗的方式互相影响。

（3）Ca^{2+} 与蛋白激酶 C（PKC）、磷脂酶 C（PLC）。PKC、PLC 均是受 Ca^{2+} 调节的酶。

（4）Ca^{2+} 与离子通道。胞内浓度的高低可调节离子通道，即活化 Ca^{2+} 通道、Cl^- 通道及 Na^+ 通道，也可调节 Ca^{2+} 自身通道。由此可见，Ca^{2+} 在细胞中有重要的生理意义。

二、细胞钙稳态的紊乱与细胞毒性

化学物质可以通过干扰细胞钙稳态引起细胞损伤和死亡，细胞钙稳态的紊乱是某些化学毒物中毒的机理之一。

某些金属毒物如铅、铜、汞、镍等均可影响细胞钙稳态。这是因为这些金属与 Ca^{2+} 具有类似的原子半径，可在质膜、线粒体或内质网膜的 Ca^{2+} 转运部位上与 Ca^{2+} 发生竞争，部分或完全取代 Ca^{2+}，进而导致细胞钙稳态的失调。质膜 Ca^{2+}-ATP 酶将 Ca^{2+} 由细胞内泵出细胞外，对正常细胞钙稳态的维持起重要作用。Pb^{2+} 可取代钙泵上的 Ca^{2+}，影响 Ca^{2+} 从细胞内转运至细胞外。红细胞膜上的 Ca^{2+}-ATP 酶可被 Pb^{2+} 激活，红细胞负荷 Pb^{2+} 后，Pb^{2+} 可被质膜上的钙泵主动转运至胞外，从而影响 Ca^{2+} 的正常转运。

铅也可影响钙库（线粒体、内质网）对 Ca^{2+} 的摄取。有研究表明，Pb^{2+} 浓度在 4×10^7 mol/L 左右时，即可使心肌细胞线粒体对 Ca^{2+} 的摄取抑制 50％；Pb^{2+} 对大鼠肾皮质线粒体摄取 Ca^{2+} 也有同样的抑制作用，甚至可将线粒体已摄取的 Ca^{2+} 驱出。

镉是另一种重金属毒物，其原子半径与钙相似，故可直接与钙竞争，部分甚至完全取代钙。镉的毒作用可能是由诱发细胞内钙代谢紊乱所致。研究表明，Cd^+ 可直接与 Ca^{2+}-ATP 酶的巯基结合，使酶活性丧失，使进入细胞内的 Ca^{2+} 不能及时排出或不能被钙库摄取，造成细胞内 Ca^{2+} 浓度持续升高，最终导致血管平滑肌收缩、肌张力增高、外周阻力增高，从而加速了高血压的发生和发展。

还有许多化学毒物可非特异性地影响细胞结构和功能，继而引起钙稳态失调。例如，乙醇或其他亲脂性的醇类及局麻药可直接作用于细胞膜，引起膜物理化学性质的改变，包括膜介电常数的变化、膜双脂层分子流动性增高、膜体积膨大及膜通透性增加等，从而改变了膜对离子钙的通透性及膜上钙载体或通道的性质，导致细胞钙稳态失调，使神经细胞的兴奋及神经递质的释放出现异常。

三、细胞钙稳态失调与细胞损害

细胞钙稳态失调与细胞损害的相互机理较为复杂。当细胞损害时，这一操作控制会紊乱，导致 Ca^{2+} 内流增加，抑制其从细胞内储存部位释放或从质膜逐出，导致细胞内 Ca^{2+} 浓度不可控制地持续增加。细胞内 Ca^{2+} 浓度持续高于生理水平以上必然会导致维持细胞结构和功能的重要大分子难以控制的破坏，而且这种持续的增加会完全破坏正常生理活动所必需的有激素和生长因子刺激而产生的短暂的离子钙浓度的瞬间变化，危及线粒体功能和细胞骨架结构，最终激活不可逆的细胞内成分的分解代谢过程。细胞内 Ca^{2+} 持续性升高对机体的损害是由于它可能引起能量储备耗竭、微管功能障碍及激活水解酶等。

（一）对能量代谢的影响

胞浆高浓度 Ca^{2+} 通过单转运器使线粒体离子钙摄取增加，抑制 ATP 的合成。因为线粒体基质中 Ca^{2+} 的累积可使线粒体膜势能减弱，ATP 合成酶的驱动力降低，所以损害 ATP 的合成。Ca^{2+} 摄入增加的第二个后果是线粒体呼吸（电子传递）加速，伴有氧自由基生成增加，又可使线粒体内膜脂质过氧化。首先，线粒体的 ATP 生成损害可累及细胞膜、内质网上的 Ca^{2+}-ATP 酶及细胞膜上的 Na^+-K^+ ATP 酶（驱动 Ca^{2+}/Na^{2+} 交换器）的能量供给，造成细胞内 Ca^{2+} 泵出减少或泵入内质网的减少，进一步升高胞浆 Ca^{2+} 浓度，最终可导致线粒体内膜的过氧化损伤及可能的水解性损害，后者则受 Ca^{2+} 激活的磷脂酶诱发。其次，Ca^{2+} 由于激活线粒体脱氢酶引起内膜氧化损伤而使能量储备耗竭。柠檬酸循环中氢输出增加可刺激电子沿电子传递链流动，使活性氧自由基如 $\cdot O_2^-$、H_2O_2、$\cdot OH^-$ 等形成增加，它们均可损害线粒体内膜。再者，胞浆 Ca^{2+} 浓度持续性增高，势必促使 Ca^{2+}-ATP 酶的作用加强以除去过多 Ca^{2+}，ATP 的消耗也相应增加。如果细胞 ATP 储备耗竭，则没有足够的能量排除 Ca^{2+}，胞浆中 Ca^{2+} 水平将进一步增加。

（二）微管功能障碍

胞浆中 Ca^{2+} 浓度无控制地升高引起的细胞损伤也涉及微管的解聚。肌动蛋白丝的整个细胞网络通过骨架蛋白的微丝黏附于质膜中的肌动蛋白，以维持细胞的正常形态。

胞浆中 Ca^{2+} 浓度增加使肌动蛋白丝同 α-辅肌动蛋白和胞衬蛋白分离，促使质膜大疱（细胞表面出现多个突出物）的形成，使质膜变得易于破裂。

（三）激活水解酶

细胞钙稳态失调还可激活降解蛋白质、磷脂和核酸的水解酶。许多完整的膜蛋白是 Ca^{2+} 激活的中性蛋白酶或需钙蛋白酶的靶位点，钙蛋白酶介导的肌动蛋白结合蛋白的水解也可引起膜大疱。

Ca^{2+} 激活的蛋白酶经蛋白水解可将黄嘌呤脱氢酶转变成次黄嘌呤氧化酶，其副产物·O_2^- 和 H_2O_2 可引起细胞损伤。

四、细胞钙稳态失调的机理

由前述可知，正常情况下，质膜离子钙转位酶和细胞内钙池系统共同操作控制细胞钙稳态。如前所述，当细胞损害时，这一操作控制会紊乱，导致 Ca^{2+} 内流增加，抑制其从细胞内储存部位释放或从质膜逐出，导致细胞内 Ca^{2+} 浓度不可控制地持续增加。细胞内 Ca^{2+} 浓度持续高于生理水平以上必然会导致维持细胞结构和功能的重要大分子难以控制地破坏。

在毒理学的研究中发现，细胞损伤与死亡和胞内钙浓度增高有关。目前，钙浓度变化研究已经成为中毒机理的研究热点之一，发展成细胞钙稳态紊乱学说，则是指细胞内钙浓度不可控制地增高，从而发生一系列反应导致细胞损伤或死亡。

第四节　自由基与生物大分子的氧化损伤

一、自由基的概念、来源与类型

（一）自由基的概念

自由基又称游离基，是具有非偶电子的基团或原子。在一个化学反应中，或在外界（光、热、辐射等）影响下，分子中共价键发生分裂，使共用电子对分属于 2 个原子（或基团），形成自由基。自由基的共同特点是具有顺磁性、化学反应性极强、作用半径小、生物半衰期极短。

（二）自由基的来源

机体在代谢的过程中会不断地产生自由基，在酶催化的电子转移及氧化还原反应，有许多的自由基中间体参与；某些药物在体内以自由基中间体的活性形式发挥作用，在光化学反应及放射中则多以自由基发挥作用。

1. 放射线照射

放射性可直接或间接地对生物体产生作用，α 射线具有高能粒子作用，γ 射线具有电磁波作用，使生物体组织成分的分子激励或离子化，最终化学键被切生成自由基，使机体被损害，这是放射线对生物直接作用的结果，这种方式是少量的。生物体内含有大量水，放射线首先使水分解，产生反应性非常高的自由基如 H · 和 · OH 等。H · 和 · OH 可产生多种效应，如破坏机体各组织细胞等，这是放射线对生物间接作用的结果。

生物体还被外部宇宙射线、伦琴射线及 β 射线包围，使生物体暴露在大量射线之中，因而组织易遭损伤，加快老化的过程。

2. 机体周围自由基前身物的转变

我们周围环境有各种自由基或产生自由基的多种物质存在，如较稳定的氮氧化合物 NO、NO_2 自由基，大气中汽车排出的碳化氢，空气烟雾中的氟利昂等，经太阳紫外线照射及光分解产生多种碳的自由基及卤原子；大气中的臭氧也可能转变成过氧化物自由基。食物中某些成分如茶叶在空气中放置过久，自由基含量会升高。还有一些脂类含有自由基的前身物及过氧化物、某些药物、激素和类固醇等经机体摄取后，在代谢过程中也容易产生自由基。

3. 生物体内活性氧的生成

机体在代谢中不断产生的自由基，种类繁多，其中以活性氧最多。

（三）自由基的类型

自由基的种类很多，并且大多数是瞬间产生的。对人体产生重大影响的自由基有以下几种：①超氧阴离子自由基（O_2^-）；②羟自由基（OH）；③羧自由基（RCOO·）；④脂氧自由基（ROOH·）；⑤一氧化氮自由基（NO·）；⑥硝基自由基（$ONOO^-$）；⑦超氧化氢自由基（HO_2·）。

二、机体对氧化损伤的防御系统

人体抗氧化防御系统包含了不同水平的防御功能，有预防性、阻断性和修复性水平层次。预防性的防御功能是指直接清除游离型自由基，防止其产生自由基反应；阻断性的防御功能是指中和还原，阻断活性氧的生成链式反应；修复性的防御功能是指对受损的蛋白质和 DNA 进行修复。从抗氧化的组织结构、构成特点和作用机理来看，人体抗氧化防御系统形成了初级抗氧化防御系统和二级抗氧化防御系统。

（一）初级抗氧化防御系统

初级抗氧化防御系统主要针对游离型的各种自由基和由自由基介导的各种活性氧进行清除或对其进行中和还原，防止其对机体细胞产生毒性反应。这一系统又可分为酶类抗氧化系统和非酶类抗氧化系统。

酶类抗氧化系统主要由超氧化物歧化酶、过氧化氢酶、硒谷胱甘肽过氧化物酶、不含硒谷胱甘肽过氧化物酶、谷胱甘肽 S-转移酶和醛酮还原酶等体内自生的抗氧化酶（简称"抗氧化酶"）组成，它们在体内组成抗氧化的第一道防线。

非酶类抗氧化系统主要由以下各种非酶类抗氧化剂（以下简称抗氧化剂）组成。

（1）脂溶性抗氧化剂，如维生素 E、类胡萝卜素、辅酶 Q 等。

（2）水溶性小分子抗氧化剂，如维生素 C、谷胱甘肽等。

（3）蛋白性抗氧化剂，如铜蓝蛋白、清蛋白和清蛋白组合的胆红素、转铁蛋白和乳铁蛋白、金属硫蛋白等。

（4）硒、铜、锌、锰等微量元素。

（5）低分子量化合物，如尿酸盐等。

（6）内源性褪黑激素。

（7）植物化学物质，如植物纤维、植物多糖、植物甾醇、酚类化合物、有机硫化合物、萜类化合物、天然色素和部分中草药成分等。它们大部分通过体外摄入，在体内共同组成抗氧化的第二道防线。

（二）二级抗氧化防御系统

二级抗氧化防御系统也称抗氧化修复系统，这一系统主要对因氧化而受损的蛋白质和 DNA 进行修复。蛋白质的修复分修复和降解两种途径，但蛋白质的修复作用是有限的，主要靠特殊的蛋白质和水解酶对氧化修饰蛋白进行分解代谢。对于受损的 DNA 的修复是比较理想的，主要修复方式有回复修复、切复修复和复制后重组修复。氧化的脂质不能被修复，只能将其氧化产物代谢成无毒性产物。另外，该系统还包含机体的解毒系统、膜修复和再生系统。人体抗氧化防御系统是一个有机整体，系统内部各子系统和不同层次系统之间相互协作、相互依存、共同促进，发挥系统整体功能。

二级抗氧化防御系统功能的正常发挥则有赖于初级抗氧化防御系统的功能正常（同时也有赖于免疫系统的功能正常）。初级抗氧化防御系统内部酶类抗氧化系统功能的正常发挥更有赖于非酶类氧化系统的支撑和材料供应；充足的抗氧化剂是体内生成抗氧化酶的基础，如微量元素硒为谷胱甘肽过氧化物酶的必需成分，铜、锌、锰为超氧化物歧化酶的必需成分等。由此可以认为，非酶类抗氧化剂是人体抗氧化防御系统的整体基础，是酶类抗氧化系统和二级抗氧化防御系统发挥正常功能的基础条件。

三、自由基对生物大分子的损害作用

（一）自由基对脂质的作用

脂质是细胞膜和细胞器膜的主要成分，包括磷脂、糖脂和中性脂。脂膜的多不饱和脂肪酸含有双键，易受到自由基的攻击。自由基能够与生物膜的多不饱和脂肪酸发生脂质过氧化反应，或使脂质过氧化反应的最大速率升高。自由基对脂质的氧化损害导致脂膜损伤，同时产生的脂质过氧化物仍然具有氧化活性，使损伤继续，甚至呈瀑布样作用，放大自由基对脂质的损害。

（二）自由基对蛋白质的作用

蛋白质是自由基的主要目标分子。对蛋白质的氧化损害可由自由基直接引起，也可经氧化应激副产物间接引起。作用于蛋白质的自由基主要有·OH、H：O：、·O⁻

等。H：O：和·O⁻可直接与含半胱氨酸的蛋白的活性中心作用。H_2O_2能转变为活性LPO，LPO能迅速反应生成过氧亚硝酸盐，启动氧化作用更强的·OH，导致His、Tyr、Cys等氨基酸氧化。·OH与蛋白质反应时，从蛋白多肽中提取一个氢原子，形成以碳为中心的自由基，在需氧环境下，以碳为中心的自由基能与O_2起反应生成过氧化氢自由基。自由基能够引起蛋白质1~4级结构发生变化，导致蛋白质变性或酶活性的丧失。氧化应激不仅损害蛋白质本身，还对其他的生物分子产生次级损害，且大多数蛋白质损害是不可逆的，蛋白结构的氧化损害引起下游广泛的功能改变，如酶活性的抑制、对聚合蛋白水解敏感性的增加、被细胞吸收的增加或降低、免疫原性的改变等。

第五节　食品中外源化学物与细胞大分子的共价结合

许多化学毒物对细胞产生的损害与其亲电代谢产物同细胞大分子的亲核部位（如蛋白质的巯基）发生不可逆结合具有密切关系。当外源化学物的活性代谢产物与细胞内重要生物大分子，如核酸、蛋白质、脂质等共价结合，发生烷基化或芳基化时，外源化学物或其代谢产物进入生物大分子内而成为其中的组成部分，一般生化处理或化学处理不能使其解离，从而导致DNA损伤、蛋白质正常功能丧失，乃至细胞的损伤或死亡。

一、与蛋白质的共价结合

蛋白质分子中有许多功能基团可与外源化学物相互作用，除各种氨基酸中普遍存在的氨基和羟基外，还包括丝氨酸和苏氨酸所特有的羟基、半胱氨酸中的巯基、精氨酸中的胍基、组氨酸中的咪唑基，以及酪氨酸中的酚基和色氨酸中的吲哚基。特别是羟基、巯基、胍基和咪唑基，这些基团多为酶蛋白的催化活性部位或对维持蛋白质的构型起重要作用，一旦这些部位与外源化学物发生共价结合，必将影响蛋白质的结构和功能。

致癌物分子量的大小不同，反应是不同的。分子量较小的，如乙烯、丙烷和苯乙烯的氧化物、尿烷和氯乙烯的环氧化物、丙烯酰胺等作用于蛋白质时，蛋白质分子中的氨基酸就像溶液中的分散质而不是以聚合的单位与致癌物起反应，所形成的加合物依赖于外源化学物与各种氨基酸反应的相对速率。分子量较大的，如黄曲霉毒素B_1、多环芳烃等与蛋白质作用时，蛋白质的三级结构对结合起着十分重要的作用。这类化学物在体内的代谢环节较为复杂，其与蛋白质的反应性较难预测。

（一）与白蛋白共价结合

白蛋白是血液和组织间质中的主要蛋白质，也是脂肪酸、内源化学物及外源化学物的主要载体，容易与终致癌物结合形成共价加合物。白蛋白直接由肝细胞合成，同时肝细胞正是致癌物代谢活化的重要部位，因而白蛋白更易接触到由肝细胞活化的亲电性代谢产物。实验研究表明，动物的暴露量与所形成的白蛋白加合物之间呈明显的剂量-反应关系。慢性接触黄曲霉毒素B_1时，其白蛋白加合物呈现蓄积现象，其消除也与白蛋白的半衰期一致。有人已将血液多环芳烃白蛋白加合物用于职业暴露人群的生物监测；由于白蛋白在体内更新速度较快（人类白蛋白的生物半衰期为 20～25d，大鼠为 2～3d），其研究价值具有一定的局限性，但其作为外源化学物短期暴露的生物监测指标还是很有意义的。

（二）与血红蛋白共价结合

外源化学物进入血液后先与红细胞膜结合，继而进入红细胞内与血红蛋白发生共价结合。血红蛋白氨基酸中的氨基、巯基和芳香胺基团易与外源化学物发生共价结合。例如，烷化剂可与血红蛋白氨基末端缬氨酸氨基的 N、半胱氨酸的巯基和组氨酸氮环上 N_1 或 N_3 共价结合；环氧乙烷可与血红蛋白中的组氨酸、缬氨酸共价结合；4-氨基联苯、苯胺可与半胱氨酸共价结合；环氧丙烷可与组氨酸共价结合；香烟烟雾可与半胱氨酸结合，而且有资料表明，吸烟者的 4-氨基联苯血红蛋白加合物水平显著高于不吸烟者。血红蛋白加合物在监测人群化学物接触方面具有以下优点：①人血红蛋白样品容易获得，且寿命长达 120d；②能与多种具有遗传毒性的物质进行共价结合，且已经证实凡能与 DNA 形成加合物的物质都能与血红蛋白发生共价结合，两者之间具有良好的相关性；③虽然血红蛋白加合物在致癌过程中无重要作用，但它可作为接触指标，一次染毒后，血红蛋白加合物消失的时间与红细胞的寿命相当。

（三）与组织细胞蛋白质共价结合

进入人体内的外源化学物或其代谢产物可与胞浆、质膜、核内的蛋白质发生共价结合而形成加合物。现已发现，有数十种外源化学物与蛋白质发生共价结合与其毒性有密切关系。例如，溴苯是一种重要的肝脏毒物，进入体内后经细胞色素 P450 作用形成溴苯-3,4-环氧化物，继而重排成 4-溴酚，或经环氧化物水化酶催化成二氢二醇，环氧溴苯可与蛋白质等共价结合。此外，溴苯还可被代谢为氢醌类和邻苯二酚类化合物，其氢醌类代谢产物能与蛋白质分子中的半胱氨酸和甲硫氨酸的含硫基团共价结合。溴苯的肝脏毒性主要是由于大量的溴苯可耗竭肝细胞内具有解毒作用的谷胱甘肽，而使溴苯的代谢产物与蛋白质共价结合，以及醌类-半醌类代谢物通过氧化还原循环引发氧化应激，产生自由基和脂质过氧化作用。溴苯对肾脏的毒作用则随其代谢产物与谷胱甘肽结合量的增加而增大。溴苯及其代谢产物致肾近曲小管上皮细胞坏死的程度依次为溴氢醌双谷胱甘肽结合物＞溴氢醌单谷胱甘肽结合物＞溴氢醌＞2-溴酚＞溴苯。

有些具遗传毒性致癌物，首先与胞浆蛋白或核蛋白共价结合，影响细胞的正常代谢过程或信号传递系统。同时，与核蛋白共价结合也必将对细胞生长、增殖、分化等的调控产生重要影响。例如，在四氯化乙烯诱发小鼠胃癌的过程中，可见蛋白质的共价结合量及 DNA 的合成量显著增加。致癌物与蛋白质之间的共价结合都是亲核取代反应或者加成反应，而致癌物的亲电中心即为与蛋白质结合的关键位点，主要攻击蛋白质分子中的杂原子（亲核基团）。一般说来，致癌物进入机体后，通常先与蛋白质反应，再与 DNA 结合，因此蛋白质加合物可作为 DNA 加合物的替代物用于环境致癌物内暴露水平的监测。

二、与核酸分子的共价结合

化学毒物与核酸的共价结合有两种形式：一类是原形化合物直接与核酸共价结合，如烷化剂，这种共价结合反应较少见；另一类是化学毒物的活性代谢产物与核酸共价结合，绝大多数化学毒物以此种方式结合，如多环芳烃。把活性化学物与细胞大分子通过共价键结合形式形成的稳定复合物称为加合物。

外源化学物的活性代谢产物分为亲电子活性代谢产物和亲核活性代谢产物两种。前者是核酸中最常见的一类，因为其反应中心有正电荷，容易与核酸分子中带有负电荷的 C、N、O 等原子共价结合，形成加合物，而后者比较少见。核酸分子中的碱基、核糖或脱氧核糖、磷酸都会受到原形化合物或活性代谢产物的攻击，其中以碱基损伤的毒理学意义最大。由于形成 DNA 加合物的类型不同，引起的损害也不同，包括细胞毒性、致突变作用和活化癌基因（是可刺激正常细胞向癌细胞转化的基因），改变蛋白质-DNA 相互作用和肿瘤的启动等。例如，芳香胺可引起碱基置换型改变，活化 ras 癌基因。许多作用研究发现，DNA 加合物与致癌性的因果具有一定的数量关系。例如，熏制、烘烤和煎炸等食品中所含的多环芳烃（主要是苯并［a］芘）在体内转化为多环芳烃的环氧化物或过氧化物后进一步与 DNA、RNA 或蛋白质大分子结合，最终生成致癌物。

第六节　食品中外源化学物致细胞表观遗传变异

表观遗传变异是指在基因的核苷酸序列不发生改变的情况下，由基因的修饰如 DNA 甲基化、组蛋白的乙酰化等导致基因的活性发生改变，使基因决定的表型出现变化，且可传递少数世代，但这种变化是可逆的。

一、DNA 甲基化

DNA 甲基化是指在甲基转移酶作用下，DNA 的某些碱基上增加甲基的过程。甲基化是基因组 DNA 的一种主要表观遗传修饰形式，是调节基因组功能的重要手段。甲基化一般发生在胞嘧啶碱基上，在 DNA 甲基化过程中，胞嘧啶突出于 DNA 双螺旋并进入与胞嘧啶甲基转移酶结合部位的裂隙中，该酶将 S-腺苷甲硫氨酸的甲基转移到胞嘧啶的 $5'$ 位，形成 5-甲基胞嘧啶。

二、组蛋白乙酰化

染色体的多级折叠过程中，需要 DNA 同组蛋白（H3、H4、H2A、H2B 和 H1）结合在一起。研究中，人们发现组蛋白在进化中是保守的，但它们并不是通常认为的静态结构。组蛋白在翻译后的修饰中会发生改变，从而提供一种识别的标志，为其他蛋白与 DNA 的结合产生协同或拮抗效应。这种常见的组蛋白外在修饰作用包括乙酰化、甲基化、磷酸化等。在组蛋白的修饰中，乙酰化修饰大多在组蛋白 H3 的 Lys9、14、18、23 和 H4 的 Lys5、8、12、16 等位点。

三、非编码 RNA

非编码 RNA 是指不翻译产生蛋白质的 RNA，包括 rRNA、tRNA、核小 RNA、核仁小 RNA、微 RNA、小干涉 RNA 等。研究证实，非编码 RNA 是真核生物基因组转录的主要产物形式，它们在转座化及沉默、X-染色体失活、DNA 印记等表观遗传调控机理中发挥重要作用。

四、染色质重塑

染色质由 DNA 双螺旋分子缠绕组蛋白八聚体（2 个拷贝的 H2A、H2B、H3 和 H4）形成核小体，再由核小体高度有序地排列而成。染色质紧密的超螺旋结构限制了转录因子对 DNA 的接近与结合，从而抑制了真核细胞基因的转录过程。基因活化和转录需要染色质发生一系列重要的变化，如染色质去凝集，核小体变成开放式的疏松结构，使转录因子等更易接近并结合核小体 DNA，染色质这种结构的变化就是通常所说的染色质重塑。

第七节　食品中生物毒素的中毒机理

一、细菌毒素

细菌不仅种类多，而且生理特性也多种多样。无论环境中有氧或无氧、高温或低温、酸性或碱性，都有适合该环境的细菌存在。污染的细菌以食品为培养基进行生长繁殖时，可使食品腐败变质，有的还可产生毒素。

细菌毒素由细菌产生，与细菌的致病性有密切关系。细菌毒素可以区分为两种：释放到细菌外的称为菌体外毒素；含在菌体内的，在菌体破坏后而放出的称为菌体内毒素。

外毒素是由革兰氏阳性菌及少数革兰氏阴性菌在生长代谢过程中释放至菌体外的蛋白质，有损害易感细胞正常生理功能的毒作用。外毒素具有良好的抗原性，可以刺激机体产生相应的效价很高的中和抗体。外毒素的毒性很大，如肉毒梭菌毒素，其毒性比氰化钾大 1 万倍。外毒素的毒性具有高度的特异性。不同细菌产生的外毒素，对机体的组织器官有一定的选择作用，引起特征性的病症。例如，肉毒梭菌毒素能抑制胆碱能神经末梢释放乙酰胆碱，使运动神经末梢麻痹，出现眼肌、膈肌和吞咽肌等肌肉的麻痹。肠毒素刺激肠壁上皮细胞，激活其腺苷酸环化酶，在活性腺苷酸环化酶的催化下，使细胞质中的三磷酸腺苷脱去两个磷酸，而成为环磷酸腺苷，环磷酸腺苷浓度增高可促进胞浆内蛋白质的磷酸化过程，并激活细胞有关酶系统，抑制肠壁上皮细胞对钠和水分的吸收，导致腹泻。

内毒素是革兰氏阴性菌细胞壁成分中的脂多糖，只有在细菌死亡和裂解后才释放的有毒物质，性质稳定。内毒素耐热，加热 100℃经 1h 仍不被破坏，必须加热至 160℃经 2～4h，或用强酸、强碱或强氧化剂煮沸 30min 才失活。内毒素的抗原性较弱，将内毒素注入机体可产生针对其中多糖抗原的相应抗体，但此抗体并无中和内毒素毒性的作用。脂多糖由特异多糖侧链、非特异核心多糖和类脂 A 3 个部分组成。具有毒性的部分是类脂 A，它将脂多糖固定在革兰氏阴性菌的外膜上。类脂 A 高度保守，肠杆菌科细菌的类脂 A 结构完全一样，因此所有革兰氏阴性菌内毒素的毒作用都大致相同，引致发热、血循环中白细胞骤减、弥散性血管内凝血、休克等，严重时可致死。沙门氏菌菌体裂解后释放的内毒素致病性较强，能引起发热、胃肠黏膜炎症、消化道蠕动并产生呕吐、腹泻等症状。

二、真菌毒素

真菌毒素是一些真菌（主要为曲霉属、青霉属及镰孢属）在生长过程中产生的易引起人和动物病理变化和生理变态的次级代谢产物，毒性很高。自然界中真菌分布非常广泛，真菌对各类食品污染的机会很多，由食品传播的真菌毒素主要是由真菌产生的，真菌毒素引起的中毒大多是由被真菌污染的粮食、油料作物及发酵食品等引起的。有害真菌在生长过程中可产生有毒的代谢产物，进而残留于食品中，人们食用了这种含有真菌毒素的食品就会出现中毒。而且真菌毒素中毒往往表现出明显的地方性和季节性，人和动物在进食的过程中很可能由于一次吞食多种真菌毒素而引起中毒。食品中常见的真菌毒素有黄曲霉毒素、赭曲霉毒素、柄曲霉素、展青霉素、单端孢霉烯族毒素、玉米赤霉烯酮、伏马菌素等。

真菌毒素的中毒常常侵害肝脏、肾脏、大脑神经系统等器官，产生肝硬化、肝炎、肝细胞坏死、肝癌、急慢性肾炎、大脑中枢神经系统的严重出血、神经组织变性等症状。

三、毒蕈毒素

毒蕈俗称毒蘑菇、毒菌等，是指有毒的大型菌类。绝大部分毒蕈属于担子菌，少数属于子囊菌。全世界的毒蕈数量估计达 1 000 种以上，我国有 500 余种，隶属于 39 科、112 属，其中约 421 种含毒轻微或在一定的条件下可以食用，食后能够引起中毒致死的 30 多种，极毒的至少有 16 种。由于生长条件不同，不同地区发现的毒蕈种类也不同，且大小形状不一，所含毒素也不一样。长期以来，因为误食毒蕈致人死亡的事件在世界各地常有发生，已引起有关部门的重视。

目前已知的毒蕈毒素有 150 余种，主要有如下数种。

1. 环肽类毒素

环肽类毒素包括毒伞肽和毒肽，含有此两种毒素的蘑菇包括毒伞属、丝膜菌属、环杯属等。此类毒素性质稳定，耐高温和干燥，主要作用器官是胃肠道黏膜、肝实质细胞和肾小管，并可引起严重胆汁淤积。

2. 奥来毒素

含有此种毒素的蘑菇主要是丝膜菌属。此毒素可导致急性肾衰竭，但作用机理不明。

3. 甲基肼化合物

含有此种毒素的菌类主要有鹿花菌属。毒素为鹿花菌素，高温、干燥可部分灭活。甲基肼化合物在体内和维生素 B_6 起反应生成腙，可导致谷氨酸脱羧酶降低活性，减少 γ-氨基丁酸的形成。

4. 戒酒硫样毒素

含有此种毒素的蘑菇为墨汁鬼伞，服用此菌后 72h 内饮酒可发生戒酒硫反应。目前中毒机理不明，可与其代谢物抑制乙醛脱氢酶，导致乙醛蓄积。

5. 蝇蕈碱

含有此种毒素的蘑菇主要有杯伞属，最常见的为黄丝盖菌、污白丝盖菌、白霜杯菌等。蝇蕈碱可刺激心脏乙酰胆碱受体，导致腺体分泌和肌肉松弛。

6. 吲哚类化合物

含有此种毒素的蘑菇主要有光盖菌、花褶伞、柠檬黄伞等。毒素为光盖伞素，此毒素在碱性磷酸酶的作用下，脱羧酸变成对中枢神经系统作用更强的二甲基-4-羟色胺。

7. 异唑衍生物

此类毒素的典型代表有毒蝇伞、豹斑毒伞。毒素为耐热的异唑：鹅膏蕈氨酸和异鹅膏胺（鹅膏蕈氨酸的去碳酸基产物），其在体内刺激 N-甲基-D-天冬氨酸受体和 γ-氨基丁酸受体而产生毒作用。

8. 胃肠刺激毒素

此类毒素的典型代表为摩根小伞。一般认为，毒作用可能与从摩根小伞中分离出的热不稳定蛋白有关。加热不能完全将其中的热不稳定蛋白灭活。

四、植物毒素

植物毒素指一类天然产生的（如由植物、微生物或是通过自然发生的化学反应而产生的）物质，通常对植物生长有抑制作用或对植物有毒，并且对人和动物也有毒害作用，主要有以下几种。

（一）非蛋白质氨基酸

在植物中，除了 20 种构成蛋白质结构单位的蛋白质氨基酸外，还有 400 多种非蛋白质氨基酸。它们在植物体内呈非结合状态，其中有不少是有毒的。有毒的非蛋白质氨基酸是蛋白质氨基酸的模拟物，被动物食入后，能被当成相应的蛋白质氨基酸而被组合到蛋白质中，引起结构和功能的改变，从而引起动物神经系统的伤害。非蛋白质氨基酸主要包括碱性非蛋白质氨基酸、酸性非蛋白质氨基酸、芳香和杂环非蛋白质氨基酸等。

（二）生物碱

生物碱是自然界中广泛存在的一大类碱性含氮化合物，具有广泛的生理功能，是许多药用植物的有效成分。相当多的生物碱具有抗肿瘤的活性，目前运用于临床的生物碱药品有 80 多种。生物碱是植物的一类次生代谢产物，主要存在于被子植物中，有 15%～20% 的被子植物体内含有生物碱。含生物碱较多的植物为夹竹桃科、茄科、豆科、罂粟科、百合科、马钱科和菊科。

（三）毒蛋白

高毒性毒蛋白包括 4 类，即相思子毒素、蓖麻毒素、蛋白酶抑制剂和植物凝集素。相思子毒素分子量为 60 000～65 000，由两条肽链组成，两条链通过二硫键相连，B 链起载体作用，A 链进入细胞脱去第 4324 位的腺嘌呤而使 60S 核糖体亚基失活，从而使细胞蛋白合成受抑制，产生毒效作用。蓖麻毒素主要存在于大戟科的蓖麻种子中，它是一种糖蛋白，分子量为 65 000，由 A、B 两条链组成，两链间以二硫键连接。蓖麻毒素属核糖体失活蛋白，是一种细胞毒素，必须进入细胞才能发挥毒性，其毒性机理是抑制蛋白质的合成。蛋白酶抑制剂是一类对蛋白质水解酶活性具有抑制作用的小分子蛋白质，由于其分子量小，所以在生物中普遍存在。植物凝集素是一类具有至少一个非催化结构域，并能可逆地结合特异单糖或寡聚糖的植物蛋白。

（四）不含氮毒素

不含氮毒素包括萜类化合物除虫菊酯、苦楝素和川楝素。天然除虫菊酯是理想的杀虫剂，毒性高，杀虫谱广，对人畜安全，也不污染环境。其毒性机理是除虫菊酯和昆虫神经细胞膜受体结合，抑制了离子通道，使膜的通透性变得异常，神经传导受阻，导致昆虫麻痹死亡。苦楝素和川楝素均属于四环三萜类化合物，对人畜无毒，而对昆虫、蜘蛛和真菌等 200 余种有害生物有着很好的驱拒和抑制作用，其作用机理不是迅速杀死，而是令其拒食和慢性中毒。

五、动物毒素

动物毒素是由动物体产生的、极少量即可引起中毒的物质。动物毒素大多是由有毒动物毒腺制造的并以毒液形式注入其他动物体内的蛋白类化学物，如蛇毒、蜂毒、河鲀毒等及由海洋动物产生的扇贝毒素等。根据毒素的生物效应，动物毒素可分为神经毒素、细胞毒素、心脏毒素、出血毒素、溶血毒素、肌肉毒素或坏死毒素等，主要种类有麻痹性贝类毒素、河鲀毒素、鱼体组胺等。

海洋中的贝类有的含有一种可麻痹神经的毒素，称为石房蛤毒素。石房蛤毒素主要作用于突触前膜，与膜表面毒素受体结合，阻断突触后膜的钠离子通道，产生持续性去极化作用，特异性地干扰神经肌肉的传导过程，使随意肌松弛麻痹，导致一系列的中毒症状，特别是呼吸肌麻痹是致死的主要原因。石房蛤毒素在很低的浓度下（3×10^{-7} mol/L）即可阻断钠离子通道，而对钾离子通道则毫无影响。

河鲀的毒性是由其体内的河鲀毒素引起的。河鲀毒素是强烈的神经毒素，很低浓度的河鲀毒素就能选择性地抑制钠离子通过神经细胞膜。河鲀毒素是小分子量非蛋白质神经毒素。河鲀毒中毒后，潜伏期短、病死率高，其被吸收后迅速作用于末梢神经和中枢神经系统，使神经传导障碍，首先感觉神经麻痹，后运动神经麻痹，严重的脑干麻痹导致呼吸循环衰竭。

青皮红肉的鱼类肌肉中含血红蛋白较多，因此组氨酸含量也较高，当受到富含组氨酸脱羧酶的细菌污染后，鱼肉中的游离组氨酸脱羧基形成组胺。中毒机理是组胺引起毛细血管扩张和支气管收缩。

六、重金属毒素

重金属污染以汞、铬、铅最为有名，人或动物机体通过食物吸收和富集，产生毒性反应。重金属毒素的污染来源主要有工厂排放的废水、污水，农药，包装容器，动植物的富集作用等。

重金属对人体的毒害程度与其侵入途径、时间、浓度、化学状态、排泄速度及不同重金属之间的相互作用有关。一些重金属进入体内后，与人体某些酶的活性中心硫基（—SH）有着特别强的亲和力，金属离子极容易取代硫基上的氢，从而使酶丧失其生物活性，即重金属的致害物质作用就在于使生物酶失去活性；还有一些重金属离子可以通过与酶的非活性部位相结合，从而改变活性部位的构象，或与起辅酶作用的金属离子置换，同样能使生物酶的活性减弱甚至丧失。

重金属中毒还会对神经系统造成损害。重金属的毒作用可因种类的不同、剂量的大小及在人体内吸收、代谢和蓄积的途径与速度不同而异，可引起人体的急性或慢性中毒，有些重金属还具有致畸、致癌、致基因突变作用。

第八节　食品中其他物质的中毒机理

一、丙烯酰胺

丙烯酰胺是一种有毒化学物，为无色无味片状晶体，易溶于水、醇等极性溶剂，遇碱分解，见光、受热聚合，在稀酸性条件下稳定，可诱发癌变，是一种神经毒素，同时可能导致基因损伤。丙烯酰胺的急性中毒剂量很低，所以毒性很大。

丙烯酰胺的接触方式可分为两类：非食物性接触和食物性接触。前者包括职业性接触，主要通过皮肤黏膜和呼吸道进入机体；后者主要经口摄入。

中毒机理：丙烯酰胺进入人体后，容易造成细胞内代谢紊乱，使细胞携氧能力降低，会极大地损害人体的中枢神经和周围神经，严重的会造成瘫痪、痴呆等后遗症。皮肤接触丙烯酰胺可致中毒，症状为红斑、脱皮、眩晕、动作机能失调、四肢无力等。有报道称，丙烯酰胺有致癌作用。

二、氯丙醇

氯丙醇是甘油上的羟基被氯取代所产生的一类化合物，此类化合物包括 3-氯丙二醇（3-MCPD）和 1,3-二氯丙醇（1,3-DCP）等多个化合物。

由于食品加工工艺或者储藏条件等氯丙醇在食品中存在，但是有关机理并不是完全清楚。目前人们最为关注的是存在于酸水解的植物蛋白中的氯丙醇。酸水解植物蛋白可以用于生产调味品。1,3-DCP 在植物水解蛋白、酱油中也被检测存在，根据研究显示，植物蛋白水解物中 3-MCPD 和 1,3-DCP 的生成与酸催化水解时盐酸与甘油的取代反应有关。

英国对 3-MCPD 的毒理学研究结果认为，其在生物体中没有明显的基因毒性，是一个非基因致癌物质；而 1,3-DCP 能够使细菌、哺乳动物细胞突变，在有限的资料基础上，1,3-DCP 被认为是一种基因致癌物。

中毒机理：研究发现 3-MCPD 广泛分布在体液中，并可越过血脑屏障和血睾屏障，经腹膜注射后，大约 30% 的 3-MCPD 会以二氧化碳的形式呼出，8.5% 会以原形式排出体外。3-MCPD 与谷胱甘肽结合可解除毒性，最后生成草酸。另有研究发现，3-MCPD 这种卤化醇会进行微生物酶反应而形成缩水甘油，而缩水甘油在体内和体外实验中均具有生殖毒性。

三、亚硝胺

亚硝胺是强致癌物，是重要的化学致癌物之一。天然食品中的含氮化合物在一定条件下，可与亚硝酸盐合成亚硝胺。熏腊食品中含有大量的亚硝胺类物质，某些消化系统肿瘤，如食管癌的发病率与膳食中摄入的亚硝胺数量相关。当熏腊食品与酒共同摄入时，亚硝胺对人体健康的危害会成倍增加。

亚硝胺对机体的毒作用主要表现为以下几种。

1. 致癌

亚硝胺类化合物对动物有着强烈的致癌作用，人类的某些癌症如鼻咽癌、食管癌、胃癌、肺癌及膀胱癌等也与之有密切的关联。

2. 引起机体内代谢紊乱

有人研究了亚硝胺对鼠体自由基及脂质过氧化反应的影响。结果表明，一定剂量的亚硝胺可使大鼠体内氧化与抗氧化平衡紊乱，脂质过氧化速率加快，抗氧化酶系的保护功能减弱，引发脂质过氧化作用的自由基生成异常。这说明自由基和脂质过氧化反应可能是亚硝胺致癌的途径之一。

3. 引发肿瘤

多次长期摄入亚硝胺类化合物可以产生肿瘤，即使一次冲击同样可以诱发肿瘤。更严重的是，这类化合物也可通过胎盘、乳汁使子代接触，引起子代肿瘤。

4. 导致肝脏损伤

实验证明，二甲基亚硝胺会引起大鼠的肝脏损伤。一般由二甲基亚硝胺引起的病变肝脏会呈现肝脏色黯质中，脑回样改变，脾脏明显肿大而紫黯等现象。

四、二噁英

二噁英通常由具有相似结构和理化特性的一组多氯二苯并-对-二噁英和多氯二苯并呋喃组成。由 2 个氧原子连接 2 个被氯原子取代的苯环为多氯二苯并-对-二噁英；由 1 个氧原子连接 2 个被氯原子取代的苯环为多氯二苯并呋喃。每个苯环上都可以取代 1～4 个氯原子，从而形成众多的异构体，其中多氯二苯并-对-二噁英有 75 种异构体，多氯二苯并呋喃有 135 种异构体。

自然界的微生物和水解作用对二噁英的分子结构影响较小，因此环境中的二噁英很难自然降解消除。它的毒性十分大，是砒霜的 900 倍，有"世纪之毒"之称，万分之一甚至亿分之一克的二噁英就会给健康带来严重的危害。二噁英除了具有致癌毒性以外，还具有生殖毒性和遗传毒性，直接危害子孙后代的健康和生活。因此二噁英污染是关系到人类存亡的重大问题，必须严格加以控制。国际癌症研究中心已将二噁英列为人类一级致癌物。

虽然二噁英对人体及动物表现出广泛的毒性，但其作用机理尚不十分清楚。曾有文献报道，二噁英进入细胞后可能与雌激素受体结合。但近年来的研究表明，用雌激素与二噁英同时染毒并不能减轻二噁英对生殖道的作用。后来，通过对 2,3,7,8-取代二噁英的特殊强毒性以及与结构关系的研究发现，二噁英类对生物的毒性是通过一种特殊的受体即 Ah 受体而起作用的。许多研究表明，细胞内胞液中存在芳香烃受体（aryl hydro-carbon receptor，AhR）。这是一种配体依赖性转录因子（ligand-dependent transcription factor），它在体内经历一个转变或激活过程，与芳香烃受体核转运蛋白（Arm 蛋白）相互作用形成同型二聚化合物并移位至细胞核。这种同型二聚化合物对某些特殊的 DNA 即二噁英响应片段（dioxin-response element）具有高度的亲和力，能与之结合形成复合物，并诱发细胞内的信号传导，引起相关基因如细胞色素 P450（如 *CYP1A1*、*CYP1A2*）的表达和蛋白质的合成，*CYP1A1* 和 *CYP1A2* 的表达是 AhR 依赖性的应答过程。但在人乳房癌纤维细胞中仅有 *CYP1B1* 的表达，所以二噁英被认为是一种 AhR 激动剂。

CYP1A1 是一种异型生物物质代谢变化的酶，能诱导多环芳烃，特别是对 2,3,7,8-四氯代二苯并二噁英的诱导。例如，导致人和动物的畸形生长、抑制免疫反应和促瘤生长。大多数的二噁英和其他多环芳烃由 AhR 调节，对 AhR 有很高的亲和力。二噁英通过主动渗透作用进入细胞并与 AhR 结合形成 AKR 结合物，随后 AhR 经历一个转变或激活过程，这时热休克蛋白 HSP90（hot shock protein）便与 AhR 脱离，AhR 结合物与 Arnt 蛋白相互作用形成同型二聚化合物并移位至细胞核，AhR 改变细胞质至细胞核转换伴侣分子从 HSP90 到 Arnt。除 HSP90 作为分子伴侣外，还有蛋白激酶、磷酸激酶和酪氨酸激酶、酪蛋白 2 及蛋白激酶 C，从而形成 AhR/Amt 约束特殊性的 DNA

序列，引起 DNA 构象发生变化，引起下游基因表达紊乱导致癌变。可以把其作用机理概述为：二噁英类化学的毒作用主要是通过与机体细胞内芳香烃受体相结合，然后结合物转入细胞核与芳香烃受体核转位子蛋白结合，两者形成的复合物与胞内二噁英反应增强子作用，诱导特异基因的表达（主要是 CYP1A1），导致毒作用。

五、多环芳烃

多环芳烃（polycyclic aromatic hydrocarbons，PAHs）是指由两个或两个以上苯环芳烃，可分为芳香稠环型及芳香非稠环型。它们大多具有大的共轭体系，因此其溶液具有一定的荧光性，而且是一类惰性很强的碳氢化合物，不易降解，能稳定而持久地存在于环境中。多环芳烃广泛存在于各种环境介质中，并能通过呼吸、饮食、饮水、皮肤接触等多种途径进入人体。

目前已知多种多环芳烃具有 DNA 损伤、诱导有机体基因突变以及染色体畸变等毒作用，能引发呼吸、消化、生殖等多系统癌变，而且具有肝脏毒性和神经毒性。

（一）与 DNA 形成加合物

多数多环芳烃本身不具有遗传毒作用，经过体内一系列酶代谢活化后，产生具有毒作用的代谢产物。多环芳烃环氧化物被认为是多环芳烃致癌及致突变的重要活性代谢产物。它具有亲电子特性，可以和生物大分子尤其是 DNA 分子中的脱氧腺嘌呤及脱氧鸟嘌呤外环上的氨基共价结合而形成 PAH-DNA 加合物。DNA 加合物的形成可导致 DNA 结构的改变，从而改变生物的遗传特性。一方面，化学致癌物与 DNA 的特定碱基位点结合，可诱发碱基突变，如果 DNA 的这种损伤未及时修复或发生错误修复，则会引起基因突变；另一方面，由 DNA 加合物所致的 DNA 损伤通常能活化癌基因，并且抑制正常基因及肿瘤抑制基因的表达。因此，多环芳烃的代谢产物与 DNA 分子的共价结合，被认为是细胞突变及恶性转化的早期事件，是化学诱变和致癌过程中的关键因素。

（二）DNA 氧化损伤

多环芳烃在进入人体后，在过细胞色素 P450 酶、环氧化物水解酶以及二氢脱氢酶作用下代谢产生活化的醌类物质，诱导活性氧的产生，从而引起 DNA 氧化损伤。

（三）多环芳烃的光遗传毒性

多环芳烃很容易吸收太阳光中的可见光（400～800nm）和紫外光（280～400nm），能够形成光毒性化合物，对紫外辐射引起的光化学反应尤为敏感。它们通过吸收太阳光中特定波长的光，产生受激发的中间体、活性氧簇或者最终产生的稳定光化学产物使电子或能量转移到分子氧、溶剂或者与细胞中的生物大分子发生生物反应。这些生物反应或者中间物质能够破坏细胞结构如细胞膜、氨基酸或蛋白质及细胞中的辅酶等，反应的结果是形成了单线态氧、超氧化物、多环芳烃自由基、DNA 自由基、氧化多环芳烃反应中间体和其他反应中间体，最终导致严重的细胞毒性和遗传毒性。

六、盐酸克伦特罗

盐酸克伦特罗是瘦肉精的一种，是一种平喘药。该药物既不是兽药，也不是饲料添加剂，而是肾上腺受体激动药。盐酸克伦特罗在家畜和人体内吸收好，而且与其他 β-兴奋剂相比，它的生物利用度高，以致食用了含有盐酸克伦特罗的猪肉就会出现中毒现象。

盐酸克伦特罗可使骨骼肌缓慢收缩纤维上的 β 受体，使之加速收缩，表现为手不能握住、走路困难、面颈部骨骼肌震颤，尤其是交感神经功能亢进者更易发生；受体激动时可抑制淋巴细胞的增殖，抑制淋巴因子和抗体的形成，抑制诱发的血小板激活；盐酸克伦特罗可使血糖升高，胰岛素分泌增加，引起厌食；盐酸克伦特罗可刺激骨骼肌细胞膜上的 Na^+/K^+ ATP 酶，促使 K^+ 进入细胞，血液中 K^+ 浓度下降，诱发心律失常。此外，β_2 受体兴奋能引起血乳酸、丙酮酸升高，并可出现酮体，引起代谢紊乱。

第五章 影响食品中外源化学物毒作用的因素

 内容提要

　　本章围绕毒物、环境、机体等介绍了影响食品中外源化学物毒作用的主要因素，重点对毒物因素中化学结构、理化性质、不纯物含量、进入机体的途径；环境因素中气象因素、季节和昼夜节律、饲养方式以及机体因素中代谢酶的多肽性、种属和个体差异、敏感性等方面进行了阐述。此外，本章还介绍了外源化学物联合作用的相关知识。

 教学目标

　　1. 掌握影响食品中外源化学物毒作用的主要因素。
　　2. 熟悉外源化学物联合作用的种类和方式。
　　3. 了解影响食品中外源化学物毒作用的各个因素之间的关系和研究进展。

 重要概念及名词

　　接触剂量　吸收剂量　联合毒性

 思考题

　　1. 从毒物本身的角度分析影响食品中外源化学物毒作用的因素。
　　2. 从环境的角度分析影响食品中外源化学物毒作用的因素。
　　3. 从机体自身的角度分析影响食品中外源化学物毒作用的因素。
　　4. 简述外源化学物联合作用的概念与种类。
　　5. 结合影响食品中外源化学物毒作用的因素，论述相关的研究进展。

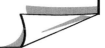

　　了解外源化学物毒性的影响因素可以避免干扰，更准确地评定未知物的毒性。外源化学物发挥毒作用，需具备一定的条件。外源化学物及其代谢产物必须以具有生物学活性的形式到达靶细胞或者靶器官，达到一定剂量并可以维持一定时间，与靶分子相互作用或改变其微环境。任何影响这一过程的因素都可影响外源化学物毒作用的发挥，这些影响因素可归纳为 4 个方面：毒物因素、环境因素、机体因素和外源化学物的联合作用。

第一节　毒物因素

外源化学物的毒作用与其自身的化学结构、理化性质相关，同时毒物中的不纯物含量以及毒物进入机体的途径也可影响其毒作用。

一、化学结构

外源化学物的化学结构决定了毒物的理化性质和化学活性，因此其化学结构是决定毒作用的物质基础。研究化学结构与其毒作用之间的关系，有助于通过比较来预测新化合物的生物活性，推测毒物的作用机理。现在结构-活性关系研究已成为毒理学的重要分支之一，对于现已发现的化学结构与毒性大小的规律，举例如下。

（一）基团

基团的引入通常能够改变化合物的某些理化性质或生物活性，如甲基、硝基等。研究人员发现，烃基取代吡啶阳离子使脂溶性增强，易于透过生物膜，相比于非取代的同系物，毒性更强。甲基苯酚毒性的大小与取代基的位置有关，其毒性顺序为间位＞对位＞邻位。硝基苯酚在不同取代位置的毒性顺序为对位＞间位＞邻位。不同取代基对化合物毒性的影响不同。例如，同样的取代位置，硝基苯酚的毒性明显大于甲基苯酚。另外，取代基的多少也影响化合物的毒性，甲基苯酚和硝基苯酚等取代苯酚类化合物的毒性均大于苯酚，而二硝基苯酚的毒性又大于硝基苯酚。但是以上毒性的比较也有特例，如间苯二酚的毒性小于苯酚。这主要与间苯二酚在一定条件下与苯酚相比更易失去质子而以离子形式存在有关。研究表明，酚类的毒性主要是由分子态引起的，离子态作用则相对较小。

（二）卤素取代

卤素元素有强烈的吸电子效应，结构中增加卤素可使分子极性增加，更易与相关酶系统结合，从而使毒性增高，这也是卤素有机态毒性的体现。此外，卤代烃在水解或者生物降解过程中，会重新释放出带正电荷的卤素，其与水结合成为次卤酸而具有无机态卤素的生物毒性。多氯取代的脂肪族或芳香族中，随着氯原子数的增加，毒性逐渐增强，具有类似于二噁英的环境行为。研究表明，相同条件下氯化甲烷对肝脏的毒性依次为 $CCl_4 > CHCl_3 > CH_2Cl_2 > CH_3Cl > CH_4$。

（三）同系物的碳原子数

外源化学物结构中的碳原子数与其毒性大小具有重要的相关性。在短烷基链存在时，碳原子数对毒性的影响比较显著且呈正相关。对羟基苯甲酸酯又名尼泊金酯，是目前世界上用途最广、用量最大、应用频率最高的食品防腐剂，其抑菌效果随着烃基碳原子数的增多而增强。

（四）分子饱和度

分子饱和度也是影响外源化学物毒作用的重要因素之一。当碳原子数相同时，不饱和度增加，化合物活性增大，其毒性增加。例如，乙烷的毒性＜乙烯的毒性＜乙炔的毒性；丙烯醛和 2-丁烯醛对结膜的刺激性分别大于丙醛和丁醛；环己二烯的毒性大于环己烯，而环己烯的毒性又大于环己烷。

其他化学结构对毒性的影响如表 5.1 所示。

表 5.1　其他化学结构对毒性的影响

影响因素	举例
羟基	如苯引入羟基而成苯酚，后者具弱酸性，易与蛋白质中碱性基团结合，与酶蛋白有较强的亲和力，毒性增大
氨基	如苯分子中一个氢原子被氨基取代后的化合物苯胺对血液系统具有毒性，可与二价铁结合，将其氧化成三价铁，导致形成高铁血红蛋白，对机体造成危害
酸基	如苯甲酸相比于苯，其水溶性和电离度增高，脂溶性降低，难以在机体内吸收和转运，相对毒性降低
酯基	如酸基经酯化后，电离度降低，脂溶性增高，从而使吸收率增加，毒性增大
旋光异构体	一般 L-异构体易与酶、受体结合，具有生物活性，而 D-异构体反之。例如，一定剂量 L-吗啡对机体有作用，而 D-吗啡对机体无作用。但也有例外，如 D-尼古丁与 L-尼古丁对大鼠的毒性相当，D-尼古丁对豚鼠的毒性则较 L-尼古丁大 2.5 倍

二、理化性质

外源化学物的理化性质对其毒作用具有重要的影响，这些理化性质包括分子量、分散度、电离度、挥发度和蒸气压、脂水分配系数等。

（一）分子量

聚乙烯亚胺是目前研究较广泛的聚阳离子基因载体。研究指出，聚乙烯亚胺的细胞毒性由其对细胞膜有较高的亲和力、黏附力所致。聚乙烯亚胺在细胞膜上可形成直径 $2 \sim 6 \mu m$ 大小的团片状物，低分子量的聚乙烯亚胺仅形成直径 $10 \sim 50 nm$ 的小聚集物，并可通过这种作用将 DNA 送入细胞内。实验人员同时研究了 4 种不同分子量的聚乙烯亚胺作为非病毒基因载体体外介导基因传递的能力，发现其毒性与分子量呈正相关，高分子量聚乙烯亚胺的毒性远大于低分子量的聚乙烯亚胺。同样，聚赖氨酸是一种具有抑菌功效的多肽，这种生物防腐剂在 20 世纪 80 年代首次应用于食品中防腐，其细胞毒性大小也与分子量呈正相关。但也并不是所有的化合物毒性都与分子量相关，如新型口腔修复材料具有超高分子量的聚乙烯纤维，经实验验证无明显的毒性。

（二）分散度

分散度是指物质被分散的程度，即颗粒越小，分散度越大；颗粒越大，分散度越小。颗粒越小，比表面积越大，分散度越大，生物活性增强，从而外源化学物越易进入呼吸道深部。此外，分散度还可通过影响溶解度等影响化合物的毒性。曾有研究人员对比氧化锌、氧化铝和二氧化钛纳米颗粒物与相应的大颗粒物对线虫的毒性，结果表明，纳米颗粒因颗粒小、比表面积大、活性增强，均表现出更强的生物毒性。

（三）电离度

有人研究了非离子态氨对一种金鱼的急性毒性，发现水环境中氨增加会抑制鱼类氨的排泄量，使血液和组织中氨浓度升高，降低血液载氧能力，并导致血液 CO_2 浓度升高。另外，非离子态氨不带电荷，具有较高脂溶性，很容易透过细胞膜，使鱼类中毒，表现为呼吸困难，分泌物增多，并可导致鱼鳃对氨气的通透性增加，进一步刺激鱼体兴奋，使鱼发生痉挛甚至衰竭而亡等一系列生理毒性反应。此外，研究还发现非离子态氨的比例越高，毒性越强。

（四）挥发度和蒸气压

毒物在常温下容易挥发，易于形成较大蒸气压，更易通过呼吸道和皮肤吸收进入机体产生相应毒作用。如实践中发现，相比于普通麻醉剂，挥发性吸入麻醉药的麻醉效果更强，且可以通过细胞内钙平衡失调诱导细胞凋亡变性。但也有研究表明，当挥发性大的毒物与皮肤和黏膜接触时，在其表面停留时间相对较短，因此经皮肤等中毒机会相对减少，而不易挥发者，则刺激作用较大。

（五）脂水分配系数

化合物在脂相和水相的溶解分配率，即化合物在脂相和水相达到平衡时的常数，称为脂水分配系数。脂水分配系数大，表明化合物易溶于脂，显示出亲脂性；反之，易溶于水，表现为亲水性。化合物的脂水分配系数涉及化合物的吸收、分布、转运、代谢和排泄，其大小直接影响化合物的毒性。一般脂溶性高的化合物易于被吸收而不易被排泄，在体内存留时间长，毒性大。化合物的毒性除与其在脂、水中的相对溶解度有关外，还与其绝对溶解度有关。一般有毒化合物在水中，特别是在体液中的溶解度越大，毒性越强。例如，氯气（Cl_2）、二氧化硫（SO_2）易溶于水，能对上呼吸道迅速引起刺激作用，而二氧化氮（NO_2）的水溶性较低，不易引起上呼吸道病变，且需经一定潜伏期才能引起深部呼吸道病变。

三、不纯物含量

工业化学品中往往混有溶剂、剩余的原料、原料中的杂质、合成副产品等；商品中也往往含有赋形剂和添加剂等。这些杂质很有可能影响、增强甚至改变原化合物的毒作用，有的杂质比原化合物的毒性还要大。例如，除草剂 2,4,5-三氯苯氧乙酸（2,4,5-T），由于样本中夹杂有相当量的四氯二苯-对-二噁烷，此种杂质毒性非常大，急性经口 LD_{50}（雌大鼠）仅为 2,4,5-T 的四百万分之一。因此，即使 2,4,5-T 中杂质含量很低，仍可影响其毒性。另有研究发现，2,4,5-T 的致畸性也是由杂质所引起的，而不是由 2,4,5-T 本身所致。

四、毒物进入机体的途径

（一）接触途径

由于接触外源化学物的途径不同，吸收、分布、首先达到的组织器官不同，其代谢转化、毒性反应性质和程度也会不同。经口接触的化学物质大多数在胃肠道通过被动转运吸收，先经肝代谢，再进入体循环，一般脂溶性的非离子型毒物易于吸收。经皮肤或黏膜接触的化学物质，避免了肝脏的解毒过程，一般非离子型且脂溶性高的物质毒作用较大。经呼吸道吸收的化学物质，先经肺循环进入体循环，在体循环过程中经过肝脏代谢。各种接触途径的吸收速率和毒性大小的顺序为静脉注射、呼吸道、腹腔注射、皮下注射、肌内注射、经口和经皮。但也存在例外，如有人曾证实枝角类蒙古裸腹溞直接接触和摄食米氏凯伦藻之后的致死率相当，这表明接触和摄食米氏凯伦藻两种途径对其毒性无较大影响。同时，染毒途径不同，有时也可出现不同的毒作用，如硝酸铋经口染毒时，在肠道细菌作用下，可还原成亚硝酸而引起高铁血红蛋白症；若静脉注射则无此毒效应表现形式。

（二）接触剂量

接触剂量又称染毒剂量或者外剂量，是指化学物质与机体的接触剂量，可以是单次接触或某浓度下一定时间的持续接触。吸收剂量又称内剂量，是指化学物质穿过一种或多种生物屏障，吸收进入体内的剂量。到达剂量又称靶剂量或生物有效剂量，是指吸收后到达靶器官（或组织、细胞）的外源化学物和其代谢产物的剂量。化学物质对机体损害作用的性质和强度直接取决于其在靶器官中的剂量，但测定此剂量比较复杂。一般而言，接触或摄入的剂量越大，靶器官内的剂量也应该越大，因此常以接触剂量来衡量。

例如，$2,5,2',5'$-$(4'$-N,N-二苯胺苯乙烯基）联苯是一种具有双光子荧光探针功能的有机纳米粒子，当其浓度小于 $12\mu g/mL$ 时，对细胞没有毒害作用，是一种具有较好生物安全性的光功能纳米粒子。但当其浓度大于 $12\mu g/mL$ 时，对细胞增殖和细胞膜均有毒害作用，且随纳米粒子浓度的增大，对细胞膜的破坏增强。

（三）接触频率

接触频率同样也可以影响化学物质对机体毒作用的性质和程度。多次接触使毒性损伤连续，有可能出现累积效应。有人研究了四溴双酚 A 对斑马鱼胚胎体内外发育的毒作用。在实验中，以一定浓度的四溴双酚 A 直接接触斑马鱼胚胎，结果发现 24h 后，斑马鱼胚胎的活动频率降低；48h 后，胚胎表现出的主要毒作用为心包囊水肿，但心率无异常。当斑马鱼胚胎持续接触四溴双酚 A 达 72h 后，不仅表现出心包囊水肿，还引起脊椎畸形等病理学变化。所以，对外源化学物特别是食品这一特殊物质的安全性评价需要着重考虑多次、长期及终生接触所引起的相关毒作用。

第二节 环境因素

环境是影响外源化学物毒作用的重要因素，如环境温度可通过改变通气、循环、体液、中间代谢等生理功能并影响外源化学物吸收、代谢，从而引起毒性变化。此外，影响外源化学物毒作用的环境因素还包括光照强度、温度、相对湿度、季节和昼夜节律以及饲养方式等，食品也不例外。

一、气象因素

(一) 光照强度

研究表明，光照强度对生物体的生长发育影响较大，尤其是对植物的光合作用，同时光照强度也在一定程度上影响某些外源化学物对机体的毒作用。例如，4～5月，光照强度较弱，辣根幼苗生长代谢缓慢，抗逆能力弱，辣根过氧化物酶对 Tb（Ⅲ）的敏感程度随光照强度的增强而增大；到 9 月，辣根根系膨胀，细胞分裂生长合成较多的吲哚乙酸，同时外界光照强度高，抑制过氧化物酶的活性，但因此时植物根系生长迅速，抗性作用较强，Tb（Ⅲ）对辣根过氧化物酶的毒性影响不大。这种影响除了植物本身外，甚至可以通过植物中代谢系统影响到最终的食物链。

(二) 温度、相对湿度

温度升高一方面可使机体毛细血管扩张，血液循环加快，呼吸加速，经皮肤和呼吸道吸收化合物的速度加快；另一方面高温时大量氯化钠随汗液排出，使胃液分泌减少，可影响到化合物的胃肠吸收。如果温度较高的同时，空气湿度又较大，汗液蒸发困难，水溶性强的化合物经皮肤的吸收量就会增加。

研究显示当温度升高时，余氯对桡足类的毒性显著增大，其半数致死浓度降低。同样，水产养殖中，温度由 21℃升至 25℃时，Hg^{2+} 对三角帆蚌的毒性由中毒物质转变为高毒物质，毒性增强 26.6 倍，Zn^{2+}、Cd^{2+} 的毒性也会有不同程度的增强；但当温度从 25℃升至 29℃时，Cd^{2+} 由有毒物质变为高毒物质，而 Hg^{2+}、Zn^{2+} 的毒性没有相应的显著变化。以上研究表明，重金属的毒性不仅随温度变化而变化，而且存在着温度变化区间选择性，这些毒性变化直接可以影响到水产品的安全生产和品质。

二、季节和昼夜节律

研究表明，外源化学物的毒性与其进入机体发挥作用的时间有关，受到季节和昼夜节律的影响。研究者曾评估原油胁迫对浮游植物群落种类数量和组成的影响，结果表明，原油水溶性物质对春、夏、秋、冬四季浮游植物的群落多样性、均匀度、种类数均有显著影响，且作用大小存在差异。同样，如表 5.2 所示，不同季节的杀虫剂虫螨腈（24%）对家蚕的毒作用也不相同。另外，某些毒物的毒性大小也存在季节性变化。例如，节织纹螺的毒性在每年的 4～9 月较高，其中 5 月毒性最高，可达 56MU/g。

表 5.2　不同季节桑树喷施不同浓度虫螨腈 7d 后采叶饲养 3 龄蚕的死亡率

虫螨腈稀释液倍数	春季/%	夏季/%	秋季/%
1 000	100	0	34.0
2 000	100	0	6.0
3 000	100	0	0.6

　　昼夜节律与生物体的活动关系密切。施用药物时间不同，效果也不相同；毒物作用时间不同，其毒性表现也存在差异。有研究表明，肿瘤细胞对 X 射线的敏感性也有昼夜差别。在小鼠上的实验结果表明，不同给药时间小活络丸对其急性毒性有明显的昼夜差异，白昼用药毒性大于夜间，8:00 给药，死亡率最高，为 60%，而 24:00 给药，死亡率仅为 30%。此外，药效也因用药时间不同而存在差异，镇痛作用夜间高于白昼。进一步研究显示，不同化合物的毒性变化不同，与小活络丸毒性规律完全相反，5-氟尿嘧啶半乳糖神经酰胺脂质体对小鼠的急性毒性大小比较则是夜间高于白天。因此对食品中外源化学物的毒作用进行评估时，要充分考虑季节和昼夜节律对毒性的影响。

三、饲养方式

　　除了对动物福利的考虑以外，动物的饲养形式、每笼装的动物数量等因素也可影响外源化学物的毒作用。例如，单笼饲养和群养对药物的毒性测试影响研究结果表明，27℃时苯丙胺对单笼小鼠的 LD_{50} 为 90.0～117.3mg/kg，对 10 只/笼的群养小鼠为 7.1mg/kg，从结果分析单只饲养的毒性小于群养；而异丙肾上腺素对单笼小鼠的 LD_{50} 为 50mg/kg，10 只/笼的群养时则为 800mg/kg，结果分析单只饲养时的毒作用明显高于群养。此外，所用饲料的配伍和种类、饲料的投喂时间和饲料的新鲜度等对外源化学物毒作用也有一定影响，有时会因其联合作用在一定程度上增强毒物的毒性。有研究表明，真菌普遍存在于饲料以及饲料的原料中，在适宜条件下生长繁殖，不仅消耗了饲料的部分营养成分，而且可产生真菌毒素。该毒素主要破坏免疫系统，抑制免疫应答，使 T 淋巴细胞和 B 淋巴细胞的活性降低，损害巨噬细胞的功能，使动物对毒物的自身抵抗力降低。同样，某些情况下，饲料也可增加机体对外源化学物的抵抗能力。有大量的研究表明，在饲料中添加芽孢杆菌或乳酸菌可降低肉类动物机体内的有毒物质含量；在饲料中添加 0.05% 和 0.10% 的葡甘露聚糖复合物，可减少肠道对饲料和环境中的铅、镉、汞等污染物质的吸收，使动物体内的重金属含量减少；在饲料中添加维生素 C，可使体内氧化型的谷胱甘肽还原为还原型谷胱甘肽，其巯基可与重金属离子结合而排出体外，发挥解毒功能。所以在设计食品中外源化学物的相关毒性实验中，应注意避免不同饲料带来的影响。

第三节　机体因素

　　不同个体对外源化学物的敏感性和耐受性不同，这是因为外源化学物的毒性不仅与毒物的内在因素和环境因素有关，还受到机体自身的种属、年龄、性别、健康状况等因素影响，甚至在某些研究中机体自身的因素对物质毒性的大小起着决定性的作用。

一、代谢酶的多肽性

由于生物细胞内大多数反应都是由酶催化的，因此酶的变化必然导致代谢的异常。而许多外源化学物的代谢酶都有多肽性，很多种代谢酶代谢功能的改变与其相关多肽突变有着密切的关联。

三氯乙烯是一种易挥发的不饱和脂肪族卤代烃类有机溶剂，有较强的脂溶性，工业上常用作清洗剂，可导致严重的皮肤、肝、肾和神经系统损伤。研究表明，三氯乙烯可以影响人肝细胞代谢酶基因 *CYP1A2*、*CYP3A4*、*CYP2E1* 和凋亡基因的表达水平，进而引发肝细胞毒性效应。

羧酸酯酶、谷胱甘肽转移酶、乙酰胆碱酯酶等是昆虫体内的重要代谢解毒酶，这些酶参与各种外源毒物的代谢，如水解、还原、氧化、轭合等。有机磷农药等毒物能够与乙酰胆碱酯酶活性中心丝氨酸残基的羟基通过共价键不可逆结合，使酶失去活性。乙酰胆碱酯酶失活会造成神经递质乙酰胆碱的积蓄，使机体出现迷走神经兴奋等相应的中毒症状。羧酸酯酶可通过水解酯键和杀虫剂等外源化学物活性部位结合，减少与乙酰胆碱酯酶的结合量而解除有机磷农药的毒性。但这些酶存在一些变异性，乙酰胆碱酯酶就是一例。研究人员从田间获得并在实验室内经多代筛选得到抗马拉硫磷的果蝇品系，比较抗感两品系的乙酰胆碱酯酶 cDNA，发现该抗性品系存在一个点突变 T/A，导致第 368 位氨基酸由苯丙氨酸变为酪氨酸，该突变直接导致了突变品系对多种有机磷和氨基甲酸酯类杀虫剂产生抗药性。

大多数环境致癌物在体内需要代谢激活才具有致癌性。谷胱甘肽 S-转移酶（GST）能催化亲电子致癌物与谷胱甘肽结合，形成易溶于水的化合物经肾脏排出体外。研究证明，*GSTT1*、*GSTML* 基因多肽性与多种肿瘤发病率有关。*GSTT1* 存在于肝脏和红细胞中，主要功能是低分子量毒物的转化，在人体致癌物解毒方面作用较大。*GSTT1* 编码的蛋白酶缺失可以导致相应的作用底物解毒障碍，从而进一步增加了机体肿瘤发病风险。

二、种属和个体差异

不同种属和同种动物的不同个体对同一外源化学物的毒作用敏感性不同，其原因很多，主要是由机体体内代谢对毒物的反应差异造成的。

（一）种属差异

不同动物对脱氧雪腐镰刀菌烯醇的抵抗力便是种属差异的一个典型例子。脱氧雪腐镰刀菌烯醇是最常被检出的一种单端孢霉烯族毒素，是由动物饲料、食物原料或环境中的镰孢菌、葡萄穗霉属和其他真菌产生的，能够与真核生物的 60S 核糖体亚基反应从而阻止多肽链合成的起始或延伸。脱氧雪腐镰刀菌烯醇在不同动物品系体内的吸收、代谢、分布和排出的方式不同，导致对毒性敏感性的不同，其毒性大小为猪＞小鼠＞大鼠＞家禽≈反刍动物。毒素水平较低（等于或低于小鼠半数致死量）时不会对动物造成严重的危害；然而，对脱氧雪腐镰刀菌烯醇最敏感的猪，相对较低的剂量就可以引起呕吐、腹泻等。

全氟有机物对不同动物及人的毒作用不同。全氟有机物有良好的热稳定性、化学稳定性、高表面活性及疏水疏油性，被大量地用于化工、纺织、涂料、皮革、炊具制造等生产中，尤其是其代表性化合物全氟辛烷磺酸和全氟辛酸。全氟辛烷磺酸和全氟辛酸存在显著的种属差异，如腹腔注射的全氟辛酸在 SD 雄性大鼠血液中的生物半衰期为 9d；而兔子静脉注射全氟辛酸后，毒物在其血液中的生物半衰期仅为 4h；全氟辛烷磺酸在猴子体内的生物半衰期则可以长达 200d；曾有跟踪调查推算全氟辛酸在人体内的半衰期为（4.37±3.53）a。

（二）个体差异

上面我们分析了种属之间对于同一种外源化学物毒作用存在的敏感性差异，实际上即使同一种群的不同个体也可因性别、年龄等因素影响到同一物质的毒作用，也就是它们对毒物的反应存在差异。

1. 性别

性别对外源化学物毒性的影响主要见于成年动物。雌雄动物对某些毒物的吸收、分布都存在一定差异。例如，全氟辛酸在雄性大鼠体内主要分布于肝脏，其次为血浆和肾脏，而在雌性大鼠体内分布最多的器官是血浆，其次是肾脏、肝脏和卵巢。同样，在用放免法探讨其亚细胞分布的研究中发现，雌性大鼠肝细胞液中的全氟辛酸明显高于雄性大鼠。但在较大的细胞器中特别是细胞核和细胞碎片中，则是雄性大鼠含量较高。进一步研究发现，雌雄大鼠对全氟辛酸的排泄也不相同。一次性腹腔注射后，雄性大鼠 120h 内由尿液排出总量的 55%；雌性大鼠相同时间内尿液排出量为总量的 80%。一般情况下，雌性动物比雄性动物对化学物质的毒性更为敏感，但也有些化合物对雄性动物的毒性更大。例如男性的血铅含量明显高于女性，这可能是由于男性携带等位基因 δ 氨基-γ-酮戊酸脱氢酶的比率高于女性。

性别差异导致的对同一种外源化学物的敏感性可能与性激素有关，雄激素能促进细胞色素 P450 的活力，故通过 P450 解毒的外源化学物在雄性体内更加易于分解和代谢。孕激素能抑制肝微粒体酶的氧化作用和葡萄糖醛酸的结合作用，研究显示的怀孕可增加小鼠对某些毒物如金属离子的敏感性可能就与此有关。

2. 年龄

前期大量的研究结果显示，各个酶系、系统和器官在不同的年龄有明显的差异，因此年龄也同样是机体对毒物敏感性的一个重要影响因素。新生的和幼年的动物通常对毒物较成年动物敏感，新生大鼠对于多数的受试药物或毒物的致死效应的敏感性比成鼠可高出约 20 倍。例如，新生鼠缺乏葡萄糖醛酸与氯霉素等抗生素结合，使氯霉素在幼鼠血液中浓度高，保留时间长，毒作用增强，易引发心血管衰竭。生物膜的通透性强也是新生动物对毒物较敏感的重要影响因素，其血脑屏障等发育不完备，使脂溶性毒物更易进入中枢神经系统造成损害。

进入老年后，酶活性降低，系统及器官的功能下降，代谢速度减慢，毒物在体内的存留时间延长。以神经系统为例说明年龄增长的影响，老年动物的神经递质合成能力下降，加强某些神经毒物对机体的作用，如二硫化碳通过抑制多巴胺-β-经化酶，使多巴胺转化成肾上腺素的能力下降，从而损害神经系统。也有研究证明二硫化碳可干扰糖代谢，引发糖尿病。老年动物这方面的功能趋于低下，而且肾上腺受体也逐渐减少，对二硫化碳毒作用的敏感性显著增加。

三、受体和毒作用敏感性

受体蛋白对于各种外源化学物包括毒物的结合有高度的特异性与敏感性，并且受体与化合物结合后，引起细胞内信号分子活性改变，产生特定的生理效应，从而影响外源化学物的生物活性。例如，胰高血糖素与肝细胞膜结合后，受体激活偶联蛋白 G 蛋白，通过腺苷酸环化酶产生 cAMP，继而激活 cAMP 依赖性的蛋白激酶 A，从而抑制糖原合成酶、激活糖原磷酸化酶，使糖原迅速分解，升高血糖。

受体蛋白是毒作用的靶分子，不同毒物作用于不同的受体。若载体蛋白的活性异常改变，则可引起细胞的信号转导系统紊乱，最终给细胞的代谢和存活带来威胁，这也是许多疾病的分子基础。例如，谷氨酸的受体突触后神经元 N-甲基-D-天冬氨酸异常兴奋，使胞外 Ca^{2+} 通过该受体通道进入胞内，造成胞内的 Ca^{2+} 超载。谷氨酸的另一离子型受体红藻氨酸受体介导的 c-Jun 氨基末端激酶信号通路与脑缺血引起的神经元细胞凋亡密切相关。研究发现，谷氨酸的受体活性过高，可引起神经元的退行性病变，启动凋亡信号，并最终导致个体死亡。

另外，受体蛋白本身可产生变异，或出现变异型，这些变异都可使其生物活性发生变化，对毒作用的敏感性改变，从而影响机体对相应外源化学物的毒性反应。

四、其他因素对于毒作用敏感性的影响

（一）营养与健康

营养不足或失调将影响化合物的毒作用。蛋白质缺乏将引起酶蛋白合成量减少，酶活性降低，使外源化学物代谢减慢，机体对毒物的解毒能力降低，毒性增强。例如，总氟量相近的情况下，摄入低蛋白质和低钙的人群患氟骨症的危险性大于摄入正常蛋白质和钙的人群，营养不足可加重氟中毒病情，营养状况好的人群可增强机体对氟化物的耐受能力。维生素是维持机体正常生命活动所必需的一类小分子有机物，若其在机体内的含量缺乏，将造成相应的功能障碍。当机体缺乏维生素 C 时，无法合成胶原蛋白，使微血管通透性增加，柔韧性降低，血管易于破裂，会出现皮下出血、伤口和溃烂不愈，造成坏血病。

健康状况对化学物的毒作用也有显著影响。患有肝、肾疾病对食物中外源化学物吸收、分布、代谢与排泄会产生不同程度的影响，患有肝炎与肝硬化的患者引起肝脏解毒能力下降而使毒性增强，肾脏作为机体重要的排泄器官，若出现功能下降或衰竭，可使许多种毒物的排泄减缓，相对在体内存留时间就会增长，对于药效和毒

性都会产生影响。

（二）劳动强度

研究表明，劳动强度对毒物的吸收、分布和排泄也会产生明显的影响，劳动强度大，呼吸作用增强，空气中存在的有毒物吸入量就会增大。同时，机体代谢加快，汗液分泌增多，毒物的代谢和吸收速率加快，好氧量增加，使机体对一些导致窒息的毒物敏感性增加。

第四节　外源化学物的联合作用

一、联合毒性的定义和种类

在生活和劳动环境中，人们往往同时或先后接触到多种化学物。另外，污染物，尤其是人工合成的有机污染物进入水体及环境，也可造成人们直接或经食物等间接接触较多毒物。两种或多种化学物同时作用于生物体时，往往会引起与单一毒物作用完全不同的毒性反应。毒物的联合作用就是指两种或两种以上的外源化学物对机体的交互作用。联合毒性指污染物之间发生交互作用，产生协同或拮抗或加合的效应，导致对生物体或生态系统的毒性与单独存在时不同的现象。

目前研究较多的是重金属的联合毒性效应和同系物间的毒性效应。由于重金属结构相对简单，研究较早，结论比较完善。比较而言，同系物结构相似，作用机理相近，联合作用方式往往表现为相加或拮抗。总的来说，联合毒性大体分为以下 4 种。

1. 相加作用

相加作用是指交互作用的各种化学物结构相似，如同系物等，作用机理和毒作用的靶分子相同，它们对机体产生的毒效应等于各个化学物单独作用于机体的效应总和。

2. 协同作用

协同作用是指交互作用的各种化学物对机体产生的总毒性大于各化学物单独对机体的毒性效应总和，即毒性增强。

3. 拮抗作用

拮抗作用是指化学物对机体所产生的联合毒性效应低于各个化学物单独毒性效应的总和。

4. 独立作用

独立作用是指两种或两种以上的化学物作用于机体，由于其各自作用的受体、靶细胞等不同，各化学物不影响彼此的毒性，从而交互作用结果表现为各化学物的各自毒性效应。

二、毒物的联合作用方式

（一）联合毒性的作用机理

1. 影响酶的活性

外源化学物的联合作用可能改变与其有关的酶活性，从而影响化学物在生物体内的代谢、扩散、转化等方式。例如，苯巴比妥等微粒体和非微粒体酶系的诱导剂可增强化学物的解毒作用或活化作用，从而改变其他外源化学物的毒性大小。

2. 竞争活性位点

化学物质在生物体内都有特定的活性反应靶细胞或靶分子。两种化学物与机体的同一受体结合，两者间存在着竞争作用，影响化合物的毒性效应。

3. 改变细胞的结构和功能

外源化学物联合作用时，药物可以改变细胞的结构，如破坏细胞膜的结构、改变细胞膜通透性，从而导致与单独作用时不同的联合毒性效应。

4. 化学物之间的化学反应

一些物质可以在体内与毒物发生化学反应，从而改变其毒性效应。例如，多环芳烃由鳃丝进入贝类体内，经过一系列代谢，可与内源性物质如谷胱甘肽结合，在谷胱甘肽S-转移酶的作用下将毒物排出体内；一些金属螯合剂可与重金属发生螯合作用，使之失去毒性。

5. 干扰生物的正常生理活动

化学物的联合毒性会干扰基因的表达等生理活动，影响生物体的转移、转化代谢等过程。例如，重金属和多环芳烃在体内代谢过程中产生大量自由基，可被体内抗氧化防御系统（如超氧化物歧化酶等）所清除，当超出机体的代谢能力时，会造成 DNA 键断裂，从而使酶失活，产生毒性效应。

（二）毒物的联合作用方式

1. 外环境中进行的联合作用

几种化学物在环境中共存时发生相互作用而改变其理化性质，从而使毒性增强或减弱。例如，高温可以加快挥发性毒物的挥发，而使空气环境中的毒物浓度明显增高；酸遇到含有砷的矿石、废渣等可产生毒性很高的砷化氢，从而引起急性毒性中毒。再如，烟尘中的锰、三氧化二铁等重金属可催化二氧化硫氧化为硫酸（H_2SO_4）的反应，它凝结在烟尘上可以形成硫酸雾，毒性增强。

2. 体内进行的联合作用

有害因素在体内的交互作用多为通过间接改变机体的功能状态或代谢能力实现。例如，某些可与巯基结合的金属在体内与含巯基酶结合，使通过这些酶催化的毒物代谢减慢，在体内的存留时间增长，毒性增加。另外便是通过作用于同一靶器官，产生类同的或相反的效应，使毒性增强或者减弱。

第六章　食品毒理学实验基础

内容提要

　　本章介绍了食品毒理学实验的基本目的、设计原则和局限性，重点介绍了食品毒理学实验设计、动物模型及数据处理和现代生物技术在食品毒理学实验中的应用。

教学目标

　　1. 掌握食品毒理学实验的设计方法。
　　2. 了解食品毒理学实验动物模型、数据处理和现代生物技术在食品毒理学实验中的应用。

重要概念及名词

　　食品毒理学实验　品系

思考题

　　1. 食品毒理学实验的原则和局限性是什么？
　　2. 食品毒理学实验动物的选择应注意的事项是什么？
　　3. 如何设计食品毒理学实验？

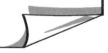

第一节　概　　述

　　食品毒理学实验可采用整体动物，游离的动物器官、组织、细胞、亚细胞甚至DNA进行。根据采用的方法不同，可分为体内实验和体外实验。毒理学还利用限定人体实验和流行病学调查直接研究外源化学物对人体和人群健康的影响。

　　食品毒理学的最终目的是研究外源化学物对人体的损害作用及其机理，但对人体的研究实际上还难以实现。食品毒理学主要借助于动物模型模拟引起人体中毒的各种条件，观察实验动物的毒性反应，再外推到人。动物特别是哺乳动物和人体在解剖、生理和生化代谢过程方面有很多相似之处，这就是动物实验的结果可以外推到人的基础。使用实验动物进行科研的优点是花费人力、物力较少，时间短，易发现单因素与结果的关系，能提供大量有价值的可与人类生命活动现象相类比的资料。按照规定，食品、食品添加剂等上市前必须用实验动物进行安全实验，以证明对人无毒、无害，无致癌、无致畸、无致突变作用。经转基因等新技术培育出的作物新品种及食品等，不仅需要做理化分析，还必须应用实验动物进行生物学评估鉴定。与农业生产关系密切的化肥、农药等使用后在粮食及经济作物中的残留量及对人体健康的影响，均要通过动物实验来分析。

一、食品毒理学实验的基本目的

食品毒理学评价是指从毒理学角度对食品进行安全性评价，主要包括阐明某种食品是否可以食用、食品中有关危害成分或物质的毒性及危险大小，利用足够的毒理学资料确认物质的安全剂量，通过危险评估进行危险控制。

食品毒理学毒性评价实验的基本目的包括以下几点。

（1）观察受试物毒作用的表现和性质。在急性和慢性毒性实验中，观察受试物对机体的有害作用，对有害作用的观察应该是对每个实验动物进行全面的、逐项的观察和记录。发现有害作用是进行剂量-反应（效应）研究的前提。

（2）研究毒物代谢动力学。有助于毒理学研究的设计（如剂量和染毒途径选择）；通过对暴露、时间依赖性的靶器官剂量与毒作用关系的研究，解释毒作用机理；确定有关剂量、分布、代谢和消除的参数，用以进行对人的危险性评价。

（3）观察分析毒作用的敏感检测指标，以确定食品中有毒有害物质的最大允许量。在确定最大无作用剂量时，应采用动物最敏感的指标或最易受到毒性损害的指标。除了观测一般毒性指标，还应考虑受试物的特殊毒性指标，如致癌、致畸、致突变及迟发性神经毒性。对于具有这些特殊毒性的物质，在制定食品最大允许量标准时应慎重从事。

（4）确定损害的可逆性。一旦确认有害作用存在，就应研究停止接触后该损害是否可逆和消失，器官和组织功能是否能恢复，还是像化学致癌作用那样停止接触后损害继续发展。毒性的可逆性关系到对人的危害评价，如果受损的器官组织能够修复并恢复正常功能，则可能接受较高危险性的接触水平。

（5）研究新技术食品安全问题。新技术食品包括转基因食品、酶工程食品、微胶囊化食品等，对于采用新技术生产的食品，在考虑食品新技术带来的竞争优势的同时，必须意识到新技术食品所带来的新的安全问题。例如，转基因食品是否会由于导入外源基因而产生对人体有毒的物质，是人们对转基因食品产生恐惧的重要方面；对转基因食品的毒理学评价是转基因食品上市前重要的评价环节。

食品毒理学研究还有其他的目的和要求，如降低毒物毒作用、研究食品添加剂安全性、控制毒物形成过程等。

二、食品毒理学实验设计原则

（一）实验设计的原则

实验设计必须遵守对照、随机化和重复3个原则。

对照原则是要求在实验中设立可与实验组比较，以消除各种无关因素影响的对照组。实验组和对照组具有同等重要的意义，设置对照组是减少或消除非实验因素干扰造成误差的有效措施，包括空白对照和阳性对照。

随机化原则是采用随机的方式，使每个受试对象都有同等机会被抽取或分配到不同实验组或对照组。随机化是应对大量不可控非处理因素的另一个重要手段，它可使不可控制的混杂因素在实验组和对照组中影响相当，并可归于实验误差之中，是对资料进行统计推断的前提。随机化包括完全随机化和分层随机化，其中随机分组方法包括：①随机数字表法；②计算机软件（如 SPSS、SAS、Excel 等）。

重复原则是指在相同实验条件下进行多层次研究或多次观察，以提高实验的可靠性和科学性。重复包括整个实验的重复、用多个受试对象进行重复以及同一受试对象的重复观察。

（二）实验动物选择的原则

实验研究中，选择的动物应遵循相似性、特殊性、标准化、规格化和经济性原则。

相似性原则是指利用动物与人类某些机能、代谢、结构及疾病特点的相似性原则选择实验动物。动物的物种进化程度是选择实验动物时优先考虑的问题。在可能的条件内，应尽量选择在结构、功能、代谢方面与人类相近的动物做实验。由于实验动物和人类的生活环境不同，生物学特性存在相同和相异之处，研究者在选择动物之前应充分了解各种实验动物的生物学特性。通过实验动物与人类之间特性方面的比较，做出恰当的选择。很多传染性疾病有较强感染种属特异性，如人类乙型肝炎病毒在自然情况下只感染人和黑猩猩。

特殊性原则是指利用不同种系实验动物机体存在的特殊构造或某些特殊反应来选择解剖、生理特点符合实验目的和要求的动物。恰当地使用具有某些解剖生理特点的实验动物，能大大地减少实验准备方面的麻烦，降低操作难度。

标准化原则是指动物实验中选择和使用与研究内容相匹配的标准化实验动物。选用经遗传学、微生物学、环境及营养控制的标准化实验动物，排除微生物及潜在疾病对实验结果的影响，排除因遗传污染而造成的个体差异。

规格化原则是指选择与实验要求一致的动物规格。由于不同动物对外界刺激的反应存在个体差异，选择时除了注意动物的种类及品系以外，还应考虑到动物的年龄、体重、性别、生理及健康状况等要求。

经济性原则是指尽量选用容易获得、价格低和饲养经济的动物。在不影响整个实验质量的前提下，尽量做到方法简便和降低成本。虽然灵长类动物与人最近似，复制的疾病模型相似性好，但其稀少昂贵，即使猕猴也不可多得，更不用说猩猩、长臂猿。

（三）受试物的处理原则

由动物实验将受试物的毒性外推到人时，应遵循高剂量暴露原则和安全系数原则。

实验动物必须暴露于高剂量的受试物，这是发现对人潜在危害必需的和可靠的方法。此原则是根据质反应的概念，随剂量或暴露增加，群体中效应发生率增加。在食品毒理学实验中，一般要设 3 个或 3 个以上剂量组，以观察剂量-反应（效应）关系，确定受试化学物引起毒效应及其毒性参数。毒性实验的设计并不是为了证明化学物的安全性，而是为了表征化学物可能产生的毒作用，仅检测受试化学物在人的暴露剂量是否引起毒效应是不够的。当引起毒效应的最低剂量（LOAEL）与人的暴露剂量接近时，说明该化学物不安全。当该剂量与人的暴露剂量有很大的距离（几十倍、几百倍或以上）时，才认为具有一定安全性。此距离越大，安全性越高。因此，在食品毒理学实验中，对相对较少的实验动物必须以较高剂量进行实验，然后根据毒理学原则外推估计低剂量暴露的危险性。

鉴于动物与人的种属和个体之间的生物学差异，一般采用安全系数法，以确保对人的安全性。安全系数通常为 100 倍，但可根据受试物的理化性质、毒性大小、代谢特点、接触的人群范围和人的可能摄入量，食品中的使用量及使用范围等因素，综合考虑增大或减小安全系数。

三、食品毒理学实验的局限性

虽然整体动物，尤其是哺乳类动物与人体在解剖、生理、生化、能量和物质代谢方面比较接近，但是人类运用现有的定量构效关系（quantitative structure activity relationships，QSAR）知识把动物实验结果外推于人仍具有一定的不确定性。

1. 实验动物模型和人类疾病模型存在差异

设计复制人类疾病动物模型，应尽量考虑今后的临床应用和易于控制其疾病的发展过程，以便于开展工作研究。为了尽量做到与人类疾病相似，首先要注意动物的选择，其次还要在实践中对建模方法不断改进。例如，在动物上无效的药物不等于临床无效，反之亦然；雌激素能终止大鼠和小鼠的早期妊娠，但不能终止人的妊娠，因此选用雌激素复制大鼠和小鼠的终止早期妊娠动物模型是不适用的；用大鼠和小鼠筛选带有雌激素活性的避孕药物时也会带来错误的结论。

2. 动物模型标准化与人类疾病复杂性的差异

实验动物均是标准化的动物，在实验过程中严格控制实验条件，排除了其他因素的影响，但是人类疾病比较复杂，患者的年龄、性别、体重、体质、遗传，甚至社会因素都会影响疾病的发生发展，有时一个人可能同时患有两种或两种以上的疾病，就进一步增加了疾病的复杂性。

3. 动物实验剂量与人群实际接触剂量的差异

在食品毒理学实验中，为了寻求毒作用的靶器官，并能在相对少量的动物上得到剂量-反应或剂量-效应关系，往往选用较大的染毒剂量，这一剂量通常要比人实际接触的剂量大得多。有些化学物在高剂量和低剂量的毒作用规律不一致，如高剂量往往能诱导更多的酶、生理变化及与剂量有关的病理学变化，而在正常剂量或低剂量时，代谢途径往往不能发挥作用，因此不会产生在高剂量时所产生的不良作用。大剂量下出现的反应有可能是由于化学物在体内超过了机体的代谢能力，这就存在高剂量向低剂量外推的不确定性。

4. 剂量反应外推至人产生差异

人体与动物对外源化学物反应敏感性不同，即使在食品毒理学实验中采用两种或两种以上的动物，要完全避免物种差异也是不可能的；而且实验动物不能述说主观感觉的毒效应，如疼痛、腹胀、头昏、眼花、耳鸣等，这些毒效应就难以在动物实验中发现。另外，食品毒理学实验所用动物数量有限，那些发生率较低的毒性反应，在少量动物实验中难以发现，但一旦外源化学物在食品中出现，接触人群会很大，这就存在小数量动物实验结果外推到大量人群的不确定性。

以上这些因素都构成了食品毒理学动物实验结果向人群安全性评价外推时的不确定因素。

第二节　食品毒理学研究中常用实验动物的选择

实验动物是指经人工饲育，对其携带的微生物、寄生虫实行控制，遗传背景明确或者来源清楚，用于科学研究、教学、生产和检定及其他科学实验的动物。动物实验即以实验动物为材料，采用各种手段和方法在实验动物身上进行实验，研究实验过程中的动物反应、表现及其机理、发展规律，以探讨生命科学的疑难问题。

（一）实验动物物种的选择

实验动物种类繁多，因而实验动物的选择是一个复杂的问题，不同的实验有不同的目的、要求，而各种动物又有各自的生物学特性和解剖生理特征，因而不能随便选一种动物进行某项实验研究。每项科学实验都有其最适合的实验动物，如果选择得当，则可节约人力、物力和财力，以最小代价最大限度地获得可靠的实验结果。

在食品毒理学研究中，常用的实验动物物种有大鼠、小鼠、豚鼠、兔、狗，其他可能用到的实验动物有地鼠、猕猴、小型猪、鸡等，其中大鼠、小鼠、豚鼠和地鼠为啮齿目动物。常见实验动物物种的生物学特性和选择应用如表 6.1 所示。

表 6.1　常见实验动物物种的生物学特性和选择应用

序号	动物	行为特点	生理特点	实验应用
1	小鼠	性情温顺，胆小怕惊，对环境反应敏感，喜居于光线暗的安静环境，具有社会群居性	体型小，成年鼠体重 30～45g，体长小于 15.5cm，健康小鼠被毛光滑紧贴体表，四肢匀称，眼睛亮而有神，最适生长温度为 20～25℃	毒理学研究、肿瘤学研究、遗传学研究、遗传工程研究、老年病学研究、免疫学研究

续表

序号	动物	行为特点	生理特点	实验应用
2	大鼠	昼伏夜行性动物，喜安静环境，喜欢啃咬，性情温顺，抗病力强，嗅觉灵敏，对噪声敏感，对饲养环境中温度要求严格，汗腺不发达，无胆囊，肝脏再生能力强，不能呕吐，因此不能用于催吐实验	生长快，繁殖力强，成年鼠体重 250～600g，寿命为 2～3a，妊娠期为 19～23d，平均窝产仔 6～14 只，新生鼠周身无体毛，体重为 5.5～10g	药理学和毒理学研究、营养学研究、生理学研究、肿瘤研究、遗传学及遗传疾病研究、感染性疾病研究、口腔医学研究、心血管疾病研究、肝脏外科研究
3	豚鼠	草食性动物，胃壁薄，盲肠特别膨大，食量大，对变质的饲料敏感；喜活动，爱群居；胆小、温顺，对外界刺激极为敏感	寿命一般为 4～5a，性成熟早，雌鼠 30～45 日龄，雄鼠 70 日龄，一般产仔 3～4 只，新生仔体重约 80g，生长发育快	毒理学研究，免疫学、传染病研究，药物学、营养学研究
4	地鼠	昼伏夜行，运动时腹部着地，行动不灵敏，好斗，雌鼠比雄鼠大而凶猛；具有很强的储食习惯，可将食物储存于颊囊内；嗜睡，室温低时易出现冬眠	生殖周期短，妊娠期为 16d，雌鼠 1 个月可性成熟，雄鼠 2.5 月龄可交配，成鼠体重 100～120g，每年可产 5～7 胎，每胎产仔约 7 只，最适温度为 20～25℃	肿瘤学移植、筛选、诱发和治疗研究，生殖生理研究，糖尿病研究，传染病学研究
5	兔	听觉、嗅觉敏锐，胆小怕惊，家兔喜干怕热，温度过高时可引起母兔减食、流产、拒绝哺乳。昼伏夜出，白天易进入睡眠状态，有食粪特性	恒温动物，正常体温为 38.5～39.5℃，具有季节性换毛和年龄性换毛现象；不同品种的兔性成熟年龄有差异。家兔为双子宫动物，妊娠期为 30～33d，产仔数为 4～10 只，哺乳期 40～45d	毒理学研究、微生物学研究和兽用生物制品的制备、免疫学研究、心血管和肺心病的研究、生殖生理和避孕药的研究、眼科的研究、皮肤反应实验、胆固醇和动脉粥样硬化症的研究
6	狗	肉食性动物，嗅觉灵敏，视力较差，具有合群欺弱的特点	具有 4 种神经类型：多血质、黏液质、胆汁质、忧郁质；性成熟为 280～400d，每胎产仔 2～8 只	毒理学、药理学实验，实验外科学研究，基础医学研究，慢性病实验研究
7	鸡	白天听力灵敏，视力敏锐，极易惊恐，没有汗腺，通过呼吸散热，具有群居性，不同群体一般不会出现斗殴现象	消化系统由口、咽、食管、嗉囊、胃、小肠、大肠和泄殖腔以及唾液腺、肝、胰等器官组成，成熟年龄为 4～6 个月，鸡蛋的孵化期为 21d	疫苗生产和鉴定，药物评价，传染病研究，激素代谢研究，作为高脂血症、动脉粥样硬化的动物模型，营养学研究皮肤烧伤的研究，肿瘤研究，免疫学研究，心血管病研究，营养学研究，遗传疾病研究等
8	小型猪	杂食动物，消化快，能消化大量饲料，性格温顺，易于调教，喜群居，嗅觉灵敏，心血管系统、消化系统、皮肤、营养需要、骨骼发育及矿物质代谢等都与人类相似	寿命长达 27a，平均 16a，性成熟雌性为 4～8 月龄，雄性为 6～10 月龄，妊娠期 114d	

（二）实验动物品系的选择

在实验动物学中把基因高度纯合的动物称为品系动物。作为一个品系，应具备以下条件：相似的外貌特征；独特的生物学特性；稳定的遗传性能；具有共同遗传来源和一定的遗传结构。不同品系实验动物对外源化学物毒性反应有差别，所以食品毒理学研究要选择适宜的品系，对某种外源化学物毒理学系列研究中应固定使用同一品系动物，以求研究结果的稳定性。

常见实验动物品系及应用如下。

1. 近交系动物

近交系经至少连续 20 代的全同胞兄妹交配培育而成，品系内所有个体都可追溯到起源于第 20 代或以后代数的一对共同祖先。经连续 20 代以上亲代与子代交配与全同胞兄妹交配有等同效果。常见近交系动物，如小鼠有津白 I、津白 II、615，DBA/1 和 DBA/2，BALB/C，C3H，C57B/6J，A 和 A/He 等。

近交系动物与封闭群相比，个体之间极为一致，对实验反应一致，实际数据标准差较小，因此在实验中实验组和对照组都只需少量的动物。

由于近交，隐形基因纯和性状得以暴露，可以获得大量先天性畸形及先天性疾病的动物模型，如糖尿病、高血压等。这些动物家系取材方便，是进行基因连锁分析、遗传学、生理学和胚胎生物学研究的理想实验材料。

2. 封闭群动物

封闭群动物属不同基因型动物，又称远交群，是指以非近亲方式进行繁殖生产的一个实验动物群体，在不从其外部引入新个体的条件下，至少连续繁殖 4 代。常见封闭群动物有昆明种小鼠、NIH 小鼠、LACA 小鼠、F344 大鼠、Wistar 大鼠、SD 大鼠、青紫兰兔、新西兰兔等。

封闭群动物的遗传组成具有很高的杂合性，因此在遗传中可作为选择实验的基础群体，用于某些遗传性状的研究。同时封闭群可携带大量的隐性有害突变基因，可用于估计群体对自发或诱发突变的遗传负荷能力。封闭群具有类似于人类遗传异质性的遗传组成，因此在人类遗传学研究、药物筛选和毒性实验等方面起着不可替代的作用。封闭群具有较强的繁殖力和生活力，加之饲养繁殖无须详细记录谱系，容易生产，成本低，可大量供应，因而广泛应用于预实验、教学和一般实验中。

3. F1 代动物

F1 代动物又称杂交群动物，是指两个不同近交系之间进行有计划的交配，杂交所产生的第一代动物，是具有两亲本遗传特性或产生新的遗传特性的动物群。F1 代动物的遗传组成均等地来自两个近交品系，属于遗传均一且表现型相同的动物。

F1 代动物有许多优点，在某些方面比近交系更适用于科学研究。①遗传和表型上的一致性。就某些生物学的特性而言，F1 代动物比近交系动物具有更高的一致性，不容易受环境因素变化的影响，广泛适用于营养、药物、病原和激素的生物评价。②杂交优势。F1 代动物具有较强的生命力，对疾病的抵抗力强，寿命较长，容易饲养，适用于携带保存某些有害基因和长时间的慢性致死实验，也可以作为代乳动物以及卵、胚胎和卵巢移植的受体。③具有同基因性。F1 代动物虽然具有杂合的遗传组成，但其可接受同系不同个体乃至两个亲本系的细胞、组织、器官和肿瘤的移植，适用于免疫学和发育生物学等领域的研究。

4. 突变系动物

突变系动物是带有突变基因的品系动物。人们把具有突变基因的动物称为突变动物，将这些突变动物按照科学研究的要求进行定向培育，使育成的动物符合实验要求，称其为突变系动物。

常用的突变系动物有裸小鼠和裸大鼠。常用的应用研究有以下 3 方面。①肿瘤学的研究。人类肿瘤学的裸鼠移植可以建立裸鼠移植瘤，从而开展肿瘤基础和临床各种重要课题的研究。②微生物和免疫学方面的研究。裸鼠由于功能性 T 淋巴细胞缺损，免疫机能低下，是研究病毒、细菌感染机理的极好模型。③医学上的研究。裸鼠已广泛应用于基础医学研究，目前临床医学研究也开始应用裸鼠。

(三) 对实验动物微生物控制的选择

实验动物微生物、寄生虫质量控制主要包括对实验动物细菌、病毒、真菌和寄生虫的质量控制。不同微生物、寄生虫对动物实验的影响主要体现在以下几个方面。

1. 人畜共患病病原

人畜共患病病原不仅可引起实验动物的严重疾病，而且也是人类的重要致病病原，应坚决予以排除，以确保饲养人员和动物实验人员的健康和安全。

2. 影响动物健康的烈性传染病病原

影响动物健康的烈性传染病病原虽然不会引起人员发病，但可严重影响动物群体健康，使实验研究中断，造成人力、物力、财力的巨大浪费。

3. 影响和干扰实验的病原

某些微生物、寄生虫存在可能会干扰实验结果，影响其生理参数和实验的重复性，包括组织病理学改变、免疫学参数和血液生化指标的变化等，这些变化又将对动物实验结果产生不同程度的影响。

4. 潜在感染或条件致病病原

潜在感染或条件致病病原可使动物机体发生各种变化，或导致体内菌丛失衡，进而引发显性疾病，使实验动物机体发生病变或导致死亡。

参照国际实验动物微生物、寄生虫质量控制要求，结合我国的实际情况，根据中华人民共和国国家质量监督检验检疫总局颁布的国家标准《实验动物　微生物学等级及监测》（GB 14922.2—2011）和《实验动物　寄生虫学等级及监测》（GB 14922.1—2001）的规定，将实验动物按微生物、寄生虫控制程度，划分为以下等级。

(1) 普通动物（conventional animal，CVA）：不携带所规定的人畜共患病病原和动物烈性传染病病原的动物。这些病原包括微生物、寄生虫。

（2）清洁动物（clean animal，CLA）：除普通动物应排除的病原外，不携带对动物危害大和对科学研究干扰大的病原的动物。这些病原包括微生物、寄生虫。

（3）无特定病原体动物（specific pathogen free animal，SPF）：除普通动物、清洁动物应排除的病原外，不携带主要潜在感染或条件致病和对科学实验干扰大的病原的动物。这些病原包括微生物、寄生虫。

（4）无菌动物（germ free animal，GFA）：无可检出的一切生命体的动物。

（四）实验动物个体选择

1. 性别

不同性别动物对同一药物的敏感性差异很大，且对各种刺激的反应也不同。例如，激肽释放酶能增加雄性大鼠血清中蛋白结合碘，减少胆固醇，然而对雌性大鼠，它不能使碘增加，而使之减少；给予5～6月龄的雄性大鼠麦角新碱，可起到镇痛效果，如给雌性大鼠，则没有镇痛效果。有文献报道称，在149种外源化学物中雌雄敏感性比值小鼠平均为0.92，大鼠为0.88，这种差别表现在实验动物性发育成熟开始，直至老年期。可见雌雄两性动物的性激素性质和水平是关键因素，一般情况下雄性动物体内微粒体细胞色素P450酶系活性大于雌性动物，所以经该酶系降解解毒的外源化学物对雌性动物表现的毒性大，然而经该酶活化增毒的外源化学物却相反。

如果已知不同性别的动物对受试物敏感性不同，应选择敏感的性别。如对性别差异不清楚，则应选用雌雄两种性别。实验中若发现存在性别差异，则应将不同性别动物的实验结果分别进行统计分析。

在遗传毒理学体内实验中，对性别的选择有以下几种意见。

（1）对单个物种应用两种性别。

（2）对单个物种应用两种性别，除非已在一个性别得到阳性反应，则不必对另一种性别进行实验。

（3）对单个物种应用两种性别，除非经毒代动力学研究证明受试物（和其代谢产物）在雄性和雌性无差别和（或）在确定剂量的预实验中有相等毒性。此假定在非遗传毒性与遗传毒性之间有相关。

（4）对单个物种常规用一种性别（雄性或雌性），除非预期/证明存在性别差异。由于历史的原因，UDS[①]体内/体外实验常规用雄性大鼠。

一般来说，对于初次实验的受试物，应该采用两种性别。对大鼠和小鼠各一种性别进行实验可能比单个物种两种性别提供更好的危害鉴定，但这需要更多的资料来证明。

2. 年龄和体重

动物的解剖生理特征和反应性随年龄变化而有明显的变换。在一般情况下，幼年动物比成年动物对实验更为敏感。如用乳鼠做实验，其敏感性要比成年鼠高，这可能与集体发

---

① UDS 即 unscheduled DNA synthesis，指哺乳动物肝细胞程序外 DNA 合成。

育不健全有关，但过于敏感易导致与成年动物的实验结果不同，所以幼年动物不能全部取代成年动物用于实验。对于老龄动物，其代谢功能低下，反应不灵敏，除非特别需要，一般不将老龄动物用于实验。因此，一般情况下，动物实验设计应选成年动物进行。慢性实验，观察时间较长，可选年幼、体重较小的动物做实验。研究性激素对机体影响的实验，一定要用幼年或新生的动物。制备糖尿病模型和进行一些老年医学研究应选用老龄动物。

对毒物反应的年龄差异，可能与解毒酶活性有关。胎儿时缺乏这些酶，故对毒物很敏感。新生儿约在出生后 8 周内解毒酶才达到成人水平。大鼠的葡萄糖醛酸转换酶，约在出生后 30d 才达到成年水平。兔出生 2 周后，肝脏开始有解毒活性，3 周后活性更高，4 周后已与成年接近，而且对毒物的毒性反应随年龄的变化而变化。

3. 生理状态

动物的生理状态如妊娠、哺乳时，对外界环境因素的反应性与非妊娠、非哺乳的动物有较大差异。因此，在一般实验研究中不宜采用这种动物。如果研究外源化学物对妊娠及产后的影响，则必须选用这类动物，大鼠及小鼠是最适合用的实验动物。

动物所处的功能状态不同也常影响对外源化学物的反应。动物在体温升高的情况下对解热药比较敏感，而体温不高时对解热药就不敏感；在血压高时对降压药比较敏感，而在血压低时对降压药敏感性就差，有可能对升压药比较敏感。

4. 健康状况

正常情况下，健康动物对外源化学物的耐受量比非健康的动物大，所以患病动物比较容易死于中毒。营养条件差的家兔不易成功复制动脉粥样硬化动物模型。狗若采食量不足，体重会减轻 10%～20%，麻醉时，麻醉时间会显著延长。狗若饥饿、创伤等，则有可能在正式实验开始前出现休克。动物的发热一般可使代谢率增加 7%左右，体温同样会升高。维生素 C 缺乏的豚鼠对麻醉药很敏感。

健康动物对各种刺激的耐受性一般比患病的动物大，实验结果稳定，因此一定要选用健康动物进行实验。为确保选择健康动物，一般在实验前观察 5～7d。对于大鼠和狗的亚慢性和慢性实验，可在实验前采血进行血液学和血液生化学检查，异常的动物应剔除；对狗应常规驱除肠道寄生虫。

合理的全营养饲料对维持实验动物健康和正常的生理活动是至关重要的。高温与低温时外源化学物的毒性一般比常温为高。气温升高而毒性增大，这种毒性变化可能是由于温度影响了毒物动力学。高温、高湿环境共存时，更易于外源化学物经皮肤吸收。

第三节 食品毒理学实验设计

一、食品毒理学体内实验设计

体内实验也称为整体动物实验，可严格控制接触条件，测定多种类型的毒作用。检测外源化学物的一般毒性，多在整体动物进行，如急性毒性实验、亚急性毒性实验、亚慢性毒性实验和慢性毒性实验等。

（一）剂量分组

在食品毒理学实验中，最重要的就是研究剂量-反应（效应）关系，也就是当外源化学物染毒剂量增加时，实验动物的毒性反应（效应）随之而增强。剂量-反应（效应）关系的存在是确定外源化学物与有害作用的因果关系的重要依据，也可证明实验结果的可靠性。因此，在食品毒理学实验中，一般至少要设 3 个剂量组（即高剂量组、中剂量组、低剂量组），以得到满意的剂量-反应（效应）关系。

一般要求，高剂量组应出现明确的有害作用，或者高剂量组剂量已达到染毒的极限剂量（如大鼠或小鼠灌胃或注射的最大容量）。低剂量组应不出现任何可观察到的有害作用（即相当于 NOAEL），但低剂量组剂量应当高于人可能的接触剂量，至少等于人可能的接触剂量。中剂量组的剂量介于高剂量组和低剂量组之间，应出现轻微的毒性效应（即相当于 LOAEL）。高、中、低剂量组剂量一般按等比例计算，剂量间距应为 2，低剂量组剂量一般为高剂量组剂量的 $1/20 \sim 1/10$。

急性毒性实验分组和剂量选择见下一章。亚慢性毒性实验的高剂量应该用急性毒性 LD_{50} 的某个分数或 LD_{01}。在长期或致癌实验，最高剂量选择为由亚慢性毒性实验确定的最大耐受剂量（MTD），毒动学或代谢资料可能有助于决定剂量，特别是有受试物或其代谢产物的蓄积或有剂量依赖性解毒改变的证据。有人认为，在新药安全性评价中，实验期限等于或小于 14d，限度剂量为 $2g/(kg \cdot d)$；如大于 14d，限度剂量为 $1g/(kg \cdot d)$。在无毒性情况下，对限度剂量的例外是基于该途径的最大染毒容量。

食品毒理学实验常用的对照有 4 种。

（1）未处理对照组（以前又称空白对照组）。即对照组不施加任何处理因素，不给受试物也不给以相应的操作。未处理对照组往往用于遗传毒理学实验中，确定指示生物的生物学特征的本底值，进行质量控制。

（2）阴性（溶剂/赋形剂）对照。不给处理因素但给以必需的实验因素（溶剂/赋形剂），以排除此实验因素（溶剂/赋形剂）的影响，阴性对照作为与剂量组比较的基础。没有阴性对照组就不能说明受试物染毒与有害作用之间的关系。例如，在实验中，染毒各剂量组实验动物出现某些异常，甚至死亡；如果阴性对照组没有发现异常，我们可以认为此种异常和死亡是由于受试物的毒作用；如果阴性对照组也出现同样的异常和死亡，则应考虑是由于实验动物患某种传染病或其他非实验因素，必须重新进行实验。

（3）阳性对照。即用已知的阳性物（如致突变物）检测实验体系的有效性。阳性对照组最好与受试物用相同的溶剂、染毒途径及采样时间。在遗传毒理学实验、致畸实验和致癌实验中都使用了阳性对照组，阳性对照组是用已知的致突变物、致畸物或致癌物染毒，应该得到肯定的阳性结果（即致突变性、致畸性或致癌性）。这是由于这些实验，特别是遗传毒理学实验的变异较大，为了进行质量控制而设置阳性对照组。当同时进行的阴性（溶剂/赋形剂）对照组不能得到阴性结果，阳性对照组不能得到阳性结果时，说明此次实验质量有问题，全部数据无效，必须重新实验。在遗传毒理学实验中，阳性对照与受试物应该用同样的途径和溶剂/赋形剂，但如有困难，则不同的染毒途径、不同的溶剂/赋形剂也可以接受。

（4）历史性对照。即由本实验室过去多次实验的对照组数据组成。上述 3 种对照都可构成相应的历史对照。历史对照的最好用途是通过同质性检验检查实验体系的稳定性，即进行实验室质量控制和保证。由于实验毒理学的各种参数至今尚没有公认的参考值，因此历史性对照均值及其范围在评价研究结果时尤为重要。

以上所述适用于大多数的毒理学体内实验。在急性毒性实验测定 LD_{50} 或 LC_{50} 时，剂量组数根据选用的设计和统计学方法而定，可以是 4 组，也可以是 5～7 组。根据预实验结果，希望所设计的中间剂量组的剂量与最后得到的 LD_{50}（LC_{50}）接近。由于急性毒性实验的观察指标是死亡，并伴有严重的中毒症状，对于有经验的实验者可以不设阴性对照组。当然，如果使用了一种不常用的溶剂或者要测定某种其他的参数，如 MTD、急性 LOAEL 和 NOAEL，则需要设置阴性对照组。

（二）实验动物

根据实验目的要求及处理因素的特点选择不同的实验动物种类、品种或品系。一般根据以下原则进行选择。

（1）选择结构、机能、代谢及疾病特点与人类相似的实验动物。

（2）选择与实验设计、技术条件、实验方法等相适应的标准化的实验动物。

（3）选择干扰因素少、对实验处理敏感的实验动物。

（4）选择在结构、机能上存在某种特殊差异的实验动物。

（5）选择最易获得、最经济、最易饲养管理的实验动物。

此外，还应根据统计学原理确定每组实验动物的数量。

（三）实验期限

某些实验（如致畸实验和多代生殖实验）的实验期限是由受试实验动物物种或品系而决定的。其他毒性实验的期限在某种程度上由定义所决定。例如，急性毒性是一次或 1d 内多次染毒观察 14d；亚慢性毒性实验规定为染毒持续至实验动物寿命的 10%，对大鼠和小鼠为 90d，对狗应为 1a；慢性毒性实验/致癌实验一般规定为持续至实验动物寿命的大部分。慢性毒性实验又可分为两类，即规定实验期限的实验，或直到最敏感的组死亡率达到某一水平（通常为 80%）的实验。

（四）处理因素

每项动物实验可以有一种或多种处理因素，每种处理因素也可以有不同的水平及等级，如温度高低、时间长短、药物浓度高低等。确定处理因素要注意区别处理因素和非处理因素，非处理因素必须标准化，处理因素不宜设得过多。

（五）实验效应

实验效应是通过一定的指标反映出来的。因此，要认真考虑对实验效应指标的选择和观察。实验效应指标的选择应当按照客观性、合理性、灵敏性及精确性等原则进行。指标的观察要避免偏性，通常采用盲法观察。

二、食品毒理学体外实验设计

体外毒性实验利用游离器官、培养的细胞或细胞器、生物模拟系统进行毒理学研究，多用于外源化学物对机体急性毒作用的初步筛检、作用机理和代谢转化过程的深入观察研究。

（一）测定受试物溶解性

应该测定受试物在实验介质中的溶解性。已注意到在实验系统暴露期内，受试物的溶解性可能改变，因为存在细胞、体外活化系统 S9、血清等。因此，在实验开始和结束时评价溶解性是有意义的。溶解性限度就是出现沉淀的最低浓度。

（二）体外实验中最高浓度的确定

体外实验中受试物的最高浓度主要取决于受试物对细菌/细胞的毒性和溶解度。对易溶解的无毒化合物，细菌实验应达到的高浓度为 5mg/皿，哺乳动物细胞实验为 5mg/mL 或 10mmol/L（选用较低者）。

在遗传毒性体外实验中，某些遗传毒性致癌剂无法被检出，除非检测浓度达到可致一定程度的细胞活性损伤时才能观测到其遗传毒性；但浓度过高往往难以对相应的遗传终点做恰当的评价。当哺乳类动物细胞存活率很低时，一些遗传毒性以外的作用机理会导致假阳性结果，这些结果其实与细胞毒性（如与细胞凋亡、溶酶体释放核酸内切酶等有关的结果）有关，并不是由遗传毒性所致。一旦达到毒性化合物的阈浓度，这种情况就可能发生。

鉴于以上情况，在体外细菌和哺乳类动物细胞实验中，目前可接受以下细胞毒性水平。

（1）在细菌回复突变实验中，最高浓度应能显示明显的毒性，如回复突变数减少、背景菌斑减少或消失。

（2）哺乳动物细胞体外遗传毒性实验中，毒性水平应高于 50% 细胞抑制率或细胞融合率，对培养的淋巴细胞，有丝分裂指数抑制率应高于 50%。

（3）哺乳动物细胞体外基因突变实验中，理想的最高浓度应能产生至少 80% 毒性（即存活率不大于 20%）。可通过评价平板接种效率或相对总生长率测定毒性。对于细胞存活率低于 10% 的阳性结果，应谨慎对待。

在用细菌和哺乳动物细胞遗传毒性实验检测某些受试物时，在不溶解的浓度范围内也能检测出剂量相关性的遗传毒性，这往往与剂量相关的毒性有关。这可能是培养基中的血清或 S9 混合液成分增加了沉淀物的溶解性，也可能是细胞膜脂质层易化了细胞对脂溶性物质的吸收。此外，某些类型的哺乳类动物细胞具有内吞噬作用（如中国仓鼠 V79、CHO 和 CHL 细胞），能摄取固态颗粒，随后将其分散于胞浆中。某些不溶性化合物也可能含有可溶性的遗传毒性杂质，并且许多不溶性化学物是以混悬液或颗粒状给予人体的。但是沉淀物可能干扰结果的观察，并使暴露的程度难以控制，或使受试物无法进入细胞与 DNA 发生作用。

建议采用以下策略检测相对不溶的化合物，该建议仅针对培养基中的受试物。

（1）若未观察到细胞毒性，应以产生沉淀的最低浓度作为最高浓度，但细菌实验不超过 5mg/皿，哺乳动物细胞不超过 5mg/mL 或 10mmol/L。

（2）若观察到浓度相关性的细胞毒性或诱变性，则不管溶解度如何，都应按上述要求确定最高浓度，这要求检测多个产生沉淀的浓度（不超过上述水平）。若沉淀量影响到结果观察，则无法达到所要求细胞毒性的剂量水平。在给药处理开始前和结束时，均应用肉眼确定沉淀量。

（三）体外实验的标准规程

体外实验应关注重现性。一般来说，体外实验应进行重复实验。但是，当采用标准的、已广泛应用的常规体外实验方法时，若这些实验经过了充分验证且进行了有效的内部质量控制，诸如以下情况，则可不必进行重复实验。

例如，对细菌和哺乳动物基因突变实验，进行了规范的范围确定实验，其可提供足够的数据以保证实验方法的正确性；对体外染色体损伤的细胞遗传学实验和小鼠淋巴瘤细胞 TK 基因突变实验，采用了合适的、规范的方法，如包括有阳性和阴性对照、加和不加代谢活化的实验、处理时间及采样时间合适等。在进行这些实验后，若得到明确的阳性或阴性结果，一般可不需要进行其他确证性实验；但若得到可疑结果，则需要进一步实验。

第四节 实验动物的染毒和处置

一、动物实验前的准备

（一）动物实验室的准备

动物实验室的准备应根据实验目的、实验规模、动物实验周期等来确定。实验室面积取决于动物种类、数量和饲养时间，并利于室内温度、湿度、氨浓度等环境条件的控制。应根据计划使用的动物等级选择相应的标准动物实验室，做好彻底的清洗和消毒。

实验过程中应按设计要求和饲养操作规程进行饲养管理，定时定量加水加料，定期更换笼盒与垫料，每笼盒动物饲养数要适当，垫料、饮水、饲料、笼具、实验仪器等按要求消毒灭菌，并控制好室内环境条件。自然死亡或实验处死的动物，根据需要做完尸体解剖检查后，妥善处理，禁止将动物尸体随便丢弃。

（二）实验动物的购入

从具有相应的实验动物生产许可证的实验动物单位订购所需的实验动物。购入时，应要求供应单位提供实验动物相应的质量合格证，并索取动物的遗传背景、微生物背景、动物年龄、体重、营养情况等。购入动物回本单位后，不能直接进入动物实验室，必须先在检疫区验收和检疫。验收确认动物是否与订购要求一致，发现并剔除异常动物。有条件时应进行病原学检测。检查验收时将雌雄动物分开，一般应进行 5～7d 的检疫观察期。观察期结束，将实验动物按实验设计的要求进行标记和分组。实验动物分组的原则要求所有的动物分配到各剂量组和对照组的机会均等，避免主观选择倾向，减少偏差，以保证结果的准确可靠。正确的分组方法是随机分组。实验动物按性别、体重顺序编号，然后利用统计学的随机数字表，按完全随机分组法或配伍组随机分组法，将实验动物分配到各剂量组和对照组。然后应计算各组实验动物体重的均值和标准差，必要时可将实验动物适当调组，使各组实验动物体重均值的差别不超过允许范围。

二、受试物和样品的准备

应了解受试物的纯度及杂质成分、化学结构和理化性质，特别是其挥发性和溶解性。查阅文献，检索与受试物化学结构和理化性质相似的化合物的毒性资料，以作参考。对各个毒理学实验应该用同一种、同一批号受试物。受试物成分和配方必须固定。如是异构体混合物，异构体比例必须固定。活性成分的含量和可检测的杂质的浓度也应固定。应对受试物在储存期内的稳定性和在饲料中的稳定性进行研究并报告。受试物应一次备齐全部实验的用量。

$$所需受试物总量＝(A×B×C×D)×1.2$$

式中，A——每组动物数；

B——各处理组的剂量和（如 0.1mg/kg＋0.3mg/kg＋1.0mg/kg＝1.4mg/kg）；

C——染毒次数（通常为 d）；

D——动物的平均体重；

1.2——安全因子，包含损耗量。

染毒前根据染毒途径的不同，应将受试物制备成一定的剂型。常用的是制备成水溶液、油溶液或混悬液。对溶剂和助溶剂的要求是，所用的溶剂或助溶剂应该是无毒的，与受试物不起反应，在溶液中稳定。对水溶性受试物，体内实验的适当溶剂为水（经口染毒）和等渗盐水（胃肠道外染毒）。水不溶性受试物应溶于或悬浮于适当的有机溶剂中。天然植物油（如玉米油、橄榄油）可以用作为油溶液，其有两个缺点：①不可能保证得到成分完全一致的植物油；②植物油中抗氧化剂成分等可影响受试物毒性/遗传毒性。外源化学物安全性评价推荐混悬液赋形剂为 0.5％羧甲基纤维素钠或 10％阿拉伯树胶。受试物溶液应新鲜配制，除非已证明储存稳定。其他的剂型见"染毒途径"的介绍。

外源化学物常用溶剂稀释，一般讲浓溶液比稀溶液毒性大，但也有的外源化学物稀释之后毒性反而增加，即存在所谓"稀释毒性"，其原因尚不清楚。

准备染毒制剂时应注意的问题：在准备制剂时，加热受试物不应接近改变其化学性质或物理性质的温度；若受试物为固体，评价其对皮肤毒性时，应保持其形状和颗粒大小；多成分受试物（混合物）应按配方配制，使染毒制剂准确地反映原混合物（即其成分不应被选择性地悬浮或溶解）；制剂应保持化学稳定性和受试物的一致性；制剂应减少总实验容积，利用溶剂或赋形剂的量不应过多；制剂应易于准确染毒；若可能，制剂pH 值应为 5～9；不应使用酸或碱使受试物解离（基于保护动物的原因，并避免改变肠道或肾小管内的 pH 值）；若采用非胃肠道途径，终溶液应尽可能接近等渗。

各种染毒途径的最大容积，根据受试动物物种或制剂来确定。一般规定，染毒最大容积如下：经口 20mL/kg（对空腹动物）；经皮 2mL/kg（根据体表面积计算，限于染毒的准确性）；静脉注射 1mL/kg（5min 以上）；肌内注射 0.5mL/kg（一个部位）；每眼 0.01mL；直肠 0.5mL/kg；阴道，大鼠为 0.2mL，兔为 1mL；吸入 2mg/L；鼻，猴或狗每鼻孔 0.1mL。染毒的通常容积（最大容积）如下：大鼠灌胃为每 100g 体重 1.0（3.0）mL，静脉注射为每 100g 体重 0.5（3.0）mL；小鼠灌胃为每 20g 体重 0.2（1.0）mL，静脉注射为每 20g 体重 0.2（0.5）mL；狗灌胃为每 10kg 体重 50（100）mL，静脉注射为每 10kg 体重 30（50）mL。各种规范可能有不同的规定，应按规定进行。

三、染毒途径

食品毒理学实验中染毒途径的选择，应尽可能模拟人接触该受试物的方式。最常用染毒途径为经口、注射、经呼吸道和皮肤给药。不同途径的吸收速率，一般为静脉注射＞吸入＞肌内注射＞腹腔注射＞皮下注射＞经口＞皮内注射＞其他途径（如经皮等）。

（一）经口染毒

1. 口服法

口服法即把药物放入饲料或溶于饮水中让动物自动摄取。该法优点在于简单方便，缺点是不能保证剂量的准确性。

2. 喂服法

喂服法即实验者用左手从背部向头部夹紧动物，并用拇指和食指分别捏紧左、右口角处，让动物开口，右手（或助手）用镊子夹住药物送入舌根，关闭嘴唇，让其咽下。一般是将所需剂量的受试化学物装入胶囊内，强制动物咽下。该法适用于易挥发、易水解和有异味的化学物，兔、狗、猫可用此法。

3. 灌胃法

灌胃法即用灌胃器将受试物灌到动物胃内。该法剂量准确，但每天强制性操作和定时灌胃会对动物造成一定程度的机械性损伤和心理上的影响，要减少这些不良影响，必须充分掌握灌胃技术。

一般灌胃深度从口至剑突下，最好采用等容量灌胃法，即受试物配制成不同浓度，实验动物单位体重的灌胃容量相同。灌胃前，大鼠隔夜禁食，小鼠可禁食 4h（因小鼠消化吸收和代谢速度较快），均不停饮水。灌胃后 2～4h 提供饲料。经口多次染毒，一般不禁食，但应每日定时染毒。灌胃法的优点是剂量准确，缺点是工作量大，并有伤及食道或误入气管的可能。

（二）注射染毒

1. 皮内注射

局部去除被毛、消毒后，用左手将皮肤捏成皱襞，用皮试针头紧贴皮肤皮层刺入皮内，然后向上挑起并稍刺入，进针要浅。针头不能左右摆动时，即可注射药物，注射时可能会感到很大阻力。注射后可见皮肤表面鼓起一白色小丘，此小丘不会很快消失。

2. 皮下注射

注射时，用左手拇指和食指轻轻提起动物皮肤，右手持注射器，将注射针刺皮下，若针头容易摆动则证明针头已在皮下，推送药液，注射完后缓慢拔出注射针，稍微用手指按压片刻针刺部位，以防止药物外漏。皮下注射部位：小鼠选颈背部皮肤；大鼠选背部或侧下腹部；豚鼠选大腿内侧、背部或肩部等皮下脂肪少部位；兔选背部或耳根部；猫、狗选大腿外侧。

3. 肌内注射

肌内注射相比皮内和皮下注射用得较少，但当给动物注射不溶于水而混悬于油或其他溶剂中的受试物时，常采用肌内注射。动物肌内注射时，应选用肌肉发达、无大血管经过的部位。

4. 静脉注射

大、小鼠常采用尾静脉注射。大、小鼠尾静脉共有3根，一般常选用两侧的静脉进行注射；兔一般采用外耳缘静脉注射；狗多采用前肢背侧皮下静脉或后肢小隐静脉注射。

此外，还有腹腔注射、脑内注射和椎管内注射等多种注射方法。

（三）呼吸道染毒

1. 瓶式给药法

该法适用于大、小鼠。首先将大、小鼠放入具磨口瓶塞大口玻璃瓶内，然后在瓶中悬挂滤纸作为滴药装置。用移液管在滤纸上滴上受试物液，立即盖上玻璃瓶，并密封好，接触期间，细致观察动物反应情况。也可采用气体发生器，气体发生器与密封玻璃罩相连。

2. 柜式给药法

使用木制柜或铁柜均可，但必须严密无缝隙。该法适用于体积较大或数量较多的动物。

3. 特制流动式柜给药法

可采用机械通风装置，连续不断地向柜内送入受试物和新鲜空气，并排出等量的污染空气，形成一个稳定和动态平衡的给药环境。该法适用于大鼠、豚鼠、兔、猫等体积较大动物的低浓度受试物慢性中毒实验。

（四）皮肤染毒

为了鉴定受试物经皮肤的吸收作用、局部作用或致敏作用等，均需采用涂布皮肤方法染毒。经皮肤染毒的目的有两种：一种是经皮染毒毒性实验，如经皮 LD_{50} 测定常用大鼠，皮肤致癌实验常用小鼠；另一种是皮肤刺激和致敏实验，皮肤刺激实验常用兔和豚鼠，皮肤致敏实验用豚鼠。

实验前用机械法（剃毛）或化学法（硫化钠或硫化钡）脱毛。要求是不应损伤脱毛区的表皮，脱毛区面积不大于动物体表面积的 $10\%\sim15\%$。脱毛后 24h 涂抹一定量受试物，盖上一层塑料薄膜，再用无刺激性胶布固定，接触规定的时间。

四、实验动物处死及生物标本采集

（一）实验动物的处死方法

处死实验动物应采用安乐死法。安乐死是指实验动物在没有痛苦感觉的情况下死亡，因此要注意：不能影响实验检查结果；处死方法易于操作；尽可能缩短致死时间；确认动物是否处死，不能只看呼吸是否停止，还要看神经反射、肌肉松弛等状况；尽量避免动物惊恐、挣扎、叫喊；尽量减少动物的疼痛、痛苦；注意环保，避免污染环境，妥善处理尸体。

1. 颈椎脱臼法

颈椎脱臼法即将实验动物的颈椎脱臼，使其断离脊髓致死。操作时先将动物放在笼盖或粗糙台面上，左手用镊子或用左手拇指、食指用力往下按住头后部，右手抓住尾部，用力稍向后上方一拉，使其颈椎脱臼，造成脊髓与脑髓脱离，动物立即死亡。

2. 击打法

该法适用于较小动物，抓住动物尾部、提起，用力摔击其头部或用木锤打击头部，都可将动物处死。该法具有处死动物快、简单易行、效率高等优点，但可引起脑损伤、痉挛、鼻出血、颈部器官或肺内出血、个别内脏破裂等。

3. 断头法

断头法即用剪刀在动物颈部将其头剪掉，然后迅速将动物倒提放血，应避免血液流入气管。由于脑脊髓横断及大量失血，动物立即死亡。

4. 化学物质致死法

动物静脉内注入一定量氯化钾溶液或福尔马林溶液均可使动物致死，该法适用于各种动物。

除上述方法以外，实验动物处死方法还有空气栓塞法、急性大出血法、巴比妥类快速注射法、二氧化碳吸入法和破坏脑脊椎法等。

（二）生物标本采集方法

1. 血液采集

采血方法的选择，主要取决于实验目的、所需血量及动物种类。凡血量少的检验，可刺破组织取毛细血管的血。当需血量较多时，可作静脉采血。静脉采血时，若需反复多次，应自远心端开始。常见实验动物采血方法如表 6.2 所示。

表 6.2　常见实验动物采血方法

实验动物	采血方法
大、小鼠	尾部采血、眼眶后静脉丛采血、心脏采血、大血管采血、摘除眼球采血、断头采血
豚鼠	耳缘剪口采血、足背正中静脉采血、心脏采血
狗	前肢背侧皮下头静脉采血、后肢外侧小隐静脉采血、颈静脉采血、股动脉采血
猪	耳大静脉、心脏采血，眼眶静脉窦采血
羊	颈静脉采血，前、后肢皮下静脉取血
禽鸟类	翼下静脉取血
鱼类	腹大动脉采血、尾动脉采血

2. 尿液采集

尿液的采集方法较多，一般在实验前需给动物灌服一定量水。常见收集方法有代谢笼集尿法、膀胱导尿法、压迫膀胱法、穿刺膀胱法、输尿管插管法、膀胱插管法、剖部采尿法和反射排尿法等。

3. 骨髓采集

大动物骨髓采集法与人的骨髓采集法很相近，都是采取活体穿刺取骨髓的办法。采集骨髓是选择有造血功能的骨组织穿刺采集，一般取胸骨、肋骨、胫骨和股骨的骨髓。小动物因体型小，骨髓少，不易穿刺，一般采用处死后由胸骨或股骨采集骨髓的办法。

4. 腹腔脏器采集

可由膈处切断食管，由盆腔处切断直肠，将胃、肠、肝、胰、脾一起取出，分别检查，可按脾、胰、胃、肠、肾、肝、膀胱、生殖器的次序分别采出。

5. 胸腔脏器采集

用镊子夹住胸骨剑突，剪断横膈膜与胸骨的联结，然后提起胸骨，在靠近胸椎基部，剪断左右胸壁的肋骨，将整个胸壁取下。打开胸腔后，注意检查胸腔液的数量和性状，胸膜的色泽，有无出血、充血或粘连等。

6. 盆腔脏器采集

首先切离直肠与盆腔上壁的结缔组织，然后切离子宫与卵巢，接着由骨盆腔下壁切离膀胱颈、阴道及生殖器，最后将肛门、阴门做圆形切离，即可去除盆腔脏器。

7. 口腔器官采集

剥去下颌部皮肤，颈部气管、食管及腺体便清晰可见，用刀切断两下颌支内侧和舌边的肌肉，再用镊子夹住，拉出外面，将咽、喉、器官、食管及周围组织切离，直到胸腔入口处一并取出。

8. 颅腔器官采集

沿环枕关节横断颈部，使头颈分离，再去掉头盖骨，用镊子提起脑膜，用剪刀剪开，检查颅腔内液体数量、颜色和透明度。用镊子钝性剥离大脑与周围的联结，然后将大脑从颅腔内撬出。

第五节　食品毒理学研究中动物模型的制作和应用

人类疾病的动物模型是指各种医学科学研究中建立的具有人类疾病模拟表现的动物。食品毒理学研究中经常需要运用动物模型来观察分析外源化学物对相关疾病的影响与作用机理。人类疾病的发展十分复杂，以人本身作为实验对象来深入探讨疾病发生发展机理受到限制，借助于动物模型的间接研究，可以有意识地改变那些在自然条件下不可能或不易排除的因素，以便更准确地观察动物模型实验结果并与人类疾病进行比较研究，有助于开展相关食品功能评价及风险评估。

一、动物模型的分类

（一）按产生原因分类

1. 自发性动物模型

自发性动物模型是指实验动物未经任何有意识的人工处置，在自然情况下所发生的疾病，包括突变系的遗传疾病和近交系的肿瘤疾病模型。突变系遗传疾病很多，可分为代谢性疾病、分子疾病和特种蛋白质合成异常性疾病。突变系的遗传疾病模型有无胸腺裸鼠、肌肉萎缩症小鼠、肥胖症大鼠、无脾小鼠和青光眼兔等。它们为毒理学研究提供了许多有价值的动物模型。近交系的肿瘤疾病模型随实验动物种属、品系的不同，其肿瘤的发生类型和发病率有很大差异。目前所发现的种类有限，来源也比较困难。

2. 诱发性或实验性动物模型

诱发性或实验性动物模型是指研究者通过使用物理的、化学的和生物的致病因素作用于动物，对动物组织、器官或全身造成一定的损害，出现某些类似人类疾病时的功能、代谢或使动物患相应传染病，如用化学致癌剂、放射线、致癌病毒诱发动物肿瘤等。诱发性或实验性动物模型具有能在短时间内复制出大量疾病模型，并能严格控制各种条件，使复制出的疾病模型适合研究目的需要等特点，因而被近代生物医学研究所常用，特别是成为药物筛选研究工作的首选。但诱发性或实验性动物模型和自然产生的疾病模型在某些方面毕竟存在一定差异，因此在设计时要尽量克服其不足，发挥其特点。

3. 抗疾病型动物模型

抗疾病型动物模型是指特定的疾病不会在某种动物身上发生，从而可以用来探究为何这种动物对该疾病有天然的抵抗力。例如，哺乳动物均易感染血吸虫病，而居于洞庭湖流域的东方田鼠却不能复制血吸虫病，因而可用于血吸虫感染机理和抗病的研究。

4. 生物医学动物模型

生物医学动物模型是指利用健康动物的生物学特征来提供与人类疾病相似的疾病模型。例如，沙鼠缺乏完整的基底动脉环，左右大脑供血相对独立，是研究脑卒中的理想模型。但这类动物模型与人类疾病存在着一定的差异，研究人员应加以分析比较。

（二）按系统范围分类

1. 疾病的基本病理过程动物模型

疾病的基本病理过程动物模型是指各种疾病共同性的一些病理变化过程的模型。致病因素在一定条件下作用于动物，使动物组织、器官或全身造成一定病理损伤，出现各种功能、代谢和形成结构的变化，其中有些变化是各种疾病都可能发生的，不是某疾病所特有的，如发热、缺氧、水肿、炎症、休克、电解质紊乱等疾病的基本病理过程。

2. 各系统疾病动物模型

各系统疾病动物模型是指与人类各系统疾病相应的动物模型，如呼吸、消化、造血、泌尿、生殖、心血管、内分泌、神经、运动等系统疾病模型，还包括各种传染病、寄生虫病、地方病、维生素缺乏病、物理损伤性疾病、职业病和化学中毒性疾病的动物模型。

（三）按模型种类分类

疾病模型的种类包括整体动物、离体器官和组织、细胞株和数字模型。整体动物模型是常用的疾病模型，也是研究人类疾病的常用手段。

二、动物模型的设计原则

（一）相似性

最好能够找到与人类疾病相同的动物自发性疾病。例如，日本人找到的大白鼠原发性高血压就是研究人类原发性高血压的理想模型，老母猪自发性冠状动脉粥样硬化是研究人类冠心病的理想模型，等等。与人类完全相同的动物自发性疾病模型毕竟不可多得，往往需要人工加以复制。为了尽量做到与人类疾病相似，首先要注意动物的选择；其次，为了尽可能做到模型与人类相似，还要在实践中对方法不断加以改进。在动物身上复制人类疾病模型，目的在于从中找出可以推广（外推）应用于患者的有关规律。因此，设计动物模型的一个重要原则是，所复制的模型应尽可能近似于人类疾病的情况。

（二）重复性

理想的动物模型应该是可重复的，甚至是可以标准化的。例如，用一次定量放血法可百分之百造成出血性休克，百分之百死亡，这就符合可重复性和达到了标准化要求。为了增强动物模型复制时的重复性，必须在动物品种、品系、年龄、性别、体重、健康情况、饲养管理；实验及环境条件，季节、昼夜节律、应激、室温、相对湿度、气压、消毒灭菌；实验方法步骤；受试物生产厂家、批号、纯度规格、染毒剂型、剂量、途径、方法；麻醉、镇静、镇痛等用药情况；仪器型号、灵敏度、精确度；实验者操作技术熟练程度等方面保持一致，因为一致性是重现性的可靠保证。

（三）可行性

复制的动物模型力求近似于人类疾病，并可特异地反映某种疾病或某种机能、代谢、结构变化，以及复制该种疾病的主要症状和体征，经化验或 X 射线照相、心电图、病理切片等证实。易自发地出现某些相应病变的动物不应选用，易产生与复制疾病相混淆的疾病者也不宜选用。例如，铅中毒可用大白鼠作模型，但有缺点，因为它本身容易患动物地方性肺炎及进行性肾炎，后者容易与铅中毒所致的肾病相混淆，不易确定该肾病是铅中毒所致还是它本身的疾病所致。用蒙古沙土鼠就比较容易确定，因为一般只有铅中毒才会使它出现相应的肾病变。

（四）适用性与可控性

供生物医学实验研究用的动物模型，在复制时，应尽量考虑到今后便于控制其疾病的发展，以利于研究的开展。如雌激素能终止大鼠和小鼠的早期妊娠，但不能终止人的妊娠。因此，选用雌激素复制大鼠和小鼠终止早期妊娠的模型是不适用的。有的动物对某致病因子特别敏感，极易死亡，也不适用。

（五）易行性和经济性

在复制动物模型时，尽量遵循经济易行的原则。尽管灵长类动物与人类最相似，复制的疾病模型也很相似，但它稀少昂贵，实验中多不采用。很多小动物如大小鼠、地鼠、豚鼠等也可以复制出十分近似的人类疾病模型。它们遗传背景明确，体内微生物可加以控制、模型性显著且稳定，年龄、性别、体重等可任意选择，而且价廉易得、便于饲养管理，因此可尽量采用。除了在动物选择上要考虑易行性和经济性原则外，在模型复制的方法上、指标的观察上也要注意这一原则。

三、糖尿病动物模型的制作和应用

糖尿病是一种胰岛素相对或绝对分泌不足导致的内分泌疾病。糖尿病的患病率在世界各国迅速增长，已成为一种全球性疾病。糖尿病主要由 2 型糖尿病构成，大约 90％的糖尿病患者是 2 型糖尿病。

糖尿病的动物模型可分为四氧嘧啶糖尿病动物模型、链脲佐糖尿病动物模型、高果糖性 2 型糖尿病动物模型、实验性 2 型糖尿病动物模型和裸鼠糖尿病动物模型。在食品毒理学实验中，主要采用前 4 种糖尿病动物模型用于研究。

（一）四氧嘧啶糖尿病动物模型的制作和应用

四氧嘧啶是胰岛 β 细胞毒剂，其通过产生超氧自由基破坏 β 细胞，使细胞内 DNA 损伤，并激活多聚 ADP 核糖体合成酶的活性，从而使辅酶I含量下降，导致 mRNA 功能受损，β 细胞合成前胰岛素减少，最终导致胰岛素缺乏。狗、小型猪、兔、大鼠、小鼠等多种动物均可作为四氧嘧啶糖尿病模型动物。由于啮齿类实验动物具有生命周期短、易于人为控制遗传及环境条件、来源方便等优势，目前报道的四氧嘧啶糖尿病模型动物选择啮齿类动物为多。给动物一次静脉或腹腔注射 1％～5％的四氧嘧啶水溶液 100～200mg/kg，可使实验动物的 β 细胞很快受到损伤，注射后 24h 可出现持续性高血糖，β 细胞呈现不可逆性坏死。

四氧嘧啶用于制作 1 型糖尿病模型。该模型在食品毒理学实验中，常用于对糖尿病有辅助疗效的食品功能因子筛选和功效评价研究，并对其作用机理进行深入分析研究。

（二）链脲佐糖尿病动物模型的制作和应用

链脲佐菌素（streptozotocin，STZ）是目前使用最广泛的糖尿病动物模型化学诱导剂，它对一些种属的动物胰岛 β 细胞有选择地破坏，可以使猴、狗、羊、兔、大鼠、小鼠等实验动物患糖尿病。一次大剂量或多次小剂量腹腔或静脉注射 STZ 均可制备 1 型糖尿病模型。一次大剂量注射所制得的速发型糖尿病由胰岛 β 细胞直接受损所致，多次小剂量注射所制得的迟发型糖尿病模型 β 细胞损伤可能与 T 淋巴细胞介导的免疫机理有关。STZ 临用前需用 0.1mol/L pH 值为 4.4 的枸橼酸缓冲液新鲜配制 2％的 STZ 溶液，剂量因实验动物的种系、品种不同而异。大鼠糖尿病 STZ 的剂量为 40～75mg/kg。

该模型适用于糖尿病发病机理、病理生理变化及有效药物治疗研究。在食品毒理学实验中，该模型常用于对糖尿病有辅助疗效的食品功能因子筛选和功效评价研究。

（三）高果糖性 2 型糖尿病动物模型的制作和应用

非胰岛素依赖型糖尿病（non-insulin-dependent diabetes mellitus，NIDDM），即 2 型糖尿病。流行病学调查提示，高糖饮食是导致胰岛素抵抗和糖尿病发病的高度危险因素，高果糖最易造成胰岛素抵抗。高果糖性 2 型糖尿病模型多选用大鼠作为实验动物，建立方法有高果糖饲料喂养法、高脂高糖饲料喂养＋果糖水饮用法、高脂高糖饲料喂养＋果糖饮水＋STZ 注射法等。其中高脂高糖饲料喂养＋果糖饮水＋STZ 注射法有造模成功率相对高、周期短等特点。

高脂高糖饲料喂养＋果糖饮水＋STZ注射法建立 SD 大鼠高果糖 2 型糖尿病模型的具体实验方法如下：SD 大鼠用普通饲料适应性饲养 2 周，称体重，之后喂高脂饲料（每 100g 饲料中含标准粉 17.5g、大豆粉 10.0g、麸皮 7.0g、玉米粉 12.0g、鱼粉 2.5g、食盐 0.5g、酵母粉 0.5g、猪油 15.0g、蔗糖 10.0g、奶粉 5.0g、香油 5.0g、鸡蛋 10.0g、花生 5.0g），同时 3％的果糖饮水，4 周后测大鼠体重、体长，以计算 Lee's 指数，眼眶静脉取血测血清甘油三酯、游离脂肪酸、胆固醇。大鼠在食用高脂饲料果糖饮水的同时，按 30mg/kg 的剂量一次性腹腔内注射 STZ（溶于 0.1mmol/L 枸橼酸缓冲液，pH 值为 4.4）。2 周后，大鼠禁食 12h 后，裁尾取血测量大鼠的空腹血糖，同时检测空腹胰岛素和胰岛素敏感性。

该模型与人类 2 型糖尿病的疾病特点相似，成功率高达 86.7％，周期短，为研究人类 2 型糖尿病及其并发症提供了较理想的动物模型。

（四）实验性 2 型糖尿病动物模型的制作和应用

国内外对 2 型糖尿病的实验动物模型的建立有多种方法，包括药物方法、药物加手术方法、自发性遗传性 2 型糖尿病等。其中，应用最广的药物方法中高脂饲料联合小剂量单次腹腔注射 STZ 方法最常用。多数实验性 2 型糖尿病模型选择啮齿动物中的大鼠作为实验动物。

高脂饲料联合小剂量单次腹腔注射 STZ 法建立实验性 2 型糖尿病大鼠模型的具体实验方法如下：首先，饮食诱导胰岛素抵抗。即大鼠以高脂高糖饲料（其中含 10％蔗糖、10％猪油、5％胆固醇、75％基础饲料）饲养 1 个月后，测定 24h 摄食量、体重、血压、非禁食血糖、血浆胰岛素、血甘油三酯和胆固醇水平，并做胰岛素抑制实验以评价胰岛素敏感性。然后，小剂量 STZ 注射诱导糖尿病。即高脂高糖饮食 1 个月后，大鼠腹腔注射 25mg/kg STZ（以 pH 值为 4.2 的 0.1mol/L 枸橼酸缓冲液配成 0.25％浓度）。于注射后第 1、2、4 周测定 24h 摄食量、体重、非禁食血糖、血浆胰岛素、血甘油三酯和胆固醇水平。另外，于 STZ 注射后第四周做血压测定，以及胰岛素抑制实验。

实验性 2 型糖尿病动物模型在一定程度上模拟糖尿病的发病因素、病理过程和临床特征，对研究糖尿病的发病机理及防治方法具有应用价值。

四、高脂血症动物模型的制作和应用

高脂血症是动脉粥样硬化（atheromatosis，AS）和冠心病发病的重要因素之一，选择理想的高脂血症动物模型成为生物医药学界甚为关注的问题。本节将从动脉粥样硬化高脂血症转基因动物模型、动脉粥样硬化高脂血症型基因敲除动物模型和高脂饲料诱发高脂血症及动脉粥样硬化症动物模型 3 个方面进行介绍。

（一）动脉粥样硬化高脂血症转基因动物模型的制作和应用

转基因疾病动物通过不表达或过量表达基因来表现各种疾病，转基因家兔和小鼠是研究血浆中脂蛋白代谢和动脉粥样硬化的重要模型。

造模方法：一般选择无特异病原体家兔（新西兰或日本大耳白家兔），将构建好的外源基因的受精卵注入雄原核中，然后将带有外源基因的受精卵移植到同品系假孕受体雌兔的输卵管中，获得新生的转基因仔兔。

转基因家兔动物模型已广泛应用于动脉粥样硬化等疾病的诊断、防治及其机理研究。

（二）动脉粥样硬化高脂血症型基因敲除动物模型的制作和应用

载脂蛋白E（apolipoprotein E，ApoE）基因敲除小鼠，也称ApoE基因缺陷小鼠，通过DNA分子的同源重组，从DNA水平将靶基因结构予以改造，造成该基因功能消失、减低或增强。然后观察突变动物相关类型，缺乏ApoE则会导致血液循环中含胆固醇的物质积累而更加容易引起动脉粥样硬化的病灶形成。ApoE基因敲除小鼠无论正常或高脂饮食均可形成严重的高脂血症及动脉粥样硬化病灶，成为重要的转基因动物模型。

造模方法：使胚胎干细胞内的目的基因定点突变（基因敲除），将敲除后已定点突变的胚胎干细胞注射到宿主胚泡中，再将胚胎植入假孕母体的子宫内，使其发育成目的基因缺陷（突变）杂合型的种系嵌合体，最后将其自交后筛选出目的基因缺陷型的纯合子，建立基因敲除动物模型。

该动物模型的建立为研究ApoE的功能及其在各相关疾病中的作用提供了广泛平台，适用于研究动脉粥样硬化发病机理和病理改变及抗氧化剂食品功能因子辅助治疗作用的评估。

（三）高脂饲料诱发高脂血症及动脉粥样硬化症动物模型的应用

在动物饲料中加入过量的胆固醇和脂肪，饲养一定时间后可引起高脂血症，损伤血管内皮，引起动脉内皮通透性升高及血液单核细胞黏附，其主动脉及冠状动脉处逐渐形成粥样硬化斑块，并出现高脂血症。为保证模型建立，在饲料中加入少量胆酸钠，可增加对胆固醇的吸收，同时添加丙硫氧嘧啶可抑制甲状腺功能，减少对胆固醇的代谢，进一步加速了病变的形成。如选较为理想的Gottigen系小型猪，用1%～2%高脂食物饲喂6个月即可形成动脉粥样硬化病变；选3.5～10.5kg、3～6岁的恒河猴饲喂高脂饲料（50%麦粉、8%玉米粉、8%麦麸、1%胆固醇、8%蛋黄、8%猪油、17%白糖及适量的小苏打和食盐），1个月后造成恒河猴实验性高脂血症，血清胆固醇较正常时升高3.1～3.2倍。

高脂饲料诱发高脂血症及动脉粥样硬化症动物模型在食品毒理学研究中经常被使用，主要应用于降血脂及心血管疾病辅助防治的功能食品开发研究中。

五、高血压动物模型的制作和应用

高血压指体循环动脉血压增高，是一种常见的临床综合征。高血压分为原发性高血压和继发性高血压。前者是以动脉血压升高，尤其是舒张压持续升高为特点的全身性、慢性血管疾病，一般临床上所称的高血压病即指原发性高血压。继发性高血压是指继发于某种疾病而引起的高血压，其血压升高仅是一种症状，所以又称症状性高血压。

本节将介绍高血压动物模型、原发性高血压动物模型、肺动脉高血压动物模型、肾动脉狭窄性高血压动物模型和肝硬化门静脉高压动物模型。

（一）高血压动物模型的制作和应用

高血压实验性动物模型有两类：①通过对在动脉压调节中发挥主要作用的器官及系统施加影响而诱发；②自发性高血压模型，采用遗传学可复制性，在一定程度上代表人类的原发性高血压的研究模型。

造模方法：选用体重 90～120g、年龄为 2～3 个月的雄性 SD 大鼠，用 3％戊巴比妥钠腹腔注射，10～15min 后在无菌操作下经腹正中纵形切口，依次钝性分离双侧肾动脉，用内径 0.3mm 的自制环形银夹分别钳夹双侧肾动脉起始部。整个手术不损伤肾脏、肝脏、乳糜池及肾静脉。术后腹腔注射少量青霉素预防感染。2～3 个月龄雄性 SD 大鼠实验前血压为（110±9）mmHg，术后一周上升至（124.5±11.2）mmHg，已显著高于术前血压水平，术后 3 周血压超过 150.0mmHg，部分大鼠血压可高于 250mmHg，并可长期维持下去（注：1mmHg＝1.333 22×10^{2}Pa）。

该模型可广泛应用于高血压心脑肾等并发症防治研究以及动脉瘤发生机理研究中。

（二）原发性高血压动物模型的制作和应用

SHR 大鼠是由日本学者 Okamoto 培育的自发性高血压大鼠，它可产生脑血栓、脑梗死、脑出血、肾硬化和心肌梗死等变化。该鼠自发性高血压的变化与人类疾病相似，是目前应用最广泛的高血压模型。

造模方法：大鼠自发性高血压常发生于出生后 3 个月，一般选择低血压高于 12.28kPa 者。大鼠进行同系近系多代繁殖后可获得血压达 26.6kPa SHR 大鼠。除此以外，国际上常用的原发性高血压模型有易感型（SHRSP，京都）、新西兰遗传型（GH，达尼丁）、以色列（SBH，耶路撒冷）、米兰（MHS，米兰）等高血压大鼠，SHR 大鼠病理模型应用最广泛。

该模型可广泛用于防治高血压食品功能因子的筛选及其机理的研究中。

（三）肺动脉高血压动物模型的制作和应用

目前认为，肺血流量增加和压力升高的机械作用是引起肺血管内皮受损形成肺动脉高压的主要因素，测定参数表明是肺血流动力学、肺血管结构和功能的改变。肺动脉高压标准为肺动脉收缩压＞4kPa，肺动脉压/主动脉收缩压＞25％以及肺血管生理病理改变。

造模方法：以大鼠为例，将实验大鼠饲养于常压下 10％低氧环境下每天 6～10h，连续 2～4 周即可复制出肺动脉高血压动物模型。

用该模型进行相关的基础及应用研究，对该类疾病的防治具有重要意义。

（四）肾动脉狭窄性高血压动物模型的制作和应用

狭窄肾动脉可造成肾脏缺血，引起肾小球旁器分泌，肾素增多。肾素能使血浆中 α_2-球蛋白（血管紧张素原）变为血管紧张素 I，后者又经转换酶作用变为能使血管收缩的血管紧张素 II，加重了全身小动脉的痉挛，血压升高且持续，形成较持久、恒定的高血压。

造模方法：将狗麻醉后取俯卧位，从脊柱旁 1.5～2cm 处开始，右侧顺肋骨缘，左侧在距肋骨缘约两指宽处做 4cm 的皮肤切口，分离皮下组织腰背筋膜，切开内斜肌筋膜，推开背长肌，暴露肾并小心地钝性分离出一段肾动脉，选用一定直径的银夹或银环套在肾动脉上造成肾动脉狭窄，如一侧肾动脉狭窄，则在间隔 10～12d 后将另一侧肾摘除。术后几天，血压升高，1～3 个月后血压升至高峰，并可长期维持下去。如家兔术前血压平均值为 13.3kPa，术后 2 周上升到 16.4kPa，1 个月后升到 18kPa，2 个月后可上升到 18.7～25.9kPa。

该模型是高血压机理研究和化学物实验的常用动物模型。

（五）肝硬化门静脉高压动物模型的制作和应用

大多数肝硬化患者的门静脉高压主要由门静脉血管阻力增加所致，通过手术阻断大鼠门静脉中经左肾上腺下静脉与左肾静脉之间的分流，再给予一定浓度的硫代乙酰胺（thioacetamide，TAA）水溶液代替饮用水，并根据大鼠每周体重变化调节给药浓度，能成功建立肝硬化门静脉高压大鼠模型。

造模方法：取实验动物 SD 大鼠，体重 200～220g，将 50 只雄性 SD 大鼠随机分为 3 组。正常对照组 10 只，行假手术，给予正常饮食。肝硬化 A 组 20 只，先行左肾上腺静脉结扎，然后给予初始浓度为 0.03％ TAA 溶液作为饮用水，并根据大鼠体重变化调节给药浓度。肝硬化 B 组 20 只，行假手术，给予固定浓度为 0.03％ TAA 溶液。给药 14 周后，停药 2 周，肝硬化门静脉高压动物模型即制作完毕。

该模型可为现代生物医学研究和药物实验提供理论依据。

六、胃、肠溃疡动物模型的制作和应用

消化性溃疡指胃肠黏膜被胃消化液自身消化而造成的超过黏膜肌层的组织损伤，可发生于消化道的任何部位，其中以胃及十二指肠最为常见，即胃溃疡和十二指肠溃疡，其病因、临床症状及治疗方法基本相似，明确诊断主要靠胃镜检查。

胃溃疡是消化性溃疡中最常见的一种，是指发生于贲门与幽门之间的炎性坏死病变。胃溃疡动物模型主要有急性胃溃疡动物模型、慢性胃溃疡动物模型和应激性胃溃疡动物模型。肠道溃疡主要介绍十二指肠溃疡动物模型。

（一）急性胃溃疡动物模型的制作和应用

在动物身上复制急性胃溃疡的方法很多，所用方法不同，造模机理也各异，引起的溃疡病变也各有特点。应激法以各种强烈的伤害性刺激（如强迫性制动、饥饿、寒

冷等），引起动物发生应激性溃疡。药物法用某些药物直接刺激胃黏膜、促进胃酸分泌、影响胃黏膜血供或抑制前列腺素合成，削弱其对胃黏膜的保护作用，导致胃溃疡。这些药物包括组胺、胃泌素、肾上腺皮质激素、水杨酸盐、血清素、利舍平等。幽门结扎后可刺激胃液分泌，并使高酸度胃液在胃中潴留，造成胃溃疡。造模方法有以下几种。

（1）水浸应激法（详见"应激性胃溃疡动物模型的制作和应用"）。

（2）组胺药物法。选用雄性白色豚鼠，术前禁食 18～24h（只给饮水）。戊巴比妥钠麻醉后，于腹部正中切口（切口长 2～3cm），找出十二指肠。在十二指肠胆管开口上方夹一动脉钳造成狭窄，以使胃液潴留并防止十二指肠液反流入胃，动脉钳一端伸出腹腔并缝合腹壁。

（3）利舍平法。选用体重 160～180g 的大鼠，禁食 24h，自由饮水，腹腔注射利舍平 5mg/kg，18h 后处死动物，取胃，用甲醛固定，沿胃大弯解剖胃，观察溃疡发生情况。溃疡发生于腺胃部，以条索状和点状为主，测量计算溃疡指数及溃疡抑制率。

（4）幽门结扎法。选用大鼠，在全麻、无菌操作下，结扎大鼠幽门。术后将动物置于铁丝笼中，防止其吞食鼠屎。禁食、禁水，19h 后，用麻醉或放血处死。剖检法同应激性胃溃疡。

各种模型对探讨抗溃疡药物研究和胃溃疡发病机理研究均适用。

（二）慢性胃溃疡动物模型的制作和应用

用电极灼烧胃底部的胃壁，可直接损伤胃壁黏膜造成类似人类的胃溃疡病变；给大鼠胃壁内注射浓醋酸或将其涂抹于胃壁黏膜面上可直接造成溃疡。造模方法如下。

1. 电极灼烧法

在无菌剖腹后，用 3mm 粗的 15W 电烙铁加热至 45℃左右，灼烧腺胃约 5s 后，黏膜出现水肿，6h 后有明显出血。

2. 醋酸烧灼法

选用小鼠、大鼠，乙醚麻醉下消毒皮肤后开腹，在胃部前壁窦体交界处浆面贴上蘸有冰醋酸的圆形滤纸（直径 5.5mm）30s，重复 1 次，闭腹后缝合皮肤。也可用 10％或 20％醋酸液 0.05mL，利用 0.01mL 刻度结核菌素注射器 26 号皮内针头做胃壁黏膜注射或以棉签蘸 100％醋酸溶液通过内径 5mm 的玻璃管涂敷胃的浆面，造成腐蚀性溃疡。

该模型均适用于治疗慢性胃溃疡药物方面的探讨研究。

（三）应激性胃溃疡动物模型的制作和应用

其机理比较复杂，与人类应激性溃疡发生比较相似。这里主要介绍水浸应激性大鼠胃溃疡模型。水浸应激性大鼠胃溃疡模型：动物受到应激刺激后，交感神经系统兴奋性升高，血管收缩，引起黏膜缺血缺氧，抵抗力下降。副交感神经、垂体、肾上腺系统兴奋性升高，引起胃酸、胃蛋白酶和胃泌素分泌增加，从而引起应激性溃疡。应激性溃疡在腺胃部沿血管走行分布，表面覆盖凝血，擦去凝血可见深褐色条索状溃疡。以溃疡长度总和的毫米数作为溃疡指数，进行统计学处理。

该模型适合于应激性溃疡发生机理的研究及各类药物、食品功能因子对应激性溃疡疗效的观察与研究。

（四）十二指肠溃疡动物模型的应用

大鼠注射丙烯腈或羟基乙胺后可迅速引起进行性十二指肠溃疡，这个实验已经被公认和推广。有研究表明，诱发十二指肠溃疡的化学物质一般有两个碳基（—C—C—）的反应根，如—SH—CN、—NH$_2$、—CH$_3$、—Cl 等。

该模型可用于研究十二指肠溃疡的发病机理，或用于寻找抗溃疡方案的实验。另外，某些化学物质也可能是人类十二指肠溃疡的病因，故进一步研究可能会发现食物及环境中所存在的致溃疡化学物质。

第六节　食品毒理学实验数据处理和分析

一、食品毒理学实验统计学

（一）实验数据收集和整理

1. 实验数据收集

在收集资料时候，一定要确保原始数据准确可靠。在肯定一个实验结果时，最好采用两种以上动物进行比较观察（啮齿类、非啮齿类）。

2. 实验数据整理

检查和核对原始数据，对于缺少统计分析必不可少数据的资料必须剔除。若实验条件控制较严格，则个别缺项可用相应的统计技术求出其估计值。对于数据中出现明显差错的，尤其是人为造成的差错应予以纠正，无法纠正的则只能剔除。

3. 实验数据统计描述

（1）算术平均值：一般简称为平均数或均数，是统计学中最常用的表示一组观察值的集中趋势、中心位置或平均水平的指标。

（2）标准差：表示一组变量值离散程度的指标。算术平均值与标准差结合能更全面地说明一组变量的分组情况。

（3）比率：又称频率指标或强度指标，表示在一定条件下某种现象实际发生数与可能发生数的比，用来说明某种现象发生的频率。

（二）实验数据统计学分析

1. t 检验

在生物学研究中，由于实验条件和研究对象的限制，有许多研究的样本容量很难达到 30，因此常采用小样本平均数的 t 检验。当样本数大于 30，且能获知总体方差时，可采用 u 检验。而对于单因素样本或两个及两个以上因素的实验数据，则必须采用 F 检验。t 检验、u 检验和 F 检验都是以原始数据资料呈正态分布，且样本间总体方差相等为前提的显著性检验，否则应进行必要的校正或选用其他统计分析方法。

2. F 检验

F 检验也称方差分析，是检验两个或两个以上样本算术平均值间差别有无统计学意义的方法。检验两个算术平均值间的差别可用 t 检验，此时 $F = t^2$。若属单因素 k 水平设计（$k \geqslant 3$）或两个及两个以上因素的各种实验设计，则必须使用 F 检验。

3. χ^2 检验

χ^2 检验即通过对理论次数与实际次数的比较，来确定两者的符合程度。根据研究目的不同，可分为适合性检验和独立性检验。适合性检验是检验某性状观察次数与该性状的理论比率（或理论次数、预期理论次数）是否符合。独立性检验是研究两类实验因子之间是相互独立还是相互影响的，也就是对次数资料相关性进行研究。

其他分析检验方法请参照相关统计书籍。

二、统计学意义和生物学意义

在评价食品毒理学实验结果时，要综合评价实验结果的统计学意义和生物学意义。

一般来说，具有统计学意义是具有生物学意义的必要条件之一。正确地利用统计学假设检验的结果有助于确定实验结果的生物学关联。在判断生物学意义（即生物学重要性）时，可考虑以下步骤。

（一）纵向比较

用于研究此参数改变有无剂量-反应关系。化学物毒作用剂量-反应关系是食品毒理学研究的基本假设。当某参数的改变存在阳性剂量-反应关系时，就可认为此参数改变与受试物染毒有关，具有生物学意义。

（二）横向比较

用于研究此参数改变是否伴有其他相关参数的改变。例如，生化参数很少是彼此独立的，单个剂量组的一个参数有统计学显著性改变一般不认为有生物学意义，除非此改变为其他参数改变所支持。如没有骨髓或脾组织学改变或没有高铁血红蛋白生成，则单有红细胞计数改变是没有生物学意义的。同样，在免疫毒理学中，单有淋巴细胞计数改变不伴有淋巴结组织学改变也可能是没有生物学意义的。

（三）与历史性对照比较

由于目前尚无公认的实验动物参考“正常”值，因此应由本实验室利用相同品系的实验动物和相同溶剂，进行至少 10 次独立实验的阴性（溶剂）对照，以其均值 $\pm 1.96 \times$ 标准误作为参考值的范围。阴性对照应在历史性对照的算术平均值±3SD范围之内，否则应重新实验。另有认为，凡某种观察值与对照组比较，差别具有统计学显著性（$P<0.05$），并符合下列情况之一者，即可认为已偏离正常参考值范围，属于有害作用。①其数值不在正常参考值范围之内；②其数值在正常参考值范围之内，但在停止接触后，此种差异仍持续一段时间；③其数值在正常参考值范围之内，但如机体处于功能或生化应激状态下，此种差异更加明显。应该指出，后两种情况需要附加的实验设计。

另外，还有一些其他的考虑。如处理组同时与对照组两组算术平均值之差值应超过检测误差2倍以上，某些血液生化指标的测定值升高才有生物学意义。

当处理组数据与阴性对照组比较差别有显著性，并且经分析认为是与处理有关的生物学效应时，应进一步判断其为有害效应还是非有害效应。决定一种效应是否为有害作用需要专家的判断。不同指标或参数的生物学意义和重要性是不同的。

在分析和综合评价实验结果的统计学意义和生物学意义时，可能遇到4种情况（表6.3）。其中，第Ⅰ种情况和第Ⅳ种情况最为常见，第Ⅰ种情况无统计学意义也无生物学意义，第Ⅳ种情况有统计学意义也有生物学意义。但有时在实验结果中会出现第Ⅱ和第Ⅲ种情况。

表6.3　食品毒理学实验结果的统计学意义和生物学意义

生物学意义	统计学意义	
	无	有
无	Ⅰ	Ⅲ
有	Ⅱ	Ⅳ

第Ⅱ种情况具有生物学意义但无统计学意义，这可能是因为该事件的发生是极端罕见的。例如，在哺乳动物致癌实验中，在剂量组中出现对照组中没有的肿瘤类型，尽管从统计学上此种肿瘤的发生率很低，与对照组比较差别无显著性（$P>0.05$），但还应该认为是有生物学意义的。

第Ⅲ种情况有统计学意义但无生物学意义。例如，在某个亚慢性毒性实验中，中剂量组动物血液白细胞计数低于阴性对照组，差别有显著性（$P<0.05$），而高剂量组和低剂量组动物血液白细胞计数与阴性对照组比较差别无显著性（$P>0.05$）。由于在此实验结果中未出现剂量-反应关系，因此中剂量组血液白细胞计数降低可能是由偶然因素造成的，没有生物学意义。但如果仅在高剂量组动物血液白细胞计数降低，与阴性对照组比较差别有显著性（$P<0.05$），则必须仔细地核实高剂量组资料。如果资料无任何疑问，可认为此变化可能具有生物学意义。最好是重新进行一个亚慢性毒性实验，并加大受试物剂量，若能够观察到剂量-反应关系，则说明此剂量组血液白细胞计数降低是有生物学意义的；若加大受试物剂量没有观察到剂量-反应关系，才可以说明此剂量组血液白细胞计数降低没有生物学意义。因此，在判断实验结果生物学意义时，有无剂量-反应关系是关键。有统计学意义但无生物学意义的情况，更常见的是由实验设计和实施不良所致。

利用一种以上实验动物，当某种效应在一个物种出现而在另一物种不出现，或一个物种远比另一物种敏感时，则使结果的解释复杂化，难以确定以哪个物种的实验结果外推到人最为合适。除非有足够的资料（通常是比较毒动学或毒效学资料）可以表明最合适的物种，一般是以最敏感物种来确定 NOAEL 和安全限值。

第七节 现代生物技术在食品毒理学实验中的应用

近年来，物理、化学、信息科学、环境科学和生物医学互相渗透，特别是分子生物学理论和新技术的发展，给食品毒理学研究提供了新的思维和研究工具，改变了食品毒理学研究的基本格局，使食品毒理学研究从经典的整体器官水平向细胞和分子水平飞跃。随着人类基因组学和蛋白质组学的迅猛发展，一些新技术，如荧光原位杂交技术、流式细胞计技术、单细胞凝胶电泳、基因敲除技术、siRNA 技术、基因与蛋白芯片技术等得到了充分的开发和应用，这将为食品毒理学工作者提供全新的概念和技术，也将为分子毒理学的研究带来新的启迪和前所未有的机遇。

一、SCGE 技术

SCGE（单细胞凝胶电泳实验，single cell gel electrophoresis）是在单细胞水平上检测真核细胞 DNA 损伤的技术，广泛应用于遗传毒理学。与传统 DNA 损伤检测方法相比，SCGE 具有简便、快速、经济、灵敏、无需放射性标记、所需细胞少等优点，适合于体内外不同类型实验和各种类型细胞 DNA 损伤的研究。

当各种内源性和外源性 DNA 损伤因子诱发细胞 DNA 链断裂时，DNA 的超螺旋结构受到破坏，在细胞裂解液作用下，细胞膜、核膜等膜结构受到破坏，细胞内蛋白质、RNA 以及其他成分均扩散到细胞裂解液中，而核 DNA 由于分子量太大只能留在原位。在中性条件时，DNA 片段可进入凝胶发生迁移，而在碱处理和碱性电解质的作用下，DNA 发生解螺旋，损伤的 DNA 断链及片段被释放出来，由于这些 DNA 的相对分子质量很小，所以在电泳过程中会离开核 DNA 向阳极移动，形成彗星状图像，而未损伤 DNA 部分保持球形。在一定条件下，DNA 迁移距离（彗星尾长）和 DNA 含量（荧光强度）分布与 DNA 损伤程度呈线性相关，因此，通过测定 DNA 迁移部分光密度或迁移长度可定量测定 DNA 损伤程度。

二、基因敲除技术

基因敲除技术是 20 世纪 80 年代发展起来的一门技术。其应用 DNA 同源重组技术将灭活的基因导入小鼠胚胎干细胞（embryonic stem cells，ES cells）以取代目的基因，再筛选出已靶向灭活的细胞，微注射入小鼠囊胚。该细胞参与胚胎发育形成嵌合型小鼠，再进一步传代培育可得到纯合基因敲除小鼠。基因敲除小鼠模型的建立使许多与人类疾病相关的新基因的功能得到阐明，使现代生物学及医学研究取得了突破性进展。

现在基因敲除技术主要应用于动物模型的建立，最成熟的实验动物是小鼠。随着基因敲除技术的发展，目前已可以使用第四代基因工程技术，即可诱导的区域性蛋白质敲除技术，用这一技术构建的模式动物可在几分钟内反转性地激活或敲除特定蛋白质的功能。将来对时间和区域可控性的基因敲除大鼠、兔、猪以及和人类更为接近的猴的研究，将会为疾病分子机理和疾病基因治疗，以及外源化学物作用机理研究提供技术平台。

三、基因芯片技术

基因芯片（又称 DNA 芯片、生物芯片）的原型是 20 世纪 80 年代中期提出的。基因芯片测序原理是杂交测序方法，即通过与一组已知序列的核酸探针杂交进行核酸序列测定的方法。先在一块基片表面固定了序列已知的靶核苷酸探针，当溶液中带有荧光标记的核酸序列 TATGCAATCTAG，与基因芯片上对应位置的核酸探针产生互补匹配时，通过确定荧光强度最强的探针位置，获得一组序列完全互补的探针序列，据此可重组出靶核酸的序列。

芯片技术可以用于毒物的筛选及毒作用机理的研究、确定单独的或混合的毒性物质的遗传毒性，并测定低剂量下的毒性影响等。

四、蛋白质芯片技术

蛋白质芯片是一种高通量的蛋白功能分析技术，可用于蛋白质表达谱分析，研究蛋白质与蛋白质的相互作用，甚至 DNA-蛋白质、RNA-蛋白质的相互作用，筛选外源化学物作用的蛋白靶点等。

蛋白芯片技术即首先对固相载体进行特殊的化学处理，然后将已知的蛋白分子产物固定其上，根据这些生物分子的特性，捕获能与之特异性结合的待测蛋白（存在于血清、组织液、尿液等），经洗涤、纯化，最后利用荧光扫描仪或激光共聚焦扫描技术，测定芯片上各点的荧光强度，由此达到测定各种蛋白质的目的。其可进行未知蛋白组分和序列分析、体内表达水平、与其他分子的相互调控关系，以及外源化学物靶位选择研究等。目前常用的蛋白芯片主要有三类：蛋白质微阵列、微孔板蛋白质芯片和三维凝胶块芯片。

蛋白质芯片能对生物蛋白分子进行准确、快速、大信息量的检测，是一种高通量、微型化和自动化的蛋白质分析技术，能在一次实验中同时检测几百甚至几千种目标蛋白/多肽。其将在食品毒理学实验中广泛应用于外源化学物作用靶点及分子机理的研究中。

五、RNA 干扰技术

RNA 干扰（RNA interference，缩写为 RNAi）是指一种由双链 RNA 诱发的基因沉默现象，其机理是通过阻碍特定基因的翻译或转录来抑制基因表达。当细胞中导入与内源性 mRNA 编码区同源的双链 RNA 时，该 mRNA 发生降解而导致基因表达沉默。对果蝇的研究证明，长度为 21～23bp 的小 RNA 分子是引起 RNA 干扰现象的直接原因。这种小 RNA 分子被称为小干扰 RNA（small interfering RNA，siRNA）。

RNA 干扰中一个非常重要的酶是 RNase Ⅲ核酶家族的 Dicer。它可与双链 RNA 结合，并将其剪切成 21～23bp 及 3′端突出的小分子 RNA 片段，即 siRNA。siRNA 在细胞内 RNA 解旋酶的作用下解链成正义链和反义链，继之由反义 siRNA 再与体内一些酶（包括内切酶、外切酶、解旋酶等）结合形成 RNA 诱导的沉默复合物（RNA-induced silencing complex，RISC）。RISC 与外源性基因表达的 mRNA 的同源区进行特异性结合，RISC 具有核酸酶的功能，在结合部位切割 mRNA，切割位点即是与 siRNA 中反义链互补结合的两端。被切割后的断裂 mRNA 随即降解，从而诱发宿主细胞针对这些 mRNA 的降解反应。siRNA 不仅能引导 RISC 切割同源单链 mRNA，而且可作为引物与靶 RNA 结合并在 RNA 聚合酶（RNA-dependent RNA polymerase，RdRP）作用下合成更多新的 dsRNA。新合成的 dsRNA 再由 Dicer 切割产生大量的次级 siRNA，从而使 RNAi 的作用进一步放大，最终将靶 mRNA 完全降解。RNAi 发生于除原核生物以外的所有真核生物细胞内。

RNA 干扰技术目前已广泛应用于食品毒理学外源化学物作用机理及风险评估研究中。

六、流式细胞术

流式细胞仪（flow cytometer，FCM）是一项集激光技术、电子物理技术、光电测量技术以及细胞荧光化学技术、单克隆抗体技术为一体的新型高科技仪器。流式细胞术是一种在功能水平上对单细胞或其他生物粒子进行定量分析和分选的检测手段，它可以高速分析上万个细胞，并能同时从一个细胞中测得多个参数，与传统的荧光显微镜检查相比，具有速度快、精度高、准确性好等优点，成为当代先进的细胞定量分析技术。

流式细胞术是把目的细胞特有的表面标志标记后的悬液中单细胞依次通过测量区，每个细胞通过测量区时产生电信号，这些信号可以代表荧光、散射光、光吸收或细胞的光阻抗，于是细胞的一系列重要的物理特性和化学特性就被快速地、大量地测定。FCM 的结构一般可分为五部分：流动室及液流驱动系统，激光光源及光束成形系统，光学系统，信号检测与存储、显示分析系统，细胞分选系统。

流式细胞术在毒理学中已有广泛的应用，如淋巴细胞分型及鉴定、T 淋巴细胞活化信息传递研究、DNA 含量与细胞周期分析、细胞凋亡检测技术等。

第七章 食品中外源化学物的一般毒作用及评价

内容提要

本章介绍了食品中外源化学物的一般毒作用及评价，重点包括急性毒作用、蓄积毒作用、亚慢性毒作用、慢性毒作用的概念，以及实验目的、设计及其评价标准及评价。

教学目标

掌握食品中外源化学物的一般毒作用的概念、实验目的及其评价标准；熟悉急性毒作用、蓄积毒作用、亚慢性毒作用、慢性毒作用实验设计方法；了解急性毒作用的局限性及替代方法。

重要概念及名词

急性毒性　亚慢性毒性　慢性毒性　最大耐受量　急性联合毒性　蓄积毒性　生物半衰期　机体耐受性　食物利用率　脏器系数

思考题

1. 急性毒性实验目的是什么？在急性毒性实验中对动物的选择有哪些要求？急性毒性实验结果评价标准是什么？食品急性毒性分级标准是什么？急性毒性实验存在哪些局限性？

2. 蓄积毒性实验目的是什么？蓄积毒性实验评价标准是什么？

3. 亚慢性毒性实验目的是什么？在亚慢性毒性实验中对动物的选择有哪些要求？亚慢性毒作用评价标准是什么？

4. 慢性毒性实验目的是什么？在慢性毒性实验中对动物的选择有哪些要求？慢性毒作用评价标准是什么？

5. 食品中外源化学物的一般毒性实验中受试物的给予方法有哪些？并阐述各自的优、缺点。

6. 什么是机体耐受性？结合现实生活谈谈其在食品毒理学中的意义。

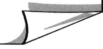

食品中外源化学物在一定剂量、一定接触时间和一定接触方式下对实验机体产生的综合效应称为一般毒作用。一般毒性按染毒时间的长短可分为 4 种，即急性毒性、亚急性毒性、亚慢性毒性和慢性毒性，后 3 种统称为重复染毒毒性实验。急性毒性实验时间为 24h~14d，亚慢性毒性实验为 3~6 个月和慢性毒性实验为 6 个月至终身。亚急性毒性实验时间为 1~3 个月。

急性毒性实验主要是研究外源化学物急性毒作用的特征和上限参数，即 LD_{50}，并据此进行急性毒性分级。由于人体接触外源化学物往往是长期、反复地接触，利用急性毒性实验的资料难以预测慢性毒性。这是因为：①外源化学物在长期重复染毒时可产生与急性毒性实验完全不同的毒作用，如苯急性中毒引起中枢神经系统抑制，而长期反复接触可引起粒细胞缺乏及白血病；②随着动物的衰老，有些因素如组织易感性的改变、代谢和生理功能的改变，以及自发性疾病等均可影响毒作用的性质和程度；③某些重要的疾病，如心脏病、慢性肾衰、肿瘤等均与年龄的增长有关。基于上述原因，进一步研究外源化学物的慢性毒性是很有必要的。慢性毒性实验耗费大量的人力、物力和时间，而亚急性、亚慢性毒性实验具有预备或筛选实验的性质。当外源化学物在亚急性、亚慢性毒性实验中有严重的毒作用时，此受试物就应考虑放弃，只有在必要时才进行慢性毒性实验。

第一节　急性毒作用及评价

一、急性毒作用基本概念

急性毒性是指机体（人或实验动物）一次接触或 24h 内多次接触化学物后在短期（最长到 14d）内所发生的毒性效应，包括一般行为、外观改变、大体形态变化及死亡效应。对于上述定义中的"一次"接触在经呼吸道与皮肤染毒时，指在一个规定的期间内使实验动物持续接触化学物的过程。而"多次"的概念是指当外源化学物毒性很低时，即使一次给予实验动物最大染毒容量还观察不到毒作用，同时该容量还未达到规定的限制剂量时，便需要在 24h 内多次染毒，从而达到规定的限制剂量。

二、急性毒性实验目的

（1）评价受试物对机体的急性毒性的大小、了解其毒性强度和性质，并根据 LD_{50} 值进行急性毒性分级。

（2）通过观察动物中毒表现、毒作用强度及死亡情况，初步评价毒效应的特征、靶器官和剂量-反应（效应）关系。

（3）为亚慢性、慢性毒性研究及其他毒理实验接触剂量的设计和观察指标的选择提供依据。

（4）为毒作用机理研究提供线索。

三、急性毒性实验设计

（一）实验动物选择和要求

1. 动物的品种、品系

急性毒性实验应采用至少两种哺乳动物。一般应选用一种啮齿类动物和一种非啮齿类动物进行急性毒性实验。不同种属的动物各有其生理特点，对同一药物的反应会有所不同。啮齿类动物和非啮齿类动物急性毒性实验所得的结果，无论是质还是量上均会存在差别。从充分暴露受试物毒性的角度考虑，应从啮齿类动物和非啮齿类动物中获得较为充分的安全性信息，并分别求出其急性毒性参数。

若未采用非啮齿类动物进行急性毒性实验，应阐明其合理性。

大白鼠和小白鼠是急性毒性实验应用最多的实验动物，大白鼠的应用几乎占全世界所报道的研究化学物急性毒性所用实验动物的一半，其次是小白鼠。需要指出的是，大鼠并非对外来化合物都最敏感。最常用大鼠品系以 Sprague～Dawley（SD）、Wistar 为主，小鼠以昆明种、NIH、ICR 为多。家兔常用于研究化合物的皮肤毒性，包括对黏膜的刺激。猫、狗也用于急性毒性实验，但因价贵，不宜大量使用。猪为杂食动物，对一些化合物的生物效应表现与人有相似之处，尤其是皮肤结构与人较近似，但因体大、价贵，不便大量使用。

归纳起来，在进行化合物急性毒性研究中，选择实验动物的原则是：尽量选择对化合物毒性反应与人近似；易于饲养管理，实验操作方便；易于获得、品系纯化，且价格较低；自然寿命不太长的动物。

2. 动物性别、年龄、体重的要求

所用实验动物应当是雌、雄各半，雌性实验动物要求是未经交配和受孕的。如果发现受试化学物急性毒性有性别差异，应分别求出雌性与雄性动物的 LD_{50} 值。如果实验是为致畸实验作剂量准备，也可仅做雌性动物的 LD_{50} 实验。对精子毒性实验可仅选雄性动物。如对受试物的毒性已有所了解，则应选择对其敏感的动物进行实验，如对黄曲霉素选择雏鸭，对氰化物选择鸟类。

实验要求健康、刚成年的清洁级以上实验动物，一般啮齿类动物的年龄与体重相关，故可以用体重表示动物年龄。急性毒性实验一般用 180～220g 大鼠、18～22g 小鼠、2～2.5kg 家兔、200～250g 豚鼠、10～15kg 狗。不同品系的同种动物的年龄相同会出现体重不同，以小鼠为例，纯系小鼠如 C57BL/6、BALB/C 体重较小，而同年龄的昆明种小鼠则体重较大。同次实验小鼠体重相差不超过 4g、大鼠体重相差不超过 10g。一般来说，同一批次实验动物体重变化范围不应超过其平均体重的 20%。

普通动物：指不携带用现有检测手段可测的人兽共患病原和动物烈性传染病病原的动物。

清洁动物：指除普通动物应排除的病原体外，不携带对动物危害大的和对科学研究干扰大的病原体的动物。

无特殊病原体动物：指除普通动物、清洁动物应排除的病原外，不携带对科学实验干扰大的致病性病原体，特指体内无特定的微生物和寄生虫的动物。即无传染病的动物，允许携带非特定微生物。

无菌动物：指体内外均无任何微生物和寄生虫的动物。其经人工剖宫产净化培育而来。

3. 动物数量与分组

不同的 LD_{50} 计算方法对动物组数的要求有所不同，一般为 5～7 组。大小鼠等小动物每组数量通常为 10 只，狗等大动物为 6 只。由于实验动物本身的差异和对化学毒物的毒效应个体敏感性差异，应严格遵循随机分组的原则，提高每组动物的均衡性，尽可能减少非处理因素对实验结果的影响。

4. 动物检疫与环境要求

实验动物应进行检疫，检疫期一般为 5～7d，剔除异常的动物，同时使实验动物适应本实验室环境条件，减少环境对实验的影响。检疫期与实验期间雌、雄动物必须分笼饲养。

实验动物喂养室室温应控制在 （22±3）℃，家兔可控制在 （20±3）℃，相对湿度 30%～73%，无对流风。每笼动物数以不干扰动物个体活动及不影响实验观察为度，必要时需单笼饲养。饲养室采用人工昼夜饲养为好，6:00～16:00 进行 12h 光照，其余 12h 黑暗，一般食用常规实验室饲料，自由饮水。

（二）受试物的给予方法

染毒方法有多种，选择的原则是：尽量使受试物与人的实际接触途径相一致。最常用的染毒途径有经口、呼吸道、皮肤及注射等。食品毒理学染毒一般采用经口。不同染毒途径对受试物吸收速率和吸收量差异很大，因而对急性毒性大小影响很大。不同途径的吸收速率大小一般为静脉注射＞吸入＞肌内注射＞腹腔注射＞皮下注射＞经口＞皮内注射＞经皮。同一受试物不同染毒途径 LD_{50} 的大小通常也符合此规律。

1. 经口染毒

经口染毒主要包括灌胃、饲喂、吞咽胶囊等方式。

（1）灌胃。灌胃染毒是急性毒性实验中最常用的染毒途径。灌胃时将受试物配制成溶液或混悬液，以注射器经导管注入胃内。大小鼠常使用灌胃针灌胃给药，兔、猫、狗、猴等大动物通常以导尿管为灌胃导管经开口器插入胃内给药。

灌胃量大小可影响毒性，急性毒性实验最好利用等体积灌胃法，即受试物按不同剂量组配制成不同浓度，实验动物单位体重的灌胃液体积相同，即以单位体重计算所给予的毫升数应一致，以 mL/kg 或 mL/g 计。这是因为成年实验动物的胃容量与体重之间有一定的比例。按单位体重计算灌胃液的体积，受试化学物的吸收速率相对较为稳定。小鼠一次灌胃液体积为 0.1～0.4mL/10g，一次 0.2～1.0mL/只；大鼠通常用 0.5～1.0mL/100g，一次灌胃液体积不超过 4mL/只，家兔不超过 5mL/kg，狗不超过 50mL/10kg。

经口灌胃染毒，要求实验前对动物禁食。大鼠应过夜禁食，小鼠应禁食 4h。大动物则在每日上午喂食前给以受试化学物。染毒后继续禁食 2～4h。但在禁食时要保障饮水的供应。该法的优点是剂量准确；缺点是工作量大，并有误入气管和伤及食管而导致动物死亡的可能。

（2）饲喂。即将受试物拌入饲料或饮水中，让其自由摄入，需计算每日进食量和饮水量，折算摄入剂量。该法的优点是符合人接触化合物的方式；缺点是可能拒食；挥发性化合物可使摄入量下降，且有经过呼吸道吸入的可能；化合物易水解或与食物中的化学成分起反应；动物特别是啮齿类动物摄食中浪费严重，饲料损失较多，计算的剂量常常不够准确；动物需单笼饲养。

（3）吞咽胶囊。即将一定剂量受试化合物装入药用胶囊内，强制放到动物的舌后后咽部迫使动物咽下。该法剂量准确，尤其适用于易挥发、易水解和有异味的化合物；不足之处是仅仅适应于家兔及猫、狗等大动物。

2. 经呼吸道接触

吸入接触分为两种方式：一是静式吸入，二是动式吸入。

（1）静式吸入。即将实验动物置于一个有一定体积的密闭容器内，加入定量的易挥发的液态化合物或一定体积的气态化合物，在容器内形成所需要的受试化合物浓度的空气环境。这种接触方式，虽然有许多不足之处，但由于设备简单、操作方便、消耗受试化合物较少，还有其使用价值；尤其是适用于小动物接触易挥发液态化合物的急性毒性研究。为保障实验顺利进行，染毒柜体积、放置动物种类和数量及放置时间相互关联。

（2）动式吸入。即使实验动物处于空气流动的染毒柜中，染毒柜装置备有新鲜空气补入与含受试化合物空气排出的动力系统和随时补充受试化合物的配气系统。动式吸入接触一般来讲优于静式吸入接触，但其装置复杂，消耗受试化合物的量大，易于污染操作室环境。

3. 经皮肤接触

液态、粉尘态和气态外来化合物均有接触皮肤的机会。有的化合物能与外露皮接触并被吸收，还有的化合物可以穿透衣服而经皮肤吸收。

经皮肤吸收研究外来化合物应当尽量选择皮肤解剖、生理与人类较近似的动物为对象，目前多选用家兔和豚鼠。但由于研究化合物经皮肤吸收的毒性（求经皮 LD_{50}）所需的实验动物较多，使用家兔、豚鼠不够经济，也常用大鼠代替。局部作用实验常用皮肤斑贴法或兔耳法。

4. 注射途径染毒

注射途径染毒即采用注射途径进行外来化合物的急性毒性实验，主要用于比较毒性研究，以及化合物的代谢、毒物动力学和急救药物筛选等研究，分为皮下注射、肌内注射、静脉注射、腹腔注射等方法。

（三）受试物的处理

受试物应溶解或悬浮于适宜的介质中。一般采用水或食用植物油作溶剂，可以考虑用羧甲基纤维素、明胶、淀粉等配成混悬液；不能配制成混悬液时，可配制成其他形式（如糊状物等）。必要时可采用二甲基亚砜，但不能采用具有明显毒性的有机化学溶剂。如采用有毒性的溶剂，应单设溶剂对照组观察。一般急性毒性实验的受试物应采用制备工艺稳定、符合实验用质量标准规定的样品，注明受试物的名称、来源、批号、含量（或规格）、保存条件及配制方法等，并附有研制单位的自检报告。所用辅料、溶媒等应标明批号、规格和生产厂家，并符合实验要求。

（四）受试物剂量选择

剂量选择是否恰当是急性毒性实验能否成功的基础。在进行剂量设计之前，首先要了解受试外源化学物的结构式、分子量、常温常压下的状态（液态、固态或气态）、生产批号、纯度、杂质成分与含量、溶解度、挥发度、pH 值（可测时）等。然后根据该受试物有关的测试规范要求，决定实验设计。对于一个新的受试化学物，先查阅文献找到与受试化学物的化学结构与理化性质相近的化学物毒性资料，取与本实验相同的动物物种或品系，相同染毒途径的 LD_{50} 值作为参考值，选择剂量系列。例如，要测定氯乙酸的大鼠经口 LD_{50}，查文献可知乙醇大鼠经口 LD_{50} 为每千克体重 10.8g，乙酸为每千克体重 3.4g，氯乙醇为每千克体重 71mg。因氯取代可增强毒性，推测氯乙酸的大鼠经口 LD_{50} 应与氯乙醇相近，实测结果为每千克体重 78mg。

就啮齿类动物而言，总的原则是先用少量动物，以较大的剂量间隔（一般是按几何级数）给药，找出 10%～90%（或 0～100%）的致死剂量范围，再在这个剂量范围内以合适的间距设几个剂量组。在利用不同的方法计算化学物 LD_{50} 时，实验设计中对剂量设计和动物数的要求不同。霍恩氏法设 4 个剂量组、改良寇氏法一般设 5～8 个剂量组，急性致死性毒性实验可以不设阴性对照组。

（五）中毒观察

给药后，4h 内最密切观察，当天多次观察，一般连续观察至少 14d，观察的间隔和频率应适当，以便能观察到毒性反应出现的时间及其恢复时间、动物死亡时间等。观察的指标包括一般指标（如动物外观、行为、对刺激的反应、分泌物、排泄物等）、动物死亡情况（死亡时间、濒死前反应等）、动物体重变化（给药前、实验结束处死动物前各称重一次，观察期间可多次称重）等。

1. 中毒症状与过程

全面观察中毒的发生、发展过程和规律及中毒特点和毒作用的靶器官。啮齿类动物急性中毒表现的观察内容如表 7.1 所示。

表 7.1　啮齿类动物急性中毒表现的观察内容

系统和器官	观察项目	中毒后常见表现
中枢神经系统	行为	体位异常、叫声异常、活动异常、多动或呆卧
躯体运动系统	运动状态	少动、震颤、痉挛、抽搐麻痹、僵直、运动失调
	对刺激反应性	易兴奋、反应过敏或迟钝、反应低下或过高
	脑、脊髓反射	减弱或消失
	肌肉张力	松弛或紧张
自主神经系统	瞳孔	扩大或缩小
呼吸系统	鼻	鼻孔流液、鼻翼扇动
	呼吸表现	呼吸深缓、过速、困难、衰竭
心血管系统	心区触诊、听诊	震颤、心动过速或过缓、心律不齐等
肠胃系统	排便	腹泻、便秘
	腹部外形	膨隆、凹陷
	粪便硬度与颜色	不成形、黄色或灰白色
泌尿生殖系统	阴道口、乳腺、阴茎	肿胀、分泌物增多、会阴部污秽、脱出、遗精
皮肤和被毛	颜色、张力	皮肤松弛、皱褶、发红、皮疹、溃疡、被毛蓬松
黏膜	结膜、口腔	分泌物增多、充血、水肿、苍白、紫绀
眼睛	眼睑	上睑下垂
	眼球	眼球突出、震颤、充血
	角膜	角膜混浊、有血腥分泌物
其他	直肠温和脚爪、皮肤温	升高或降低
	一般情况	姿势异常、消瘦等

2. 死亡与死亡时间

重点观察和记录每只动物的死亡时间，特别是最早出现死亡的时间及各个剂量组动物的死亡数。临床中毒反应和死亡时间可提供中毒机理的线索。化学物给实验动物染毒后，动物往往出现兴奋→抑制→死亡，或者抑制→死亡的现象。如以含有氰基的氰氢酸和丙烯腈对大鼠和小鼠染毒后，其都很快出现兴奋；染毒丙烯腈的动物首先出现活动增加、骚动、窜跑，甚至跳跃，之后出现呼吸困难，耳与尾青紫色；而氰氢酸呈一过性兴奋状态，呼吸加快、加深，之后呼吸困难，耳与尾则为桃红色；可见同为氰化物，其中毒机理有所不同。有些化学物（如有机磷类化合物）中毒症状发展迅速且很快死亡，而有些化学物的中毒症状发展缓慢，甚至出现症状缓解，此后再发生严重症状而死亡。经一段潜伏期后的迟发性死亡可能提示对肾或肝的作用。

3. 体重

给药前、死亡时各称量一次体重，观察期间每 3d 称量一次，体重改变可以反映动物染毒后的整体变化。体重改变的原因很多：若化学毒物刺激或损伤消化道可出现实验动物饮食减少甚至拒食，表现为体重减轻；若化学毒物引起腹泻，将影响食物吸收和利用，体重也会减轻；如果化学毒物影响水的摄取或肾功能急性损伤，也可能在体重上反映出来。所以，对存活动物尤其是对低于 LD_{50} 剂量组的存活动物，应在观察期 14d 内称量其体重的变化，以便了解受试物引起毒效应的持续时间。

4. 病理检查

及时剖检死亡动物，肉眼观察主要脏器的大小、外观、色泽，有无充血、出血、水肿或其他病变，对有病理变化的组织及脏器应做组织病理学检查。实验结束时，对各剂量组存活动物和对照组（如设）动物也应该进行病理学检查。

5. 非致死指标及其可复性

急性毒性研究中，应注意观察非致死指标及其可复性，从而能够对化学物的急性毒性做全面的了解。可复性毒效应是指随着化学物从体内消失而逐渐减小以至消失的毒效应。毒作用的可复性与作用器官和系统、化学物本身的毒作用特点、化学物接触时间、特定时间内机体接触化学物的总量、动物的年龄及一般状况有关。化学物引起机体激素失衡常常是一种可复性的反应，如化学物对甲状腺的影响，如果没有超过导致甲状腺组织损伤的阈值，则常常是一种可复性的毒效应。发生在组织再生能力迅速的器官（如肝）的损伤比发生在没有再生能力的组织（如神经）的损伤更可能是可复性的。例如，检测、比较不同染毒剂量组及对照组之间血液中蛋白质含量、各种蛋白质含量、血清多种酶（转氨酶、醛缩酶、精氨酸酶、黄嘌呤氧化酶、谷酰胺酶、氨基移换酶等）活性。在动物研究中观察到的不可复性的毒效应，在外推到人时比可复性毒效应更为重要。

四、急性毒性结果评价

急性毒性是食品安全性毒理学评价过程的第一个实验项目，测定经口 LD_{50} 多采用霍恩氏法、改良寇氏法或概率单位法。急性毒性结果评价如下。

如 LD_{50} 或 7d 喂养实验的最小有效作用剂量小于人的可能摄入量的 10 倍，则放弃，不再继续实验；

凡 LD_{50} 在 10 倍左右时，应进行重复实验，或用另一种方法进行验证；

如大于 10 倍者，可进入下一实验阶段；

如剂量达每千克体重 10g 以上，仍不引起死亡者，可推定该受试物急性毒性实验是安全的，不必测定其 LD_{50}。

急性毒性鉴定报告应包括如下内容：受试样品名称、理化性状、配制方法、所用浓度；实验动物的种属、品系和来源（注明合格证号和动物级别）；实验动物饲养环境，包括饲料来源、室温、相对湿度、动物实验室合格证号；所用剂量和动物分组，每组所用动物性别、数量及体重范围；染毒后动物中毒表现和死亡情况及出现时间，大体解剖及病理所见；计算 LD_{50} 的方法及其 LD_{50} 95% 可信限；列表报告结果（建议的表格形式如表 7.2 所示）；结论。

表 7.2 急性毒性实验记录表

浓度（剂量）/（mg/m³）或（mg/kg）	动物性别	动物编号	动物体重/g			染毒方式	中毒症状	中毒症状出现和消失时间	死亡时间	解剖所见	LD₅₀（LC₅₀）95%可信限
			0d	7d	14d						

五、LD₅₀的计算方法

LD$_{50}$是经统计学计算得到的毒性参数，并可报告其 95% 可信限。LD$_{50}$（LC$_{50}$）值是一个统计量，较少受实验动物个体易感性差异的影响，较为准确，因此是最重要的急性毒性参数，也用来进行急性毒性分级。几种常用的急性毒性实验设计方法如下。

（一）霍恩氏法

霍恩氏法又称平均移动法、剂量递增法，是利用剂量对数与死亡率（反应率）的转换数（即概率单位）呈线性关系而设计的方法。设计原则：4 个剂量组；每组动物数相等；每组 4 只或 5 只；设计剂量时可根据化学物致死剂量范围的宽窄应用两个剂量系列，其组距分别为 2.15 倍和 3.16 倍。根据每组动物数、组距和每组动物死亡数，即可从霍恩氏表中查得 LD$_{50}$及其 95% 可信限。

1. 预实验

可根据受试物的性质和已知资料，选用下述方法。

一般多采用每千克体重 0.1g、1.0g、10.0g 的剂量，各以 2～3 只动物预试。根据 24h 内死亡情况，估计 LD$_{50}$的可能范围，确定正式实验的剂量组。也可简单地采用一个剂量，如每千克体重 215mg，用 5 只动物预试，观察 2h 内动物的中毒表现。如症状严重，估计多数动物可能死亡，即可采用低于每千克体重 215mg 的剂量系列；反之，症状较轻，则可采用高于此剂量的剂量系列。如有相应的文献资料时可不进行预试。

2. 正式实验

1）剂量设计

霍恩氏法推荐使用 4 个染毒剂量，每组动物数相等，可用 4 只或 5 只。

霍恩氏法提出两个剂量系列，分别如下。

（1）2.15 倍组距剂量系列：…1.00×10^t，2.15×10^t，4.64×10^t…。

（2）3.16 倍组距剂量系列：…1.00×10^t，3.16×10^t，10.00×10^t…。

式中，t 可等于 0、±1、±2、…。

2）LD$_{50}$计算

根据所采取的剂量系列及各组动物死亡数，查霍恩氏表（表 7.3 和表 7.4），即得该化学物的 LD$_{50}$及 LD$_{50}$95% 可信限。

表 7.3　霍恩氏法 LD$_{50}$ 值计算每组 5 只动物、组距 2.15 倍

各剂量组动物死亡数/只				剂量 1＝0.464×10^t 剂量 2＝1.00×10^t 剂量 3＝2.15×10^t 剂量 4＝4.64×10^t		剂量 1＝1.00×10^t 剂量 2＝2.15×10^t 剂量 3＝4.64×10^t 剂量 4＝10.00×10^t		剂量 1＝2.15×10^t 剂量 2＝4.64×10^t 剂量 3＝10.00×10^t 剂量 4＝21.50×10^t	
1	2	3	4	LD$_{50}$/（g/kg）	95％可信限	LD$_{50}$/（g/kg）	95％可信限	LD$_{50}$/（g/kg）	95％可信限
0	0	3	5	2.00	1.37～2.91	4.30	2.95～6.26	9.26	6.36～13.5
0	0	4	5	1.71	1.26～2.33	3.69	2.71～5.01	7.94	5.84～10.8
0	0	5	5	1.47	—	3.16	—	6.81	—
0	1	2	5	2.00	1.23～3.24	4.30	2.65～6.98	9.26	5.70～15.0
0	1	3	5	1.71	1.05～2.78	3.69	2.27～5.99	7.94	4.89～12.9
0	1	4	5	1.47	0.951～2.27	3.16	2.05～4.88	6.81	4.41～10.5
0	1	5	5	1.26	0.926～1.71	2.71	2.00～3.69	5.84	4.30～7.94
0	2	3	5	1.71	1.01～2.91	3.69	2.17～6.28	7.94	4.67～13.5
0	2	3	5	1.47	0.862～2.50	3.16	1.86～5.38	6.81	4.00～13.5
0	2	4	5	1.26	0.775～2.05	2.71	1.69～4.41	5.84	3.60～9.50
0	2	5	5	1.08	0.741～1.57	2.33	1.60～3.99	5.01	3.44～7.30
0	3	3	5	1.26	0.740～2.14	2.71	1.59～4.62	5.84	3.43～9.95
0	3	4	5	1.03	0.665～1.75	2.33	1.43～3.78	5.01	3.08～8.14
1	0	3	5	1.96	1.22～3.14	4.22	2.63～6.76	9.09	5.66～14.6
1	0	4	5	1.62	1.07～2.43	3.48	2.31～5.24	7.50	4.98～11.3
1	0	5	5	1.33	1.05～1.70	2.87	2.26～3.65	6.19	4.87～7.87
1	1	2	5	1.96	1.06～3.60	4.22	2.29～7.75	9.09	4.94～16.7
1	1	3	5	1.62	0.866～3.01	3.48	1.87～6.49	7.50	4.02～16.7
1	1	4	5	1.33	0.737～2.41	2.87	1.59～5.20	6.19	3.42～11.2
1	1	5	5	1.10	0.661～1.83	2.37	1.42～3.95	5.11	3.07～8.51
1	2	2	5	1.62	0.818～3.19	3.48	1.76～6.37	7.50	3.80～14.8
1	2	3	5	1.33	0.658～2.70	2.87	1.42～5.82	6.19	3.05～12.5
1	2	4	5	1.10	0.550～2.20	2.37	1.19～4.74	5.11	2.55～10.2
1	3	3	5	1.10	0.523～2.32	2.37	1.13～4.99	5.11	2.43～10.8
2	0	3	5	1.90	1.00～3.58	4.08	2.16～7.71	8.80	4.66～16.6
2	0	4	5	1.47	0.806～2.67	3.16	1.74～5.76	6.81	3.74～12.4
2	0	5	5	1.14	0.674～1.92	2.45	1.45～4.13	5.28	3.13～8.89
2	1	2	5	1.90	0.839～4.29	4.08	1.81～9.23	8.80	3.89～19.9
2	1	3	5	1.47	0.616～3.50	3.16	1.33～7.53	6.81	2.86～16.2
2	1	4	5	1.14	0.466～2.77	2.45	1.00～5.98	5.28	2.16～12.9
2	2	2	5	1.47	0.573～3.76	3.16	1.24～8.10	6.81	2.66～17.4

续表

各剂量组动物死亡数/只				剂量 1=0.464×10^t 剂量 2=1.00×10^t 剂量 3=2.15×10^t 剂量 4=4.64×10^t		剂量 1=1.00×10^t 剂量 2=2.15×10^t 剂量 3=4.64×10^t 剂量 4=10.00×10^t		剂量 1=2.15×10^t 剂量 2=4.64×10^t 剂量 3=10.00×10^t 剂量 4=21.50×10^t	
1	2	3	4	LD$_{50}$/（g/kg）	95％可信限	LD$_{50}$/（g/kg）	95％可信限	LD$_{50}$/（g/kg）	95％可信限
2	2	3	5	1.14	0.406～3.18	2.45	0.875～6.85	6.28	1.89～14.8
0	0	4	4	1.96	1.18～3.26	4.22	2.53～7.02	9.09	5.46～15.1
0	0	5	4	1.62	1.27～2.05	3.48	2.74～4.42	7.50	5.90～9.53
0	1	3	4	1.96	0.978～3.92	4.22	2.11～8.44	9.09	4.54～18.2
0	1	4	4	1.62	0.893～2.92	3.48	1.92～6.30	7.50	4.14～13.6
0	0	3	5	2.00	1.37～2.91	4.30	2.95～6.26	9.26	6.36～13.5
0	0	4	5	1.71	1.26～2.33	3.69	2.71～5.01	7.94	5.84～10.8
0	0	5	5	1.47	—	3.16	—	6.81	—
0	1	2	5	2.00	1.23～3.24	4.30	2.65～6.98	9.26	5.70～15.0
0	1	3	5	1.71	1.05～2.78	3.69	2.27～5.99	7.94	4.89～12.9
0	1	4	5	1.47	0.951～2.27	3.16	2.05～4.88	6.81	4.41～10.5
0	1	5	5	1.26	0.926～1.71	2.71	2.00～3.69	5.84	4.30～7.94
0	2	2	5	1.71	1.01～2.91	3.69	2.17～6.28	7.94	4.67～13.5
0	2	3	5	1.47	0.862～2.50	3.16	1.86～5.38	6.81	4.00～13.5
0	2	4	5	1.26	0.775～2.05	2.71	1.69～4.41	5.84	3.60～9.50
0	2	5	5	1.08	0.741～1.57	2.33	1.60～3.99	5.01	3.44～7.30
0	3	3	5	1.26	0.740～2.14	2.71	1.59～4.62	5.84	3.43～9.95
0	3	4	5	1.03	0.665～1.75	2.33	1.43～3.78	5.01	3.08～8.14
1	0	3	5	1.96	1.22～3.14	4.22	2.63～6.76	9.09	5.66～14.6
1	0	4	5	1.62	1.07～2.43	3.48	2.31～5.24	7.50	4.98～11.3
1	0	5	5	1.33	1.05～1.70	2.87	2.26～3.65	6.19	4.87～7.87
1	1	2	5	1.96	1.06～3.60	4.22	2.29～7.75	9.09	4.94～16.7
1	1	3	5	1.62	0.866～3.01	3.48	1.87～6.49	7.50	4.02～16.7
1	1	4	5	1.33	0.737～2.41	2.87	1.59～5.20	6.19	3.42～11.2
1	1	5	5	1.10	0.661～1.83	2.37	1.42～3.95	5.11	3.07～8.51
1	2	2	5	1.62	0.818～3.19	3.48	1.76～6.37	7.50	3.80～14.8
1	2	3	5	1.33	0.658～2.70	2.87	1.42～5.82	6.19	3.05～12.5
1	2	4	5	1.10	0.550～2.20	2.37	1.19～4.74	5.11	2.55～10.2
1	3	3	5	1.10	0.523～2.32	2.37	1.13～4.99	5.11	2.43～10.8
2	0	3	5	1.90	1.00～3.58	4.08	2.16～7.71	8.80	4.66～16.6
2	0	4	5	1.47	0.806～2.67	3.16	1.74～5.76	6.81	3.74～12.4

各剂量组动物 死亡数/只				剂量1＝0.464×10′ 剂量2＝1.00×10′ 剂量3＝2.15×10′ 剂量4＝4.64×10′		剂量1＝1.00×10′ 剂量2＝2.15×10′ 剂量3＝4.64×10′ 剂量4＝10.00×10′		剂量1＝2.15×10′ 剂量2＝4.64×10′ 剂量3＝10.00×10′ 剂量4＝21.50×10′	
1	2	3	4	LD_{50}/（g/kg）	95%可信限	LD_{50}/（g/kg）	95%可信限	LD_{50}/（g/kg）	95%可信限
2	0	5	5	1.14	0.674～1.92	2.45	1.45～4.13	5.28	3.13～8.89
2	1	2	5	1.90	0.839～4.29	4.08	1.81～9.23	8.80	3.89～19.9
2	1	3	5	1.47	0.616～3.50	3.16	1.33～7.53	6.81	2.86～16.2
2	1	4	5	1.14	0.466～2.77	2.45	1.00～5.98	5.28	2.16～12.9
2	2	2	5	1.47	0.573～3.76	3.16	1.24～8.10	6.81	2.66～17.4
2	2	3	5	1.14	0.406～3.18	2.45	0.875～6.85	6.28	1.89～14.8
0	0	4	4	1.96	1.18～3.26	4.22	2.53～7.02	9.09	5.46～15.1
0	0	5	4	1.62	1.27～2.05	3.48	2.74～4.42	7.50	5.90～9.53
0	1	3	4	1.96	0.978～3.92	4.22	2.11～8.44	9.09	4.54～18.2
0	1	4	4	1.62	0.893～2.92	3.48	1.92～6.30	7.50	4.14～13.6

表 7.4　霍恩氏法 LD_{50} 值计算每组 5 只动物、组距 3.16 倍

各剂量组动物死亡数/只				剂量1＝0.316×10′ 剂量2＝1.00×10′ 剂量3＝3.16×10′ 剂量4＝10.00×10′		剂量1＝1.00×10′ 剂量2＝3.16×10′ 剂量3＝10.00×10′ 剂量4＝31.60×10′	
1	2	3	4	LD_{50}/（g/kg）	95%可信限	LD_{50}/（g/kg）	95%可信限
0	0	3	5	2.82	1.60～4.95	8.91	5.07～15.7
0	0	4	5	2.24	1.41～3.55	7.08	4.47～11.2
0	0	5	5	1.78	—	5.62	—
0	1	2	5	2.82	1.36～5.84	8.91	4.30～18.5
0	1	3	5	2.24	1.08～4.64	7.08	3.42～14.7
0	1	4	5	1.78	0.927～3.41	5.62	2.93～10.8
0	1	5	5	1.41	0.891～2.24	4.47	2.82～7.08
0	2	2	5	2.24	1.01～4.97	7.08	3.19～15.7
0	2	3	5	1.78	0.801～3.95	5.62	2.53～12.5
0	2	4	5	1.41	0.682～2.93	4.47	2.16～9.25
0	2	5	5	1.12	0.638～1.97	3.55	2.02～6.24
0	3	3	5	1.41	0.636～3.14	4.47	2.01～9.92
0	3	4	5	1.12	0.542～2.32	3.55	1.71～7.35
1	0	3	5	2.74	1.35～5.56	8.66	4.26～17.6
1	0	4	5	2.05	1.11～3.80	6.49	3.51～12.0

续表

| 各剂量组动物死亡数/只 | | | | 剂量 1＝0.316×10^t
剂量 2＝1.00×10^t
剂量 3＝3.16×10^t
剂量 4＝10.00×10^t | | 剂量 1＝1.00×10^t
剂量 2＝3.16×10^t
剂量 3＝10.00×10^t
剂量 4＝31.60×10^t | |
1	2	3	4	LD$_{50}$/（g/kg）	95％可信限	LD$_{50}$/（g/kg）	95％可信限
1	0	5	5	1.54	1.07～2.21	4.87	3.40～6.98
1	1	2	5	2.74	1.10～6.82	8.66	3.48～21.6
1	1	3	5	2.05	0.806～5.23	6.49	2.55～16.5
1	1	4	5	1.54	0.632～3.75	4.87	2.00～11.9
1	1	5	5	1.15	0.537～2.48	3.65	1.70～7.85
1	2	2	5	2.05	0.740～5.70	6.49	2.34～18.0
1	2	3	5	1.54	0.534～4.44	4.87	1.69～14.1
1	2	4	5	1.15	0.408～3.27	3.65	1.29～10.3
1	3	3	5	1.15	0.378～3.53	3.65	1.20～11.2
2	0	3	5	2.61	1.01～6.77	8.25	3.18～21.4
2	0	4	5	1.78	0.723～4.37	5.62	2.29～13.8
2	0	5	5	1.21	0.554～2.65	3.83	1.75～8.39
2	1	2	5	2.61	0.768～8.87	8.25	2.43～28.1
2	1	3	5	1.78	0.484～6.53	5.62	1.53～20.7
2	1	4	5	1.21	0.318～4.62	3.83	1.00～14.6
2	2	2	5	1.78	0.434～7.28	5.62	1.37～23.0
2	2	3	5	1.21	0.259～5.67	3.83	0.819～17.9
0	0	4	4	2.74	1.27～5.88	8.66	4.03～18.6
0	0	5	4	2.05	1.43～2.94	6.49	4.53～9.31
0	1	3	4	2.74	0.968～7.75	8.66	3.06～24.5
0	1	4	4	2.05	0.843～5.00	6.49	2.67～15.8
0	1	5	4	1.54	0.833～2.85	4.87	2.63～9.01
0	2	2	4	2.74	0.896～8.37	8.66	2.83～26.5
0	2	3	4	2.05	0.711～5.93	6.49	2.25～18.7
0	2	4	4	1.54	0.604～3.92	4.87	1.91～12.4
0	2	5	4	1.15	0.568～2.35	3.65	1.80～7.42
0	3	3	4	1.54	0.555～4.27	4.87	1.76～13.5
0	3	4	4	1.15	0.463～2.88	3.65	1.47～9.10
1	0	4	4	2.61	0.953～7.15	8.25	3.01～22.6
1	0	5	4	1.78	1.03～3.06	5.62	3.27～9.68
1	1	3	4	2.61	0.658～10.4	8.25	2.08～32.7
1	1	4	4	1.78	0.528～5.98	5.62	1.67～18.9

各剂量组动物死亡数/只				剂量1＝0.316×10^t 剂量2＝1.00×10^t 剂量3＝3.16×10^t 剂量4＝10.00×10^t		剂量1＝1.00×10^t 剂量2＝3.16×10^t 剂量3＝10.00×10^t 剂量4＝31.60×10^t	
1	2	3	4	LD$_{50}$/（g/kg）	95%可信限	LD$_{50}$/（g/kg）	95%可信限
1	1	5	4	1.21	0.442～3.32	3.83	1.40～10.5
1	2	2	4	2.61	0.594～11.5	8.25	1.88～36.3
1	2	3	4	1.78	0.423～7.48	5.62	1.34～23.6
1	2	4	4	1.21	0.305～4.80	3.83	0.966～15.2
1	3	3	4	1.21	0.276～5.33	3.83	0.871～16.8
2	0	4	4	2.37	0.539～10.4	7.50	1.70～33.0
2	0	5	4	1.33	0.446～3.99	4.22	1.41～12.6
2	1	3	4	2.37	0.307～18.3	7.50	0.970～58.0
2	1	4	4	1.33	0.187～9.49	4.22	0.592～30.0
2	2	2	4	2.37	0.262～21.4	7.50	0.830～67.8
2	2	3	4	1.33	0.137～13.0	4.22	0.433～41.0
0	0	5	3	2.61	1.19～5.71	8.25	3.77～18.1
0	1	4	3	2.61	0.684～9.95	8.25	2.16～31.5
0	1	5	3	1.78	0.723～4.37	5.62	2.29～13.8
0	2	3	3	2.61	0.558～12.2	8.25	1.76～38.6
0	2	4	3	1.78	0.484～6.53	5.62	1.53～20.7
0	2	5	3	1.21	0.467～3.14	3.83	1.48～9.94
0	3	3	3	1.78	0.434～7.28	5.62	1.37～23.0
0	3	4	3	1.21	0.356～4.12	3.83	1.13～13.0
1	0	5	3	2.37	0.793～7.10	7.50	2.51～22.4
1	1	4	3	2.37	0.333～16.9	7.50	1.05～53.4
1	1	5	3	1.33	0.303～5.87	4.22	0.958～18.6
1	2	3	3	2.37	0.244～23.1	7.50	0.771～73.0
1	2	4	3	1.33	0.172～10.3	4.22	0.545～32.6
1	3	3	3	1.33	0.148～12.1	4.22	0.467～38.1

该方法的优缺点：优点是简单易行，节省动物；缺点是所得 LD$_{50}$ 的可信限范围较大，不够精确。但经多年来的实际应用与验证，同一受试物与寇氏法所得结果极为相近，因此应认为其测定的结果是可信与有效的。

（二）改良寇氏法

预实验除另有要求外，一般应在预试中求得动物全死亡或90%以上死亡的剂量和动物不死亡或10%以下死亡的剂量，分别作为正式实验的最高与最低剂量。除另有要求外，一般设 5～10 个剂量组，每组 6～10 只动物为宜。将由预实验得出的最高、最低剂量换算为常用对数，然后将最高、最低剂量的对数差，按所需要的组数，分为几个对数等距（或不等距）的剂量组。

下面进行正式实验。

1. 实验设计要求

（1）各组动物随机分组，组内动物数相同。

（2）组间剂量要求按等比级数设计。

（3）受试动物的反应（死亡率）要求符合正态分布。

（4）最低剂量组死亡率<20%，最高剂量组死亡率>80%（最好有 0% 及 100% 反应组）。

2. LD$_{50}$ 值计算

统计各组实验动物死亡数，按式（7.1）计算 LD$_{50}$。

$$i = (\lg LD_{100} - \lg LD_0)/(c-1) \tag{7.1}$$

$$\lg LD_{50} = X_m - i\left(\sum_{i=1}^{n} p - 0.5\right) \tag{7.2}$$

式中，i——组距或公比的对数值；

c——组数；

X_m——最高剂量组对数；

$\sum\limits_{i=1}^{n} p$——各组死亡率总和（化成小数）。

3. 求 $\lg LD_{50}$ 标准误 $S_{\lg LD_{50}}$

$$S_{\lg LD_{50}} = i \times \sqrt{\sum_{i=1}^{n} \frac{pq}{n}} \tag{7.3}$$

式中，p——各组实验动物死亡率；

q——各组实验动物存活率（$1-p$）；

i——组距；

n——实验动物数。

4. 求 LD$_{50}$ 95% 可信限

$$LD_{50} 95\% \text{ 可信限} = 10^{(\lg LD_{50} \pm 1.96 \times S_{\lg LD_{50}})} \tag{7.4}$$

假设四氯化碳对 SD 大鼠一次灌胃染毒急性毒性实验数据如表 7.5 所示，计算 LD$_{50}$。

表 7.5 四氯化碳对 SD 大鼠一次灌胃染毒急性毒性实验数据记录

组别	动物数 n	剂量/(g/kg)	剂量对数	死亡数 n	死亡率 p	存活率 q	pq
1	10	1.16	0.0654	0	0.0	1.0	0.00
2	10	1.84	0.2654	2	0.2	0.8	0.16
3	10	2.92	0.4654	4	0.4	0.6	0.24
4	10	4.62	0.6654	8	0.8	0.2	0.16
5	10	7.33	0.8654	10	1.0	0.0	0.00

将表7.5结果代入式（7.1）～式（7.4）得

$$i=(0.8654-0.0654)/(5-1)=0.2$$

$$\mathrm{LD}_{50}=10^{[0.8654-0.2(2.4-0.5)]}$$

$$=10^{0.4854}$$

$$\approx3.058\ (\mathrm{g/kg})$$

$$\mathrm{LD}_{50}95\%可信限=10^{(\lg\mathrm{LD}_{50}\pm1.96\times S_{\lg\mathrm{LD}_{50}})}$$

$$=10^{(0.4854\pm1.96\times0.0473)}$$

$$\approx2.47\sim3.79\ (\mathrm{g/kg})$$

因此，四氯化碳 SD 大鼠的灌胃 LD_{50} 为 3.058g/kg，其 95％的可信范围为 2.47～3.79g/kg。

该法易于了解，计算简便，可信限不大，结果可靠，特别是在实验前对受试物的急性毒性程度了解不多时，尤为适用。

（三）概率单位法

1. 概念

将反应率（死亡率）转换成概率单位与剂量的对数作图，则剂量-反应关系曲线就转化成一直线，在直线上找出概率单位等于 5.0 的点（即 50％死亡率），其对应横坐标的对数就是 $\lg\mathrm{LD}_{50}$ 值，查反对数即得 LD_{50}。

在该法中，各染毒剂量组动物数不要求相等，染毒剂量组间距也不要求成等比级数。

2. 方法和步骤

1）描点、绘图

以各组剂量的对数值与概率单位作图，要求作图时，在直线通过概率单位 5.0 的原则下，力求使所绘直线通过各点中间（即使各点尽可能靠近直线）。

关于反应率 0 和 100％的校正：由于剂量对数与反应率之间存在正态分布曲线关系，而正态分布曲线是一个渐近线，因此死亡率 0 与 100％在理论上是不存在的，所以需要对 0 及 100％的实验结果进行校正。

0 可校正为

$$\frac{0.25}{N}\times100\%$$

100％可校正为

$$\frac{N-0.25}{N}\times100\%$$

式中，N——该组动物数。

或者，该法要求实验设计尽可能不出现 0 及 100％死亡率，对于出现的 0 及 100％死亡率的值，可不列入计算及绘图。

2）求 LD_{50}

从直线上查得 $\lg\mathrm{LD}_{50}$，查反对数即得 LD_{50}，如图 7.1 所示。

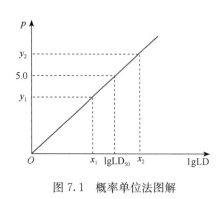

图 7.1 概率单位法图解

3）求标准误（SE）

$$SE = \frac{2S}{\sqrt{2N}} \tag{7.5}$$

式中，$2S$——相邻两概率单位的相应剂量对数之差；

N——概率单位在 $3.5 \sim 6.5$（或死亡率在 $6.7\% \sim 93.7\%$）范围内各组动物总数。

4）求 LD_{50} 可信限

$$LD_{50} 可信限 = 10^{(lgLD_{50} \pm 1.96 \times SE)} \tag{7.6}$$

5）建立剂量-反应回归方程

选两个距离较近的概率单位点 y_1 和 y_2，从直线上查得横坐标上相应的 x_1 及 x_2 值（图 7.1），求回归系数 b。图中纵坐标为概率单位（p），横坐标为剂量对数（lgLD）。

$$b = \frac{y_2 - y_1}{x_2 - x_1} \tag{7.7}$$

代入回归方程

$$\hat{y} = \bar{y} + b(x - \bar{x}) \tag{7.8}$$

式中，$\hat{y}$——任一反应率的对应概率单位；

$\bar{y}$——概率单位 5.0；

b——直线的斜利率；

x——概率单位 $\hat{y}$ 的剂量对数值；

$\bar{x}$——概率单位 5.0 的剂量对数值。

建立回归方程的意义在于可以从回归方程计算出任一死亡率所对应的致死剂量，如可计算 LD_1、LD_{10}、LD_{16}、LD_{84}、LD_{90} 等。

六、最大耐受量实验

最大耐受量指在外来化合物急性毒性实验中，化学物质不引起受试对象（实验动物）出现死亡的最高剂量，故可缩写为 LD_0。若高于该剂量即可出现死亡。最大耐受剂量以每千克体重 mg 数表示。由于实验动物对外来化合物的感受性有个体差异，随实验动物数增多，最大耐受剂量可能下降，故难以在实验中得到可重复的结果。一般不用最大耐受量来比较两种外来化合物的毒性。与 LD_{100} 的情况相似，LD_0 也受个体差异的影响，存在很大的波动性。上述 LD_0 和 LD_{100} 常作为急性毒性实验中选择剂量范围的依据。

最大耐受量和最大给药量是两个不同的概念，安全性评价中表示的是通过不同研究途径得出的两种安全性评价参考信息。

现行《中药、天然药物急性毒性研究技术指导原则》中明确指出，最大耐受量指动物能够耐受的而不引起动物死亡的最高剂量。这一概念的提出主要是出于从获取安全性信息的角度考虑，有时对实验动物的异常反应和病理过程的观察、分析，较以死亡为观察指标更有毒理学意义。

最大给药量的概念源于采用最大给药量法进行药物的急性毒性实验，即最大给药量实验。现行《化学药物急性毒性研究技术指导原则》中明确指出，对于某些低毒的受试物可采用该方法。最大给药量指在合理的最大给药浓度及给药容量的前提下，以允许的最大剂量单次给药或24h内多次给药（剂量一般不超过每千克体重5g），观察动物出现的反应。一般使用10～20只动物，连续观察14d。《中药、天然药物急性毒性研究技术指导原则》中明确指出，"最大给药量指单次或24h内多次（2～3次）给药所采用的最大给药剂量。最大给药量实验是指在合理的给药浓度及合理的给药容量的条件下，以允许的最大剂量给予实验动物，观察动物出现的反应"。

两者的区别如下。

最大耐受量强调的是不引起受试动物死亡的最高剂量，如果超过该剂量，就会出现受试动物死亡情况。因此，理论上讲，最大耐受量对于一个药物来说是一个相对固定的值，该数值本身对于阐明某个药物的急性毒性情况就是一个重要的参考信息。当然，在具体的最大耐受量测定过程中，我们同样需要密切观察和分析受试动物在最大耐受量下出现的异常反应和病理过程，并综合起来分析和评价药物的急性毒性情况。最大给药量法关注的不仅仅是最大给药量的数值，其另一个关注点是在最大给药量下，受试动物的反应情况，可以是无明显毒性反应，也可以是出现某些毒性反应（具体是什么应详细阐明），甚至可以是出现少数动物死亡。只有将这两个关注点结合起来，才能体现最大给药量法急性毒性实验的最终结果。仅仅给出最大给药量的数值，而没有说明最大给药量下受试动物的反应情况，则违背了最大给药量法（最大给药量实验）的原则和目的，也未达到急性毒性实验研究的真正目的。

另外，同一个化合物在急性毒性实验时采用的受试样品可能不一致（尤其是中药新药研究过程中，可能采用添加了辅料的制剂成品，也可能是浸膏粉，还可能是粗提物），导致所能配制的药物最大浓度发生变化，致使在一定前提下同一个药物的最大给药量数值不是唯一或相对固定的一个数值，但只要结合在该剂量下受试动物的反应情况，上述得出不同最大给药量数值的急性毒性实验便可较为全面、客观地阐明和反映某一药物的急性毒性情况。

七、急性联合毒性实验

两种或两种以上的受试物同时存在时，可能发生作用之间的拮抗、相加或协同3种不同的联合方式，可以根据一定的公式计算和判定标准来确定这3种不同的作用。对同一组资料应用不同的分析方法会得出不同的结论。因而就某组特定的混合物而言，很可能用一种方法计算的结论是相互协同，但用另一种方法计算的结果却是相互拮抗。关于联合作用特征的评价，国内外尚未形成统一的认识体系。现应用的方法包括联合作用系数法、等效应线图法、Bliss法、等概率和曲线法、方差分析法、Logistic模型评价法、多药物联合作用计算机分析法等。

（一）联合作用系数法

联合作用系数法是先求出各化学物的 LD_{50}，从多种化学物的联合作用为相加作用的假设出发，计算出混合物的预期 LD_{50} 值（PLD_{50M}）。

$$\frac{1}{PLD_{50M}}=\frac{f_A}{LD_{50A}}+\frac{f_B}{LD_{50B}}+\cdots+\frac{f_{\Delta_n}}{LD_{50\Delta_n}} \tag{7.9}$$

式中，A，B，…，Δ_n——参加联合毒作用的 n 个化学物，其各自的 LD_{50} 表示为 LD_{50A}，LD_{50B}，…，$LD_{50\Delta_n}$；

f_A，f_B，…，f_{Δ_n}——n 个化学物在混合物中的质量分数，所以，$f_A+f_B+\cdots+f_{\Delta_n}=1$。
根据实验实际测得的混合物 LD_{50}，即实测 LD_{50M}（OLD_{50M}）求联合作用系数。

$$K=PLD_{50M}/OLD_{50M} \tag{7.10}$$

根据联合作用系数 K 值可进行毒性联合作用评价。如果各化学物是相加作用，则理论 K 值应等于 1，但由于测定 LD_{50} 本身会一定波动，所以 K 值也会有一定波动。一般认为，K 值为 $0.4\sim2.5$ 表示相加作用；小于 0.4 表示拮抗作用；大于 2.5 表示协同作用。两种方法的评价标准如表 7.6 所示。

表 7.6　毒性联合作用评价（K 值法）

方法	K 值		
	拮抗作用	相加作用	协同作用
Smyth 法	<0.40	0.40～2.70	>2.70
Keplinger 法	<0.57	0.57～1.75	>1.75

（二）等效应线图法

这种方法只能评定两个化学物的联合作用，具体步骤如下。

（1）在同种实验动物和相同接触途径条件下，分别算出两种受试物（A 和 B）的 LD_{50} 及其 95% 可信限。以纵坐标表示化学物 A 的剂量范围，以横坐标表示化学物 B 的剂量范围，分别将两种化学物在纵坐标与横坐标上的 LD_{50} 值及 95% 可信限的上下限值相连，即两化合物的 LD_{50} 值相连，95% 可信限的上限值相连，下限值相连，成 3 条直线，此即为等效应线，如图 7.2 所示。

（2）以等效应剂量求出两个化学物混合后的 LD_{50} 值。

（3）根据混合 LD_{50}，求出两个化学物各自的实际剂量，分别在相应的坐标上找到各自的剂量位置，并由相应剂量点作垂直线，视其交点所落的位置进行评定。

（4）如交点正好落在两个化学物 95% 可信限的上下两条线之间，表示为相加作用，如图 7.2 中 a 所示。如交点落到 95% 可信限下限直线以下，则表示协同作用，如图

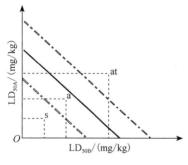

图 7.2　联合作用等效线

7.2中s所示。如交点落在95%可信限上限直线以上，则表示拮抗作用，图7.2中at所示。

（三）Bliss法

Bliss提出根据剂量对数与死亡概率直线回归方程，以及化学物之间联合作用模式，确定基本模型表达式：

$$Y_m = a + b\lg(q_1 + kq_2 + Kkq_1q_2)X_m \tag{7.11}$$

式中，Y_m——混合物的死亡概率；

　　k——两种化学物的毒性比值；

q_1，q_2——两种化学物的质量分数；

　　X_m——混合物的剂量；

　　K——共毒系数；

a，b——方程的截距和斜率。

该法的结果相加联合作用时的死亡概率为标准（理论值），与实测值比较计算共毒系数K。$K>0$，表示协同作用；$K<0$，表示拮抗作用；$K=0$，表示相加作用。该法考虑了混合物毒作用机理的差别，能较好地对外来化合物的联合作用进行定量评价，但是计算太复杂，不便推广。

（四）方差分析法

近年来，许多毒理学科研人员在研究中采用析因设计法来判断外来化合物联合作用特征。将单因素的剂量-效应曲线和联合作用的剂量-效应曲线进行重复设计的方差分析，以确定各因素之间有无交互作用。如2×2析因实验适用于两个因素（两个受试物或两种处理方法），每个因素有两个水平（用与不用或剂量的不同）的情况。如交互作用不显著，两条剂量-效应曲线互相平行，则说明两个因素之间具有相加作用；如交互作用显著，两条剂量-效应曲线随剂量增大而远离，两个因素之间具有协同作用，反之，如两条剂量-效应曲线随剂量增大而靠近或交叉，两个因素之间具有拮抗作用。该法是一种比较经典的统计方法，可以直接利用连续的测定结果进行计算，从而充分利用了实验数据中所含的信息。

多种化合物对机体的联合作用机理十分复杂，目前了解尚少，对联合毒作用评价方法还有待于深入研究和探讨。

八、急性毒性分级

目前国际上对外源化学物急性毒性分级的标准不统一。WHO的毒性分级标准如表7.7所示。欧洲共同体的急性口服毒性分级标准为：高毒（$LD_{50}<25mg/kg$）、有毒（LD_{50}为$25\sim200mg/kg$）、有害（LD_{50}为$200\sim2000mg/kg$）、不分级（$LD_{50}>2000mg/kg$）4个等级。除了参考国际上的几种分级标准外，我国于1978年提出了农药及工业毒物急性毒性分级标准GB 15193.3—2003，现已被废止。目前我国食品毒理则沿用了国际上的6级标准，即极毒、剧毒、中等毒、低毒、实际无毒、无毒（表7.8）。

表 7.7　外源化学物急性毒性分级（WHO）

毒性分级	大鼠一次经口 LD_{50}/(mg/kg)	6只大鼠吸入 4h 死亡 2～4 只的浓度/(mg/kg)	兔经皮 LD_{50} 的浓度/(mg/kg)	对人可能致死的估计量/(g/kg) 或 (g/60kg)	
剧毒	<1	<10	<5	<0.05	0.1
高毒	1～50	10～100	5～44	0.05～0.5	3
中等毒	50（不包含）～500	100（不包含）～1 000	44（不包含）～350	0.5（不包含）～5	30
低毒	500（不包含）～5 000	1 000（不包含）～10 000	350（不包含）～2 180	5（不包含）～15	250
微毒	>5 000	>10 000	>2 180	>15	>1 000

表 7.8　我国食品毒理急性毒性分级法

急性毒性分级	大鼠经口 LD_{50}/(mg/kg)	相当于人的致死剂量/(mg/kg) 或 (g/人)		大致相当于体重为 70kg 人的致死剂量
6 级（极毒）	<1	稍尝	0.05	稍尝，<7 滴
5 级（剧毒）	1～50	500～4 000	0.5	7 滴～1 茶匙
4 级（中等毒）	50（不包含）～500	4 000（不包含）～30 000	5	1 茶匙～35g
3 级（低毒）	500（不包含）～5 000	30 000（不包含）～250 000	50	35～350g
2 级（实际无毒）	5 000（不包含）～15 000	250 000（不包含）～500 000	500	350～1 050g
1 级（无毒）	>15 000	>500 000	2500	>1 050g

九、急性毒性实验的局限性

人们对经典的急性毒性实验和 LD_{50} 的意义，多年来一直有不同的意见。

（1）消耗的动物量大，按经典法的要求测 LD_{50}，一次实验需要 60～100 只动物。

（2）获得的信息有限，LD_{50} 的值不能等同于急性毒性，死亡仅仅是评价急性毒性的许多观察终点之一。化学物单次大剂量急性中毒，动物多死于中枢神经系统及心血管功能障碍，并不能很好地显示出各自的毒作用特征。另外，由于死亡迅速，各种器质性变化尚未发展，不能显示出靶器官的病变。

（3）测得的 LD_{50} 值实际上仅是近似值，1977 年欧洲共同体组织了 13 个国家的 100 个实验室，统一主要的实验条件对 5 种化学物的 LD_{50} 进行测定，结果显示收集到的 80 个实验室的结果仍然存在相当大的差别，可达 2.44～8.38 倍（表 7.9）。

表 7.9　5 种化学物的 LD_{50} 值的实验室间变异

化学物	范围/(mg/kg)	比值（最大值/最小值）
五氯酚	74～620	8.38
水杨酸钠	930～2 328	2.50
苯胺	479～1 169	2.44
乙酰苯胺	723～3 060	4.23
氯化镉	105～482	4.59

此外，在评价外源化学物的急性毒性时，除 LD_{50} 值之外，还应参考剂量-反应曲线的斜率。图 7.3 中 A、B 两种化学物的 LD_{50} 值相同，但 A 的毒作用带的斜率（致死剂量范围）大于 B，A 化学物的剂量稍有增加，死亡率则有明显上升；而 B 化学物的斜率较小，剂量增加，死亡率增加较为缓慢。低于 LD_{50} 的剂量时，同一剂量的 B 化学物引起实验动物的死亡率高于 A 化学物。由此可见，在较低剂量时，斜率小的化学物危险性大；而在较高剂量时，斜率大的化学物毒性大。又如 B、C、D 3 种化学物，其剂量-反应关系曲线（用剂量对数和死亡率的概率单位转换成直线）的斜率相同，但 LD_{50} 值是 B<C<D，表明急性毒性大小次序是 B>C>D。

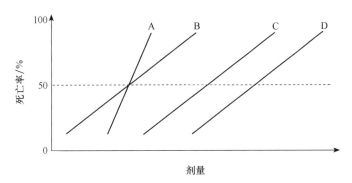

图 7.3　4 种不同外源化学物的 LD_{50} 及剂量-反应关系曲线

十、急性毒性实验的其他方法

在安全性评价中仅评价动物死亡和简单的症状观察是不够的，更需要的是生理学、血液学及其他化验检查所提供的深入详细的毒性信息。国际协调会议（International Council for Harmonization，ICH）规定在新药的报批材料中，不必准确地测定 LD_{50}，只需了解其近似致死剂量和详细观察记录中毒表现即可。为此，已发展了一些急性毒性实验的方法。

1. 近似致死剂量的研究

在确定近似致死剂量的研究中，仅用 6 只动物，每只动物给予不同剂量的受试物，每个剂量间距为 1.5 倍。利用该法测试了 87 种化学物，发现 83％ 的化学物近似致死剂量都位于用经典的急性毒性实验方案所得到的 LD_{50} 的 ±30％ 范围以内。

另一种确定近似致死剂量的方法是先选择一个剂量给予 2 只动物，24h 后，观察动物的情况，再根据动物反应确定下一个给药剂量；如果动物未死亡，以第一次给药剂量的 1.5 倍剂量再次给予 2 只动物；如果动物死亡，则以第一次给药剂量的 2/3 再次给予 2 只动物。重复操作，一直到确定最大非致死剂量和最小致死剂量。

2. 固定剂量法

固定剂量法 1984 年由英国毒理学会提出，1992 年被 OECD 正式采用。该法利用预先选定的或固定的一系列剂量染毒，通过观察化学物的毒性反应来对化学物的毒性进行分类及分级，它不以动物死亡作为观察终点。实验选择的剂量范围是 5mg/kg、50mg/

kg、500mg/kg，最高限量为2000mg/kg。首先用50mg/kg的受试物给予10只实验动物（雌、雄各半）。如果存活率低于100%，则再选择一组动物给予5mg/kg的受试物。如果存活率仍低于100%，则将该受试物归于"高毒"类，反之归于"有毒"类。如果给予50mg/kg受试物后存活率为100%，但有毒性表现，则不需进一步实验而将其归于"有害"类。如果给予50mg/kg后存活率为100%，而且没有毒性表现，继续给另外一组动物500mg/kg的受试物，如果存活率仍为100%，而且没有毒性表现时则给予2 000mg/kg受试物进行观察，如果仍然100%存活，将受试物归于"无严重急性中毒的危险性"类。OECD组织了对固定剂量法国际性的验证，11个国家的33个实验室用固定剂量法和OECD规定的经典急性毒性实验法进行实验。结果表明：毒性分级与LD_{50}的分级相同，一致性为80.2%；毒性反应未显出明显差别；实验所用动物数：LD_{50}经典急性毒性实验，平均每个化合物用大鼠24.2只，固定剂量法平均用大鼠14.8只，明显比前者少。

3. 限量实验

如受试物的毒性很低，可用限量实验。一般啮齿类（大鼠或小鼠）20只，也有用10只，雌雄各半。单次染毒剂量不必超过每千克体重5g，也有人认为剂量一般不超过每千克体重2g，对于食品毒理学实验限量可为每千克体重15g。可能的结果为：①如果实验动物无死亡，结论是最小致死剂量（MLD）大于该限量；②如果死亡动物数低于50%，结论是LD_{50}大于限量；③如果死亡动物数高于50%，则应重新设计，进行常规的急性毒性实验。根据二项分布，20只动物死亡5只，死亡百分率的95%可信区间为9%～49%。因此，保守的观点认为如果死亡动物数为5只或5只以下，结论是LD_{50}大于限量；如死亡为6只或6只以上，即应重新设计实验。用10只大鼠或小鼠进行实验，如无死亡或死亡动物数仅为1只，才可认为LD_{50}大于限量。

4. 急性系统毒性实验

该实验的设计是为了更全面地确定药物的急性毒性。急性系统毒性实验共有3种，即最低急性毒性实验、完全急性毒性实验和补充的急性毒性实验。在剂量设计上应注意，一般设3个剂量组和1个溶剂对照组。最高剂量应有明显的毒性（包括死亡），但不需要使全部动物死亡。如果受试物毒性很低可仅设1个限量组和1个对照组。每组10只大鼠或小鼠，雌雄各半。最高剂量超过每千克体重3g几乎不会得到更多的毒性资料，最高剂量不应大于人临床拟用剂量的100～300倍，剂量间距应较大（如3～10倍）。

（1）最低急性毒性实验：在染毒当天（0d）测体重后染毒，染毒后多次（如每小时1次，共4次）观察临床体征，此后每天1次观察体征和死亡率，于7d和14d测体重，第十四天处死。对观察期死亡和实验结束处死的动物进行尸体解剖。

（2）完全急性毒性实验：目的是发现靶器官，每组20只大鼠或小鼠，雌雄各半，除最低急性毒性实验的要求之外，于0d、1d、2d、3d、4d测体重和饲料消耗，于3d和第十四天各处死50%动物进行尸体解剖、临床实验室检查及收集器官（脑、心、肝、脾、肾、胃、胸腺、睾丸）进行组织病理学检查。

（3）补充急性毒性实验较少进行，主要是有特殊的目的，如毒物动力学研究、靶器官毒性的特殊研究等。

此外，还有急性毒性分级法、金字塔法、上下移动法等。

第二节　蓄积毒作用及评价

一、蓄积作用基本概念及实验目的

（一）蓄积毒作用基本概念

（1）外源化学物的蓄积作用是发生慢性毒性的基础。化学物进入机体后，经过生物转化以代谢产物或化学物原型排出体外。但是，当其连续地、反复多次地进入机体，进入机体的速度（或总量）超过代谢转化的速度和排泄的速度（或总量）时，化学物或其代谢产物就有可能在机体内逐渐增加并储留，这种现象称为化学物的蓄积作用。其一般包括两层含义：物质蓄积和功能蓄积。

物质蓄积：当机体反复多次接触化学毒物一定时间后，用化学分析方法能够测得机体内存在该化学物的原型或其代谢产物，称之为物质蓄积。

功能蓄积：当机体多次反复接触化学毒物一定时间后，用最先进和最灵敏的分析方法也不能检测出这种化学物的体内存在形式，且机体出现慢性中毒现象，称之为功能蓄积。

功能蓄积可能是由于储存体内的化学物或其代谢产物的数量极微，不能检出物质的蓄积或者是由于每次机体接触化学物之后所引起的损害累积所导致。

（2）蓄积毒作用的产生主要与以下因素有关。

① 与毒物本身的性质有关。有些物质进入体内后不易排泄，易造成蓄积。例如，一般水溶性的物质易排泄而不易蓄积，一般脂溶性的物质进入体内后不易排泄而易在体内蓄积，同时一些毒物在体内有易于结合的内源性物质，如血浆蛋白、脂肪组织、肝脏、肾脏、骨骼等就是某些毒物的常见储存库。

② 与动物种属的代谢特点有关。即便相同的毒物在不同种类动物体内代谢特点和代谢速率往往也有较大的差异。某些毒物在某种动物体内代谢较快，易于排泄，就不易产生蓄积；而在另一种动物体内可能代谢较慢，不易排泄，就易产生蓄积。这主要与动物种属的代谢差异有关。

与接触毒物的剂量大、间隔时间短，则易出现蓄积性；相反，如剂量小、间隔时间长，则不易出现蓄积性。

（二）蓄积毒作用实验目的

（1）了解是否具有蓄积作用，并求出蓄积系数 K，了解化学毒物蓄积毒性的强弱，并为慢性毒性实验及其他有关毒性实验的剂量选择提供参考。

（2）研究化学毒物在机体内的蓄积性是评价化学毒物能否引起潜在慢性毒性的依据之一，确定该受试物是否用于食品供人类长期食用是卫生标准制定过程选择安全系数的主要依据。

二、蓄积毒性实验方法及评价

蓄积作用的研究方法有多种，常用的方法有蓄积系数法和生物半衰期法。

（一）蓄积系数法

蓄积系数法是一种检测生物效应的实验方法。该法简便易行，但是不易区分是物质蓄积还是功能蓄积。其基本原理是在一定期限之内，以低于致死剂量的受试物，每日给予实验动物，直至出现某种预计效应为止。计算达到此预计效应的累积剂量，求此累积剂量与一次接触该化学物质产生相同效应的剂量的比值，此比值就是蓄积系数（K 值）。蓄积实验多用小鼠或大鼠为实验动物，一般以死亡数为效应指标，K 值计算公式如下：

$$K = LD_{50}(n)/LD_{50}(1) \tag{7.12}$$

式中，$LD_{50}(n)$——给实验动物该受试物多次染毒，实验动物死亡一半时，受试物染毒剂量的总和；

$LD_{50}(1)$——给实验动物该受试物一次染毒的 LD_{50} 剂量。

蓄积系数分级标准：①$K<1$ 为高度蓄积；②$K=1\sim3$ 为明显蓄积；③$K=3\sim5$ 为中等蓄积；④$K>5$ 为轻度蓄积。

蓄积系数法的具体实验方案主要有以下 3 种。

1. 固定剂量法

啮齿类动物分成两组，每组动物 20 只。一组为对照组，一组为剂量组。剂量组每天定量地、以相同途径给予受试物质，染毒剂量可以选择 LD_{50} 剂量的 1/20～1/5，每日观察累积剂量组动物的死亡数，直至累积发生一半实验动物死亡为止。计算累积总染毒剂量，求出 K 值，进行评价。如染毒剂量已累积达到 $5LD_{50}$，而实验动物仍未死亡一半，甚或没有死亡，就可终止实验，此时 $K>5$。其实验期限一般为 25～100d。

2. 定期递增剂量法

同上法，剂量组开始按 $0.1LD_{50}$ 剂量给予受试化学物质，以 4d 为一期，以后每期给予的受试化学物质的剂量按等比级数（1.5 倍）逐期递增，如表 7.10 所示。该法实验最长只需要 28d，但是在染毒 21d 后也可以结束实验，因此时累计剂量已达 $5.26LD_{50}$。在实验期中，只要实验动物死亡数累积已达一半，便可随时终止实验，计算其累积剂量，求出 K 值，进行评价。

表 7.10　定期递增剂量法染毒剂量表

接触天数	1～4d	5～8d	9～12d	13～16d	17～20d	21～24d	25～28d
每天接触剂量（LD_{50}）/（g/kg）	0.1	0.15	0.22	0.34	0.50	0.75	1.12
4d 接触总剂量（LD_{50}）/（g/kg）	0.4	0.6	0.9	1.4	2.0	3.0	4.5
累积接触总剂量（LD_{50}）/（g/kg）	0.4	1.0	1.9	3.3	5.3	8.3	12.8

3. 20d 蓄积实验法

成年大鼠随机分为 5 组，每组 10 只，雌雄各半。各组剂量分别为 LD_{50} 的 1/20、1/10、1/5、1/2，另设溶剂对照组。每天灌胃一次，连续 20d，然后观察 7d。如 $1/20LD_{50}$ 组已出现死亡，且各剂量组动物死亡呈剂量-反应关系，则受试动物有强蓄积毒性。如 $1/20LD_{50}$ 组无死亡，但各剂量组死亡呈剂量-反应关系，表明有中等蓄积毒性。如 $1/20LD_{50}$ 组无死亡，各剂量组死亡也不呈剂量-反应关系，可认为无明显蓄积毒性。

（二）生物半衰期法

生物半衰期通常指药物在体内分布达到平衡状态后血浆药物浓度降低一半所需的时间，通常用 $t_{1/2}$ 来表示。生物半衰期法是用毒物动力学原理阐明外源化学物在机体内的蓄积作用特性。$t_{1/2}$ 反映了外源化学物从机体消除的速度，$t_{1/2}$ 短，从机体消除快。当吸收速度超过消除速度时，就引起化学物的蓄积。一般在等间距、等剂量染毒的条件下，化学物在体内经 5～6 个生物半衰期即可达到蓄积极限，此时理论蓄积量为极限值的 96.9%～98.4%。此后继续染毒蓄积量也基本上不再增加。

$$蓄积极限量 ＝ 每日吸收量 \times t_{1/2} \times 1.44$$

除化学物本身影响生物半衰期外，还有以下影响因素。

（1）影响 $t_{1/2}$ 的生理因素：影响 $t_{1/2}$ 的主要生理因素为年龄，随着年龄的增长 $t_{1/2}$ 会明显延长，随着用药时间的延长，老年人对低浓度有一定耐受性。但对过高的浓度又比较敏感，易出现中毒，也就是治疗窗变窄。影响 $t_{1/2}$ 的次要生理因素为种族差异，不同种族的人群其药物代谢酶活性不同，$t_{1/2}$ 也不同。即使是同一种族，药物代谢酶也分快代谢与慢代谢（如异烟肼的 N-乙酰化酶的快代谢型和慢代谢型），慢代谢比快代谢 $t_{1/2}$ 延长数倍或更多。这必须引起重视，且其有家族遗传性。

（2）影响 $t_{1/2}$ 的病理因素：影响消除相半衰期的主要病理因素为以肝脏代谢为主的药物，在肝脏衰竭时 $t_{1/2}$ 明显延长；以肾排泄为主的药物，在肾衰竭时 $t_{1/2}$ 明显延长。心衰可导致全身脏器淤血，使药物的 $t_{1/2}$ 明显延长。

（3）药物相互作用的影响：药物的相互作用也可引起 $t_{1/2}$ 明显延长，此时最好结合血药浓度的监测来判断用药方案。

三、关于机体耐受性

耐受性是指机体对化学物反应性降低的一种状态，按其性质有先天性和后天获得性之分。前者对化学物的耐受性可长期保留，多与这类患者体内某些化学物代谢酶过度活跃有关。后者往往是连续多次用化学物后才发生的，增加剂量后可能达到原有的效应；停止用药一段时间后，其耐受性可以逐渐消失，重新恢复到原有的对化学物反应水平。容易产生耐受性的化学物如抗生素等。交叉耐受性是指对一种化学物产生耐受性后，应用同一类药物（即使是第一次使用）时也会出现耐受性。

耐受性是一种生物学现象，是化学物应用的自然结果，可出现在动物实验中，也可出现在人群中。简明概括耐受性的定义，即连续多次用化学物后机体对化学物的反应性降低。

<h1 style="text-align:center">第三节　亚慢性毒作用及评价</h1>

一、亚慢性毒性基本概念及实验目的

（一）亚慢性毒性基本概念

亚慢性毒性是指人或实验动物连续较长时间（通常 1～6 个月，不超过 10％寿命期）每日反复经口接触较大剂量受试样品后所引起的毒性效应。

（二）亚慢性毒作用实验目的

（1）确定受试物亚慢性毒性效应谱、靶器官、毒作用特点。

（2）研究受试物亚慢性毒性剂量-反应（效应）关系，确定其观察到有害作用的最低剂量（LOAEL）和未观察到有害作用的剂量（NOAEL），提出此受试物的安全限量参考值。

（3）研究受试物亚慢性毒性损害的可逆性。

（4）为慢性毒性实验的剂量设计及观察指标选择提供依据。

（5）对在急性及亚急性毒性实验中发现的毒作用提供新的信息，并发现在急性及亚急性毒性实验中未发现的毒作用，确定不同动物物种对受试物亚慢性毒效应的差异，为将毒性机理研究和研究结果外推到人提供依据。

二、亚慢性毒性实验设计

（一）实验动物选择与要求

1. 动物种属与品系

选择动物的基本原则与急性毒性实验基本一致，亚慢性毒性实验一般选择两种实验动物：一种是啮齿类；一种是非啮齿类，常用大鼠、小鼠和狗。选择两种实验动物是为了降低外源化学物对不同物种动物的毒作用特点不同所造成的将实验结果外推到人的偏差。

2. 动物的年龄、性别和数量及卫生学等级要求

动物刚断奶后，尽量使动物在其体重快速增长期有更长的时间接触受试样品，雌雄各半。实验动物随机分组，清洁级及以上动物，所选动物一般大鼠 80～100g（6～8 周龄），小鼠 15～18g，每组大鼠不少于 20 只，同组动物体重相差不应超过平均体重的10％，组间平均体重不应超过 5％。狗 8～12 月龄，每组 6～8 只。

必须设置阴性对照组，必要时动物数可以再多些，以排除其他因素和自然死亡的干扰。以狗为实验动物时，每个剂量组应 8 只或以上，雌雄各半。如对照组大鼠在 2 年

期间自然死亡，可使动物数减少 20%。实验结束时的动物数需达到能够有效评价受试样品毒作用的数量。

卫生学等级：亚慢性毒性实验周期较长，观察指标较多，实验动物的质量、喂饲条件和实验明显影响受试物的毒性反应。应尽可能使用高等级实验动物，在符合国家实验动物标准的实验环境中进行。对于实验研究应选择清洁级以上的动物，以保证实验结果的可靠性。

（二）环境与饲养管理

实验动物和动物实验的环境设施应符合国家相应规范规定。该环境严格控制人员、物品进出和环境空气的流动，保持符合规范的温度、日温差、相对湿度、换气次数、气流速度、压强梯度、落下菌数、空气洁净度、氨浓度、噪声和照度，给予合理营养的饲料、洁净的饮水、清洁无污染的垫料和笼具。不同项目的实验应分室进行。人工控制，昼夜交替。选用常规饲料，饮水不限制。动物可分性别群饲或单笼饲养，群饲时每笼不超过 5 只。染毒开始前至少要有 5d 时间使实验动物适应清洁级及以上动物房饲养环境，并在这段时间内观察实验动物的状态。

（三）剂量设计

在亚慢性毒性实验中，为了要得出明确的剂量-反应关系，一般至少应设 3 个剂量组和 1 个阴性（溶剂）对照组。高剂量组应能引起较为明显的毒性，但不引起过多动物死亡（死亡率不应超过 10%）；中剂量组应该为观察到有害作用的最低剂量（LOAEL），低剂量组应相当于未观察到有害作用剂量（NOAEL）。

亚慢性毒性实验高剂量的选择，可以参考两个数值：一种是以急性毒性的阈剂量为该受试物的亚慢性毒作用的最高剂量；另一种是取受试物 LD_{50} 的 $1/20 \sim 1/5$ 为最高剂量。高、中、低 3 个剂量间组距以 $3 \sim 10$ 倍为宜，最低不小于 2 倍。对照组动物不接触受试样品，其他条件均与剂量组相同。

若掌握人群接触水平，则最低染毒剂量应高于人群的实际接触水平。可用人拟用剂量的倍数来设计实验剂量，亚慢性毒性实验大鼠可用人拟用剂量的 10 倍、30 倍和 100 倍，非啮齿类可用 5 倍、15 倍、50 倍。如剂量设计得当，中剂量组可出现较轻的毒性效应，当设多个中剂量组时，应产生不同程度的毒性效应。此外，可另加一附加组做追踪观察，选用 20 只动物（雌雄各半），给予最高剂量受试样品，染毒 90d，在全程染毒结束后继续观察一段时间（一般不少于 28d），以了解毒作用的持续性、可逆性或迟发毒作用；也可在实验设计时每组增加一定的动物数，实验结束时每组剖杀部分动物（数量应满足统计分析），部分动物继续做追踪观察。

限量实验：在实验中，如果剂量预期达每天 1 000mg/kg 或以上时仍未产生可观测到的毒性效应（但人类接触水平的资料表明需用高剂量进行实验），而且根据相关结构化学物可以预测受试样品毒性时，可不必设 3 个剂量水平进行实验。

（四）染毒方法

常用的方法是将受试样品混入饲料或饮水中，连续给予，每周 7d 染毒。如果受试样品的毒性较低，则加入饲料的受试样品比例较大，应注意混入饲料中的受试样品不应超过 5%，否则会对动物正常营养产生影响。必要时应定期监测饲料或饮水中的受试样品浓度，观察其均匀性和稳定性。

若受试样品引起饲料和饮水的适口性不良，影响动物正常摄入量，或由于某种原因，受试样品不能加入饲料和饮水中，可采用灌胃法或胶囊法，此时每周可染毒 5～7d。若采用灌胃方式染毒，则每日染毒时点应相同，并定期（每周）按体重调整灌胃量，维持染毒剂量不变。对其他的染毒方式要加以特殊说明。实验期间各组动物染毒的方式应完全相同。

（五）染毒期限

同样的染毒期限对不同的实验动物，其意义不同，如表 7.11 所示。

表 7.11　各种实验动物不同染毒期限生命周期折合率以及相当于人类寿命的时间

染毒期限/月	大鼠		兔		狗		猴	
	折合率/%	相当于人/月	折合率/%	相当于人/月	折合率/%	相当于人/月	折合率/%	相当于人/月
1	4.1	34	1.5	12	0.82	6.5	0.55	4.5
2	8.2	67	3.0	24	1.6	13.4	1.1	9
3	12	100	14.5	36	2.5	20	1.6	13
6	25	202	9.0	72	4.9	40	3.3	27
12	49	404	18	145	9.8	81	6.6	53
24	99	808	36	289	20	162	13	107

（六）中毒观察

实验期内每天至少观察一次，必要时增加观察次数。对附加组还要增加至少 28d。

观察期间对动物的任何毒性表现均应记录，记录内容包括发生时间、程度和持续时间。观察应包括一般性指标、实验室检查、病理检查与特异性指标（生物学标志）检查等。

1. 一般性指标

（1）外观特征与行为活动。在实验过程中，应仔细观察动物的外观（体表通道和毛色等），社会行为（躁动、冷漠、探究活动）；刺激性（好斗等）及对周围环境、食物、水的兴趣。这些信息如单独一项无太多的意义，但结合起来就有可能揭示出未观察到毒性症状前的潜在毒性效应。

（2）动物体重。在亚慢性毒性研究中，动物体重是一个比较重要且比较敏感的指标，反映了受试物对实验动物的生长发育及一般状态的影响。与对照组处于相同的喂饲条件下，如果受试组动物体重增长比对照组低 10%，就可以认为这是由受试化学物所引起的毒效应。如果各剂量组体重增长改变有剂量-反应关系，就可以肯定这是一种综合毒性效应。一般在亚慢性毒性实验中应每周测一次体重。

对各剂量组和对照组动物同期体重的统计和比较可有多种方式，可以用体重直接统计，也可用体重的增长量或增长率（以染毒开始时体重为 100%）进行统计。

(3) 食物利用率。除体重外，还应记录动物的饲料消耗，并计算食物利用率（实验动物每食入 100g 饲料所增长的体重克数）。比较各剂量组与对照组实验动物的食物利用率，有助于分析受试物对实验动物的生物学效应。食物利用率可用于鉴别啮齿类动物体重降低或增长减缓是由于受试物不适口，还是真正的毒作用。

2. 实验室检查

1) 血常规检查和其他血液指标检查

血常规检查和其他血液指标检查至少应在染毒结束时进行，必要时在染毒中期也应进行。如设立附加组，染毒结束时如有异常的指标，附加组追踪观察结束时应进行检查。测定指标至少应包括血球压积、血红蛋白浓度、红细胞计数、血小板数、白细胞计数与分类，必要时测定网织红细胞数、凝血功能等指标。

2) 血液生化检查

血液生化检查至少应在染毒结束时进行，必要时在染毒中期也应进行。染毒结束时如有异常的指标，附加组追踪观察结束时应进行检查。检查指标包括肝功能、肾功能、电解质平衡、碳水化合物代谢等。测定指标至少应包括丙氨酸氨基转移酶（ALT）、天冬氨酸氨基转移酶（AST）、碱性磷酸酶（ALP）、乳酸脱氢酶（LDH）、尿素氮（BUN）、肌酐（Cr）、总胆红素（TBIL）、白蛋白（ALB）、总蛋白（TP）等，还应根据受试样品可能的毒作用表现补充如下指标：如鸟氨酸脱羧酶、γ谷氨酰转肽酶、总胆固醇、甘油三酯、正铁血红蛋白、胆碱酯酶、钙、磷、氯、钠、钾、血糖等。此外，还可根据所观察到的毒作用进行其他更大范围的临床生化检查，以便进行全面的毒性评价。

实际操作中不影响实验动物生理功能的最大取血量为其总血量的 10%；总血量约为 50mL/kg，故 0.3kg 的大鼠约有 15.0mL 血液，一次取血量不应超过 1.5mL。

3) 尿液检查

一般不需要进行尿液检查，只有当怀疑存在或观察到相关毒作用时才进行。

3. 病理检查

对各器官的肉眼和显微镜检查是为了得到受试物毒性效应的形态学证据。功能状态的改变应与其相应的形态学改变相联系，以适当评价其毒理学意义。确定受试物的安全性，最终的依据通常是靠病理组织学检查。

1) 脏器湿重和脏器系数

一般称取心、肝、脾、肺、肾、肾上腺、睾丸、脑等脏器湿重，并计算其脏器系数。脏器系数或称脏体比值，指动物体重与某个脏器重量的比值，如肝体比＝（全肝湿重/体重）×100%。这个指标的意义在于实验动物随着年龄（体重）的增长，在不同年龄期各脏器与体重之间重量比值均有一定的规律，如果和对照组比较出现显著性差异，则有可能是受试物毒作用的结果。脏器系数增加可能是由于充血、水肿、增生或肿瘤等原因；脏器系数降低可能是由于坏死、萎缩等原因。当受试物能明显阻碍实验动物体重增长，而对脏器无明显毒性效应时，也会出现脏器系数增加。故当实验动物体重明显受到影响时，应同时比较各剂量组与对照组动物各脏器的绝对湿重，以排除可能出现的假象。

2）组织学检查

所有的实验动物，包括实验过程中死亡的动物都应进行完整的系统解剖和仔细的肉眼观察。肉眼可见的损伤或可疑损伤部位都应采样固定，做进一步组织学检查。对照组和高剂量组动物及系统解剖时发现的异常组织均需做详细的组织学检查。其他剂量组一般仅在高剂量有异常发现时进行。检查脏器一般包括脑、心、肝、脾、肺、肾、肾上腺、睾丸、卵巢等。除规定的应检查的组织脏器，有些情况下也可保留其他的组织或进行特殊染色，必要时进行电镜观察、组织化学、定量形态学分析等。

应评价器官组织病理改变的性质和发生率。如果对病理组织学损害程度进行半定量评价，将易于判断损害是否由于受试物诱发的损害及是否随染毒剂量和时间增加而严重。从理论上讲，所有的显微镜检查都应盲法进行，即病理学家不知该组织切片来自哪个组织哪只动物。实际上要做到这一点较困难，且经常会降低评价的质量。

4. 特异性指标（生物学标志）检查

特异性指标是反映外源化学物对机体毒作用本质的特征性指标，并常与其毒作用机理有关。实际上，特异性指标就是生物学标志（主要是效应标志）。由于生物学标志对研究外源化学物对人体的毒作用具有重要的意义，因此亚慢性毒性实验在可能时应考虑安排这方面的研究。确定特异性的生物学标志难度较大，一般可以从分析受试物的化学结构（特殊基团）或分析受试物急性或急性毒作用的特征发现线索，然后设计出测试项目和方案。

（七）结果的处理

可通过表格形式总结实验结果，显示实验开始时各组动物数、出现毒性反应的动物数、毒性反应的类型和动物出现毒性反应的百分比。对所有数据应采用适当的统计学方法进行评价。在结果分析时要综合考虑统计学意义和生物学意义，特别是结合剂量-反应关系来考虑，才可能得到客观可靠的结论。剂量组某些参数如红细胞计数、白细胞计数、血小板计数、尿量等，与阴性对照组比较很可能有统计学意义，但如在正常范围内，则无实际生物学意义；由于目前实验毒理学还没建立公认的正常参考值，这里指的正常范围不是来自某一文献资料，而是指具体实验室自己的历史性阴性对照资料。相反，有时虽无统计学意义，如网织红细胞数如有增高趋势，则应重视受试物对红细胞系的作用或引起溶血的可能性，做进一步检查，不能因无统计学意义而忽略其可能的毒性。

对亚慢性毒性进行评价时，应包括以下 3 个步骤。

（1）明确化学物质的毒效应。通过全面观察、准确检测和综合分析，对接触化毒物的个体和群体出现与对照组相比有统计学差异的有害效应及剂量-反应关系或剂量-效应关系做出判断，确定机体出现的各种有害效应。

（2）根据在实验早期和最低剂量组出现有统计学意义的指标变化，确定毒效应的敏感指标，并依据指标出现变化的情况来确定阈剂量和/或最大无作用剂量。

（3）根据阈剂量和/或最大无作用剂量，对化学毒物的亚慢性毒性做出评价。成功的亚慢性实验应能够提出统计学上有意义的无可见有害作用水平（NOAEL）。

三、亚慢性毒作用评价

（一）亚慢性毒性结果判定

如以上实验中任何一项的最敏感指标的最大无作用剂量（以每千克体重 mg 数计）：

（1）最大无作用剂量小于或等于人的可能摄入量的 100 倍者，表示毒性较强，应予以放弃。

（2）最大无作用剂量大于 100 倍而小于 300 倍者，可进行慢性毒性实验。

（3）最大无作用剂量大于或等于 300 倍者，则不必进行慢性实验，可进行评价。

（二）鉴定报告

除一般鉴定报告的内容外，还应包括以下方面：实验方法，按性别和剂量的毒性反应数据，实验期内动物死亡的数量和时间，毒作用或其他作用，每种异常症状出现的时间及其转归情况，动物体重资料、食物摄入量和/或饮水量资料，血液学检查结果，其他生化检查结果，大体解剖及病理组织学检查所见的详细描述，对结果进行处理的统计学方法，确定无可见有害作用水平（NOAEL），结论。

亚慢性经口毒性实验能够提供受试样品在经口反复接触时的毒作用资料，虽其实验结果仅能有限地外推到人，但它可为确定人群暴露的无作用水平和允许暴露水平提供有价值的信息。

第四节　慢性毒作用及评价

一、慢性毒作用基本概念及实验目的

（一）慢性毒作用基本概念

慢性毒性是指人或实验动物与低剂量外来化学物长期（甚至终生）反复接触，其对机体所产生的毒性效应。

“长期”一般指两年，对大鼠相当于终生染毒；小鼠 18 个月，兔相当于生命周期的 36%，狗 20%，猴 13%。慢性毒性实验的期限应依受试物的具体要求和实验动物的物种而定，工业毒理学要求 6 个月，环境毒理学和食品毒理学要求 1a 以上；对于有些远期毒性评价，实验期要求达 7～10a，甚至在有些动物上要包括若干代实验。若慢性毒性实验与致癌实验结合进行，则染毒期限最好接近或等于动物的预期寿命。

在用非啮齿类（狗、猴等）进行慢性毒性实验时，染毒期限常不能持续整个生命期，仔细研究受试物的动力学和代谢状况可弥补染毒期限的不足（如实验终点不是致癌作用）。如果在稳态动力学建立之后继续有较长时间的染毒，从临床表现上或由间断处

死动物的病理变化未见到毒作用的增强，则可部分代替全寿命期实验，并使实验结果的可信性增加。

（二）慢性毒作用实验目的

（1）探讨长期染毒条件下，受试物毒作用性质、特点、毒效应的类型、靶器官和中毒机理。

（2）观察长期接触受试物毒作用的可逆性。

（3）研究受试物的慢性毒性剂量-反应关系，确定其观察到有害作用的最小剂量（LOAEL）和未观察到有害作用的剂量（NOAEL），为拟定人类每日容许摄入量提供依据。

（4）估计长期接触受试物的危险性，为制定其安全限量标准及进行危险性评价提供毒理学依据。

二、慢性毒性实验设计

（一）动物种属和品系

为选择合适的动物种类和品系，应该根据有关的急性、亚急性、亚慢性、蓄积毒性甚至毒物动力学实验结果进行选择。慢性毒性实验选择实验动物的原则与亚慢性毒性实验相同，但实验动物最好为纯系甚至同窝动物均匀分布于各剂量组。

所选用的品系应对该类受试样品的慢性毒作用敏感。通常需用两种动物进行慢性实验：一种为啮齿类动物，首选大鼠；另一种为非啮齿类动物，常用狗或灵长类动物，但国际上对使用这类动物有诸多限制。如果仅有啮齿类动物的资料，将资料外推到人时敏感性降低。

（二）实验动物的年龄、数量和性别

大鼠和小鼠应为初断奶者，即小鼠出生后 3 周，体重 10～12g；大鼠出生后 3～4周，体重 50～70g。性别要雌雄各半。每组动物不少于 50 只（非啮齿类动物每组至少 8只），同性别体重差异不超过平均体重的 10%。如实验期间计划提前剖杀一些动物，或在染毒结束时留一部分动物观察，实验开始时要相应增加动物数量，以使实验结束时各剂量组每种性别的动物能满足统计学要求（每组每性别动物应不少于 10 只）。

（三）环境与饲养

实验动物和动物实验的环境设施应符合国家相应规定，必须有合理的动物管理措施并严格控制环境条件，尽量减少人员流动。饲养条件（温度、相对湿度、空气、垫料、饲料的杂质、饲料、饮水等）都可能对实验结果产生巨大影响。一般要求在清洁级以上的环境，以保证实验不受环境的影响。

每个房间只能饲养一种动物；每个房间只供一种受试样品实验用（除非有证据表明不同受试样品对动物无影响），也应考虑受试样品对对照组动物的影响。

笼具等物品应便于消毒和清洁，应避免使用消毒剂和农药等，特别是与动物有密切接触的部位更应注意，因为这类活性物质可能对实验结果产生影响。

饲料应满足动物营养需要，应定期分析饲料成分（包括营养成分和杂质等），不含对实验有影响的杂质，分析结果应在鉴定报告列出。

如果受试样品掺在饲料或饮水中染毒，应测定受试样品在饲料或饮水中的稳定性和均匀性。在实验开始前应制定定期制备受试样品饲料或饮水的时间表。

如果受试样品的毒性较低，则加入饲料的受试样品比例较大，应注意混入饲料中的受试样品不应超过 5%，否则会对动物正常营养产生影响。

应评估饲料消毒对营养成分的影响，并对损失的营养成分做适当补充。对化学消毒剂（如环氧乙烷）的消毒效果应进行生物检测。

必要时对饮水的水质也应进行监测。

食盒内饲料应定期更换，约每周一次。动物自由饮水。

（四）剂量设计

至少要设 3 个剂量组及 1 个相应的对照组。剂量选择可根据急性毒性、亚急性毒性、亚慢性毒性、蓄积毒性研究等资料确定。高剂量组可以出现某些较轻或较明显的毒性反应，个别动物可能死亡；低剂量不应引起任何毒性反应；中剂量界于高剂量和低剂量之间，动物可能产生轻微的毒性效应。

可以选择亚慢性毒效应 NOAEL 的 $1/5\sim1/2$ 为慢性毒性研究的最高剂量组，NO-AEL 的 $1/50\sim1/10$ 为慢性毒性研究的中剂量组，NOAEL 的 $1/100$ 为慢性毒性研究的低剂量组，各剂量组间距以差 $2\sim5$ 倍为宜，最低不小于 2 倍。慢性毒性实验剂量间距应小于亚慢性毒性实验。

如无亚慢性毒性实验资料，可以参照 LD_{50} 值，如以 $1/10\ LD_{50}$ 为最高剂量组，以 $1/100\ LD_{50}$ 为中剂量组，以 $1/1\ 000\ LD_{50}$ 为低剂量组。组间剂量差一般以 $5\sim10$ 倍为宜，最低不小于 2 倍。

慢性毒性实验大鼠可用人拟用剂量的 5 倍、15 倍和 50 倍，非啮齿类可用 3 倍、9 倍、30 倍。

必须设立对照组。对照组动物不接触受试样品及其他赋形剂，其他条件均与剂量组相同。若染毒必须加入溶剂或添加剂，这些溶剂或添加剂不应影响受试样品的吸收或引起毒作用，同时还应设相应的助剂对照组。

（五）染毒频率与周期

通常每天染毒一次，但根据染毒途径而有不同。受试样品加入饲料或饮水中进行经口实验时可连续染毒。染毒频率可根据毒物代谢学资料进行调整。动物连续染毒 1 年以上，小鼠通常为 1.5a，大鼠通常为 2a。

（六）染毒途径

染毒途径与亚慢性毒性实验一致，可将受试样品混入饲料或饮水，或采用灌胃法或胶囊法染毒。受试样品混在饲料或饮水中应每周 7d 染毒，如用灌胃法或胶囊法，考虑到实际工作方便，也可每周染毒 5d，但染毒停顿可使动物得到一定程度恢复，或会影响结果及最后的评价。

（七）观察指标

观察指标与亚慢性毒性实验观察相似，包括一般性指标、实验室检查、病理检查、特异性指标检查。以亚慢性毒性实验的观察指标为基础进一步证实其观察指标，并且应优先采用并重点观察亚慢性毒性实验的敏感指标或特异性指标。实验期内每天至少详细观察一次，还应增加必要的观察次数并采取适当的措施尽量减少动物损失，如对死亡动物进行解剖，对质弱或濒死动物隔离、处死、冷藏并剖验，应仔细记录毒作用的开始时间及其进展情况，以减少因疾病、自溶或被同类所食造成的动物损失。

1. 一般性指标

一般性指标主要包括外观特征与行为活动、动物体重、食物利用率，与亚慢性毒性实验相同。

观察期间对动物的任何毒性表现均应记录，包括神经系统、眼睛变化、肿瘤和死亡等，记录其开始时间及进展情况。

记录体重变化。前 13 周每周记录体重一次，此后每 4 周记录一次。在前 13 周每周记录一次饲料消耗量，此后如动物健康状况或体重无异常改变可 3 个月记录一次。

经饮水染毒时应记录饮水消耗量，以便计算受试样品摄入量。

2. 实验室检查

（1）血常规检查和其他血液指标检查。检查指标可包括血红蛋白浓度、血球压积、红细胞计数、血小板数、白细胞计数与分类、凝血功能等指标。在染毒开始后第 3 个月和第 6 个月各检查一次，此后每隔约 6 个月检查一次，实验结束时一次。大鼠每组每性别可检查 10 只，非啮齿类动物应全部检查。每次检查的动物最好相同。

在实验过程中如有动物健康状况恶化，则对该动物作白细胞分类计数。血细胞分类计数通常先在最高剂量组和对照组进行，如高剂量组有问题才依次再检查较低剂量组动物。

（2）生化检查。在第 6 个月及实验结束时进行。大鼠每组每性别可检查 10 只，非啮齿类动物应全部检查。每次检查的动物最好相同。检查指标包括总蛋白浓度、白蛋白浓度、肝功能实验（如碱性磷酸酶、谷氨酸氨基转移酶、天冬氨酸氨基转移酶、γ 谷氨酰转肽酶、鸟氨酸脱羧酶等）、糖代谢、肾功能如血尿素氮等。

（3）尿液检查。收集各组动物尿样进行分析，大鼠每组每性别可检查 10 只，非啮齿类动物应全部检查，每次检查的动物最好相同，检查时间间隔与血常规检查一致。检查指标包括外观，每只动物的尿量和尿相对密度，蛋白、糖、酮体、潜血，沉淀物镜检（半定量）。

3. 病理检查

病理检查包括肉眼大体检查和镜检，是慢性毒性实验的重要部分，应全面检查、详细描述和记录。

（1）肉眼剖检。肉眼剖检是病理检查的重要一环，如果做得好，对镜检有极大帮助。所有动物，包括在实验过程中死亡或濒死而被处死的动物均应进行肉眼检查。如果处死动物，处死前应收集其血样进行血细胞分类计数。保存所有肉眼可见病变、肿瘤或可疑肿瘤组织。应分析肉眼剖检与镜检结果的对应情况。

所有的器官组织都应保存并进行镜检。一般包括下列器官和组织：脑*（髓/脑桥、小脑皮质、大脑皮质）、垂体、甲状腺（包括甲状旁腺）、胸腺、肺（包括气管）、心脏、主动脉、唾液腺、肝*、脾、肾*、肾上腺*、食管、胃、十二指肠、空肠、回肠、盲肠、结肠、直肠、子宫、膀胱、淋巴结、胰腺、性腺、生殖附属器官、雌性乳腺、皮肤、肌肉、外周神经、脊髓（颈、胸、腰段）、胸骨或股骨（包括关节）和眼睛。[①] 肺和膀胱用固定剂填充能保存得更好。

（2）组织病理检查。所有肉眼可见的肿瘤和其他病变都应进行病理检查，并按以下顺序进行。

① 对所有有病变的组织器官进行镜检并详细描述，包括在实验中途死亡或处死的动物；所有高剂量组和对照组动物。

② 较低剂量组动物的病变，而且这些病变是由于受试样品引起或可能由受试样品引起的。

③ 某一剂量组病理镜检有问题时，下一剂量组需做检查。

④ 各组动物（包括对照组动物）有共同病理损害时，应对剂量组动物的病理改变程度做出评估。

4. 特异性指标（生物学标志）检查

特异性指标是反映外源化学物对机体毒作用本质的特征性指标，并常与其毒作用机理有关。慢性毒性实验应考虑安排这方面的研究。确定特异性的生物学标志难度较大，一般可以从分析受试物的化学结构（特殊基团）或分析受试物急性或急性毒作用的特征发现线索。

（八）结果的处理

可通过表格形式总结实验结果，显示实验开始时各组动物数、出现毒性反应的动物数、毒性反应的类型和动物出现毒性反应的百分比。对所有数据应采用适当的统计学方法进行评价，统计学方法应在实验设计时确定。

（九）慢性毒性实验的注意事项

慢性毒性实验有不少特殊性：①时间长，实验过程中动物容易发生自发性疾病，干扰实验结果；②实验人员操作错误出现的可能性较大，检测仪器和试剂的变化不易控制；③长期低剂量染毒，实验动物处在不断损伤、不断适应和恢复的过程中，观察指标

[①]　以上有 * 号者需称重，大鼠每组每性别可称 10 只，非啮齿类动物包括甲状腺及甲状旁腺应全部称重。

的变化程度较小，变化规律复杂；④慢性毒性实验通常和终生致癌实验合并进行，观察指标多，毒性反应观察终点复杂。总之，影响慢性毒性实验结果的客观和主观因素繁杂，在实验中应充分注意以下几点。

　　1. 实验动物环境的要求

　　实验动物的饲养和实验环境规范化十分重要。做慢性毒性实验必须在符合国家实验动物标准的实验环境中进行，实验环境的各项参数见前述亚慢性毒性实验要求。保持实验动物屏障设施在实验期间一直稳定、有效、规范地工作；有优良的设施和备用条件；有认真负责、工种齐全、技术精湛的维护人员队伍；这些是慢性毒性实验正常开展的基本要求。

　　2. 检测条件的控制

　　慢性毒性实验在实验前、实验过程中和结束时要多次进行检测，这就要求所有检测仪器和辅助条件不仅要在短期内准确可靠，还要长期稳定。唯一的方法就是对实验进行严格的质量控制。国家在临床检验规范化和质控方面有一套组织机构和标准，承担长期毒性实验的单位应主动加入国家甚至国际有关的质控体系。从仪器设备和试剂的选购、安装、保管、维护、校正，到检测方法、样品处理等的标准操作规程制定，以及经常性的室间和室内质控，操作人员的培训等均应纳入科学的管理之中。

　　3. 重视实验前和对照组的检测

　　动态地、密切地观察检测实验全过程各项指标的变化。在实验前尽可能多地获取检测数据，剔除个体差异过大的动物，使实验对象保持齐同，为最后结果的比较、评价和毒性结论的判断提供良好基础。染毒期间动态检测，根据毒性反应情况可增加观察的频度和范围。在实验过程中，对于濒死或死亡动物，要注意提前采集生物材料做检查。

　　总之，慢性毒性实验应在优良实验室环境及良好实验室规范下进行，并严格贯彻和执行良好实验室规范的要求。

三、慢性毒性实验的评价

　　慢性毒性评价的原则、内容与亚慢性毒性评价基本相同。慢性毒性实验结果应结合前期实验结果，并考虑到毒性效应指标和解剖及病理组织学检查结果进行综合评价。根据毒作用的敏感指标，确定慢性阈剂量和/或最大无作用剂量以及慢性毒作用带，成功的慢性毒性实验应能够提出统计学上有意义的无作用水平（NOAEL）。

　　（一）慢性毒性实验结果判定

　　如慢性毒性实验所得的最大无作用剂量（以每千克体重 mg 数计）：

　　（1）最大无作用剂量小于或等于人的可能摄入量的 50 倍者，表示毒性较强，应予放弃。

　　（2）最大无作用剂量大于 50 倍而小于 100 倍者，需由有关专家共同评议。

（3）最大无作用剂量大于或等于 100 倍者，则可考虑允许用于食品，并制定日许量。如在任何一个剂量发现有致癌作用，且有剂量-反应关系，则需由有关专家共同评议，以做出评价。

（二）鉴定报告

鉴定报告包含的内容参见亚慢性毒性实验，而且必须包括以下内容：该实验在何实验室完成，实验室的名称和地址；实验日期；实验和报告负责人。此外，鉴定报告还必须包括所有必要的信息，如摘要、资料分析和结论等，对实验过程和结果评价提供全面而准确的描述。摘要必须对实验资料及任何与对照组比较有异常的数据进行概括。

慢性毒性实验能够提供受试样品在长期接触该受试样品时的毒作用资料，为拟定人类每日允许摄入量提供依据。但由于本实验并不主要研究受试样品致癌性，其确定受试样品致癌性仍有限。

第八章 食品中外源化学毒物的生殖毒性

 内容提要

  本章介绍了食品中外源化学毒物的生殖毒性，以及对雄性和雌性生物的生殖毒性影响及其检测方法，详细说明了动物致畸实验的基本原理和方法；还介绍了二代繁殖实验法和胚胎毒性——胎儿动脉管畸形的研究方法。

 教学目标

  1. 掌握外源化学物对雄性和雌性生物的生殖毒性。

  2. 掌握雄性和雌性生殖毒性的检测方法。

  3. 掌握动物致畸实验的基本原理和方法。

  4. 了解二代繁殖实验法。

  5. 了解胚胎毒性——胎儿动脉管畸形的研究方法。

 重要概念及名词

  胚胎毒作用 生殖毒性 二代繁殖实验法

 思考题

  1. 什么是生殖毒性？

  2. 雄性生殖毒性的检测方法有哪些？

  3. 什么是显性致死实验？

  4. 雌性生殖毒性的检测方法有哪些？

  5. 整体动物实验常用的方法有哪些？

  6. 什么是致畸物？

  7. 致畸实验指的是什么？

  8. 致畸实验中选用的动物及其优、缺点是什么？

  9. 体外致畸实验的优点有哪些？

  10. 什么是胚胎毒作用？

  11. 由外源化学物引起的胚胎毒性具体表现在哪几个方面？

随着国内经济的迅速发展，人们在生活和工作环境中所接触到的有害物质也在不断增加。这些危害因素对人体健康的影响，特别是对亲代生殖功能和子代健康发育的潜在危害，引起了普遍的关注。20 世纪 60 年代初期，震惊世界的反应停事件造成 28 个国家和地区出生了 8 000 多个短肢畸形儿。该事件的发生使医学界首次认识到外源化学物对母体胎儿产生了不可逆的损伤，由此揭开了对药物和其他环境化学毒物引起胎儿致畸的研究序幕。

由于繁育子代的过程多半在女性身上完成，因此，自 20 世纪 40 年代以来，人们对外环境中各种有害因素对女性生殖功能及对子代发育不良影响的认识日益深入。如 20 世纪 50 年代在日本熊本县发生的水俣病，就是由于母亲吃了受有机汞污染的海产品，而患水俣病，其后代患先天性水俣病——甲基汞慢性中毒，胎儿出生后出现小头、怪头、四肢畸形等现象。相比之下，父亲接触有害因素对生殖功能和子代健康的潜在危害长期被忽略。直到 20 世纪 70 年代末，生产二溴氯丙烷农药厂的男工人出现不育、无精子或精子减少、性欲减退等事件，才使人们逐渐注意到滥用药物、吸毒、接触外源化学物可致男性不育或影响子代健康。事实上，近半个世纪以来，男性精子数量降低和生殖系统肿瘤发病率的增加，提示环境对男性生殖健康存在着令人担忧的不良作用。

生殖系统对外界环境因素的作用非常敏感，在其他系统尚未出现中毒反应时，生殖系统已出现障碍。同时有越来越多的资料表明，胚胎、胎儿和新生动物对外来化学毒物常常有较高的感受性。许多化学毒物、药物对成年大鼠的 LD_{50} 值比对胚胎毒作用的剂量大数倍至数百倍。有报道称，甲基对硫磷和敌百虫分别按"无作用剂量"（0.1mg/kg）给孕大鼠后，对胎儿有毒作用。对人也有同样的情况出现。人大量服用 14 000mg 以上的反应停没有不良的作用，但只服用 100mg 反应停即可引起胎儿畸形。

越来越多的研究资料表明，许多外源化学物对雌、雄生殖系统是有毒的。因此，环境因素特别是外源化学物对人类生殖过程的影响已成为一个与人类健康有关的重要课题，成为毒理学的一个新领域。外源化学物对生殖的影响及接触这些外源化学物对人的危害是难以估计的，因为生殖过程是复杂的，需要多年才能达到性成熟。本章讨论的由外源化学物引起的生殖机能障碍不是临床上的含义。正确的提法是生殖能力的损伤，不孕不是唯一的指标，流产、出生缺陷及低出生体重儿的出生等，均属于生殖能力损伤的表现之一。为了更好地了解食品中外源化学物所引起的雄性和雌性生殖毒性、胚胎毒性与致畸形及繁殖毒性，必须对生殖过程有较明确的概念。同时应掌握好检测的方法学。

生殖过程一般是指从配子形成直到胎儿娩出的整个过程。生殖过程是很广泛的，它包括精子的发生、卵的形成和发育、配子的释放、受精、卵裂和胚泡发育、着床、胚胎发生、胎儿发育、分娩。而胎儿的娩出也并不意味着胎儿发育成熟的终止。从广义上讲，还应包括从胎儿娩出后的新生儿期、哺乳期、直到性成熟的整个过程。

生殖毒性是指外源化学物对雄性和雌性生殖功能或能力及对后代产生的不良效应。生殖毒性既可发生于生殖细胞、受精卵、胚胎形成期，也可发生于妊娠、分娩和哺乳期，表现为外源化学物对生殖过程的影响。例如，生殖器官及内分泌系统的变化对性周期和性行为的影响，以及对生育力和妊娠结局的影响等。

影响人类生殖功能的环境因素包括各种化学物、电离和非电离辐射、物理因素、感染因素、生活方式及药物的应用等。

第一节　雄性生殖毒性

一、雄性生殖细胞的发生过程

　　睾丸由一系列高度卷曲的输精管和具有支持功能的结缔组织、淋巴细胞、脉管、吞噬细胞及间质细胞等组成。输精管系统由两类不同的细胞，即精子细胞和间质细胞组成。随着睾丸的发育成熟，精原细胞不断增多，并由输精管的基底膜向管腔迁移，经减数分裂分化成精子。精子是一种高度分化的细胞，它不仅把父代的遗传信息传递给卵细胞，还可决定新生后代的性别。

　　精子的发生过程是指精原细胞发育成为成熟精子的过程。精子发生过程始于胎儿期的原始生殖细胞。出生后，原始生殖细胞分化成精原细胞，后者直至青春期以前在曲细精管中处于休止状态。在青春期，在脑垂体促性腺激素的作用下，精原细胞开始增殖，进行有丝分裂，形成 2 个单倍体的次级精母细胞，再经第二次成熟分裂，形成 4 个单倍体的精子细胞，精子细胞再经过一系列形态学变化成为具有特殊形态的成熟精子。随后由间质细胞包裹释放入输精管内，移入附睾后进一步成熟，成为具有受精能力和活动力的精子，进入精囊并在此储存。精子生成是一个连续发生的过程，从一个精原细胞分化成成熟的精子，在不同的物种和品系中所需要的时间并不相同，如人类需要 64d，小鼠 35d，兔 43d，Wistar 大鼠 53.2d，公牛 54d。

　　精子发生过程是在神经内分泌的精密调控下进行的。调节精子发生的激素主要有垂体前叶分泌的促卵泡激素、黄体生成激素及睾丸间质细胞产生的雄激素。黄体生成激素可刺激睾丸间质细胞发育，使其分泌雄性激素，主要是睾丸素。雄激素可能促进精细胞的增殖与分化及维持性功能。促卵泡激素可促进睾丸内精子的发生。精子发生存在周期性变化，它受到神经内分泌的调控。对于同一种动物而言，精子发生所需要的时间相对恒定。了解生精上皮的周期性变化，对确定环境因素特别是化学毒物对精子发育各阶段的影响有重要意义。外源化学物作用时间与精子发育阶段的关系如表 8.1 所示。

表 8.1　外源化学物作用时间与精子发育阶段

受作用时精子发育阶段	从给药到精子成熟经历的时间/周	
	小鼠	大鼠
输精管和附睾内的精子	1	1～2
后期精细胞	2	3
前期精细胞	3	4～5
次级精母细胞	4	6～8
初级精母细胞	5	6～8
精原细胞	6	9

二、外源化学物的雄性生殖毒性

睾丸的功能主要是生成精子和合成雄激素。精子的生成有赖于丘脑下部-垂体-睾丸轴的调节功能。外源化学物无论是直接影响睾丸的功能，还是间接影响丘脑下部-垂体-睾丸轴的调节功能，均表现为生殖系统受损。

（一）对睾丸生精细胞的影响

棉酚为典型的影响睾丸功能的外源化学物，是存在于棉籽中的一种黄色酚类色素。实验发现，人类长期食用粗制棉子油，组织学观察中可发现睾丸的生精上皮丢失，而其他器官无病理变化。通过电子显微镜观察，可见睾丸内精子、精细胞和精母细胞受损，对精子影响的主要表现是精子细胞的顶体肿胀、分离与碎裂，精子中段的线粒体螺旋鞘排列紊乱，生殖嵴减少。棉酚还可直接作用于精子，使其活力受到抑制，其机理可能为葡萄糖与果糖代谢障碍。现已证实棉酚的毒作用部位是睾丸，它作用于精子发育过程的不同阶段，最终表现为精子减少、不育。

重要的工业污染物二硫化碳早在1860年就被发现可引起睾丸萎缩。动物实验证实，二硫化碳对多种动物睾丸有损害作用，表现为睾丸明显萎缩，精子生成障碍。此外，还发现二硫化碳对雄性小鼠的生殖细胞有致突变作用，主要表现为睾丸的初级精母细胞染色体的畸变和性染色体异常。

铅、镉、汞、锰等重金属均具有不同程度的生殖毒性。铅可通过血睾屏障，对睾丸的形态和功能造成损害。具体表现为精液中畸形精子增多，正常精子数目和活动率下降。而且大量实验资料还证明，哺乳动物的睾丸和附睾组织对镉的毒作用特别敏感，主要作用部位是曲精小管上皮和间质细胞，可引起睾丸退行性变化，睾丸、精囊、附睾的平均重量明显减轻，输精管中精子数目和精液中完整的精子大为减少。

此外，动物实验均证明，多种农药具有精子生成减少、睾丸萎缩、畸形精子增多、性功能减退等雄性生殖毒作用。

（二）对内分泌功能的影响

睾丸的功能受垂体前叶分泌的促性腺激素的调节，而垂体分泌的促性腺激素又受下丘脑产生的促性腺释放激素的调节。促性腺激素包括促卵泡激素和黄体生成激素。促卵泡激素能促进睾丸内精子的发生和精子的成熟。黄体生成激素能刺激睾丸间质细胞的发育并分泌雄激素。

精子的生成在神经内分泌的精密调节和控制下进行。在血液中雄激素和促性腺激素含量达到一定水平后，引起反馈作用于大脑皮质、下丘脑和腺垂体，影响它们的分泌活动，调节各级激素的产生，以维持动态平衡，精子生成过程方可正常进行。上述任一环节受到环境因素特别是化学毒物的作用，不仅影响其功能的发挥，还影响精子的生成。

重金属铅已证实可干扰下丘脑-垂体-睾丸轴的正常功能，主要是影响促性腺释放激素的释放，表现为促卵泡激素、黄体生成激素、睾丸素含量降低。对铅作业工人性激素含量进行研究的结果表明，血清中促卵泡激素、黄体生成激素、睾丸素含量的平均值明显低于对照组，3 种激素与血铅含量有明显的剂量-反应关系，呈负相关。另外，还会造成铅作业工人睾丸内精子发生和成熟受阻，精子数目减少，活动能力减弱，又由于睾丸素含量减少，造成阳痿和性欲减退者增多。

此外，对二硫化碳作业男性工人性激素含量的检查结果表明，血中睾丸素含量显著低于对照组，而血清中促卵泡激素和黄体生成激素含量均显著高于对照组，并与血中睾丸素水平的降低呈明显相关。表现为睾丸明显萎缩、精子生成障碍和性欲降低。

（三）对性功能和生殖功能的影响

雄性机体性功能包括性欲、阴茎勃起、性交、情欲高潮和射精等几个方面。整个过程由一系列复杂的条件反射和非条件反射构成。维持雄性正常性活动的基础是正常的雄性生殖器官、正常的内分泌系统和神经系统的生理、生化反应及正常的精神心理状态。

繁殖是由雌、雄双方共同完成的过程。雄性发育应具备的基本条件为：具有正常的内分泌系统，即下丘脑-垂体-睾丸轴的功能正常；精子的生成、成熟、储存及输出，即有正常的睾丸、附睾、输精管、射精管和尿道；外生殖器和附属性腺的正常。

环境因素特别是外源化学物（化学毒物）如果造成上述任何一个环节的异常，则表现出雄性不育，即造成雄性生殖功能障碍。对性功能和生殖功能影响较大的外源化学物不仅有铅、镉、汞、锰等重金属，而且已证明环境激素等均对性功能和生殖功能有明显的不良影响。

三、雄性生殖毒性的检测方法

观察外源化学物对生殖过程各个阶段可能出现的损害作用，在毒理学中常用大鼠和小鼠作为研究对象。

（一）精子生成分析

精子生成分析是研究雄性生殖毒性中最简单的实验方法。可采用交配射精后冲洗阴道的方式获取精子，但大多数采用处死动物后收集附睾尾部和输卵管中精子的方法。可通过下列指标对精子生成情况做出评定。

1. 精子计数

精子计数是雄性性功能的一项重要指标，可提供有关精子发育与成熟方面的粗略信息。如果精子数目显著减少，则可以认为受试外源化学物对雄性生殖具有损害作用，但不能确定毒作用发生在精子生成周期的哪个环节。

2. 精子形态观察

精子的形态通过伊红染色在显微镜下很容易观察。精子头部和尾部的形态学改变可影响精子运动和穿透卵细胞的能力。但该指标不够灵敏，应结合其他实验结果进行综合分析。

3. 精子状态分析实验

精子状态分析实验包括精液的 pH 值、液化时间，精子运动能力，蛋白质、脂质和微量元素的含量等。通过该实验可了解精子所处的微环境及精子运动等情况是否与外源化学物有关。实验结果需结合其他实验数据进行综合评价。

（二）精子体外穿透实验

精子体外穿透实验实际上就是精子体外受精的实验，是检测精子在体外能否成功地穿透透明带的金黄地鼠卵子而受精的实验。精子在体外成功地穿透卵子的能力是常规精子分析所不能显示的，可作为常规精液分析的辅助指标。不仅可作大鼠、小鼠、兔、猪及牛的精子功能分析辅助指标，还是人类精子功能分析辅助指标。该实验为综合评价外源化学物对人类精子受精能力的影响，探明雄性不育，提供了科学依据，可用于不育症和外源化学物生殖毒性方面的检测。

（三）睾丸中标志酶活性的测定

睾丸作为靶器官，若受到外源化学物的损害，在形态学尚无明显改变时，睾丸的标志酶活性就可能已受到影响。通过睾丸中标志酶活性的测定，就可以简便且可靠地反映出外来外源化学物对睾丸功能的损害。此种酶活力的变化可作为早期损害的指标。已知睾丸中的酶大致可分为两类，一类为透明质酸酶、山梨醇脱氢酶、乳酸脱氢酶同工酶 x、5-核苷酸酶、α-磷酸甘油脱氢酶等，在精母细胞和精细胞中首先出现，其含量和活性随精子的形成、成熟而达到高峰。另一类为 6-磷酸葡萄糖脱氢酶、苹果酸脱氢酶、三磷酸甘油醛脱氢酶、异柠檬酸脱氢酶、γ-谷氨酰转肽酶、尿苷二磷酸酶、鸟氨酸脱羧酶等，在睾丸足细胞、间质细胞或精原细胞内含量最高，其含量和活性在性成熟前达到高峰，并随精母细胞、精细胞和精子的形成、成熟而降低。

临床和动物实验中，检测乳酸脱氢酶 x、山梨醇脱氢酶、6-磷酸葡萄糖脱氢酶的变化，并结合精子生成过程中各阶段细胞的功能和形态学改变，即可评价外源化学物的生殖毒性，并有可能探明其毒作用部位和机理。

（四）体外实验

虽然整体动物实验是评价外源化学物生殖毒性的主要途径，且实验结果外推到人类时具有相对可靠的优点，但其耗时、费力，不能满足一大批受试物检测的要求，而且在中毒机理的研究中也受到诸多限制。因此出现了体外实验或离体实验，以替代整体动物的实验方法。体外实验主要是将哺乳动物的生殖细胞在体外条件下进行培养，并与受试外源化学物接触，观察生殖细胞的变化。

睾丸组织中除生殖细胞外，还有支持细胞和间质细胞。支持细胞是睾丸生殖上皮中唯一的非生殖细胞，对精子的发生具有十分重要的意义。支持细胞能分泌多种生物活性物质，对各级生殖细胞起到营养、支持和保护作用。生精细胞本身不能利用葡萄糖，它所需的能量必须由支持细胞糖酵解所产生的乳酸和丙酮酸来提供。支持细胞具有较强的糖酵解能力，可将葡萄糖转化为乳酸和丙酮酸。间质细胞分布在睾丸曲细精管的结缔组织中，细胞呈圆形、梭形或多角形，体积较大，胞核有 1~2 个核仁，呈嗜酸性，含有滑面内质网。间质细胞通过合成和分泌雄激素保证生精过程的正常进行及雄性器官和性行为的发育和维持。通过支持细胞和间质细胞等体外分离培养，测定支持细胞的乳酸含量和乳酸脱氢酶活性的变化及间质细胞分泌的雄激素含量来判断外源化学物是否对所培养细胞的功能有影响。

另外，对分离培养的支持细胞和间质细胞，也可通过细胞计数和形态学检查的方法来判断外源化学物是否对支持细胞和间质细胞有损害作用。若细胞受到损害，则表现出固缩、脱壁、死亡及崩解。

（五）雄性激素检测

睾丸在生成精子的同时还具有分泌性激素的功能。雄性激素是睾丸中产生的主要性激素，睾丸的功能主要靠促卵泡激素、黄体生成激素和雄激素（主要为睾丸素）来维持和调节。促卵泡激素主要作用于曲细精管的支持细胞，使其合成与分泌雄性激素结合蛋白，使曲细精管中的雄性激素浓聚并达到一定水平。黄体生成激素主要作用于间质细胞，使其合成和分泌睾丸素。雄性生殖系统无论生精过程、精子成熟过程，还是附属性腺的分泌活动，都需要有足够的睾酮。通过检测上述 3 种性激素的含量变化来判断外源化学物是否对雄性生殖产生影响。检测上述 3 种性激素含量有助于生殖毒性的评价以及生殖毒作用机理的探讨。

（六）显性致死实验

显性致死实验是通过给予雄性动物受试化学物，将其与未经受试物处理的雌性动物交配，观察雌性动物早期胚胎死亡情况，以评价受试物对雄性动物的生殖有无损害作用的实验。

哺乳动物生殖细胞受到损伤发生突变后，往往不能与异性细胞结合，即失去结成合子的能力。例如，雄性生殖细胞不能使卵细胞受精，或使受精卵在着床前死亡，也能使着床后的受精卵不能成活以至胚胎早期死亡。由于此种损害在 F_1 代即可表现，故称为"显性"。实验观察指标为早期胚胎死亡，故称之为显性致死实验。通过显性致死实验可以评定受试物对雄性动物性功能的影响。

该法采用哺乳动物进行实验，较接近人体实际情况，主要观察指标为胚胎早期死亡，即观察子宫中活胎、死胎及吸收胎等数目，易于观察，实验技术容易掌握，不需要复杂的设备条件。缺点是不够灵敏，只有较大剂量，精细胞严重损伤，才能引起胚胎早期死亡。

（七）雄性生殖细胞遗传毒性检测

对于雄性生殖细胞遗传毒性检测方法，除小鼠睾丸染色体畸变分析实验、小鼠精子畸变分析实验、黑腹果蝇染色体性隐性分析实验等传统的哺乳动物生殖细胞突变实验外，还有近年在遗传毒理学研究中被广泛采用的方法——单细胞凝胶电泳实验（single cell gel assay，SCG）。

　　单细胞凝胶电泳实验是 1984 年由 Ostiling 等建立的一种在单细胞水平检测 DNA 损伤程度的方法，该法具有能简便而又快速测试完整细胞 DNA 链断裂的优点。其原理和方法为：细胞在体内和体外实验中受化学物作用后，DNA 链发生断裂。将细胞制成单细胞混悬液，在载玻片上制备加有受检细胞混悬液的凝胶，在碱性条件下使细胞裂解，解旋 DNA 后进行电泳。带负电荷的 DNA 断裂端由阴极向阳极迁移。DNA 经溴化乙锭染色后在荧光显微镜下可观察到 DNA 受损的细胞核拖一条尾巴，呈彗星状，如 DNA 无损伤则见圆形的核。故单细胞凝胶电泳实验又称彗星实验。观察时通过自动图像分析仪测定呈彗星状细胞的数量和比例并计算出受损的 DNA 量，或通过手工操作的方法用目镜测微尺在荧光显微镜下测量细胞核的直径和彗星尾部的长度，以此作为 DNA 受外源化学物损伤的评价指标。

　　（八）雄性生殖毒性病理检查

　　睾丸、附睾、前列腺以及精囊的重量和大小的改变常是接触有害外源化学物的明显征兆。睾丸组织易受到外来化学毒物的侵害，因此在亚慢性或慢性动物毒性实验中，睾丸组织形态检查是一项重要的观察指标。外源化学物作用于雄性生殖系统，可引起睾丸及其附属器官、组织或细胞的病理性损伤。睾丸各种细胞，特别是各级生精细胞的生理、生化功能各异，因而毒作用引发的受损表现与程度也有很大差异。动物实验表明，不同化学毒物对睾丸曲细精管生精上皮的发育有不同程度的影响。有些化学毒物可引起生精细胞胞质、胞核的改变，甚至引起细胞产生变性、坏死；有些化学毒物可引起精子数目减少。

　　解剖观察是生殖毒性病理检验的主要环节，对以后的光镜或电镜观察结果的可靠性以及结论的正确性都有很大的影响，必须认真做好大体解剖的操作、检视和记录，正确取材，选择合适的固定液保存病理检验材料，为病理检验的正确性提供前提条件。

　　某种意义上而言，从解剖、病理学观察等形态学角度评价外源化学物对雄性生殖系统的毒作用，是雄性生殖毒理学研究中不可缺少且较为敏感的指标和重要手段。

第二节　雌性生殖毒性

一、雌性生殖细胞的发生过程

　　雌性生殖系统由卵巢、输卵管、子宫和外生殖器等组成。卵巢产生生殖细胞（即卵细胞）和分泌性激素，输卵管是输送卵细胞和卵受精的器官，子宫是孕育胎儿的器官。

　　卵巢由正在生长的卵泡（包括卵细胞、包裹的颗粒细胞和膜细胞）和支持细胞组成。卵泡的发育是一个连续变化的过程，一般可分为原始卵泡、初级卵泡、次级卵泡和成熟卵泡 4 个阶段。在雌性胎儿卵巢内，最初为卵原细胞，聚集在卵巢皮质，经有丝分裂增殖与分化发育为初级卵母细胞，出生后，停止分裂活动直至青春期。女婴出生时卵巢中有 10 万～200 万个初级卵母细胞，至青春期排卵前，初级卵母细胞进行第一次减数分裂形成次级卵母细胞和第一极体，而后次级卵母细胞迅速进行第二次减数分裂，但停留在分裂中期直到受精，精子进入卵细胞后第二次分裂才完成。

卵巢的周期性变化与动情周期密切相关。小鼠及大鼠的动情周期是 4～5d 节律性地重复一次。预定成熟的卵泡大约在动情期开始发育，下一个动情期末排卵。卵子生成周期是在垂体促性腺激素的调节下，主要通过促卵泡激素和黄体生成激素的作用，促使卵巢内发生周期性的变化，即卵泡发育、排卵和黄体生成。垂体促性腺激素的分泌又受下丘脑产生的促性腺释放激素的调节。

初级卵母细胞进一步成熟并发育至次级卵母细胞，需垂体下叶分泌的促卵泡激素和黄体生成激素的作用，并在卵泡膜内层细胞分泌的雌激素作用下，促进子宫内膜增生和生殖器的发育，为受孕做好准备。当卵泡接近成熟时，促卵泡激素、黄体生成激素和雌激素分泌处于高峰，促成成熟卵泡的破裂、排卵和黄体生成。如果卵子受精成功，黄体在绒毛膜促性腺激素的作用下继续发育，体积变大，黄体酮和雌激素分泌持续增高，抑制下丘脑和垂体前叶的分泌活动。如果卵子未受精，黄体萎缩退化，血中雌激素和黄体酮的浓度下降，表现为子宫内膜的脱落。同时，不再抑制下丘脑和垂体前叶的分泌活动，又开始分泌促性腺激素，卵巢中又有卵泡的生成，如此生长反复循环，形成卵子生成的周期性变化。

雌性（女性）动物在出生后，卵细胞数目即已固定，不再形成新的初级卵母细胞。对女性而言，到青春期在垂体促性腺激素的作用下，每月有 8～10 个卵泡向成熟卵泡发育，但一般只有一个能发育成熟并由卵泡中排出（女性一生中有 300～400 个卵细胞成熟）。与此相反，男性在青春期以后还能不断地产生初级精母细胞，即精子的发生伴有数以万计的细胞群复制。

因此有人认为，环境因素特别是外源化学物对女性生殖系统的影响远大于男性生殖系统。

二、外源化学物的雌性生殖毒性

雌性哺乳动物也和雄性哺乳动物一样，生殖系统及其功能有许多组织器官参与，也涉及许多内在和外在因素。因此，外源化学物对雌性动物毒作用也往往表现在多个部位或环节。

（一）对卵细胞的影响

对卵细胞发育过程受化学毒物损伤的研究无论深度和广度都不如精子的研究，主要是研究难度更大，特别是对人的研究。怀孕后的生理变化可能会使妇女比处于同样环境中的同龄男子吸收更多的化学毒物，因而受到的潜在危害性也会大些。无论是体细胞还是卵细胞受到损害都有可能影响其后代的健康。

研究表明，卵细胞发育到排卵前阶段即第一次减数分裂的终变期和中期对化学毒物最敏感。例如，NIH 雌性小鼠皮下一次注射氯化镉 1.0mg/kg、3.0mg/kg、6.0mg/kg 后，排卵能力明显受抑制，排卵数目随剂量增加而减少，呈明显的剂量-反应关系。在肉眼与光镜下可见性腺发生明显病理学改变；电镜下中、高剂量组的初级卵母细胞和次级卵母细胞出现明显病理学变化，可见到细胞核核膜严重扩张，核基质电子密度增加，核仁凝聚成团，胞浆线粒体肿胀，高尔基复合体和内质网严重扩张与肿胀，同时发现染色体数目异常等现象。

放射免疫分析和卵巢镉含量测定结果提示，镉可能直接进入卵母细胞并损伤其遗传物质。镉与金属硫蛋白中的锌相互作用，干扰器官中锌的动力学平衡和 DNA 合成的聚合酶（含锌），从而导致次级卵母细胞染色体数目异常。另外，镉还可能与形成细胞分裂时的纺锤体的含硫基蛋白质相互作用而干扰染色体的分离过程。

二硫化碳不仅对多种动物的睾丸有毒作用，而且对雌性动物性腺、胚胎也有损害作用，可影响卵巢，使动物的动情周期发生改变，受孕能力降低，影响受精卵和胚胎的正常发育。动物研究表明，多次由静脉给予雌狗二硫化碳，总剂量达 20.5mL 时，可观察到卵巢萎缩、原始细胞数减少、原始细胞和滤泡变性等损害作用。对雌性大鼠也可观察到卵巢萎缩、动情周期延长、卵泡上皮营养障碍性变化、肿胀、局部萎缩、细胞核失去明显的边缘等现象。近年的研究还发现，二硫化碳可引起大鼠卵母细胞染色体畸变，可能是影响受精卵和胚胎的原因之一。

双环氧-4-乙烯环己烯等工业污染物可使成年鼠和幼年鼠原始滤泡中卵母细胞数分别减少 33％和 10％。环磷酰胺、胺草灵、克菌丹等均不同程度地引起雌性生殖细胞染色体畸变。多氯联苯能降低小鼠下一代卵子的受精能力与胚胎的着床率。

此外，某些物理因素如电离辐射、放射线激光等，对雌性生殖细胞有致突变作用，小剂量能引起基因突变，大剂量能引起染色体畸变。

（二）对内分泌功能的影响

卵巢的功能和生殖周期受体内分泌系统的调节，即通过下丘脑-垂体-性腺轴，外源化学物可影响上述任何一个环节而对雌性生殖系统产生损害作用。大量的人群调查和动物实验证实，苯及其同系物在一定剂量下会造成女性或雌性动物的生殖功能损害，造成月经异常、绝经期明显改变、生殖细胞突变，从而引起生育异常及后代的遗传性疾病等严重后果。发病机理可能是该类化合物直接干扰下丘脑，作用于垂体-卵巢系统，使内分泌调节系统异常，而导致月经异常。绝经期的改变是因为卵巢功能受到抑制，卵巢发生萎缩。

此外，林丹、开蓬等有机氯农药可使雌性动物阴道开启和排卵周期延迟，甚至停止排卵，以及造成死胎和自然流产等。血清中黄体生成激素和催乳素降低，而促卵泡激素浓度升高，垂体和子宫的重量明显低于对照组。

（三）其他毒作用

外源化学物对雌性哺乳动物的毒作用不仅表现在对卵细胞和内分泌调节系统（下丘脑-垂体-性腺轴）的影响，还表现在子代，造成畸形、死胎、功能发育不全等。各种生殖功能毒作用在整个生命过程的不同阶段都可出现，这充分说明雌性生殖毒性的复杂性。

三、雌性生殖毒性的检测方法

（一）体外实验

对外源化学物在雌性生殖系统的作用部位、可能的作用机理以及对雌性动物生殖功能的影响及生殖毒性，Amann 等曾提出一个较为全面的实验方案，如表 8.2 所示。

表 8.2　成年雌性动物生殖毒作用部位与机理及其检测方法

作用部位	可能的改变机理	评价方法
下丘脑	神经递质或信号的传递	暂无方法
	促性腺释放激素的合成与分泌	激素测定
	促卵泡激素、黄体生成激素及甾体的受体	受体分析
垂体前叶	促卵泡激素、黄体生成激素及催乳激素的合成与分泌	激素测定及促性腺释放激素应答
	促性腺释放激素、促卵泡激素、黄体生成激素及甾体的受体	受体分析
卵巢	卵母细胞毒性及增多的闭锁细胞	计数分析
	异常的减数分裂	形态学检查
	卵泡或颗粒细胞上的促卵泡激素、黄体生成激素受体的数目	受体分析
	雌三醇与雌四醇的合成与分泌	激素检测、体外实验
	对黄体生成的敏感性	体外实验
卵子	表面蛋白质与精子相互作用	生化测定
	异常的透明带	精子穿透实验
	代谢过程	—
	配子配合	形态学检查
	植入	植入与黄体素的比
输卵管	边缘的运动	形态学检查
	绒毛的生成、绒毛功能	—
	雌二醇、黄体酮受体数目	受体分析
	精子和卵子的运送	回收和计数
	液体环境	生化测定
子宫	雌二醇及黄体酮受体数目	受体分析
	前列腺素 E 和前列腺素 E_2 分泌	前列腺素检测
	蛋白及腺蛋白分泌	生化测定
	精子存活与运输	回收计数
	腔内液	生化测定
	精子及胚胎分泌物接触	物质分析
	分娩	难产指数
子宫颈	精子屏障	体外实验
阴道	精子接触分泌物	物质分析
乳腺	乳汁中受试物	物质分析
	乳汁成分的变化	物质分析
	乳汁生产量减少	—

资料来源：摘自 Amann KP。

由表 8.2 可见，在雌性生殖毒性评价中，包括多种体外实验方法，能说明生殖器官多方面的功能及完整性。体外实验对于阐明化学毒物的毒作用机理具有重要意义。但目前尚不能完全替代整体动物实验，如一代繁殖实验、多代繁殖实验等。

（二）动物实验

雌性动物是繁殖后代过程中的主体，卵子的发生、卵细胞受精、着床、胚胎形成、胚胎发育、器官形成、胎仔发育、分娩和哺乳等过程皆在雌性动物体内完成。在上述过程中，外源化学物可影响其中某一个或几个环节，并导致对母体或后代的不良影响。在毒理学领域中，生殖与发育毒性的确切评定较为困难。原因如下。

（1）在许多不同的生殖与发育阶段都可以诱发损害作用。

（2）损害作用的后果多种多样，可以是结构损伤或者功能损伤，并可表现在不同的器官等。

（3）损害作用可表现在初生时期，或发育成熟以后，即可表现在整个生命过程的不同阶段。

生殖毒性的评定需要特别的策略与方法，单一方法不能对外源化学物的生殖毒性作出全面的评价。目前，整体动物实验仍为主要评价方法。整体动物实验常用的方法有两类：一类为一代繁殖实验或多代繁殖实验和致畸实验；另一类为三段生殖实验，分别在3个不同阶段给予受试物，即妊娠前期及初期、器官形成期、围产期及哺乳期。三段生殖实验的第一、二阶段与传统的繁殖实验和传统的致畸实验基本相似，第三阶段是观察外源化学物对胎儿出生后发育的影响。具体实验方法将在本章第四节中讨论。

（三）其他辅助实验

雌性生殖毒性的检验方法，除上述体外实验和整体动物实验外，还可进行雌性动物动情周期观察、排卵观察、雌激素水平的测定、病理组织学测定等一些辅助实验。这些实验不仅可对雌性生殖毒性做出估计，还对中毒机理的探讨具有重要意义。

第三节 致畸实验

能引起妊娠的人或实验动物产生畸胎的外源化学物称为致畸物。它通过胎盘直接作用于发育的胚胎和胎儿而产生后果。通过动物实验和体外致畸实验方法，可检测外源化学物能否引起胚胎毒性或后代畸形。

一、动物致畸实验

（一）基本原理

致畸实验是检查受试外源化学物能否通过妊娠母体引起胚胎毒性或后代畸形的动物实验。通过致畸实验可以确定一种受试物是否具有致畸作用。胚胎在器官形成期，会受到化学物或放射性物质的作用，使细胞分化、器官形成和正常发育受到阻滞，以致出现胎仔器官的器质性缺陷而呈现畸形。因此，可以通过观察妊娠母体在敏感期（器官形成期）接触受试物后胚胎及胎仔的发育状况来评价某种外源化学物有无致畸作用。

（二）基本方法

1. 动物选择

致畸实验中动物的选择，除参照毒性实验中选择动物的一般原则，即食性和对受试物代谢过程与人类相似、体型小、容易饲养和繁殖及价廉外，还应特别注意妊娠期较短而一致、产仔数多和胎盘结构与人类接近且自发畸形率较低等特点。一般选用两种哺乳动物，首先为大鼠，此外可采用小鼠或家兔。

大鼠作为致畸实验首选动物的原因：一是大鼠对大多数外源化学物的代谢过程基本与人类接近；二是大鼠的受孕率较高，每窝产仔可达 8～12 只，易获得所需样本数；三是胎仔大小适中，易观察畸形情况。缺点是大鼠对外源化学物的代谢速率较快，对致畸物的易感性较低，易出现假阴性结果。同时，大鼠的胎盘结构也与人类有一定差异。小鼠对某些致畸物虽然较敏感，但自然畸形发生率较大鼠高，且胎仔小，不易检查。

2. 动物交配处理

选择健康性成熟的未曾孕产雌雄动物，大鼠体重 200～250g，小鼠 20～25g，雌雄按 1∶1 或 2∶1 同笼交配。次日早晨通过阴道图片检查精子或检查阴栓，凡检出精子或发现阴栓，即确定为妊娠第 0 天。将查出的孕鼠按随机分组的原则分组，大鼠或小鼠每组 10～20 只，家兔 8～12 只，狗等大动物每组 3～4 只。

受试动物接触外源化学物的方式与途径应与人体实际接触情况一致，一般多经口给予，常用灌胃方式，雌鼠妊娠的 7～15d 染毒。实验期间每 2～3d 称取孕鼠体重。通过体重变化可观察受试动物的妊娠情况和胚胎发育情况。受孕鼠的体重如持续增长，则表示妊娠过程及胚胎发育正常；如体重停止增长或下降，可能是由于受试物的毒作用或母体的其他原因，引起胚胎死亡或流产。

3. 剂量分组

致畸实验中剂量分组是一个极为关键与复杂的问题。一般原则是既要求出最大无作用剂量，以及引起致畸的阈剂量，又要保持母体生育能力，不致使母体大批流产和过多胚胎死亡，还应避免较多母体死亡。

一般高剂量组可选雌鼠的 $1/5 \sim 1/3\ LD_{50}$ 剂量，低剂量组取 $1/50 \sim 1/30\ LD_{50}$ 的剂量；也可以以亚慢性毒性实验中的最大无作用剂量作为高剂量组，以其 1/30 作为低剂量组。若没有对受试物急性毒性实验的 LD_{50}，也可根据预实验结果，确定正式剂量组。应最少设 3 个剂量组，另设对照组。最高剂量组要求为可以引起母体轻度中毒，即进食少，体重减轻，死亡不超过 10%；最低剂量组不应观察到任何中毒症状；中间剂量组可以允许母体出现某些较轻的中毒症状，其剂量与高、低剂量呈等比关系。另外，有些学者建议以人体实际接触量为低剂量，以此剂量的 3～5 倍为高剂量。在高、低剂量之间再插入一个中间剂量组。对照组包括阴性对照（溶剂对照）和阳性对照。常用的阳性对照物有维生素 A（15000IU/kg）。此外，也可用阿司匹林（250mg/kg）、敌枯双、五氯酚钠等作为阳性对照物。

4. 动物剖检

鼠类有食畸形胎仔的习性，应在预期分娩前 1～2d 处死母鼠进行检查。一般大鼠在受孕后 19～20d，小鼠在受孕后 18～19d。剖检前称量并记录母鼠最终体重。常采用颈椎脱臼法或断头处死法处死动物。从腹中线剖腹，暴露子宫和卵巢，为胎仔检查做准备。

5. 胎仔检查

切开左右两侧子宫，鉴别并记录每窝胎仔中活胎数、晚期死胎数、早期死胎数、吸收胎数及各种胎仔的特征，并记录编号。对活胎仔要测量其体重、体长、尾长。必要时记录活胎仔的性别（生殖突与肛门间距离，雌胎仔约 1mm，雄胎仔约 2mm）。对大鼠还应取出卵巢、记录黄体数。黄体呈黄色，突起于卵巢表面，呈鱼卵状，可代表排卵数。然后进行胎仔外观畸形检查、内脏及软组织畸形检查和骨骼畸形检查。畸形检查只限于活产胎仔。内脏检查的胎仔需在鲍音氏（Bouin）溶液中固定 2 周以上，用自来水冲洗固定液后，方可用切片法检查内脏。而骨骼畸形检查则需经固定、透明和茜素红染色等步骤后，才能进行。

致畸实验中常见外观畸形、头部和内脏畸形、骨骼畸形如表 8.3～表 8.5 所示。

表 8.3　常见的外观畸形

头部	躯干	四肢	头部	躯干	四肢
无脑	脊柱裂	前或后肢形成不全	单鼻孔	卷尾	短指（趾）
脑膨出	脊髓膨出	多指（趾）	无耳	短尾	
小头	胸骨裂	少指（趾）	无额或小额	无尾	
颜面裂	腹裂	畸形指（趾）	兔唇		
开眼	锁肛	并指（趾）	无颌或小颌		

表 8.4　常见的头部和内脏畸形

头部	胸部	腹部
嗅球发育不全	左心位	肝分叶异常
无脑	右大动脉弓	无肾
脑室扩张	心房（室）中隔缺陷	肾积水
脑室积液	食管闭锁	马蹄肾或不对称移位
无眼球	肺发育不全	输尿管积水
小眼球	肺叶融合	无膀胱
鼻中隔缺损	膈疝	无睾丸或无卵巢、子宫、睾丸，发育不全（单侧或双侧）

表 8.5　常见的骨骼畸形

部位	畸形及特征
颅骨	缺损、骨化迟缓（表现为囟门过大）
枕骨	缺损、缺失
颈椎骨	缺损、椎弓不连续、骨化迟缓
胸骨	缺损或消失、骨化迟缓、点状或不到正常的1/2
肋骨	多肋（正常大、小鼠有13对肋骨）、少肋、短肋、分叉肋、波状
腰椎	肋
四肢骨	缺失、分裂变形
尾椎骨	多骨、缺失
盘骨	缺失、椎弓不连续、融合

（三）结果判定方法

在评定致畸实验结果时，主要计算畸胎总数和畸形总数。在计算畸胎总数时，每一活胎仔出现一种或一种以上畸形均作为一个畸胎。在计算畸形总数时，同一胎仔出现一种畸形作为一个畸形计算，出现两种或两个畸形，则作为两个畸形计算，依此类推。常用的评价指标如下。

（1）平均着床率 $=\dfrac{\text{怀孕母鼠数}}{\text{交配母鼠数}}\times100\%$；

（2）平均活胎率 $=\dfrac{\text{活产胎的总数}}{\text{怀孕母鼠数}}\times100\%$；

（3）着床后死亡率 $=\dfrac{\text{吸收胎数}+\text{死胎数}}{\text{着床数}}\times100\%$；

（4）畸胎出现率 $=\dfrac{\text{出现畸形胎仔总数}}{\text{活产胎的总数}}\times100\%$；

（5）活胎仔平均畸形出现率 $=\dfrac{\text{畸形总数（活胎）}}{\text{活胎的总数}}\times100\%$；

（6）母体畸胎出现率 $=\dfrac{\text{出现畸胎的母体数}}{\text{妊娠母体总数}}\times100\%$。

以上结果，经统计学处理后，若实验组母体畸胎出现率高于对照组，活胎仔畸形出现率显著高于对照组，而且畸形的出现具有剂量-效应关系，才能判定外源化学物对受试动物具有致畸作用。此外，可通过危险性评定方法，即采用致畸指数来比较不同致畸物对受试物的致畸效应强度。致畸指数即母体 LD_{50} 与胎仔最小致畸作用剂量之比。该比值越大，则表明致畸作用越强。比值10以下为不致畸物，即不具致畸作用；10~100具有致畸作用；100以上为具有强致畸作用。

二、体外致畸作用实验法

传统的动物整体致畸实验需要大量实验动物，耗费大量人力、物力和财力，且时间较长，而且不适于探讨致畸作用的机理，从而使应用短期的体外致畸实验方法评价外源化学物的致畸作用受到研究者的重视。

体外致畸实验的方法很多，主要有体外全胚培养、器官培养和细胞胚培养 3 个层次的实验。体外致畸实验的优点如下。

（1）可以节约大量人力和时间，方法快速，有时 48h 可观察结果。

（2）可利用人类的血清、尿液进行实验，便于直接观察受试物对接触人群的作用。

（3）可利用单加氧酶或微粒体等酶观察外源化学物在体内的代谢转化过程对其致畸作用及发育毒性的影响。

（4）容易严格控制实验条件，有可能排除母体中一些其他干扰因子和母体对致畸原的影响，有利于致畸作用机理的探讨。

体外致畸实验方法主要用于研究致畸作用机理和初步筛选化学致畸物。

第四节　繁 殖 实 验

繁殖实验的目的在于了解外源化学物对机体整个生殖过程及对子代是否产生毒作用。通过繁殖实验即可了解外源化学物对动物性功能、交配行为、受精能力、分娩、哺乳等过程的影响。由于一代繁殖实验并未考虑受试物对幼仔形态结构异常、行为生理状况等生殖毒性情况，实验动物在出生或断奶时将被全部处死，仅能观察外源化学物对生殖过程的影响。而二、三代等多代繁殖实验可以弥补一代繁殖实验中未能观察生殖毒性在子代表现的不足。同时，多代繁殖实验在整个生命期内接触受试化学物，更符合人类实际生活中长期低剂量接触食品添加剂、微量重金属、农药及环境污染物的情况。因此，二、三代等多代繁殖实验在实际研究中应用较多。与三代繁殖实验相比，二代繁殖实验具有节省实验时间和经费等优点。仅在受试物对早期性细胞有损伤作用，而对后期的细胞无损害作用时，才进行三代繁殖实验。本节重点介绍二代繁殖实验法。

一、实验方法

1. 实验动物

多选用健康刚断乳大鼠。每组用 20 只雌鼠，10 只雄鼠。

2. 染毒剂量及分组

设对照组、高剂量组（为 90d 或长期毒性实验的最大无作用剂量）、低剂量组（可以采用最大无作用剂量的 1/30 或人类可能摄入量的 100 倍）。必要时也可在高剂量和低剂量组之间增设一个中间剂量组。接触途径应与人类实际接触的途径相同。即经口、经皮肤或呼吸道，且亲代和子代染毒方式与投予剂量应相同。

3. 实验步骤

实验动物按设计剂量先给予受试物 90d，性成熟后即可按常规方式交配，所生仔鼠为第一代（F_1）。每代交配两次，第一次生仔（F_{1a}）断乳后 10d 再使亲代进行第二次交配，生仔为（F_{1b}）。即第一代生仔为 F_{1a} 和 F_{1b}。其余各代依次类推。具体实验步骤如图 8.1 所示。

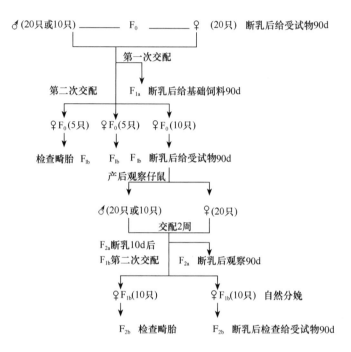

图 8.1　两代繁殖实验示意图

二、观察指标

(1) 交配指数 = $\dfrac{\text{阴道检出精子的雌鼠数}}{\text{用于交配的雌鼠数}} \times 100\%$；

(2) 受精指数 = $\dfrac{\text{与雄性交配受精的雌鼠数}}{\text{与雄性同笼的雌鼠数}} \times 100\%$；

(3) 受孕率 = $\dfrac{\text{妊娠雌鼠数}}{\text{交配雌鼠数}} \times 100\%$；

(4) 正常分娩率 = $\dfrac{\text{正常分娩雌鼠数}}{\text{妊娠雌鼠数}} \times 100\%$；

(5) 活产率 = $\dfrac{\text{出生时活产的胎仔数}}{\text{胎仔总数}} \times 100\%$；

(6) 妊娠率 = $\dfrac{\text{妊娠出生活胎的鼠数}}{\text{受孕的鼠数}} \times 100\%$；

(7) 出生存活率 = $\dfrac{\text{出生后 4d 仔鼠存活数}}{\text{胎仔总数}} \times 100\%$；

(8) 哺育存活率 = $\dfrac{\text{21d 断乳时的仔鼠存活数}}{\text{胎仔总数}} \times 100\%$。

三、结果判定

将实验组动物各项观察指标统计结果与对照组动物进行比较，如实验动物在交配、妊娠、幼仔存活、幼仔发育（哺育）等方面受到影响，则说明受试物对动物繁殖功能有损害作用。

第五节　胚胎毒性——胎儿动脉管畸形的研究方法

胚胎毒作用是指外源性物理化学因素造成孕体着床前后一直到器官形成期结束的有毒作用。

由外源化学物引起的胚胎毒性具体表现在以下几个方面。

（1）胚胎死亡。在外源化学物的作用下，受精卵未着床可发生死亡，也可在着床后胚胎发育的某个阶段出现死亡。早期胚胎死亡仅能看见吸收胎，晚期死亡则为死胎。这是外源化学物引起胚胎毒性的最严重表现。

（2）生长发育迟缓。胎儿的生长发育较正常的胎儿缓慢，表现在体重、身长及骨骼钙化等方面。胎儿的平均体重低于正常对照组胎儿平均体重的两个标准差即为生长迟缓。动物实验研究结果表明，胎儿在外源化学物的作用下，除身长、体重等降低外，其脑组织重量、脑细胞数目以及脑组织中各种酶的含量和活性均比对照组低。

（3）胎儿先天缺陷和畸形。其包括外观、内脏和骨骼畸形以及中枢神经系统畸形等。如维生素 A 过多可导致胎儿中枢神经系统畸形、心血管畸形和面部异常等。

（4）功能发育不全。由于胚胎发育障碍所致的功能障碍，包括代谢、免疫及神经系统方面的缺陷和障碍。

在上述胚胎毒性的 4 种表现中，除胚胎死亡外，胎儿先天缺陷和致畸作用对人类健康的危害较大，是胚胎毒性中最为研究者所关心的问题。具体实验操作法已在本章第三节中详细阐述。

下面就近年在胚胎毒性研究中有关由外源外源化学物引起胎儿动脉管畸形的研究方法加以阐述，以供研究者了解。

众所周知，母体循环系统与胎儿循环系统有着本质的区别。胎儿通过胎盘这一特殊的通路从母体身上吸取养分和氧气，而且由于胎儿生活在羊水中，故肺不起血液循环和输入氧气的作用。胎儿循环系统除具有胎盘外，还具有脐动脉、脐静脉、肝静脉、卵圆孔和动脉管等。其中，动脉管是直接把胎儿肺动脉连接到大动脉的辅助通路，是在母体内见不到的独特的血管，在胎生期内承担着重要的循环作用。动脉管的组成与具有丰富弹性纤维的肺动脉和大动脉不同，它是由存在于中膜的平滑肌组成的。

随着妊娠末期的接近，动脉管的内径徐徐增大，胎儿出生后，随着肺呼吸的开始，动脉管又收缩闭锁，以索状组织残存于体内。据研究，胎儿呼吸开始后引起动脉管收缩闭锁所需的时间，人类胎儿为 10～15h，兔为 60～90min，大鼠为 60～90min。

动脉管在胎生期内，如果由于受到某种因素，如药品、农药等影响引起收缩，则胎儿在出生前可引起持续性的肺高血压症。而且，在胎儿出生后，由于某种原因未引起胎儿动脉管的收缩闭锁，则也可引起胎儿动脉管的开放症。动脉管作为带有特殊性质的血管，具有以下特点。①动脉管对血液中的氧分压变化具有很敏感的反应。作为胎儿出生后引起动脉管收缩闭锁的原因之一，可以考虑到氧分压的上升。②在胎生期内，胎儿动脉管的扩张作用靠前列腺素来维持。③作为动脉管的调节物质，除前列腺素外，还有血管紧张肽。血管紧张肽是 1988 年由 Yanagisawa 等研究者首次在世界上分离提纯的由21 个氨基酸组成的肽。它是已经知道的血管收缩物质中，持续性收缩作用最强的物质。

　　由外源化学物引起的胚胎毒性——胎儿动脉管畸形（收缩）的研究方法，常用将大鼠胎儿固定于急速冻结台上的切割观察法。具体方法如下：断头处死妊娠末期大鼠，立即切开子宫取出胎儿并迅速投放到预先准备好的 $-50\sim-45\,^\circ\!C$ 的丙酮里，使其全身急速冻结，并保存于 $-20\,^\circ\!C$ 的冰柜中。观察时，首先切断胎儿的头部和胸骨剑状软骨部的后方，把剩下的胸部按画像解析系统所确定的使动脉管与水平面大体保持垂直的角度，固定于实体显微镜的恒温急速冻结台上，从胎儿背面开始用手术刀切割。在实体显微镜下切割时，首先沿水平面稍微切割胎儿的背面，露出白色的胸椎和左右两侧肋骨。进一步切割，露出胸大动脉。再进一步切割，露出食道、大动脉和肺动脉的分支部分以及动脉管和大动脉。继续切割到动脉管内径达到最小为止。然后用测微尺测定动脉管内径的变化。

　　如果外源化学物对胎生期的特殊血管——动脉管产生毒性，则可观察到胎儿动脉管内径显著收缩的现象。据研究，7.0mg/kg 敌草快除草剂可使妊娠 21d 大鼠胎儿动脉管内径显著小于对照组，且收缩率达到对照组的 55%。通过以上切割、观察方法，即可知外源化学物是否对胎儿循环系统，特别是对动脉管是否产生毒作用。

第九章 食品中外源化学物的致突变作用

 内容提要

本章介绍了化学物致突变作用的类型、机理、后果及评价方法。重点介绍了食品中外源化学物致突变作用的机理和常用致突变实验的原理与方法。

 教学目标

1. 了解化学物致突变作用的类型和作用机理。
2. 掌握致突变的后果。
3. 掌握主要致突变实验的检测终点和原理，重点掌握 Ames 实验的原理和方法。

 重点概念及名词

遗传毒理学 致突变作用 Ames 实验

 思考题

1. 遗传毒性与致突变作用的关系是什么？
2. 化学致突变作用的类型有哪些？
3. 简述致突变作用机理的模式。
4. 致突变作用的后果有哪些？
5. 致突变实验与致癌实验的关系是什么？
6. 为什么遗传毒理学评价程序通常为一组体内、外遗传毒理学实验？

第一节 概 述

一、基本概念

遗传是指经由基因的传递，使后代获得亲代的特征。地球上的生物都能通过各种繁殖方式来保证其物种以相对稳定的生命形式和状态存在于自然界。遗传是相对稳定的，一方面生物的遗传物质在自我复制过程中有可能发生改变；另一方面生物个体的发育在复杂的内外环境条件的影响下，表达的性状可能有所不同。这种在物种的亲子之间或子代个体之间所出现的不同程度的差异，通常称为变异。变异分为可遗传变异与不可遗传变异，与进化有关的是可遗传变异，它由遗传物质的改变所致。根据现代基因遗传理论，可遗传的变异称为突变。突变是一种遗传状态，是细胞中的遗传基因发生的改变。突变按其发生原因可分为自发突变和诱发突变。自发突变与物种进化有着密切关系，它是在自然条件下发生的突变，其发生率极低。诱发突变是指人为条件下诱发产生的突变，其发生率高，可以导致物种性状的改变，因此诱发突变可用于培育和筛选具有优良性状的生物品种。

突变被视为物种进化的推动力，但是突变也会导致细胞运作不正常或死亡，甚至可以在较高等生物中引发癌症。1927 年，美国遗传学家 Muller 发现 X 射线能诱发果蝇的基因突变，并推测体细胞的突变可引起癌症，这一发现被认为是突变研究起始的标志。但到 20 世纪 60 年代初，人们才认识到致突变作用对健康危害的严重性，并因此产生了一门新的学科，即遗传毒理学。遗传毒理学主要研究化学性和放射性物质的致突变作用及其机理，以及人类接触致突变物可能引起的健康效应，应用检测系统发现和探究致突变物，并提出评价致突变物健康危害的方法。突变的发生及其过程就是致突变作用。致突变作用是指，污染物或其他环境因素引起生物体细胞遗传信息发生突然改变的作用。这种变化的遗传信息或遗传物质在细胞分裂繁殖过程中能够传递给子代细胞，使其具有新的遗传特性。凡能引起生物体遗传物质发生改变的物质或任何环境因子称为致突变物。从致突变的作用方式，可将致突变物分为直接致突变物和间接致突变物。直接致突变物具有很高的化学活性，其原形就可引起生物体突变；间接致突变物本身不引起突变，必须在体内经过代谢活化，才具有致突变性。

突变本来是生物界的一种自然现象，是生物进化的基础，但对大多数生物个体往往有害。哺乳动物的生殖细胞如发生突变，可以影响妊娠过程，导致不孕和胚胎早期死亡等；体细胞的突变，可能是形成癌肿的基础。已有大量研究资料表明，化学物致突变和致畸、致癌是紧密联系的，人体肿瘤的发生、先天性出生缺陷、自发流产、死亡、糖尿病等都可能与遗传物质 DNA 分子的改变和染色体畸变有关。目前医学所发现可以扩散到生殖系统的生殖细胞中的毒物，其致突变性如果不会导致生殖细胞直接丧失功能，则表现为致畸性。对于致癌性强的化学物质，70% 都有比较强的致突变性。由于致突变性的测试较致癌性容易，所以常常用测试致突变性来预估物质的致癌性。

二、遗传学基础

遗传学是研究生物遗传和变异规律的科学，经历了孟德尔经典遗传学、分子遗传学而进入了系统遗传学研究时期。19 世纪中期孟德尔以寻求了解遗传整个过程的机理为目的的研究工作，被认为是现代遗传学的开端。虽然，孟德尔并不知道遗传的物理基础，但他观察到了生物体的遗传特性，某些遗传单位遵守简单的统计学规律，这些遗传单位现在被称为基因。遗传学中将 DNA 分子中最小的功能单位称作基因。DNA 是脱氧核糖核酸的缩写，是由核苷酸相互连接而形成的链分子，其中的核苷酸有 4 类：腺苷酸（A）、胞嘧啶（C）、鸟苷酸（G）和胸腺嘧啶（T），DNA 上的核苷酸序列就是生物体的遗传信息。天然 DNA 以双链形式存在，两条链上的核苷酸以 A—T（由两个氢键相连）、C—G（由三个氢键相连）的碱基互补配对原则相连，而每一条链都能够作为模板来合成新的互补链。这种 DNA 结构就是遗传的物理基础：DNA 复制通过将互补配对的双链分开并利用每条链作为模板来合成新的互补链，从而达到复制遗传信息的目的。但需要指出的是，并不是所有生物的遗传物质都是 DNA，部分病毒没有 DNA 也能进行遗传，如 RNA 病毒的遗传物质是由核糖核酸（ribonucleic acid，RNA）组成的。

不同基因沿着 DNA 链线性排列便形成了染色体。染色体是细胞核内具有遗传物质的物体，因易被碱性染料染成深色而得名，是遗传物质基因的载体。在细菌中，每一个细胞都有一个单一的环状染色体；而真核生物（包括动物和植物）则具有多个线性染色体。一个生物体中的全套遗传物质（通常包括所有染色体中 DNA 的序列）被称为基因组。

基因上的核苷酸序列可以被细胞中的 mRNA 精确无误地转录下来，然后由 mRNA 的碱基顺序决定蛋白质的氨基酸顺序，完成基因表达过程中遗传信息的传递过程。蛋白质上的氨基酸序列就对应着基因上的核苷酸序列，这种对应性被称为遗传密码。蛋白质的氨基酸序列构成了蛋白质的一级结构，决定着它如何折叠成一个三维结构，而蛋白质结构则与它所发挥的功能密不可分。蛋白质是生命的基础，通过执行细胞中大部分的生物学进程来维持细胞的生存。基因序列上的单个核苷酸变化（密码子改变）可能会导致所编码蛋白质的氨基酸序列相应改变。蛋白质结构是由其氨基酸序列所决定的，一个氨基酸的变化就有可能通过使结构失去稳定性或改变蛋白质表面而影响该蛋白质与其他蛋白质和分子的相互作用，而引起蛋白质性质发生剧烈的改变，导致变异的发生。遗传与变异现象在生物界普遍存在，是生命活动的基本特征之一。

第二节　食品中外源化学物的致突变类型

食品中外源化学物的致突变类型从作用机理角度可分为以 DNA 为靶的损伤和不以 DNA 为靶的损伤，前者包括基因突变和染色体畸变，后者主要指染色体数目的改变（包括整倍体和非整倍体改变）。基因突变和染色体畸变的本质是相同的，其区别在于受损程度不同。通常以光学显微镜在 $0.2\mu m$ 分辨率下进行区分。染色体损伤小于 $0.2\mu m$ 时，用光学显微镜观察不到，需要依靠生长发育、生化、形态等表型变化来判断的突变称为基因突变；大于或等于 $0.2\mu m$ 时，可在光学显微镜下观察到的称为染色体畸变。

一、基因突变

基因是遗传信息的储藏、传递和实现单位。基因突变是指 DNA 分子中发生碱基对的增添、缺失、倒位或改变，而引起的基因结构的改变。基因突变根据不同的方法可分为不同的类型，按照 DNA 碱基序列改变的数目可分为单点突变和多点突变。单点突变指只有一个碱基对发生改变；多点突变指两个或两个以上的碱基对发生改变。此外，基因突变还可分为其他类型。

（一）按照对遗传信息的改变分类

1. 同义突变

由于生物的遗传密码子存在兼并现象，是碱基被替换之后，产生了新的密码子，但新旧密码子是同义密码子，所编码的氨基酸种类保持不变，因此同义突变并不产生突变效应。

2. 错义突变

错义突变是指碱基序列的改变产生了错义密码子，从而引起基因产物氨基酸序列的改变。有些错义突变严重影响到蛋白质的活性甚至使其完全失活，从而影响了表型。

3. 无义突变

无义突变是指某个碱基的改变使一个编码氨基酸的密码子变成终止子，则蛋白质合成进行到该突变位点时会提前终止，结果产生一个较短的多肽链或较小的蛋白质。

（二）按照基因突变的损伤分类

1. 碱基置换

碱基置换是指当 DNA 链上某一碱基由于致突变物作用而脱落后被另一碱基所取代，在 DNA 复制过程中该 DNA 互补链上的相应位点进而配上一个错误的碱基，即错误配对。碱基置换包括两种类型：一类是转换，即一个嘌呤取代另一个嘌呤，或一个嘧啶取代另一个嘧啶；另一类是颠换，即一个嘧啶取代一个嘌呤，或一个嘌呤取代一个嘧啶。

碱基置换只涉及一对碱基，是典型的点突变。碱基置换若发生在编码多肽区，可导致一个三联密码子的改变，造成同义密码、错义密码和无义密码（终止密码）的出现。这种突变对蛋白质功能是否产生影响取决于替代的特定氨基酸及其在蛋白质以及结构中所处的位置。同时，在蛋白质合成过程中的错义密码和无义密码越多，对生物损害产生的后果越严重。若产生错义密码，使一种氨基酸变成另一种氨基酸，则可能产生无活性的基因产物。例如，镰刀型细胞贫血症，它是由于正常 β 基因的第 6 个密码子 GAG 突变后变为 GTG，从而导致谷氨酸编译为缬氨酸。若突变后出现无义密码，蛋白质的合成被终止，基因产物是不完全或无功能的。碱基突变可以通过防止转录或 RNA 的正常拼接阻止形成具有功能的基因产物。

2. 移码突变

移码突变是指 DNA 分子中增加或缺失一对或几对不等于 3 的倍数的碱基对，造成这个位置之后一系列编码发生移位错误的突变。从受损点开始碱基序列的完全改变，使错误的密码形成，并转译成一系列不正常的氨基酸。如果所形成的错误密码中出现终止密码，则肽链还会缩短，从而产生一个无功能的肽链片段。发生移码突变后，由于基因所编码的蛋白质活性改变较大，较易成为致死性突变。

当减少或增加的碱基对刚好是 3 对（或 3 的倍数）时，若此部位后的氨基酸序列无改变，则其产物常常有活性或有部分活性，这种情况称为密码子的缺失或插入。其基因产物的肽链中仅减少或增加一个氨基酸，后果与碱基置换相似，故不属于移码突变的范畴。

碱基置换和移码突变如图 9.1 所示。

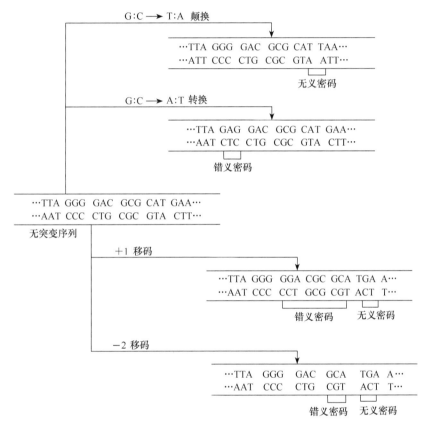

图 9.1　碱基置换和移码突变示意图

3. 三核苷酸重复

三核苷酸重复是指一特定的三联核苷酸重复排列（如 CTG/CTG/CTG/CTG）而形成的 DNA 序列，此三联核苷酸的重复数目超过正常数目，也称三联体重复。这类不稳定的 DNA 序列的基本突变方式是重复序列拷贝数的改变，重复序列的拷贝数越多，其子代发生进一步突变的危险性就越大。目前已知 20 余种遗传疾病有三联体重复，如强直性肌营养不良症、亨廷顿（Huntington's）病、脆性 X 综合征及 1 型肌肉萎缩症等。如非编码区的 CCG 三联体核苷酸，在正常 FMR-1 基因中重复 6～54 次，而在有脆性 X 综合征的人体中扩展到 50～1 500 拷贝数。这种三核苷酸重复数目的遗传改变除人体外尚未在其他生物中发现。

4. 大段损伤

大段损伤是指 DNA 序列上有较长的一段序列的重排分布，也称 DNA 重排，包括大段（一个甚至数千个碱基）的插入、缺失、取代、放大、复制和倒位所致的突变，因此又称片段突变。最熟知的两个例子是酵母交配型的控制和抗体基因的重排。

按严格的定义，基因突变是一个基因范围的损伤导致的改变。损伤足够大，如超过 10^4 碱基对以上，就介于基因突变与染色体畸变之间的不明确的过渡范围。DNA 重排中以缺失最为常见。由于光学显微镜的分辨能力极限为 $0.2\mu m$，染色体在这一长度范围内约含 4.7×10^6 核苷酸对，因此在这一长度内的改变不能在光学显微镜下看到。大段损伤缺失指基因中某段核苷酸序列的丢失，丢失片段远远小于光学显微镜所见的染色体缺失，故又称为小缺失。

二、染色体畸变

染色体畸变又称染色体结构畸变，是人类最常见的遗传病，患者大多有严重的智力障碍和某些组织器官畸形等。它是指染色体或染色单体断裂，造成染色体或染色单体缺失，或引起各种重排，从而出现染色体结构异常。染色体结构改变的基础是 DNA 链的断裂，因此把能引起染色体畸变的外源化学物称为断裂剂。许多化学药物、抗代谢药物和毒物都能导致染色体畸变，此外，一些感染病毒以及辐射可能造成染色体断裂。在断裂剂的作用下可能引发染色体断裂，一般通过光学显微镜检查适当细胞有丝分裂中期的染色体变化，当畸变涉及染色复制体中两条染色单体中的一条时，称为染色单体型畸变；而当涉及两条染色单体时，称为染色体型畸变。例如，若在 DNA 复制前进行电离辐射处理，则可诱导染色体型畸变；若在 DNA 复制后，则诱导染色单体型畸变。染色体畸变意味着染色体物质（即遗传信息）丢失、重排在同一或不同染色体的不同部位、存在过量（扩增），所以很多染色体畸变可以导致细胞死亡。染色体畸变的类型主要分为以下几种。

1. 缺失

染色体缺失是指染色体上缺失了一个片段。染色体发生一次或多次断裂而不重接，分开的断裂片段会出现一个或多个无着丝点的断片和一个缺失了部分染色质并带有着丝点的异常染色体。细胞再次分裂时会形成微核或微小体。缺失后果严重，当缺失的片段较大，或一对同源染色体同时缺失，或缺失片段上所携带的基因较重要时，常导致死亡。缺失小片段染色体有时虽不致死，但也会产生严重的异常。发生缺失的配子常败育，花粉尤为如此，而胚囊的耐受性略强，所以缺失多数通过卵细胞遗传。

猫叫综合征便是因为人类第 5 号染色体的短臂缺失而产生的疾病，患儿哭声似猫叫，其不正常的叫声是由咽头构造异常所造成。其他特点还包括出生时体重轻、生长发育迟缓、智商较低、圆脸、头小、眼距过宽、断掌等，经常出现喂食困难及呼吸道感染等问题。这些患者生命期较短，智商指数通常不到 30。

2. 重复

染色体重复是指染色体上增加了一个 DNA 片段的一种畸变。当一个染色体发生三处断裂，带有两断端的断片插入缺失的同源染色体上，且各有一处断裂发生于同一位点时，即出现两段相同节段，称为重复。

3. 倒位

当染色体发生一处或两处断裂时，中间节段倒转 180°再重接而得。如果倒位发生于长、短臂间，颠倒的片段包括着丝点，称为臂间倒位；如果发生在染色体的一条臂上，不包括着丝点，则称为臂内倒位。人类染色体倒位可发生在任一号染色体上，但以 9 号染色体上的臂间倒位发生率最高。染色体倒位是引起胎儿流产、畸形的重要原因之一。

4. 易位

易位是指从某个染色体断下的节段连接到另一个染色体上，即两对非同源染色体之间发生某个区段转移的畸变，它伴有基因位置的改变。两条染色体各发生一处断裂，仅一条染色体的节段连接到另一条染色体上称为单方易位。两条染色体发生断裂后相互交换无着丝粒断片形成两个结构重排的染色体称为相互易位。3 个或 3 个以上染色体发生断裂，其节段交换重接而形成的具有结构重排的染色体称为复杂易位。在这 3 种易位中，最常见的是相互易位。同源染色体的易位主要发生在第 10 号及第 14 号染色体上。

除了上述几种畸变类型外，在光学显微镜下还可以看到染色体的另外一些形态上的变化，如染色体粘连。此外，环境因子的剧烈作用还可以有种种效应，如染色体粉碎化、单体化、不同步化、解旋化等。

在这些染色体畸变类型中，有些畸变是稳定的，如缺失、倒位、重复等，可通过细胞分裂而传递下去，在细胞群中维持。而染色体断裂形成的无着丝点断片、无着丝点染色体环、双着丝点染色体及其他不平衡易位则是不稳定的，由于有遗传物质大范围的损失或对有丝分裂的妨碍，往往会造成细胞死亡。

三、染色体数目的改变

一般来说，每一种生物的染色体数目都是稳定的，但是在某些特定的环境条件下，生物体的染色体数目会发生改变，从而产生可遗传的变异。染色体数目的改变也称基因组突变，以动物正常染色体数目 $2n$ 为标准，则染色体数目的改变可分为整倍体改变和非整倍体改变。

整倍体改变指染色体数目的异常是以染色体组为单位的增减，如形成三倍体、四倍体等。超过二倍体的整倍体改变也统称为多倍体。研究发现，多倍体多见于自然流产的胚胎细胞，其中以三倍体最为常见。其主要原因是，多倍体细胞在有丝分裂时会形成三极或四极纺锤体，染色体的不均等分布导致细胞分裂后期和子细胞中染色体的不均等分配，破坏子细胞中的基因平衡，干扰胚胎或胎儿的正常发育而导致流产。

非整倍体改变指二倍体丢失或增加一条或几条染色体，而不是成倍增加或者减少，如缺失一条染色体时称为单体，增加一条染色体时称为三体。单体型个体由于细胞中缺少一条染色体，从而严重影响了基因间的平衡性，所以该类型个体一般难以存活。三体型比单体型危害要轻，但由于大量基因的增加，破坏了基因间的平衡，同样严重地干扰了胚胎发育过程。非整倍体形成的机理是在有丝分裂过程中，一个体细胞分裂成两个含有二倍染色体数目的子细胞，在子细胞中染色体的不平均分配导致了细胞的非整倍体性。例如，有丝分裂纺锤体异常、附件染色单体的缺陷、胞质分裂不完全、有丝分裂检查点的缺陷、端粒的异常等。当染色体数目在细胞群体中的众数接近二倍体时称为近二倍体，众数比二倍体稍少则称亚二倍体，众数比二倍体稍多则称超二倍体。

人类中常见的非整倍体改变为单体（某号染色体丢失了一个）、三体（某号染色体多了一个）和四体（某号染色体为 4 个）。例如，Down 氏综合征（先天愚型综合征）由人体的 21 染色体三体所致，患者体细胞内有 3 条 21 染色体，染色体数目为 47 条。Turner 综合征又称先天性卵巢发育不全综合征，是由于缺失一条性染色体。只剩下一条 X 染色体，染色体数目为 45 条。这种病的患者为女性外表，但女性生殖器官和第二性征均发育不良，智力发育较差。对于人体来说，正常的体细胞为二倍体（$2n$），有 46 条染色体。三倍体（$3n$）为 69 条染色体，四倍体（$4n$）为 92 条染色体。超二倍体细胞可以有 47 条或更多的染色体。一般情况下，除了在肿瘤细胞及人类自然流产的胎儿细胞中可有三倍体细胞的存在，多倍体细胞在人体内无法存活，发生于生殖细胞的整倍体改变，几乎都是致死性的。

第三节　　食品中外源化学物致突变作用的机理及后果

诱变物可诱发基因突变、染色体畸变、整倍体和非整倍体所有这些效应，但大多数诱变物存在不同程度的特异性，这是由于诱变物作用于细胞靶部位的不同。基因突变和染色体畸变的靶分子主要为 DNA，整倍体和非整倍体的靶部位常为有丝分裂和减数分裂的成分，如纺锤丝。目前比较公认的致突变机理是 DNA 损伤-修复-突变模式，即任何 DNA 损伤，只要修复无误，突变就不会发生，如果修复错误或未经修复，损伤就固定下来，就会发生突变。

一、DNA 损伤

DNA 损伤是指在致突变物作用下，DNA 结构和功能发生改变，阻碍了 DNA 的复制与转录或复制与转录产物发生改变。具体指 DNA 分子一级结构的任何异常改变，包括脱氧核糖、磷酸和碱基的损伤；DNA 分子二级结构、三级结构及其构象的异常改变。目前的研究主要集中于对碱基的损伤和 DNA 序列改变。根据致突变物的不同以及引起 DNA 结构变化位置的不同，可以将致突变的类型分为以下几个方面。

（一）由各种类型碱基损伤造成的突变

1. 碱基错配

1）烷化剂提供烷基与 DNA 共价化合

烷化剂又称烃化剂，是一类化学性质很活泼的化合物，如硫酸二甲酯、甲基磺酸乙酯、乙基磺酸乙酯。它们含有活泼的烷化基团，可提供甲基或乙基等烷基，能与细胞中 DNA 共价结合（称烷化作用），从而使 DNA 链断裂，在下一次复制时又可使碱基错配，造成 DNA 甲基化或乙基化而诱发突变。

烷化剂所致碱基损伤可表现为错配。例如，乙基亚硝基脲上的乙基可与 DNA 共价结合。烷化的碱基可表现出像正常碱基一样的配对特性，也可产生不同的配对特性，这主要取决于烷化的位置。通常在鸟嘌呤 7 位氮（N^7）上的烷化有正常配对特性，而在鸟嘌呤 6 位氧（O^6）上的烷化极易与胸苷错配，由原来的 G∶C 转换为 A∶T（图 9.2），并常诱发肿瘤。

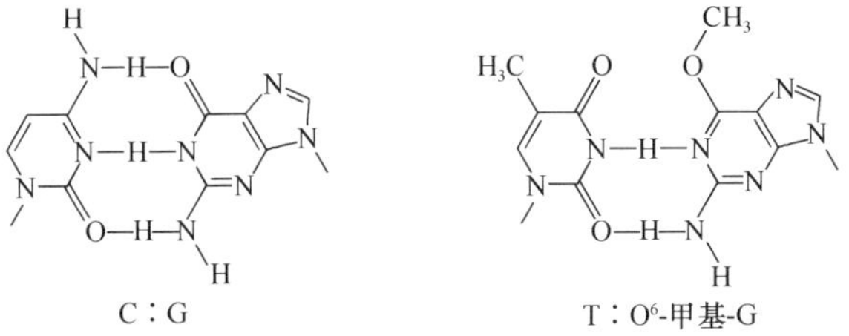

C∶G　　　　　　　　　　　　　T∶O^6-甲基-G

图 9.2　O^6 鸟嘌呤烷化后的碱基配对

2) 烷化碱基引起 DNA 二级结构改变

例如，在 N^7 烷化鸟嘌呤上的烷基是由许多烷化剂形成的主要加合物，当其被烷化后，一般不会引起错配，但会造成碱基与脱氧核糖连接的键不稳定，致使碱基丧失。丧失碱基的 DNA 留下一个无嘌呤或无嘧啶的位点，称为 AP 位点。不正确的碱基插入 AP 位点可引起突变，且大部分是颠换。

2. 平面大分子嵌入碱基

原黄素、吖啶橙及溴化 3,8-二氨基-5-乙基-6-苯基菲啶鎓等都是化学结构扁平的分子，易于在 DNA 复制时插入。

以 9-氨基吖啶致突变为例，它由化学物插入 DNA 的碱基对中所致，属于非共价结合。具体来说，是指在 DNA 复制时，吖啶分子结合到 DNA 分子上，插入邻近的碱基对，使 DNA 链出现歪斜，造成排列参差，以不等交换取代了原本同源部分对齐的交换，使一个碱基对增多，一个碱基对减少。9-氨基吖啶是一种典型的移码突变物。

若扁平分子插在 DNA 模板的两个相邻碱基中，合成新合成链必须有一个碱基插在该插入剂相应的位置上，以填补空缺，而这个碱基不存在配对的问题，是随机选择的。新合成链上一旦插入一个碱基，那么下一轮复制必然会增加一个碱基。如果在合成新链时插入一个分子，取代相应的碱基，而在下一轮合成前此插入剂又丢失，那么下一轮复制将减少一个碱基，这样会使新合成链增加或减少一个碱基，引起移码突变。

有些化合物既可插入 DNA 链又可与 DNA 发生共价结合，如吖啶芥 ICR-191。这样的化学物要比单一插入剂更具有潜在的致突变性。

3. 碱基类似物取代

碱基类似物即结构与碱基非常相似的物质。在细胞周期的 DNA 合成期（S 期），此类化合物能与正常的碱基竞争，取代其位置。取代后碱基类似物常造成错误配对，即发生碱基置换从而抵抗 DNA 聚合酶的 $3'→5'$ 外切酶活性的校对作用。如果仅是单纯的替代并不引起突变，因为在下一轮 DNA 复制时又可以产生正常的 DNA 分子。然而这些碱基类似物掺入后常常发生醇式或烯醇式的互变异构，在复制子代 DNA 时引起配对性质的改变，于是就造成了碱基替代突变。所有碱基类似物引起的替代都是转换而不是颠换。常见的例子有 5-溴脱氧尿嘧啶核苷酸取代胸腺嘧啶、2-氨基嘌呤（2-AP）取代鸟嘌呤。

5-溴尿嘧啶（5-BrU）与胸腺嘧啶（T）的分子结构十分相似，唯一的区别是在 C-5 位置上前者是 Br 原子，后者是甲基。在 DNA 合成期，5-BrU 可与 T 竞争取代而掺入 DNA 链中，在下一次的 DNA 复制过程中，5-BrU 与 T 一样可与腺嘌呤（A）配对。但是，由于 Br 原子带的负电荷要比甲基强得多，5-BrU 可发生异构互变，由常见的酮式变为少见的烯醇式。这种情况下，在 DNA 复制时，5-BrU 不是与 A 配对而是与鸟嘌呤（G）配对，导致 T：A→C：G 的转换（图 9.3）。

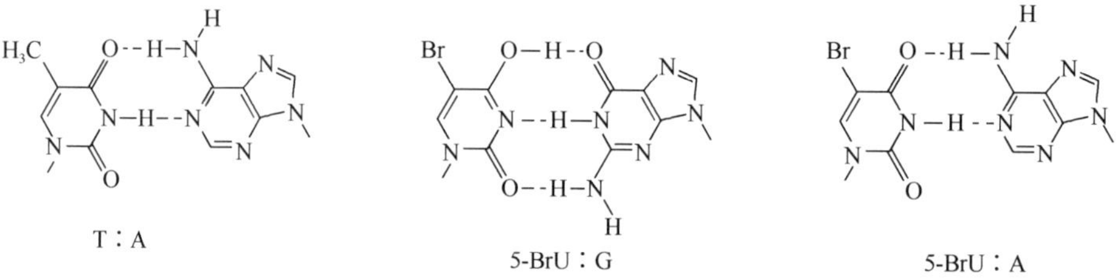

图 9.3　5-BrU 的碱基配对

4. 碱基自身化学结构的改变

致突变物对碱基的结构造成破坏，有时还会引起链断裂。它们主要是改变核酸中核苷酸的化学组成，其作用与 DNA 复制无关。例如，凡是含有氨基的碱基（A、G、C）都可以在亚硝酸盐的作用下产生氧化脱氨反应，使氨基变为酮基，改变碱基配对性质，造成碱基转换突变。胞嘧啶脱氨后可以变为尿嘧啶（图 9.4），复制后可引起 G：C 转换为 A：T；腺嘧啶脱氨后可以变为次黄嘌呤，复制后可引起 A：T 转换为 G：C；鸟嘌呤脱氨后可以变为黄嘌呤，它仍旧与 C 配对，因此不引起突变。

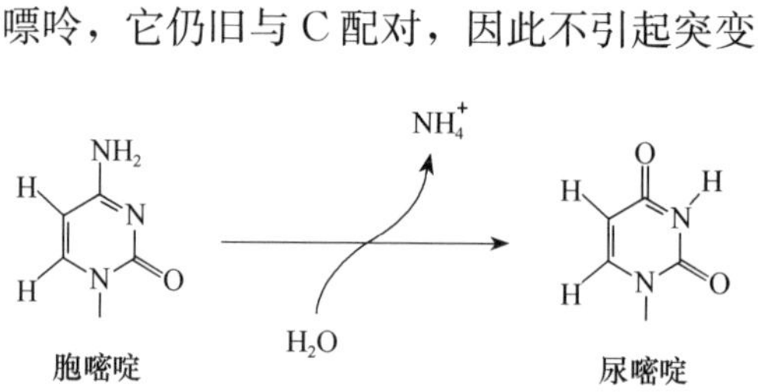

图 9.4　胞嘧啶脱氨后变成尿嘧啶

此外，一些化学物还可通过另一机理破坏碱基结构。例如，甲醛可通过在机体内形成有机过氧化物或自由基来破坏嘌呤碱，最终导致 DNA 链的断裂。

（二）DNA 链受损引起的突变

1. 二聚体的形成

当细胞或机体受到紫外线刺激时，主要产生环丁烷嘧啶二聚体和（4-6）光产物。这些较大的损伤可阻止 DNA 的复制，引起细胞的死亡。

紫外线及许多化学物致突变性表明：突变作用作为细胞过程的复杂性，它不仅涉及已改变碱基配对的特异性，还涉及与复制和修复有关的细胞机理的相互作用。例如，辐射的致突变机理有连接 A—T，C—G 之间的氢键断裂；DNA 分子的一个或两个键中的糖-磷酸基之间断裂；DNA 同一条链上，相邻的嘧啶形成二聚体（图 9.5）；水的电离，可产生自由基，也可引起突变。此外，辐射可造成 DNA 双链断裂或单链断裂，从而引起缺失、倒位、易位甚至破坏碱基，这类情况则更为复杂。

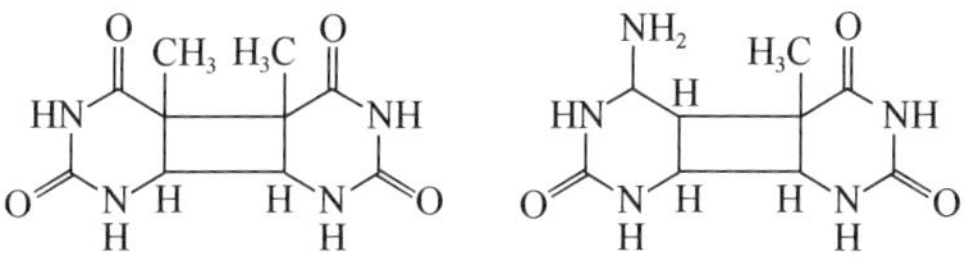

(a) 胸腺嘧啶二聚体　　　(b) 胞嘧啶-胸腺嘧啶二聚体

图 9.5　嘧啶二聚体

2. DNA 加合物和交联分子的形成

许多化学诱变剂或其活化物是亲电子剂，化学性质活泼，极易与蛋白质或核酸等大分子物质中的亲核基团（如—SH、—OH、—N＝等）发生共价结合，形成加合物或交联分子，通常很难用一般的化学或生物学方法使其解离。每个核酸的碱基都含有多个亲核位点，尽管在生理条件下 DNA 以双链配对互补的形式形成多级的螺旋结构，并且与组蛋白结合使这些部位得以隐蔽不易受到损伤，但是仍有相当数量的基因处于暴露状态，如处于转录状态或复制状态的 DNA。一些芳香族化学物经代谢活化后形成亲电子基团，可与 DNA 碱基上的亲核中心形成加合物。例如，苯并［a］芘经混合功能氧化酶催化加单氧，生成 7,8-环氧苯并［a］芘，经水化酶催化生成 7,8-二氢二醇苯并［a］芘，再经混合功能氧化酶催化加单氧生成 7,8-二氢二醇-9,10-环氧化物。后者为亲电子剂，可与 DNA 发生共价结合形成加合物。这种加合物分子巨大，引起 DNA 构象改变、诱发突变，并最终产生致癌作用。

一些化学物质如亚硝酸、丝裂霉素 C、氮和硫的芥子气及各种铂的衍生物可使 DNA 分子上一条链的碱基与互补链上相应碱基形成共价连接，称为 DNA-DNA 交联。这种交联使 DNA 在复制中不能解链，使螺旋局部形成，造成 DNA 复制和转录完全停止，细胞死亡。

核蛋白是维持 DNA 构象的重要成分，并参与 DNA 复制和转录的调控。许多致突变物如烷化剂、苯并［a］芘、砷化合物、醛类化合物（如甲醛）及一些重金属如镍、铬等，与 DNA 的核蛋白交联形成 DNA-蛋白质交联物，对 DNA 构象与功能造成严重影响。DNA-蛋白交联物是一种稳定的共价结合物，也是致突变物对生物大分子物质的一种重要的遗传损害。有的烷化剂具有同时提供2个或3个烷基的功能，相应地称为双功能或三功能烷化剂。它们除了可使碱基发生烷化外，还常引起DNA发生链内或链间的交联，或与蛋白质的交联，交联常可导致染色体或染色单体的断裂。

此外，DNA加合物的形成可活化癌基因，从而影响调节基因和抑癌基因的表达。

二、对DNA合成系统作用而引起的突变

即使是最简单的DNA分子，其复制也是一个复杂的、多步骤的过程，必须在精确的协调控制下进行。DNA的高保真复制需要多种酶类参与，在基因调控下进行，其过程中的任何一个环节损伤，都将影响DNA复制的高保真性，且有可能引起突变。

亲电子剂不仅可与核酸分子形成加合物，还可与蛋白质的某些氨基酸残基（亲核位点）形成加合物。这些基团往往是维持其高级结构所必需的，在构成酶的特异性和活性中心时起重要作用。这些基团损伤后必然会影响酶的结构和功能。例如，一些氨基酸类似物可攻击DNA聚合酶、错配修复酶等，使对DNA合成和修复有关的酶系统特异性降低，间接导致DNA损伤，从而诱发突变。脱氧核糖核苷三磷酸在DNA合成时的不平衡也可诱发突变。再如，铍和锰不仅可直接作用于DNA，还可与酶促防错修复系统相互作用而产生突变。

此外，有些化合物，虽然不损伤DNA分子，但作用于组蛋白或非组蛋白成分，也可造成突变。生物体内的遗传物质（染色体）包括DNA和蛋白质。蛋白质主要为组蛋白和非组蛋白，它们不携带任何遗传信息，而在维持遗传结构的完整性和控制基因表达方面均有重要意义。

三、对DNA损伤修复系统作用而引起的突变

DNA损伤修复是指在多种酶的作用下，生物细胞内的DNA分子受到损伤以后恢复结构的现象。细胞对于DNA损伤有修复及耐受机理，并不是所有损伤都会表现为突变。细胞内在G_1/S交界处存在检测DNA完整性的关卡点，检查染色体DNA是否有损伤，如果DNA有损伤，则把细胞阻止于G_1期而无法进入S期。要求细胞先进行修复，然后才能复制，以免遗传信息出错。如果DNA损伤能被正确无误地修复，那么对生物体而言，这种损伤不会产生什么后果，亦即不引起突变。只有损伤不能被修复或在修复中出现了错误，一般需经过两次或多次细胞周期修复才有可能固定下来，并传递到后代的细胞或个体，才引起突变。所以，环境致突变作用的模式应为遗传机构损伤-损伤修复-突变固定-突变。

损伤修复的基本原理是损伤识别、损伤去除（链断裂和嘧啶二聚体裂隙除外）、修复性DNA合成和连接。为了修复不同类型的DNA损伤，细胞还必须应用转录、复制、重组等修饰蛋白复合物。但是当DNA损伤严重时，细胞则启动凋亡（程序性细胞死亡），以防止突变细胞的产生。只有损伤不太严重时，细胞才启动其固有的修复过程。这种修复过程是遍布全身的细胞DNA损伤反应网络的一部分，驱使DNA回到非损伤状态（无误修复）。这是生物在遇到某些DNA复制障碍时避免死亡的一种应激机理，

称为恢复系统,是细胞 SOS 反应的一部分。

(一) DNA 损伤修复的类型

细胞自身有许多 DNA 修复系统,各种类型的 DNA 修复系统在细菌至人类细胞都存在,而且其机理在很大程度上也是类同的。例如,单一蛋白所参与的直接修复机理、碱基切除修复及核苷酸切除修复等主要修复系统,还有双链断裂修复和错配修复等修复系统。它们构成对 DNA 损伤危害性的防卫机理。

1. 单一蛋白所参与的直接修复机理

O^6-甲基鸟嘌呤可与 C 和 T 配对而引起碱基置换突变。它可由烷化剂和内源性细胞分解代谢中生成的活性产物引起。O^6-甲基鸟嘌呤-DNA 甲基转移酶具有甲基转移酶的活性,可保护细胞免受烷化剂的毒性影响。大肠埃希菌、酵母、啮齿类及人类细胞中都发现含有 O^6-甲基鸟嘌呤-DNA 甲基转移酶。该酶具有可诱导性,如大肠埃希菌每个细胞含 13~60 个酶分子,诱导后可增加到 3 000 个酶分子。O^6-甲基鸟嘌呤-DNA 甲基转移酶可快速而无误地将 6 号位置鸟嘌呤(O^6-甲基鸟嘌呤)的甲基直接移除,而恢复鸟嘌呤正常的碱基配对特性。该酶在修复过程中被不可逆地失活。对于其他的烷化碱基也可能存在类似的特异修复系统。细菌内也有一种修复蛋白——光分解酵素,它可以修复紫外线所造成的双嘧啶键结。

2. 碱基切除修复

受损 DNA 通过不同酶的作用切除错误碱基后,由一系列的酶加工进行正确填补而恢复功能,这一过程便是碱基切除修复。碱基切除修复用来清除并修复异常的、不该出现的碱基,通常修补的是单个被损伤的核苷酸。它首先使损伤改变了的碱基自 DNA 中释出,并由 DNA 糖基化酶启动。主要的 DNA 糖基化酶有尿嘧啶-DNA 糖基化酶、错配特异 DNA 糖基化酶、针对烷化碱基的 DNA 糖基化酶、识别氧化碱基的 DNA 糖基化酶。该酶可识别结构有改变的受损碱基,特异性切除受损核苷酸上的 N-β-糖苷键,形成脱嘌呤/脱嘧啶(AP)位点,留下 AP 基因座。DNA 分子中一旦产生了 AP 位点,AP 核酸内切酶就会把受损核苷酸的糖苷-磷酸键切开,并移去包括 AP 位点核苷酸在内的小片段 DNA,由 DNA 聚合酶合成新的片段,最终由 DNA 连接酶把两者连成新的被修复的 DNA 链,完成修复过程。或者是进一步加工,由于进一步加工所留下的间隙可被 DNA 多聚酶填充,再连接到 DNA 母链上,间隙的大小由参与修复的特定多聚酶所决定。无论是自发的还是诱发的氧化损伤都是重要的碱基切除修复的作用底物。

3. 核苷酸切除修复(nucleotide excision repair,NER)

核苷酸切除修复可修复大多数 DNA 损伤类型,其基本步骤为损伤识别、剪切、切除、修复合成、连接,是所有生物体内最常见的修复机理。核苷酸切除修复主要修复影响区域性的染色体结构的 DNA 损害,包括由紫外线所导致的双嘧啶键结,化学分子或蛋白质与 DNA 间的键结——DNA 附加物,或者 DNA 与 DNA 的键结——DNA 交互连接等。特别有意义的是 NER 和转录之间的联系，转录基因的 DNA 损伤较基因组其他 DNA 损伤更优先得到修复。因此，细胞保证了转录过程的完整性。对这种在修复时优先性的进一步深入研究有助于揭示转录、修复和突变的关系及这种关系在致突变危险性评价中的意义。

4. 双链断裂修复

电离辐射和活性氧离子引起碱基损伤也可因脱氧核糖残基的破坏而形成链断裂，当两个单链断裂非常靠近时，则发生双链断裂。未修复的双链断裂触发 DNA 损伤反应系统，使细胞停滞于某一周期或诱发细胞凋亡（程度性细胞死亡）。为了尽可能地减少 DNA 双链断裂，细胞有一套特定的修复路径，其中包括两个基本路径：重组修复和非同源末端连接。

（1）重组修复。重组修复的定义是 DNA 复制后的修复，必须通过 DNA 复制过程中两条 DNA 链的重组交换而完成 DNA 的修复。

（2）非同源末端连接。非同源末端连接指强行将两个 DNA 断端彼此连接在一起的一种特殊的 DNA 双链断裂修复机理，是真核生物细胞中双链断裂修复的主导机理。

5. 错配修复

错配修复是一种在含有错配碱基的 DNA 分子中，使正常核苷酸序列恢复的修复方式。通过该机理可去除不正确的碱基配对，如 G：T 和 A：C。错配碱基对可由碱基化学修饰形成，也可由复制时发生的错误作为重组中间体出现。如果错配碱基对维持到下一个复制周期，将按正常的碱基配对关系配对，在两个新的 DNA 分子中，一个分子正常，另一个则会含有一对错误的碱基。细胞一般可以检查到错配碱基的存在，并进行修复。修复时针对哪一条链上的碱基，关系到是否达到无误修复。如果错配是在复制过程中产生的，则一般是对新合成的链进行修复。

除修复错配碱基外，该修复机理还可修复在 DNA 复制时形成的小的缺失及插入。错配修复的缺失将导致遗传的不稳定性，错配修复与肿瘤发生的关系是近年来人们关注的热点。近年来研究发现，错配修复的有关基因突变与遗传性非息肉性大肠癌、肺癌、结直肠癌、前列腺肿瘤及神经胶质瘤的发生有着重要关系。

（二）DNA 损伤修复与突变的相关性

DNA 受损后突变的发生还与 DNA 损伤修复的正确性密切相关。一般来讲，切除修复、光修复及单一蛋白所参与的直接修复倾向于无误修复；但也存在易误修复，双链断裂修复中的重组修复途径便是典型的易误修复。此外，在大肠埃希菌中阻止 DNA 复制的损伤等可诱发 SOS 修复系统，即诱导细胞产生特殊的 DNA 聚合酶，以不严格的碱基配对使复制通过损伤部位。通过 SOS 修复，细胞得以存活，但在此过程中常导入错误的碱基，故常为易误修复。在易误修复中，DNA 损伤并未真正修复，常可增高突变率。

另外，DNA 损伤修复功能的缺失或修复能力降低都会使突变的发生明显增加。如在有切除修复缺陷的人成纤维细胞，对于紫外线引起突变的敏感性大大高于正常的成纤维细胞；DNA 修复功能先天缺陷的患者的免疫系统也常是有缺陷的，随着年龄的增长细胞中的 DNA 修复功能逐渐衰退，如果同时发生免疫监视机能的障碍，便不能及时清除癌化的突变细胞，从而导致发生肿瘤。所以，DNA 损伤修复与突变是紧密联系的。

（三）修复功能的个体差异对致突变作用的影响

DNA 损伤修复过程涉及许多酶的参与。同代谢酶的多态性一样，DNA 损伤修复酶也有多态性，即其基因型或表型存在着个体差异，如 O^6-甲基鸟嘌呤-DNA-甲基转移酶有明显的组织差异，在肝脏的活性为 $0.34 \sim 1.09 \mathrm{pmol/mg}$ 蛋白，而脑中的活性为 $0.07 \sim 0.1 \mathrm{pmol/mg}$ 蛋白。DNA 损伤修复酶的多态性在一定程度上影响着个体或组织对遗传毒性因素的易感性，开展 DNA 损伤修复酶多态性的研究，对于遗传毒物易感人群的筛检和保护具有重要的意义。

由于不同生物 DNA 损伤修复功能的类型及能力有所不同，因此在使用原核生物及动物等进行遗传毒理学实验，并用其结果外推到人时，要考虑到 DNA 损伤修复系统的差别。

四、整倍体和非整倍体的形成

染色体数目畸变的直接表现是整倍体或非整倍体的形成，这是由染色体行动异常或复制异常造成的，主要发生在细胞分裂过程，而纺锤体对细胞分裂的结果发挥着重要作用。纺锤体实际上是由大量的微管组成，产生于细胞分裂前初期到末期的一个特殊细胞器。过去常将不以 DNA 为靶的致突变作用概括为对纺锤体的作用，然而从理论上讲，受作用的靶比较广泛，并不完全限于纺锤体本身，与微管蛋白的合成与聚合、微管蛋白的合成与功能发挥、细胞分裂纺锤纤维的功能发挥、与着丝粒有关的蛋白质作用、极体复制与分离、减数分裂时同源染色体联合配对和重组等也有重要关联。整倍体和非整倍体的形成不同于其他致突变作用，因为它们涉及不同的细胞靶分子，即便产生的机理相似，也会有程度上不同。例如，对纺锤体形成的干扰，如完全阻止，即形成整倍体；如部分阻止，则形成非整倍体。

五、诱变重组效应

同源 DNA 序列之间的遗传重组对构成群体的遗传变异是必需的，并且是减数分裂的一部分。有丝分裂中发生重组的概率非常低，但许多致突变物和致畸物可增加生物体（真菌、植物、昆虫和哺乳动物）中有丝分裂的重组频率，这类物质称为重组剂。重组剂所致效应包括有丝分裂相互重组（也称有丝分裂变换）、有丝分裂非相互交换（也称有丝分裂基因转变）。致突变物的诱变重组效应作为 DNA 损伤的通用指标已使用多年，有丝分裂重组还与某些肿瘤的病因有关，并在其他一些疾患中可能起作用。

六、突变的后果

突变从发生的效应来讲，同义突变对机体并无影响。例如，DNA 分子模板链中

GCG 的第三位 G 被 A 取代，变为 GCA，则 mRNA 中相应的密码子 CGC 就变为 CGU，由于 CGC 和 CGU 都是编码精氨酸的密码子，故突变前后的基因产物（蛋白质）完全相同。而非同义突变可分为三类：第一类对产物的功能无影响；第二类是带来好处的；第三类是带来有害效应的，其中大多数非同义突变是有害的或致命的。如人类正常血红蛋白 β 链的第六位是谷氨酸，其密码子为 GAA 或 GAG，如果第二个碱基 A 被 U 替代，就变成 GUA 或 GUG，谷氨酸则被缬氨酸所替代，形成异常血红蛋白 HbS，导致个体产生镰刀形细胞贫血，产生了突变效应。

从遗传学角度来看，突变的后果是由基因功能的丧失或获得引起的，因外源物所作用的靶细胞不同而不同。大多数真核细胞由体细胞和生殖细胞组成。体细胞多数是二倍体细胞，生殖细胞往往是单倍体细胞。当外源化学物作用于体细胞时，由于其含有完全相同的成对染色体，遗传损伤不会遗传给子代，仅在直接接触该物质的个体身上表现出来；而生殖细胞的染色体受外源化学物的作用发生突变则直接遗传给子代。突变的生殖细胞根据其在二倍体中的表达，又可分为显性突变和隐性突变。显性突变无论是纯合子，还是杂合子均会出现表型异常；而隐性突变若为纯合子，将出现表型异常，若为杂合子，则表现为表型正常的携带者。图 9.6 显示了两类细胞发生突变的可能后果。

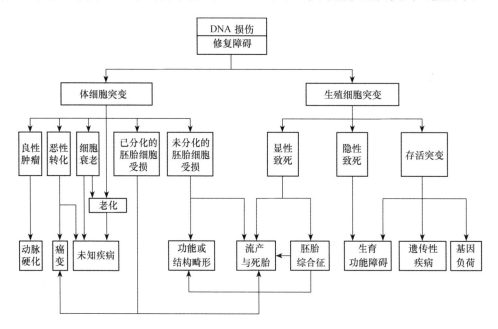

图 9.6　细胞突变的可能后果

（一）体细胞突变

体细胞突变是细胞癌变的重要基础，在许多肿瘤细胞中，都可同时观察到癌基因的活化和肿瘤抑制基因的失活，并存在有缺失、易位、倒位等染色体畸变。体细胞突变后果有肿瘤、衰老、动脉粥样硬化和致畸等，最受关注的是肿瘤。有人认为，多数肿瘤可看成一种体细胞遗传病。恶性肿瘤可以通过配子传给后代，但是体细胞突变可以引起恶性肿瘤的散发。肿瘤可以看作在个体遗传的基础上，致癌因子引起细胞遗传物质结构或功能异常的结果。这种异常大多数不是由生殖细胞遗传得来，而是在体细胞中新发生的基因突变所致。发生突变的癌前细胞在一些促癌因素的作用下发展为肿瘤。

也有间接证据能够证明突变与肿瘤的关系。肿瘤细胞遗传学的研究表明：人类染色体不稳定性综合征和 DNA 修复的缺陷与肿瘤危险性的升高是相关的。这在许多人类白血病和淋巴瘤以及一些实体瘤中都发现有特异的染色体改变。

分子生物学对癌基因和抑癌基因的研究更证实了突变在肿瘤的发生中起着至关重要的作用。细胞增殖的调控要求促细胞生长和抑细胞生长之间达到平衡，而原癌基因参与着正常细胞的生长和发育，原癌基因突变导致细胞生长刺激活性的过表达，而使肿瘤抑制基因失活的突变则将细胞生长从抑制状态中释放出来。

肿瘤细胞的产生是由癌基因导致的，癌基因则是由原癌基因遗传改变产生的。癌基因的作用是显性的，即使在同一细胞上存在着正常的等位基因，单个活化癌基因仍可以得到表达。原癌基因可经点突变和染色体畸变转变为活化的癌基因。例如，在许多人类肿瘤中，发现 ras 原癌基因有碱基置换。此外，在激活原癌基因的所有染色体畸变中，易位最为多见。例如，Burkitt 淋巴瘤就涉及 8 号染色体的长臂（c-MYC 癌基因的基因座）与 14 号染色体（大约 90%）、22 号染色体之间的易位。易位到新的染色体基因座上可激活原癌基因。另外，易位可将两基因融合到一起产生融合蛋白，促进肿瘤的发生。

许多肿瘤中都涉及抑癌基因（或称为肿瘤抑制基因、抗癌基因）的突变、失活或缺失。抑癌基因的失活与肿瘤（包括眼、肾、结肠等部位的肿瘤）的发生密切相关。抑癌基因是隐性基因，一般情况下在杂合状态不表达。但是，一些遗传学机理（包括突变、缺失、染色体丢失和有丝分裂重组）能失活或消除正常的显性等位基因，使杂合细胞中的隐性基因得到表达。人们通过深入研究认为，人类肿瘤与 P53e 动脉粥样硬化的斑块由单个突变了的平滑肌细胞增生，为良性平滑肌瘤。并且，生物体的衰老与突变也有关，有衰老的体细胞突变学说。

（二）生殖细胞突变

从多种以孟德尔特征遗传的疾病中可见，基因突变与健康的关联。在新生儿的遗传病中，约有 1.3% 为常染色体显性遗传，常染色体隐性遗传病占 0.25%，性连锁遗传病占 0.05%。对引起孟德尔遗传病的分子生物学进行分析发现，几乎一半的突变是碱基置换，在另外一半中，大多数是小缺失。

许多遗传病都是由隐性突变表达所致，如血友病。血友病患者常有家族史，常见的遗传模式是：女性从上一代获得发病基因（携带者，不发病），然后遗传给下一代男性，也称"隔代遗传"。此外，苯丙酮尿症也是由隐性突变表达所致。它由上一代遗传，当父母双方均有基因突变时，该病即可表现出来，如只有一方的基因突变，后代则是表型正常的携带者。

增加下一代基因库的遗传负荷。基因库是一个群体中所有个体的基因型的集合。遗传负荷是生物群体中由于有害等位基因的存在而使群体适应度下降的现象。例如，在婴儿中，有 3%～6% 受到先天性畸形的影响；如果包括那些较晚年龄才会发生的多病因疾病，如心脏病、高血压、糖尿病等，受遗传因素影响的比例可高达 60%。

在遗传性疾病中，还有一个原因是染色体异常。引起遗传病染色体异常的类型中，非整倍体最常见，多倍体次之。与基因突变不同，许多染色体异常由亲代遗传而来，故有 85% 的染色体异常可在新生儿中检出。大约每 1000 名婴儿中有 4 名患有与染色体畸形有关的综合征。染色体异常估计在受检的双亲中占 50%，在死亡的婴儿中占 6%，在自然流产和死亡胚胎中占 30%。

突变除了引起遗传病外还可造成生殖毒性，表型为胚胎死亡、畸胎、胚胎功能不全及生长迟缓。生殖毒性可由亲代生殖细胞突变所致，也可由胚胎细胞突变所致。二溴氯丙烷是典型的生殖毒物，可致精子减少，活力缺乏和性腺发育不全，以致不育。镉、邻苯二甲酸二乙基己酯可引起不同类型的睾丸损害，多环芳烃、博来霉素和二硫化碳可致雌性生殖系统损害。

综上所述，生殖细胞突变的后果既可分为显性突变和隐性突变，又可分为致死性突变和非致死性突变。对于致死性突变，显性致死突变使精子不能受精，或合子在着床前死亡或着床后早期胚胎死亡；隐性致死突变需纯合子或半合子才能出现死亡，如果是杂合子则不出现死亡。对于非致死性突变，显性遗传将造成下一代遗传病发生率增加或新病种的出现；隐性遗传则增加下一代基因库的遗传负荷。致死性与非致死性突变所致后果，对人类健康的意义是不同的，致死性不同将导致死胎，它影响后代的数量而非质量，非致死性突变则主要影响后代的质量。

第四节　食品中外源化学物致突变作用的研究方法

观察外源化学物致突变作用一般通过致突变实验来进行。实验方法的研究发展很快，目前已有 200 多种实验，所用的指示生物涉及病毒、细菌、真菌、昆虫、植物、哺乳动物及其体外培养细胞等。但重要的和作为常规使用的约 20 种。这些指示生物在对外源化学物的代谢、DNA 损伤修复及其他影响突变发生的生理过程方面存在差异，但作为遗传物质的 DNA 其基本特性具有普遍性，这是用非人类检测系统预测对人类的遗传危害性的基础。

一、观察项目的选择

（一）观察的效应终点类型

遗传学终点是实验观察到的现象所反映的各种事件的统称，可分为三类：基因突变、染色体畸变、DNA 损伤等其他遗传损伤的检测。基因突变和染色体畸变的检测可直接反映化学毒物的致突变性，是评价化学毒物致突变性唯一可靠的方法。还有许多实验所观察到的现象并不反映基因突变、染色体畸变和染色体分离异常，而仅反映致突变过程中发生的其他事件。实际工作中，没有一种致突变实验能涵盖所有的遗传学终点，故需用一组实验配套进行检测。

（二）成套的观察项目

用何种方法来评价化学毒物，主要取决于测试方案制定的需要。关于遗传毒理学成套观察项目中哪些实验可入选的原则如下。

（1）一种可靠的实验系统应包括每一类型的遗传学终点。

（2）通常的实验材料有病毒、细菌、真菌、培养的哺乳动物细胞、植物、昆虫及哺乳动物等。一般认为，配套实验应包括多种进化程度不同的物种，如原核细胞、低等和高等真核细胞，这样的观察更具说服力。

（3）体内实验与体外实验配合进行，以便取长补短，综合考虑。体内实验接近实际情况，但由于毒性动力学或其他原因，有时会漏检致突变物，且在时间、经费、人力和物力方面均比体外实验花费大。而体外实验的明显不足在于生物转化及解毒等方面与体内不同。

（4）应包括体细胞和生殖细胞。通常对于一种受试物，应当先用原核细胞或体细胞的体外实验按遗传学终点合理配套进行实验，并对有阳性结果的遗传学终点验证其在体内的真实性，再选用生殖细胞致突变实验进行遗传危害的评价。

二、常用的致突变实验

（一）鼠伤寒沙门氏菌/组氨酸回复突变实验（Ames 实验）

沙门氏杆菌组氨酸操纵子含有一系列结构基因，如 *hisF*、*hisH*、*hisB*、*hisG*、*hisD*、*hisG*、*hisO*。1979 年，加利福尼亚大学的 Bruce Ames 教授及其同事建立并完善了鼠伤寒沙门氏菌/组氨酸回复突变实验，因此其又称为 Ames 实验。Ames 实验是应用最广泛的检测基因突变的方法，由其获得的信息已成为遗传毒理学实验的标准。Ames 实验是采用鼠伤寒沙门氏菌组氨酸缺陷突变株作为指示微生物，检测受试物的致突变性的实验。其原理是利用若干不同基因型的组氨酸缺陷型菌株，每个菌株具有其独特的回复突变"靶点"顺序，可以由不同类型的碱基置换和移码诱变剂诱发回复突变。该菌株在无外源性组氨酸供给的情况下不能生长繁殖，但当发生回复突变时则可在无外源性组氨酸供给的情况下生长繁殖。如图 9.7 所示，计数诱发的恢复菌落数即可判断化学毒物的致突变性。

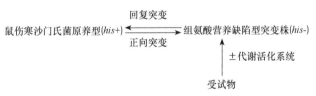

图 9.7　Ames 实验原理示意图

Ames 实验的方法可分为点实验法、平板掺入法及预培养平板掺入法。点实验法一般用于预实验，平板掺入法是 Ames 实验的标准实验法，对于某些受试物通过预培养可提高测试的灵敏度。由于鼠伤寒沙门氏菌缺乏哺乳动物的代谢酶，为了检测直接及间接诱变剂，在进行 Ames 实验时，应分别进行不加及加代谢活化系统的检测，最常用的活化系统是 S9 混合物。将一组雄性大鼠进行腹腔注射芳香族化合物如多氯联苯油溶液等，以诱导大鼠肝脏酶系的活性，4d 后杀鼠取肝脏，匀浆后以 9 000g 离心取上清液，加上相应的缓冲液和辅助因子即制成 S9，然后将待测物和 S9 以及沙门氏菌的突变株（his-）（点突变或移码突变）混合后倒平板，能产生回复突变的待测物则可判定为诱变物。在此实验中还有一组对照实验，即只加 S9 和沙门氏菌的突变品系，而不加待测物，若也有回复突变产生表明是自发的突变，可以作为对照来进行比较。Ames 实验方法的特点是快速简便，也较为准确。经对几百种物质进行测试表明，约 90％ 致癌物具有诱变作用。

在用 Ames 实验进行致突变性检测时应使用一组配套的菌株进行测试，在我国，普遍使用 Maron 实验和 Ames 实验于 1983 年推荐的 TA97、TA98、TA100 和 TA102 作为标准实验菌株。

（二）微核实验（micronucleus test，MNT）

微核是染色体的断片或者整条染色体在细胞分裂过程中未按正常程序进入细胞核而滞留在细胞质中的染色质小体。微核通常作为染色体结构损伤及染色体分离异常的标志。在细胞质中的微核来源有二：一是断片或无着丝粒染色体环在细胞分裂后期不能定向移动，遗留在细胞质中；二是有丝分裂毒物的作用使个别染色体或带着丝粒的染色体环和断片在细胞分裂后期被留在细胞质中。

鉴于微核可以由染色体诱变剂导致的染色体无着丝粒片段所构成，也可以由非整倍体诱发剂所导致的落后染色体形成，所以鉴别微核起源是了解外源化学物作用方式的重要环节。

微核实验是观察受试物能否产生微核的实验，主要可检出 DNA 断裂剂和非整倍体诱变剂。由于微核观察技术简单省时，故发展迅速。可用于微核检测的细胞很多，现已建立了植物细胞（如紫露草花粉母细胞、蚕豆根尖等）、哺乳类动物细胞（如骨髓细胞、肝细胞、脾细胞、肺细胞、淋巴细胞、红细胞、精子、鼻及胃黏膜上皮细胞、皮肤细胞等）、非哺乳类动物细胞（如鱼红细胞、蟾蜍红细胞等）的微核实验方法。

传统的微核实验是体内实验，目前在常规检测中应用最多的是啮齿类动物骨髓多染红细胞微核实验。当成红细胞发展为红细胞时，主核排出，成为多染红细胞（polychromatic erythrocytes PCE），这些细胞保持其嗜碱性约 24h，然后成为正染红细胞（nomochromatic erythrocytes，NCE），并进入外周血。在主核排出时，微核可留在胞浆中（图 9.8）。

体外微核实验可以在人类外周血淋巴细胞和现有的哺乳动物细胞株如 CHL、CHO 及 V79 中进行，这类方法通常在细胞染毒的培养后期添加适量的质裂阻断剂——细胞松弛素 B，以使细胞胞质分裂受阻，但不影响核的分裂，形成双核细胞，仅选择双核细胞进行微核计数。

（三）TK 基因突变实验

TK 基因突变实验的检测终点是胸苷激酶（thymidine kinase，TK）基因的突变。人类的 TK 基因定位于 17 号染色体长臂远端；小鼠的 TK 基因则定位于 11 号染色体，故 TK 基因的突变属于常染色体基因突变。

TK 基因的产物胸苷激酶在体内催化从脱氧胸苷（TdR）生成胸苷酸（TMP）。在正常情况下，此反应并非生命所必需，原因是体内的 TMP 主要来自脱氧尿嘧啶核苷酸

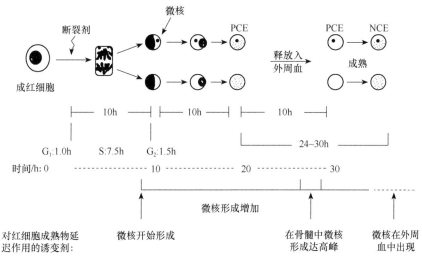

图 9.8　小鼠骨髓多染红细胞微核的形成

（dUMP），即由胸苷酸合成酶催化的 dUMP 甲基化反应生成 TMP。但如在细胞培养物中加入胸苷类似物（如三氟胸苷，即 TFT），则 TFT 在胸苷激酶的催化下可生成三氟胸苷酸，进而掺入 DNA，造成致死性突变，故细胞不能存活。若 *TK* 基因发生突变，导致胸苷激酶缺陷，则 TFT 不能磷酸化，也不能掺入 DNA，故细胞在含有 TFT 的培养基中能够生长，即表现出对 TFT 的抗性。根据突变集落形成数，计算突变频率，以判定受试物的致突变性。

（四）小鼠精子畸形分析和睾丸染色体畸变分析

小鼠精子畸形受基因控制，具有高度遗传性，许多常染色体及 X、Y 性染色体基因直接或间接地决定精子形态。精子的畸形主要是指形态的异常，已知精子的畸形是决定精子形成的基因发生突变的结果，因此形态的改变提示有关基因及其蛋白质产物的改变。小鼠精子畸形实验可检测环境因子对精子生成、发育的影响，而且对已知的生殖细胞致突变物有高度敏感性，故该实验可用作检测环境因子在体内对生殖细胞的致突变作用。

小鼠睾丸染色体畸变实验用于检测环境有害物质对整体哺乳动物睾丸生殖细胞染色体的损伤。染色体畸变分析实验主要是观察染色体形态结构和数目的改变，又称细胞遗传学实验。不同周期的雄性小鼠生殖细胞对化学物质的敏感性不同，多数情况下化学诱变剂诱发染色体畸变必须经过 DNA 复制期，故在前细线期处理，12～14d 采样，以观察作用于前细线期引起的精母细胞染色体畸变效应。

（五）显性致死实验（dominant lethal test，DLT）

显性致死指发育中的精子或卵子细胞发生遗传学损伤，此种损伤不影响受精，但导致受精卵或发育中的胚胎死亡。一般认为，显性致死主要是染色体损伤（包括结构及数目改变）的结果。显性致死实验是一种体内实验，可提供基于诱发哺乳动物生殖细胞遗传损伤的数据。

该实验常用动物为大鼠、小鼠，应选用成年性成熟的动物。不同化学物可于精子发育的不同时期发挥其毒作用。为检测化学物对精子发育全过程的影响，并检出精子受遗传毒物作用时的发育阶段，在实验时，每周更换一批新的雌鼠与染毒雄鼠交配，小鼠持续 6~8 周，大鼠 8~10 周。根据在不同周次交配的雌鼠发生胚胎显性致死可判断受试物遗传毒作用于精子的发育阶段。

三、致突变实验中应注意的一些问题

（一）体外实验中受试物的活化

有些致突变物需要经过生物转化使之活化才能呈现致突变作用，体外实验常需加入下列模拟代谢系统以避免因体外和体内活化能力的差异而出现假阴性结果。

1. 无细胞系统

常用的是大鼠肝 S9、肝微粒体组分、纯化的酶，是使细胞活化不可缺少的组分。

2. 哺乳动物细胞

使用完整的细胞，如大鼠肝原代细胞，与测试细胞或细菌一起培养。

3. 宿主介导实验

受试物和测试细胞或细菌同时输入动物体内，可使生物转化和突变都在体内进行。

以上模拟代谢系统和体内实验一样，都存在物种间酶活性的差异，而且除宿主介导实验外，还有一个组织间酶活性和酶种类的差异问题。这是因为受试物的靶器官不一定是肝脏，而无细胞系统或哺乳动物细胞系统都仅涉及肝脏。

（二）阳性和阴性对照组的设立

科学实验常通过对比来说明问题。进行任何可行实验都离不开对照，对照可消除或减少实验误差，只有做到正确地对比才能做到正确地鉴别。在遗传毒理学实验中均应设立阴性对照和阳性对照。

（1）阴性对照。即不加任何处理的空白对照，或者是溶剂对照。阴性对照除了无处理因素外，其他因素均与实验组完全相同。其目的是获得实验的基础数据。

（2）阳性对照。即用某种已知能产生阳性反应的物质作为对照。其目的是通过对阳性物质的实验证明实验方法的可靠；验证实验者在本实验条件下，完成技术和鉴定致突变物的能力；证实经一段时间后本实验的重复性。

（三）致突变实验与致癌实验的关系

致突变作用是致癌机理之一。致突变实验在鉴定潜在致癌物和揭示致癌作用机理上有重要意义：

（1）发现人类接触致癌物与 DNA 加合物、肿瘤中癌基因和抑癌基因的特异碱基对突变之间具有相关性。

（2）已知大多数化学致癌物具有致突变作用，遗传学改变在原癌基因激活和抑癌基因失活上起主要作用，致癌物诱导关键靶基因遗传改变的直接作用等已在哺乳动物实验中证实。

（3）致癌实验所用动物数量有限，难以检出弱的致癌物。此外，传统的长期致癌实验花费大、周期长，不能适应化学物质快速增长的需要，需要发展多种体内和体外短期实验，用于对化学物质致癌性进行筛检。

致癌物检测方法有三大类，即短期实验、哺乳动物诱癌实验和人类流行病学观察。致突变实验是短期致癌物检测实验中的一大类，它需与其他实验结合，互为补充，以获得可靠的结论。

（四）实验结果在毒理学安全性评价中的作用

各种致突变实验都有其特定的遗传学终点，但实验结束后都面临一个共同的问题，即所取得的数据表示阳性结果或表示阴性结果。在评定阳性或阴性之前，应首先检查实验的质量控制情况。阳性结果应当具有剂量-反应关系，即剂量越高，致突变效果越明显，并在观察值与阴性对照之间有显著差异。阴性结果的判定条件是：①最高剂量应包括受试物溶解度许可或灌胃量许可的最大剂量。如该剂量毒性很大，则体内实验和细菌实验应为最大耐受量。使用哺乳动物细胞进行体外实验，常选 LD_{50} 或 LD_{80} 为最大剂量。溶解度大、毒性低的化学物，在细菌实验中往往以 $5000\mu g/$皿作为最高剂量。②各剂量的组间差距不应过大，以防漏检仅在非常狭窄范围内才有突变能力的某些外源化学物。体外实验阳性结果的判断还应考虑：阳性结果是否由体外特有的活性代谢物引起；效应是否由在体内并不存在的某些因素引起，如过高或过低的 pH 值、渗透压，严重的沉淀等；对于细胞的实验，阳性是否仅在细胞生存率很低的情况下发生等。对于体外实验的阴性结果，则应特别注意提供的代谢活化系统对于受试物的活化是否适合和充足。

对化学物是否具有遗传毒性或致突变性，通常若在检出任一遗传学终点的生物学实验中呈现阳性反应的物质，即可确定其具有致突变性。如果一种物质经过几个测试系统证明是有致突变性的，除非有令人信服的证据证明对人是非致突变物，否则就应考虑其对人也是致突变物。在检测 5 种遗传学终点的一系列实验中，经充分实验均为阴性反应的物质，才可认为是非致突变物。

第十章 食品中外源化学物的致癌作用

 内容提要

本章介绍了化学致癌物的特性及分类，重点介绍了化学致癌机理及化学致癌过程，并对化学致癌作用的评价方法进行了系统阐述。

 教学目标

1. 掌握化学致癌的机理及化学致癌的过程。

2. 熟悉化学致癌物的分类。

3. 了解化学致癌性判别的基本方法。

 重要概念及名词

化学致癌物　遗传毒性致癌物　非遗传毒性致癌物　癌基因　抑癌基因

 思考题

1. 什么是化学致癌物？如何分类？

2. 简述化学致癌的分子机理。

3. 化学致癌过程的 3 个阶段及其特征是什么？它们在肿瘤化学预防中有何意义？

4. 如何对化学致癌作用进行评价？

5. 多环芳烃是如何活化和代谢的？

6. 要判断化学物质是否有致癌性，应如何设计实验？

7. 用致突变实验对化学致癌物进行筛检有什么不足之处？

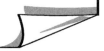

　　癌症是一种常见病、多发病，也是当今严重威胁人类健康和生命的一类疾病，它是全球主要的死亡原因之一。癌症的病因很复杂，是遗传因素和环境因素（化学性、物理学及生物性因素）交互作用的结果。

　　对化学物致癌作用的研究已有多年的历史。1775 年英国医生 Pott 报道，扫烟囱工人中阴囊癌发生较多，并提出其致癌因素可能是煤烟尘。1895 年德国的 Rehn 报告，染料厂工人发生职业性膀胱癌，怀疑是由化学物质引起癌症。1915 年，日本的山极和市川用煤焦油涂抹兔耳成功地诱发了实验性皮肤癌。1922 年，英国的 Kennway 从煤焦油中分离出多环芳烃，其中有几种可诱发动物皮肤癌，证实了化学物质的致癌性。1945年，英国的 Case 对燃料工业膀胱癌进行流行病学调查，证实 β-萘胺及联苯胺的致癌性。

近几十年来，化学致癌问题引起了广泛的关注。国际癌症研究中心（International Agency for Research on Cancer，IARC）指出，$80\% \sim 90\%$ 的人类癌症和环境因素有关，其中化学因素占 90% 以上。Doll 和 Peto 于 1981 年报告的归因于环境因素的癌症死亡率如图 10.1 所示，其中化学元素约占 77%。因此，全世界都日益重视和关注化学致癌的研究。

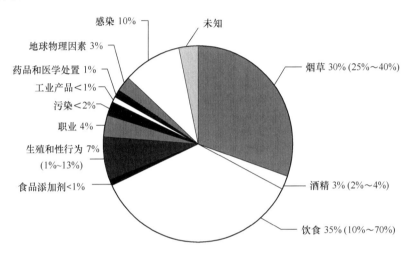

图 10.1　不同环境因素引起的癌症死亡率分布

食品生产、加工、保藏、运输和销售过程中会涉及很多可能诱发癌症的化学因素，如烧烤鱼、肉等蛋白食品中的苯并［a］芘，霉变玉米中的黄曲霉毒素，油炸食品中的丙烯酰胺，腌制食品中的亚硝酸盐（亚硝胺类）等都具有致癌作用。因此，研究化学致癌物及致癌机理，并对一些化学物质作出致癌性评价，将有助于阐明癌症的本质，减少和控制食品中的致癌物，对防癌、治癌和降低癌症发病率等方面具有积极意义。

第一节　化学致癌物及分类

一、人类化学致癌物及主要特性

化学致癌物是指凡能引起动物和人类肿瘤、增加其发病率或死亡率的化学物，如黄曲霉毒素、3,4-苯并［a］芘、苯等。化学致癌作用是化学致癌物在人体内引起肿瘤的过程。化学致癌物具有以下特性。

（1）致癌作用依赖于化学致癌物的剂量。单一致癌物作用时，剂量越大，肿瘤发生率越高，潜伏期也越短。但多个致癌物同时作用于靶器官时，其相互的联合作用会影响致癌活性。

（2）致癌潜伏期很长。无论致癌物的剂量和强度如何，在肿瘤发生前，总会经过一个较长时间的发展阶段。

（3）致癌作用所引起的细胞变化可遗传到下一代细胞。大多数化学致癌物是诱变剂，能与 DNA 等大分子共价结合。

（4）致癌作用可被非致癌因子调控。一些物质可通过改变化学致癌物的生物转运和代谢转化，或通过提高靶组织的敏感性，增强致癌作用，如促癌剂。

（5）再生能力强的组织细胞易发生癌变。细胞的异常增生是肿瘤的基本特征，而且增生的组织细胞对致癌因子比较敏感。

（6）致癌活性具有多元性。同一种化学致癌物可诱发具有不同生物学特性、不同抗原性的肿瘤。

二、化学致癌物的代谢活化与灭活

致癌物通过不同途径进入人体后，有些可直接作用于靶分子，有些需经过Ⅰ相和Ⅱ相反应，所产生的代谢产物才具有致癌活性（代谢活化）。各种有活性的致癌物再经历不同的代谢过程成为致癌性减弱、极性增高的产物排出体外（代谢灭活）。不同致癌物的代谢活化和代谢灭活的过程不同，但都受一系列Ⅰ、Ⅱ相酶所催化，代谢酶活性强弱直接左右代谢过程的强弱，最终影响到达靶器官的有效剂量。

下面是几种常见化学致癌物的活化和灭活代谢举例。

（一）多环芳烃（polycyclic aromatic hydrocarbons，PAH）

多环芳烃有数十种，其中 3,4-苯并 [a] 芘是最强有力的致癌物。

3,4-苯并 [a] 芘的活化代谢主要经历两步环氧化反应（图 10.2）。它首先在芳烃羟化酶的催化下生成环氧化物（4,5-环氧化物、7,8-环氧化物、9,10-环氧化物），同时还生成酚类化合物。环氧化物在谷胱甘肽 S-转移酶的催化下，生成 GSH—S 结合物，其极性增加，易排出体外，是一种灭活代谢。一部分环氧化物经环氧化物水解酶和 P450 的作用，生成二氢二醇环氧化物，这些二氢二醇环氧化物有顺式与反式异构体。其中以 7,8-二醇-9,10-环氧化物最受注意，它与 DNA 结合活性最高，是 3,4-苯并 [a] 芘主要终致癌物。

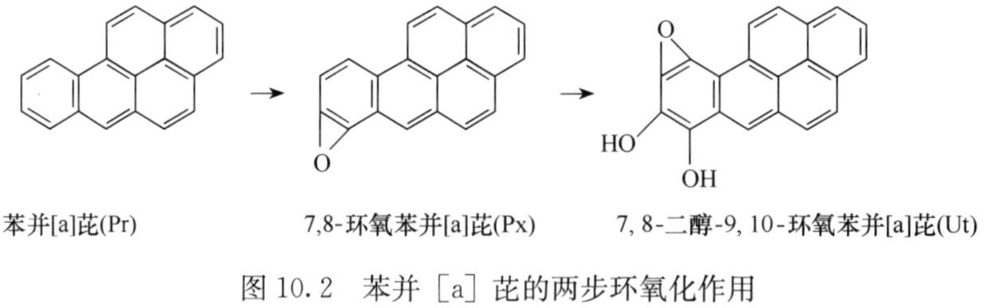

苯并[a]芘(Pr)　　　　　7,8-环氧苯并[a]芘(Px)　　　　　7,8-二醇-9,10-环氧苯并[a]芘(Ut)

图 10.2　苯并 [a] 芘的两步环氧化作用

（二）黄曲霉毒素 B_1（aflatoxin，AFB_1）

黄曲霉毒素 B_1 是黄曲霉的代谢产物，高温、潮湿的气候条件有利于黄曲霉的生长与产毒，其常污染花生、玉米等谷物及其制品。黄曲霉毒素 B_1 是黄曲霉毒素家族中致肝癌作用最强的成分，能诱发多种动物的肝癌。

黄曲霉毒素 B_1 在 P450 多种亚型的参与下进行氧化代谢。黄曲霉毒素 B_1 的活化代谢是环氧化，生成 AFB_1-环氧化合物（图 10.3），并与 DNA 形成加合物。P450 酶系统参与黄曲霉毒素 B_1 的活化代谢，并参与它的灭活代谢。它通过羟化与 O-去甲基化形成羟化产物黄曲霉毒素 M_1、黄曲霉毒素 P_1 与黄曲霉毒素 Q_1，致癌活性下降。但 AFB_1 的解毒灭活主要是由 II 相酶起作用的。

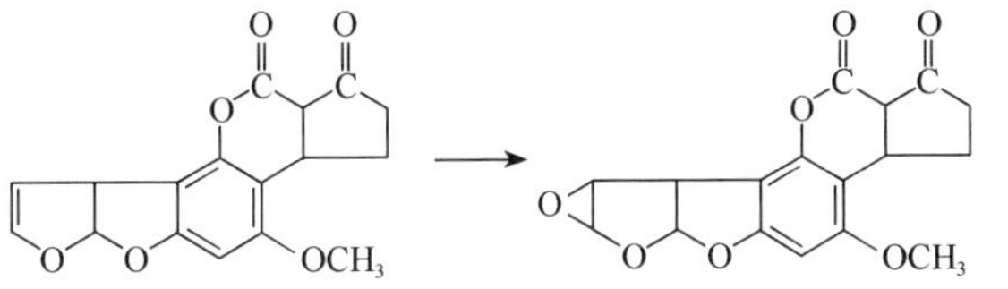

黄曲霉毒素B_1(Pr)　　　　　黄曲霉毒素B_1的2,3-环氧化物 (Ut)

图 10.3　黄曲霉毒素 B_1 的环氧化作用

（三）N-亚硝胺类（N-nitroso-compounds，NOC）

亚硝胺化合物是一类重要的致癌物。动物实验证明，有 90 多种亚硝胺类化合物有致癌性，其中致癌性最强的是二甲基亚硝胺和二乙基亚硝胺。

N-亚硝胺类可通过多种途径与人类接触，如饮食、吸烟、化妆品、人工橡胶产品等。N-亚硝胺类又可体内合成，即在胃内的酸性条件下，正常菌群可参与亚硝酸盐对胺类的亚硝基化生成 N-亚硝胺类。Nathan 详细报道了食品中硝酸盐和亚硝酸盐的代谢及其致胃癌的过程和机理。

二甲基亚硝胺在 P450 酶系参与下，使 α-碳氧化，生成不稳定的 α-羟化 N-亚硝胺类，可自行分解生成甲醛和甲基重氮氢氧化物。该氢氧化物是一种很强的 SN1 型烷化剂，可解离出正离子，与 DNA 结合。N-亚硝胺类是一类含有不同结构的化合物，它们经代谢活化后都能生成对 DNA 产生甲基化或乙基化的产物。

（四）N-取代芳香族化合物（N-substituted aromatic compounds，N-SAC）

N-取代芳香族化合物是指芳香族化合物环上的 C 连接上 N 原子后形成的化合物，过去统称为芳香胺。N-取代芳香族化合物是前致癌物。参与其代谢活化的一般有三类酶：P450、乙酰基转移酶与硫转移酶。其通过代谢生成亲电作用很强的化合物，与DNA 碱基产生亲核反应。

三、化学致癌物作用的靶子

化学致癌物作用的靶子可分为两大类，即 DNA 靶子与非 DNA 靶子。

1. DNA 靶子

大量体内和体外实验均已证明，各种类型的致癌物都可与 DNA 作用，产生碱基损伤、链断裂、链交联等不同形式的损伤，而且这些损伤与肿瘤的发生直接相关。

人体内细胞数约有 10^{14} 个，每个细胞内的 DNA 每日可能出现的损伤数达 4000 个之多。严重损伤可致细胞死亡，未致死亡的损伤可经历修复过程，少部分可能出现突变。突变的结局是多方面的，其中部分可发生恶性转化。因此，权衡 DNA 损伤与致癌关系时，这些因素需加以充分考虑。一般认为，致癌物诱导生成 DNA 加合物的数量与致癌性有密切关系。DNA 上的原癌基因很可能是化学致癌物的靶子。抑癌基因同样可能是致癌物的主要靶子。

2. 非 DNA 靶子

非 DNA 靶子主要有两类，一类作用于纺锤丝系统，另一类作用于与 DNA 修复或基因表达调控有关的酶系统。

四、化学致癌物的分类

化学致癌物的分类有多种方法，如根据化学致癌物的结构和来源、根据致癌作用的证据可靠性程度、根据作用机理等进行分类。

（一）IARC 分类

IARC 关于化学物致癌的危险性分类只与一种化学物致癌性证据的充分性（证据权重）有关，而并不涉及其致癌活性的大小及机理。IARC 将化学物对人类致癌性资料（流行病学调查和病例报告）和对实验动物致癌性资料分为 4 级：致癌性证据充分、致癌性证据有限、致癌性证据不足及证据提示缺乏致癌性。2012 年，IARC 共评述了 900 多种化学物质。根据证据的强度已将评述的化学物质分为如下 4 组。

（1）Ⅰ组：对人类是致癌物，是指在人类流行病学及动物致癌性实验中具有充分证据的致癌物，有 108 种。

（2）Ⅱ组：对人类很可能是或可能是致癌物。其又分为两组，即组ⅡA 和组ⅡB。

① 组ⅡA：对人类很可能是致癌物，指对人类致癌性证据有限，对实验动物致癌性证据充分的致癌物，有 64 种。

② 组ⅡB：对人类可能是致癌物，指对人类致癌性证据有限，对实验动物致癌性证据并不充分；或指对人类致癌性证据不足，对实验动物致癌性证据充分的致癌物，有 272 种。

（3）Ⅲ组：可疑致癌物，现有的证据不能对人类致癌性进行分类，有 508 种。

（4）Ⅳ组：非致癌物，对人类可能是非致癌物，有 1 种。

IARC 对化学物质引人人类癌症危险性的评价是目前公认的权威性资料。在了解某种化学物的致癌性时，应首先查阅 IARC 的资料（http://www-cie. iarc. fr/monoeval/crthall. html）。

（二）根据致癌作用机理分类

根据化学致癌物对细胞成分作用及引起癌症发生的机理不同，可将其分为遗传毒性致癌物和非遗传毒性致癌物。

1. 遗传毒性致癌物

遗传毒性致癌物是指以母体形成直接与 DNA 相互作用，或者代谢转化后与细胞 DNA 相互作用的物质。

1）直接致癌物

直接致癌物本身直接具有致癌作用，在体内不需要经过代谢活化即可致癌。例如各种烷化剂，其多数为亲电子反应物。

2）间接致癌物

间接致癌物本身不直接致癌，必须在体内经代谢活化为亲电子剂后才具有致癌作用。其往往不在接触的局部致癌，而在其发生代谢活化的组织中致癌。例如黄曲霉毒素、多环芳烃、芳香胺类化合物、联苯胺、氯乙烯等，95％以上的化学致癌物为间接致癌物。

3）无机致癌物

无机致癌物有些为亲电子剂，有些是通过选择性改变 DNA 复制的保真性导致 DNA 的改变，如金属镍、钛、镉、铬、二氧化硅等。

2. 非遗传毒性致癌物

不与 DNA 反应，可能间接影响 DNA 并改变基因组导致细胞癌变或通过促长、增强作用导致癌产生的物质，称为非遗传毒性致癌物，包括以下几种。

1）促长剂

促长剂本身不致癌，在给以遗传毒性致癌物之后再给以促长剂可增强遗传毒性致癌物的致癌作用，也可促进"自发性"转化细胞发展成癌，如佛波酯（佛波醇酯及其衍生物）、苯巴比妥、二丁基羟基甲苯、1,8,9-蒽三醇、滴滴涕、苯酚等。

2）内分泌调控剂

该物质可改变内分泌系统平衡及细胞正常分化，起到促长剂作用，如己烯雌酚、雌二醇等。

3）免疫抑制剂

免疫抑制剂对病毒诱导的恶性转化起促进作用，如嘌呤同型物。

4）细胞毒剂

细胞毒剂可引起细胞死亡，导致细胞增殖活跃及癌的发展，如氯仿、次氨基三乙酸等。

5）过氧化物酶体增殖剂

该物质可导致细胞内氧自由基过量生成，如三氯乙烯、邻苯二甲酸乙基己酯等。

6）固体物质

该物质可能会刺激上皮纤维细胞的过度增殖，涉及细胞毒性，如塑料、石棉等。

遗传毒性致癌物和非遗传毒性致癌物有明显区别，但并不绝对（表 10.1）。

此外，按化学致癌物的结构分类，有烷化剂、多环芳烃类化合物、芳香胺类化合物、氨基偶氮染料、亚硝胺类化合物、黄曲霉毒素、植物毒素、金属致癌物等。

表 10.1　遗传毒性致癌物和非遗传毒性致癌物的区别

遗传毒性致癌物特征	非遗传毒性致癌物特征
1. 本身是致癌的（单剂量接触可以启动）	1. 单独不致癌，必须在始发因子处理后给予才起作用
2. 分子结构决定其活性	2. 分子结构决定其活性
3. 没有可察觉的剂量阈值，作用是积累的、不可逆的	3. 每一次暴露的作用是可逆的、不积累的，必须重复暴露才能保持其作用
4. 大多数需要代谢活化，并与生物大分子共价结合	4. 有时并不需要代谢活化或与生物大分子结合
5. 大多数是诱变剂	5. 不是诱变剂，但可促进已引起的突变的表达
6. 对增殖组织的作用较强	6. 通常引起靶组织的增生
7. 迅速改变细胞的生物学潜能	7. 所引起的变化是进行性的，在呈现恶化以前可见到各个稳定的过渡阶段

第二节　化学致癌机理与过程

一、化学致癌作用——一个多因素、多基因参与的多阶段过程

对化学致癌作用的过程及机理的研究已有多年的历史，并形成了一些学派，主要有遗传机理学派和非遗传机理学派。遗传机理学派认为，外来致癌因素引起细胞基因的改变或外来基因整合到细胞基因中，从而导致癌变。非遗传机理学派认为，癌症的发生是由非基因改变机理引起的。随着分子生物学、生物化学及遗传学等基础学科的迅速发展，目前对致癌作用机理的研究逐步深入，鉴于致癌物的多样性和致癌过程的复杂性，遗传机理和非遗传机理很可能是相辅相成的，在致癌过程的不同阶段中起作用。明确认为，正常细胞经过遗传学改变的积累，才能转变为癌细胞，癌症的发生是一个连续而且复杂的过程。

（1）致癌过程有多个与癌症有关的基因参与。

就目前所知有关的基因可分为 4 类：第一类是原癌基因，包括生长与增殖基因、各种转录因子或信号传递功能的基因，如 *ras* 基因；第二类是肿瘤抑制基因，如 *p53* 基因；第三类是与程序性死亡有关的基因，如 *Bcl-2* 基因家族、*p53* 基因、*c-myc* 基因等；第四类是近年发现的如肿瘤易感基因，常见于乳腺癌患者家属，如 *BRCA1*、*BRCA2* 和 *LAPTM4B* 基因。Plon 等报道了与儿童癌症易感性相关的基因，即 *SMARCB1*、*PMS2* 和 *TP53* 基因。上述 4 类基因是相互作用的。增加细胞的生长与增殖固然可能是肿瘤形成的途径，但减少细胞死亡也可造成细胞的过度扩增。

（2）不同器官来源、不同组织类型、临床阶段以至同一种肿瘤在不同地区所见的遗传变化是不同的。

例如，*K-ras* 突变常见于胰腺癌、结肠癌，但是乳腺癌及肝癌则少见。胃的肠型腺癌见 *c-erbB-2* 扩增，但在硬化型则见不到这种变化。*K-ras* 癌基因（编码酪氨酸激酶受体）在硬化型胃腺癌、图章戒指型胃癌出现扩增，而在肠型腺癌则不见。50%食管癌与

15%乳腺癌均可见 *HSTI* 与 *INT2* 基因扩增，在胃癌中则未见，而且肝癌在黄曲霉毒素 B_1 高度污染区与低度污染区所见 *p*53 基因突变类型也不同。

（3）多种环境致癌物、致癌因子或条件可以协同作用。

人类接触致癌物、致癌因子或条件都不可能是单一的。例如，接受环境致癌物的同时也会接受内源性致癌因素的作用。

体内氧化过程产生的各种活性氧可导致 DNA 损伤并引起突变。这些遗传改变也可能参与致癌过程。感染也在某些肿瘤发展中起着重要作用，如肝癌、胃癌等。以肝炎 C 型病毒（HCV）感染为例，它可使肝细胞死亡，继而使之出现代偿性再生。肝细胞通过多次细胞分裂，可使已有遗传改变逐渐积累扩大，同时形成局部老化。

（4）个体的不同遗传背景对肿瘤的发生发展有重要影响。

高癌家族现象已为人所熟知。近年对于着色性干皮病、家族性多发性肠道息肉、Wilm 瘤以及视网膜母细胞瘤的遗传学及有关基因已基本弄清楚。DNA 正确修复能力与突变发生有直接关系，而 DNA 修复能力缺陷者往往对肿瘤有易感倾向。因此，多种 DNA 修复缺陷与肿瘤敏感性关系已越来越受到重视。

（5）癌症的发生是一个多阶段的过程，包括引发、促长和进展阶段。

20 世纪 40 年代，Rous、Mottram 和 Bernblum 等分别研究利用致癌性多环芳烃和巴豆油诱发小鼠皮肤乳头瘤，提出化学致癌的阶段学说，即引发和促长两个阶段。其实验证据是用亚致癌剂量（即在实验期间不引起肿瘤发生的剂量）的致癌性多环芳烃涂抹小鼠皮肤一次，20 周后不发生乳头瘤或是很少发生。但如在使用剂量相同的致癌物之后再用巴豆油涂抹同一部位（每周 2 次，20 周），则有 1/3～1/2 的小鼠发生乳头瘤。单独使用巴豆油或在涂抹致癌物之前使用巴豆油都不引起乳头瘤，据此提出化学致癌的引发和促长两阶段学说。将所有的致癌性多环芳烃称为引发剂，巴豆油称为促长剂。实际上，致癌性多环芳烃是完全致癌物，巴豆油中具有促长作用的有效成分鉴定为佛波醇酯。癌变的阶段学说在肝、膀胱、肺、胃肠道等癌症发生和体外细胞转化实验中得到证实。进一步的研究证明，癌变过程是多阶段过程（图 10.4），从良性肿瘤向恶性肿瘤发展的过程称为进展阶段。

① 引发阶段。

引发阶段是指化学致癌物不可逆地将正常细胞转变为肿瘤细胞的启动步骤。通常是一个相对迅速的过程，化学致癌物对癌物对靶细胞 DNA 产生损伤作用，经细胞分裂增殖固定下来，造成单个或少量细胞发生永久性、不可逆的遗传性改变。

引发剂本身有致癌性，大多数是致突变物，没有可检测的阈剂量，而且引发细胞在形态上和正常细胞很难区别。引发作用是不可逆的，并且是积累的。引发剂作用的靶主要是原癌基因和肿瘤抑制基因。引发阶段的个体变异、物种差异及亲器官特征取决于细胞对致癌物的代谢、DNA 修复及细胞增殖的平衡。

② 促长阶段。

促长阶段是引发细胞在促长剂的作用下增殖成为癌前病变或良性肿瘤的过程。促长剂单独使用不具有致癌性，必须在引发剂后使用才发挥促长作用，促长剂通常是非致突

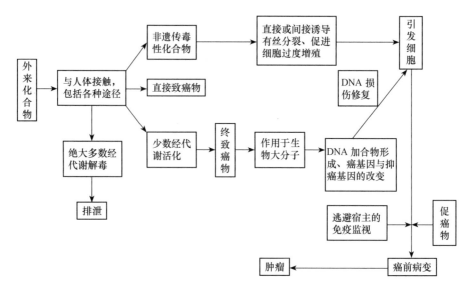

图 10.4　多阶段致癌理论图解

变物。现已发现的促长剂，如巴豆油及其提纯的有效成分佛波醇酯、煤焦油中的酚类化合物、二丁基羟基甲苯、苯巴比妥等，其作用范围较广，对皮肤癌、肝癌、膀胱癌、肺癌、甲状腺癌等都有相对特异的作用。值得注意的是，在质粒形成过程中，不一定都有明显的促癌阶段的存在，如果致癌剂的剂量足够，或存在多种致癌因子共同作用，则促长阶段很短或根本不存在，直接进入癌症的进展阶段。由于促长剂有阈剂量并且其作用是可逆的，因此促长阶段是肿瘤形成过程中较易受干扰的阶段，也是最容易取得预防肿瘤成效的部分。

③ 进展阶段。

进展阶段是从促长阶段的癌前病变或良性肿瘤转变成恶性肿瘤的过程。该演变阶段的主要机理，一是肿瘤细胞中原癌基因的扩增或过表达，使肿瘤细胞获得生长优势，促进了肿瘤细胞的发展。*erbB*、*ras*、*myc*、*sas*、*myb*、*met* 等癌基因的扩增与细胞的演变关系非常密切。二是 *p53* 和 *rRB* 抑癌基因的突变失活。

使促长阶段的细胞转变成进展阶段的化学物称为进展剂。进展剂可引起染色体畸变，但不一定具有引发活性。进展剂导致核型不稳定性的机理很多，包括有丝分裂装置的紊乱、端粒功能改变、DNA 低甲基化、重组、基因易位和基因扩增等。进展阶段的主要特征是核型不稳定性，肿瘤的染色体发生断裂和断片异位，存在多复本或部分/整体缺失等。

二、细胞基因与致癌

据推测，癌细胞有 300 个以上的基因发生了改变。至今，已有超过 50 个显性癌基因被鉴定，约有 30 个家族型肿瘤综合征与肿瘤抑制基因有关。

多种实验方法已经证实，癌细胞和相应的正常细胞之间在基因水平上存在差异。表 10.2 列出了人类已确认或预期可影响肿瘤发生的部分肿瘤相关基因，包括癌基因、肿瘤抑制基因及 DNA 保真性相关基因。限于篇幅，简要介绍一下癌基因 *ras* 和肿瘤抑制基因 *p53*。

表 10.2　肿瘤相关基因

基因类型与命名	功能
1. 癌基因	
EGF、*TGF*、*gp30*、*p75*、*NAF*、*NDF*、*heregulin*，*sis*（PDGF）、*hst*（*KS-3*）、*FGF-5*、*FGF-6*、*IGF-Ⅱ*、*eck*	生长因子
erbB-1、*erbB-2*、*HER-2/neu*、*erbB-3. fms*、*ret*、*mas*、*trk*、*met*、*dbl*、*kit*、*eek*、*elk*、*eck*	生长因子受体或受体同源物
Ha-ras、*Ki-ras*、*N-ras*、*gsp*、*gip* C 蛋白	
obl、*BCR-abl*、*src*、*fps/fes*、*fgr*、*yes*、*syn*、*lck*、*sea*	膜结合或细胞浆酪氨酸蛋白激酶
raf/mil、*pim-1*、*cot*、*mos*	丝氨酸/苏氨酸蛋白激酶
c-myc、*L-myc*、*N-myc*、*lyl-1*、*tal*、*scl*、*fos*、*jun*、*RARa/myl*	转录因子
erbA、*evi-1*、*vav*、*gli-1*、*myb*、*rel*、*ski*、*ets*	
2. 肿瘤抑制基因	
Rb、*p53*	细胞周期调控
APC/FAP	细胞周期调控（可能的功能）
DCC	细胞黏附或配体受体（可能的功能）
WT1	转录因子（可能的功能）
NF1、*NF2*、*VHL*	信号转导（可能的功能）
3. DNA 修复基因	
1）错配修复	
HMSH2、*GTBP*	形成杂二聚体，结合错配碱基
HMLH1、*hPMS1*、*hPMS2*	菌 *MutL* 基因的同源基因，功能未知
2）核苷酸切除修复	
XPA	结合损伤 DNA
XPB（*ERCC3*）	DNA 解旋酶
XPC	结合单链 DNA（ssDNA）
HHR23B	与 XPC 结合
XPD（*ERCC2*）	解旋酶
XPE	结合损伤 DNA
ERCC1	内切酶亚单位
XPF（*ERCC4*）	内切酶亚单位
XPG	内切酶
RPA	结合 ssDNA
PCNA	引物模板结合复合物的形成
CSB（*RECC6*）	参与转录链的优先修复

续表

基因类型与命名	功能
3）碱基切除修复	
DNA 糖基化酶	切除损伤碱基的酶家族
脱嘌呤/胞嘧啶内切酶	水解 5 端碱基的磷酸二酯键
DNA 聚合酶 β、δ、ε	损伤链的再合成
DNA 连接酶 I 和 Ⅲ	新合成的链与临近核苷酸的连接
4）X 射线诱导损伤的修复	
XRCC1	DNA 连接酶活性，单链断裂的修复
XRCC2	双链断裂的再连接
XRCC3	单链断裂的再连接
XRCC4、XRCC5（KU80）、XRCC6（KU70）、XRCC7（scid）	双链断裂的修复，V(D)J 重组

（一）癌基因 ras

细胞基因中能够使正常细胞发生恶性转化的基因称为癌基因。基因激活或异常表达后可使细胞发生恶性转化的基因称为原癌基因。原癌基因被激活为活性形式的癌基因时，才引起细胞癌变。细胞癌基因的活化方式有基因突变、外源基因插入、染色体异位与基因重排、基因丢失、DNA 甲基化程度降低等。随着相关研究报告的增多，"癌基因"和"原癌基因"这两个名词区分并不严格。

在 50 多种原癌基因中，研究得最深入的是 ras 基因族。它在多种人类肿瘤或化学致癌物诱导的动物肿瘤中均见出现活化。癌基因 ras 家族有 5 个成员，即 H-ras-1、H-ras-2、K-ras-1、K-ras-2 和 N-ras。其中，H-ras 和 K-ras 最初是从大鼠肉瘤病毒中鉴定出来的。N-ras 是从人的神经母细胞瘤中鉴定出来的。ras 基因家族的特征是，基因的核苷酸序列相差很大，几乎完全不同，但所编码的蛋白质分子量大致相同，均为 p21ras 蛋白，且其氨基酸序列有 85% 的同源性。

ras 基因家族的表达有相对的组织特异性。H-ras 主要在泌尿道肿瘤如膀胱癌、肾盂癌等中表达，K-ras 主要在肺癌和结肠癌中表达较高，而 N-ras 则主要在造血系统的恶性肿瘤中表达。但有研究指出，表达的这种组织特异性是相当有限的，如 H-ras 和 K-ras 在胆囊癌、胰腺癌、肾母细胞瘤、慢性淋巴细胞性白血病及黑色素瘤中的表达也较高。而 N-ras 在神经母细胞瘤、纤维肉瘤及横纹肌肉瘤中的表达也有一定程度的上升。2011 年，刘伟等的研究报道，我国结直肠癌患者中存在较大比例的 K-ras 基因突变（33.57%），且在 60 岁以上的女性人群中 K-ras 基因突变率更高。

（二）肿瘤抑制基因 p53

肿瘤抑制基因又称抑癌基因，其在正常细胞中起着抑制细胞增殖、促进细胞分化的作用。近年来的研究证实，抑癌基因的失活是肿瘤发生发展过程中重要的分子遗传学改变。已发现的肿瘤抑制基因有几十种。p53 是人类肿瘤中分布最广泛的一种突变的肿瘤抑制基因，人类的癌症约有一半是由于该基因发生突变失活引起的。2005 年，薛开先报道，约 50% 黄曲霉毒素 B_1 高污染区发生的肝癌中均检测到 $p53$ 基因突变。

人 $p53$ 定位于 17 号染色体短臂，长约 20kb，有 11 个外显子和 10 个内含子，转录成 2.5kb mRNA，编码 393 个氨基酸的蛋白，分子量为 53 000。野生型 $p53$ 蛋白主要参与细胞周期的 G1/S 交界处的检查点的检查机理，负责检查细胞基因组的完整性，如 DNA 有损伤，则 $p53$ 使细胞阻滞于 G1 期，以使其修复，如修复失败，则 $p53$ 蛋白可启动细胞发生凋亡。突变型 $p53$ 蛋白不仅不能抑制肿瘤发生，反而促进细胞恶性转化，抑制细胞凋亡。

前癌基因和肿瘤抑制基因的比较如表 10.3 所示。

表 10.3　原癌基因与肿瘤抑制基因的比较

原癌基因	肿瘤抑制基因
1. 涉及细胞生长和分化	1. 功能不清楚，可能涉及细胞生长和分化（负调节）
2. 存在基因家族	2. 存在基因家族
3. 在癌中被活化或扩增	3. 在痛中被灭活或丢失
4. 因点突变、染色体易位或基因扩增而活化	4. 因染色体丢失、染色体缺失、点突变、转换、体细胞重组而灭活
5. 几乎没有证据证明其与遗传性癌有关	5. 有明显证据证明其涉及遗传性癌和非遗传性癌

前癌基因和肿瘤抑制基因的研究为研究简单化学致癌物作用的靶基因提供了基础。已经证明，化学致癌物引起实验动物的癌症涉及前癌基因的活化和肿瘤抑制基因的灭活。

三、细胞增殖与致癌作用

细胞增殖（cell proliferation，CP）可通过多种途径影响致癌过程。启动、促癌、发展以及转移各个过程，都有细胞增殖参与。启动过程导致启动细胞的出现。正常细胞 DNA 受损经错误修复出现突变需要通过固定过程才能形成启动细胞。细胞必须经过 DNA 合成、细胞分裂才可能出现各种形式的基因突变、染色体畸变或基因扩增，可见细胞增殖是一个影响致癌过程的重要因素。若细胞暂时停止进入细胞分裂周期，细胞 DNA 就会有较充分的时间进行修复，突变就可能不出现。即使有启动细胞出现，没有细胞增殖，启动细胞的数目也不会增加。肿瘤也可看作一种机会性疾病。受损细胞的数目越多，得到下次遗传性损害的机会也越大，发展成可见肿瘤的机会也越大。促癌阶段中细胞增殖的作用更为明显。

近年对于细胞增殖与致癌作用关系的研究已逐步深入到化学致癌如何影响细胞周期控制方面。细胞周期中 DNA 合成期（S 期）与有丝分裂期（M 期）之间的一些生长控制点（G1，G2）可以调节细胞大小、数目及监控细胞对细胞外环境的营养供给和生长信号的传递。G1、G2 的存在保证了细胞内的一些活动真正完成以后进入另一个细胞周期。这些控制点又可称为细胞周期的关卡或 R 点，具有启动 DNA 复制的作用。细胞所得养分不足时，细胞周期就会停止在后 G1 点上。

四、细胞程序性死亡与致癌过程

大量无控制的细胞增殖固然是致癌过程不可缺少的条件，但细胞死亡调控的失调也是导致肿瘤形成的一个重要原因。因此有学者提出，细胞恶性转化是由于细胞增殖与程序性细胞死亡调控功能失调所致的。

细胞死亡与细胞增殖过程一样，涉及一个相当复杂的调控过程。细胞程序性死亡（programmed cell death，PCD）是正常机体细胞在受到生理与病理刺激后出现的一种主动的死亡过程。机体在产生新细胞的同时，衰老和突变的细胞通过程序性死亡机制被清除，使器官和组织得以正常发育和代谢，是动物个体发育过程不可缺少的步骤。细胞程序性死亡强调细胞功能上的改变。

在外源性或内源性因素作用下，体内细胞的突变频率应该是相当高的，若无适当的清除机理，突变频率将十分高。据此推算肿瘤发生率应比现在高得多，但事实并非如此。细胞程序性死亡可能是清除这类突变细胞或癌变细胞的途径之一。启动细胞要发展成为可见肿瘤必须改变自身对于细胞程序性死亡的反应，以便能逃脱这种清除。

细胞程序性死亡与细胞增殖是肿瘤发展过程中的一对矛盾，二者间的动态平衡状况与肿瘤的发生、发展及浸润转移等生物学行为密切相关。

五、DNA 修复与致癌过程

DNA 损伤修复系统在维持基因组功能完整性、修复致癌因素所致的损伤以及抗癌过程中起到极为重要的作用。外源性或内源性因素对于人体内 DNA 损伤的方式是多种多样的。可出现单个或多个碱基损伤，也可出现链断裂或链交联。机体对此相应发展了多种形式的修复方式，目的是将受损部分去掉，再补上被除去部分的空缺。这部分成分若是完整无缺的，或功能上是完全相同的，这就是正确修复，机体内这部分 DNA 完全回复原有的结构或功能。但在一定条件下，经修补的部分结构或功能上可能是有缺陷的，这就是错误修复。通过错误修复，细胞尽管仍然能够生存并保持了部分功能，但代价是出现突变。从这一角度来看，有些修复过程本身也是一个诱变过程，修复与突变的关系是密不可分的。DNA 损伤的结果在很大程度上是受机体对 DNA 损伤方式与修复能力所左右的。受到致癌物的作用后是否会出现癌基因活化、抑癌基因失活等一系列致癌过程，在一定程度上也受制于 DNA 修复。2011 年，许俊等研究发现，肺癌的易感性与 DNA 的修复能力缺陷有直接关系。

六、某些非遗传机理与致癌过程

致癌过程中致癌因素对于 DNA 以外靶子所起的作用称为非遗传毒性机理。这类机理涉及的因素很多，目前研究得比较充分的主要有细胞间隙连接通信、信号传导系统（其中特别是蛋白激酶 C 作用）、激素作用等方面的因素。它们在不同方面不同程度上参与了多阶段的致癌过程。对于某些致癌因素来说，这些非遗传机理对于它们所诱导的致癌过程起着关键的作用，也是不容忽视的。

第三节　化学致癌作用的评价方法

在食品生产、加工、保藏、运输和销售过程中会涉及很多有可能对健康造成危害的化学因素，某些化学物质可诱发动物或人类的肿瘤，但不是所有的化学物质都是致癌的，因此为了更好地利用资源，有必要对可疑的化学物质做出致癌性评价。由于发生肿瘤是一种非常严重的后果，因此化学物质致癌性的评价是一件特别重要而复杂的工作，要谨慎实施。

目前所使用的系统大致可以分为三类：短期实验、哺乳动物长期致癌实验、人群癌症流行病学分析。它们在判别化学物质致癌性方面各有长短，往往需要互为补充才能够得到可靠的结论。

一、短期实验

已建立的短期实验为数近百种，主要用于致癌物的筛选。

（一）致突变实验

具有诱变作用的物质很可能会导致肿瘤的发生，所以通过诱变剂的判断可以间接预测致癌物的存在。诱变剂的评价要依靠全面可靠的致突变实验程序来完成。

已建立的致突变实验有 100 多种，作为常规使用的重要致突变实验有几种，如表 10.4所示。以受试物的化学结构、理化性质以及不同遗传物质观察终点为根据，并兼顾体内和体外实验及体细胞和生殖细胞的原则，从常规致突变实验中选择 4 项实验，对致癌物质进行初步筛选。

表 10.4　常用的致突变实验及相关内容

实验名称	实验材料	实验类型	观察终点
鼠伤寒沙门氏菌回复突变实验（Ames 实验）	细菌	体外	基因突变
体外哺乳动物细胞（$v79/HGPRT$）基因突变实验	哺乳动物细胞	体外	基因突变
骨髓微核实验	啮齿类动物	体内	染色体畸变
骨髓细胞染色体畸变实验	啮齿类动物	体内	染色体畸变
小鼠睾丸染色体畸变实验	啮齿类动物	体内	染色体畸变
程序外 DNA 合成实验	哺乳动物细胞	体外	原发性 DNA 损伤
果蝇伴性隐性致死实验	昆虫	体内	基因突变
显性致死实验	啮齿类动物	体外	染色体畸变
姐妹染色单体交换实验	哺乳动物细胞	体外	染色体畸变
单细胞凝胶电泳实验	哺乳动物细胞	体外	原发性 DNA 损伤

短期实验在预测致癌性方面所存在的不可克服的缺陷是无法检出非诱变性致癌物。

如一些化合物对啮齿类动物具有致癌作用，而在 Ames 实验或其他诱变实验系统则呈现阴性。一些化合物可通过影响细胞的自稳状态或代谢，通过引起炎症或抑制修复过程，或者影响细胞增殖周期、细胞分化、基因表达程度等方面作用于致癌过程。这些作用利用现有的短期实验无法检出。

（二）哺乳动物细胞恶性转化实验

哺乳动物细胞恶性转化实验是利用一些特定离体培养的细胞与受试物进行接触，根据此细胞是否恶变为癌细胞为观察终点，来预测其致癌作用的一种体外实验。

癌细胞是由正常细胞恶变而成的，与原正常细胞相比有很大的形态差别。单个癌细胞呈现核变大或大小不一致、核畸形、核膜增厚、核染色变深、染色质增多或染色质分布不均、出现巨大核仁、核浆比例失常、细胞分裂相增多等现象；正常细胞群呈均匀的单层排列，而癌细胞则互相交叉重叠，呈不规则排列，极性消失。熟悉和掌握这些形态特征的改变，对于判定实验结果有很大的实际意义。

值得注意的是，恶性转化实验结果中观察到的只是恶性前期状态，它具有双向性特点，很有可能发展为肿瘤，但也有可能保持现状，不会发展。因此，恶性转化实验阳性结果只代表受试物具有致癌可能性，只能是一个辅助性实验。

（三）哺乳动物短期致癌实验

哺乳动物短期致癌实验又称为有限体内致癌实验。该实验方法与长期致癌实验有很大的不同，其特点是实验周期短，需要观察的靶器官指标少。但与上述介绍的短期实验相比，能反映受试物与动物直接接触的情况，能验证受试物的致癌性、促癌性等机理。较受重视的短期实验有以下 4 种。

1. 小鼠皮肤肿瘤诱发实验

该实验一般采用较敏感的 SENCAR 小鼠，于小鼠皮肤局部连续涂抹受试物，以观察皮肤乳头瘤和癌的发生，实验周期为 20 周。该实验也可设计为检测受试物的引发活性或促长活性。如果给予受试物后还必须实验促癌剂，使用才能出现肿瘤，说明受试物只有启动作用而无促癌作用，是不完全致癌物。反之，在涂抹亚致癌剂量的致癌物之后，持续给予单独不应致癌的受试物时，出现阳性结果，则受试物为促癌物。典型的引发剂为致癌性多环芳烃，促长剂为佛波醇酯。

2. 小鼠肺瘤诱发实验

该实验采用对肺瘤诱发敏感的 SWR 或 A 系小鼠。染毒途径常用腹腔注射，也可灌胃或吸入，一般 30 周可结束实验，观察肺肿瘤的发生。该实验也可检测受试物的引发活性和促长活性。典型的引发剂为乌拉坦，促长剂为二丁基羟基甲苯。

3. 大鼠肝转化灶诱发实验

对大鼠进行肝大部切除术后，给予受试物，一般可在 8~14 周结束实验，观察肝转化灶生成。肝转化灶是癌前病变，有 γ-谷氨酰转肽酶活性升高，葡萄糖-6-磷酸酶（G6Psae）和三磷酸腺苷酶（ATPase）活性降低，以及铁摄取能力降低等异常改变的特性。转化灶可用组织化学或免疫化学方法鉴定。该实验也可设计为检测受试物的引发活性或促长活性。典型的引发剂为二乙基亚硝胺，促长剂为苯巴比妥。

4. 雌性大鼠乳腺癌诱发实验

该实验一般可用 SD 大鼠或 Wistar 大鼠，实验周期为 6 个月。该实验的最大优点是肿瘤位于体表部位，能较准确地判定其结果。影响对照物一般为多环芳烃。

上述 4 个实验不是成组实验，应根据受试物的特点选择使用。这 4 个实验中任一实验得到阳性结果的意义与长期动物致癌实验相似，但阴性结果并不能排除受试物的致癌性。

二、哺乳动物长期致癌实验

哺乳动物长期致癌实验是鉴定化学致癌物的标准体内实验，对于判别化学物的致癌性具有重要意义。目前常用的化学致癌动物模型已有多种（表 10.5）。

表 10.5　常用的化学致癌动物模型

靶部位	动物种类	化学物质	肿瘤类型
皮肤	大鼠、小鼠	亚硝胺、烷化剂、芳香胺	鳞状细胞癌、基底细胞癌
皮肤	地鼠、豚鼠、小鼠	二甲基苯蒽	黑色素瘤
肝	小鼠、大鼠	亚硝胺、芳香胺、氯乙烯、多环芳烃	肝细胞瘤、肝血管肉瘤肺
肺	小鼠、大鼠、地鼠、狗	亚硝胺、石棉、多环芳烃	腺癌、鳞状细胞癌、胸腺上皮瘤
乳腺	小鼠、大鼠	N-甲基亚硝基脲、芳香胺、二甲基苯蒽	腺癌
结肠	小鼠、大鼠	亚硝胺、二甲肼	腺癌
胰腺	大鼠、地鼠、豚鼠	亚硝胺	腺癌、导管癌
膀胱	小鼠、大鼠、豚鼠	芳香胺、亚硝胺	泌尿道上皮癌
鼻咽	大鼠	亚硝胺	鳞癌

（一）实验动物

常规选用大鼠和小鼠，也可用仓鼠。啮齿类动物对多数致癌物易感性较高，寿命相对较短，费用也较低，生理和病理学资料较完备，因此使用最广泛。在选择品系时，应选择较敏感、自发肿瘤率低、生命力强及寿命较长的品系。

为接近人类情况，使用同等数量的雌雄两种性别的动物。如使用大鼠、小鼠，每组至少雌雄各 50 只，雌鼠应为非经产鼠、非孕鼠。非啮齿类动物每组每一性别至少 4 只，如计划在实验期间定期剖杀，动物数量要相应增加。

（二）剂量及分组

除对照组外，一般实验组可分为 3～5 组。高剂量组的设计是依据 90d 喂养实验的结果来确定，高剂量应引起一些毒性表现或损害作用，但不能引起缩短寿命和导致死亡等情况。低剂量组应高于或等于人类实际接触的剂量水平。实验组的高低剂量确定后，其余各剂量按等比级数划分。对照组除不给受试物外，其他条件均与实验组相同。同时应设阴性对照组。必要时可设阳性对照组，阳性致癌物最好与受试物的化学结构相近。

（三）染毒途径

经口染毒是将受试物给予实验动物的常用途径，一般把受试物掺入饲料或饮水中连续给予动物。掺入的浓度一般不超过 5％。也可采用经皮或吸入染毒。

经皮染毒时，涂敷受试物的面积一般不少于动物体表总面积的 10％。每天涂抹一次，每周 3～7 次。如采用吸入染毒，则每天染毒 4h，每周 5～7d。应定期或连续监测染毒柜内受试物浓度，其分布应均匀、恒定。其他染毒途径可根据需要采用。

（四）实验期限

为使实验动物接触可疑致癌物的时间足够长，通常在实验动物断乳（大鼠为 4～6 周，小鼠为 3 周，仓鼠为 3～4 周）后就开始染毒。

一般情况下，小鼠和仓鼠的实验期限为 18 个月，大鼠为 24 个月；个别生命期较长或自发肿瘤率低的动物，可适当延长实验周期。

当最低剂量组或对照组存活的动物只有开始时的 25％时，可结束实验。但在某种情况下因明显的毒作用，只造成高剂量组动物过早死亡，此时不应继续实验。

在实验过程中，阴性对照组实验应符合下列标准：①因自溶、同类自食，或因管理问题所造成的动物损失在任何一组都不能高于 10％；②小鼠和仓鼠在 18 个月，大鼠在 24 个月时各组存活的动物不能少于 50％。

（五）观察和结果分析

1. 一般观察

每天观察受试动物一次，主要观察其外表、活动、摄食以及出现的异常情况等。在实验最初 3 个月每周称体重一次，以后每 2 周称体重一次。

2. 病理检查

动物自然死亡或濒死而处死后必须及时进行病理检查，包括肉眼观察和组织切片检查。组织切片检查应包括已出现肿瘤或可疑肿瘤的器官和肉眼检查有明显病变的器官，应注意观察癌前病变。通过病理检查确定肿瘤的性质和靶器官。

3. 结果与分析

统计各种肿瘤的数量（包括良性和恶性肿瘤）、患肿瘤的动物数、每只动物的肿瘤数及肿瘤潜伏期。其中，肿瘤发生率是动物致癌实验最重要的指标，指实验结束时患肿瘤的动物占有效动物总数的百分比，用％表示。有效动物总数是指发现第一例肿瘤时存活的动物数。肿瘤潜伏期是指从摄入受试物起到发现肿瘤的时间。

1969 年，WHO 提出致癌实验结果有如下几种形式，并有剂量-反应关系时判定为阳性结果：

（1）对照组也出现的一种或数种肿瘤，实验组肿瘤发生率更高。

（2）实验组出现的肿瘤类型比对照组多。

（3）实验组发生肿瘤的时间早于对照组。

（4）实验组动物的平均肿瘤数高于对照组。

在进行实验的两个物种的实验动物中，有一种结果为阳性，即认为该受试物有致癌性。两个物种动物实验结果均为阴性时，方能认为未观察到致癌作用。在结果报告中，应着重报告发现肿瘤的部位、数量、性质、癌前病变，以及其他毒性效应；应报告剂量-反应关系及统计学分析结果。如在动物组织中观察到良性和恶性肿瘤，并有良性肿瘤向恶性化进展的证据，在进行统计学分析之前可将良性和恶性肿瘤进行合并，但仍希望分别对良性和恶性肿瘤进行统计学处理。评价该实验不同剂量良性肿瘤和恶性肿瘤的相对数量有助于确定该受试动物对受试物的剂量-反应关系。另外，如果仅观察到良性肿瘤，并无恶性化进展的证据，则将此受试物认为是致癌物是不适宜的，提示在该实验条件下需要进一步研究。

三、人群癌症流行病学分析

流行病学调查是评价人类致癌物的重要方法之一。它是通过直接调查人群健康效应来反映致癌物的危害状况的一种方法，其调查结果比动物实验更准确，因此流行病学资料具有决定意义，甚至只根据完整的人类流行病学资料，即可判别某种物质是否为人类致癌物。完整可信的流行病学资料来之不易。

近年来在流行病学研究中引进了生物标记，包括一些早期、中期的生物标记，特别是分子水平的标记方法，从而使分子流行病学在一定条件下可应用于判别某些化合物对于人类的致癌性、致癌危险性评价以及肿瘤化学预防的干预实验等方面。目前正在使用的化学致癌生物标记有以下几种。

（一）接触标记

可检查在细胞、组织或体液内某些致癌物的含量，用以衡量接触的水平。例如，检查血清及脂肪组织内滴滴涕、多氯联苯的浓度，吸烟者血清及唾液中的 N-甲-2-(3-吡啶基)-5-吡咯烷酮等。这类标记测定结果只说明机体接触情况，不能说明所接触物质对机体，特别是靶细胞是否已起作用。

另外，可检查生物有效剂量，即检查致癌物到达细胞的剂量或反映与细胞大分子相互作用的程度。虽然所作用的细胞不一定是靶细胞而是它的替代物，但二者之间有一致的关系。目前常用的有各种致癌物-DNA 加合物或致癌物-蛋白质加合物。这是致癌物经体内一系列吸收、分布、排泄及生物转化后在靶分子上所呈现的结果，比一般内剂量有更直接的生物学意义。近年已有使用这类标记观察接触环氧乙烷、氨基酚、黄曲霉毒素、多环芳烃、4-(甲基亚硝胺)-1-(3-吡啶)-1-丁氮酮等物质后在体内作用于靶子上的水平。

（二）生物效应标记

生物效应标记反映致癌物对于靶子或相类似部位所造成的损害，这些损害可能与肿瘤有关。这类标记很多，但最终能完全证明它与肿瘤发生的因果关系的标记为数不多。这类标记应对其引发的疾病有特异针对性，并与该疾病的发展有量的相关性。

常用的生物效应标记有姐妹染色体交换（接触多种工业毒物、电离辐射），微核形成（有机溶剂、重金属、吸烟、咀嚼槟榔），肿瘤抑制基因突变、癌基因活化（多环芳烃、吸烟）等。2011 年，尹昆等报道，C35 基因是近年来发现的在乳腺癌细胞中特异性高表达，而在正常乳腺上皮细胞中不表达的基因。C35 基因可通过其保守的 ITAM (immunoreceptor tyrosine-based activation motif，免疫受体酪氨酸激活基序) 结构域促使细胞癌变，已成为一种新的特异性乳腺癌标志基因。2011 年，Plon 等也报道了分别以 SMARCB1、PMS2 和 TP53 作为生物标记，在表征乳腺癌高癌家族中具有不同的特异性。

（三）敏感性标记

敏感性标记是一类衡量致癌物反应性个体差异的标记，可用于检出肿瘤高危个体。目前多注意参与致癌物活化与灭活代谢的酶系多态性。已知这些酶系的个体差异可达十至数百倍，因而同样的接触水平所产生相应的生物效应会有很大差异。

在Ⅰ相酶系中，细胞色素 P450 亚型最受注意。在Ⅱ相酶系中，对于致癌物结合灭活最重要的是参与谷胱甘肽代谢的谷胱甘肽 S-转移酶。它的多态性，可能与肺、胃、结肠癌的敏感性有关。此外，对于乙酰转移酶与接触芳香胺引起膀胱癌及大肠癌敏感性的关系已有较多的证据。

膳食因素与人类癌症密切相关。对膳食中致癌物作用的评估需要考虑人群的接触水平、生物效应和个体易感性，因此发展特异的生物标记物对正确评估机体接触水平、探讨生物效应和个体易感性具有重要意义。根据致癌物的性质来选择相应的生物标记物作为研究对象将有助于阐明、评价和预示致癌物可能发生的变化情况。

当然，致癌性判别不单纯是学术上的问题，还和管理部门的政策法规有密切关系。必须将短期实验、哺乳动物长期实验以及人群流行病学资料所得结果综合起来，详加分析，才能得出准确的结论。

第十一章　食品中外源化学物的免疫毒性

 内容提要

　　本章介绍了机体免疫系统及免疫功能、外源化学物对机体免疫功能的影响及作用机理、外源化学物免疫毒性的常见分析方法。

 教学目标

　　1. 掌握免疫应答的类型及作用。
　　2. 掌握外源化学物对机体免疫功能的影响。

 重要概念及名词

　　免疫抑制　　自身免疫疾病　　超敏反应　　过敏原

 思考题

　　1. 免疫细胞、免疫组织及免疫器官的种类及特点是什么?
　　2. 简述外源化学物对机体免疫功能的影响及其作用机理。
　　3. 超敏反应的类型及特点是什么?
　　4. 简述食物过敏的特点及食物过敏原的种类。
　　5. 外源化学物免疫毒性的常用分析方法有哪些?

第一节　机体免疫系统及免疫功能

　　免疫系统是机体执行免疫应答及免疫功能的一个防御性系统。免疫系统由免疫器官和组织、免疫细胞（如造血干细胞、抗原递呈细胞、淋巴细胞、自然杀伤淋巴细胞、粒细胞、肥大细胞、红细胞等）及免疫分子（如免疫球蛋白、补体、各种细胞因子和膜分子）组成。

一、免疫应答的类型及作用

　　抗原性物质进入机体后激发免疫细胞活化、分化和效应的过程称为免疫应答。在高等动物和人体内存在着结构复杂的免疫系统，其由免疫器官、免疫细胞和免疫分子组成，免疫应答是由多细胞系完成的。

根据免疫应答识别的特点、获得形式及效应机理，可将其分为固有性免疫和适应性免疫两大类。

（一）固有性免疫

固有性免疫是机体在种系发育和进化过程中形成的天然免疫防御功能，其作用范围广，不针对特定抗原，也称先天性免疫或非特异性免疫。该系统在个体出生时即具备，可对侵入的病原体迅速产生应答，发挥非特异性抗感染效应，也可清除体内损伤、衰老或畸变的细胞，并参与适应性免疫应答。免疫效应从即刻起到96h之内被启动。由于是非特异性的，因此固有性免疫抗原识别谱广，无免疫记忆，且作用时间较短。

固有性免疫是机体对多种抗原物质的生理性排斥反应，主要由组织屏障、固有免疫细胞和固有免疫分子组成。固有性免疫在机体防御机理中具有重要作用，是抵抗病原微生物感染的第一道防线。其屏障类型为：①皮肤黏膜屏障——体表皮肤与腔道黏膜；②物理屏障；③化学屏障；④生物屏障；⑤内部屏障——血脑屏障、血胎屏障。

吞噬细胞是机体抗感染免疫的主要效应细胞，表达模式识别等多种受体，在趋化因子作用下，可聚集到感染部位，识别并吞噬杀伤病原体，产生抗感染免疫作用；也可通过分泌细胞因子和其他炎性介质，发挥免疫调节作用或介导炎症反应；在启动适应性免疫应答过程中也具有重要的作用。其免疫细胞有：①吞噬细胞；②自然杀伤淋巴细胞；③肥大细胞；④嗜碱性粒细胞。固有体液免疫分子在机体抗感染免疫过程中具有重要的作用，其效应分子有：①补体系统；②细胞因子；③溶菌酶；④其他分子。

固有性免疫应答的主要特点是固有免疫细胞对多种病原体和其他抗原性异物均可应答，并在未经克隆扩增情况下迅速产生免疫效应，在应答过程中不形成免疫性记忆。固有性免疫应答启动适应性免疫应答，可影响适应性免疫应答的类型，并在适应性免疫应答效应阶段发挥重要的作用。

（二）适应性免疫

适应性免疫又称获得性免疫或特异性免疫，是指经后天感染（病愈或无症状的感染）或人工预防接种（菌苗、疫苗、类毒素、免疫球蛋白等）而使机体获得抵抗感染能力。适应性免疫一般是在微生物等抗原物质刺激后才形成的（免疫球蛋白、免疫淋巴细胞），并能与该抗原起特异性反应。适应性免疫具有特异性，能抵抗同一种微生物的重复感染，不能遗传。

特异性免疫应答按参与细胞分类，根据主导免疫应答的活性细胞类型，参与的细胞主要有T淋巴细胞、B淋巴细胞，可以分为T淋巴细胞介导的细胞免疫和B淋巴细胞介导的体液免疫两种。这两种免疫应答的产生都是由多细胞系完成的，即由单核吞噬细胞、T细胞和B细胞来完成。

1. 体液免疫

外来抗原进入机体后诱导抗原特异性B淋巴细胞活化、增殖，并最终分化为浆细胞，产生特异性抗体，存在于体液中，发挥重要的免疫效应作用，此过程称为体液免疫应答。B 淋巴细胞识别的抗原包括 T 淋巴细胞依赖抗原（TD-Ag）和 T 淋巴细胞非依赖抗原（TI-Ag），B 淋巴细胞对胸腺依赖性（TD）抗原的应答需要 Th 细胞的辅助。

B 淋巴细胞在抗原刺激下转化为浆细胞，合成免疫球蛋白，能与靶抗原结合的免疫球蛋白（immunoglobulin，Ig）即为抗体。免疫球蛋白分为以下 5 类。

（1）IgG 是血清中含量最多的免疫球蛋白，是唯一能通过胎盘的抗体，具有抗菌、抗病毒、抗毒素等特性，对毒性产物起中和、沉淀、补体结合的作用，临床上所用丙种球蛋白即为 IgG。

（2）IgM 是分子量最大的免疫球蛋白，是个体发育中最先合成的抗体。因为它是一种巨球蛋白，故不能通过胎盘。血清中检出特异性 IgM，作为传染病早期诊断的标志，可揭示新近感染或持续感染。它具有调理、杀菌、凝集的作用。

（3）IgA 有两型，即分泌型与血清型。分泌型 IgA 存在于鼻、支气管分泌物、唾液、胃肠液及初乳中，其作用是将病原体黏附于黏膜表面，阻止扩散。血清型 IgA 的免疫功能尚不完全清楚。

（4）IgE 是出现最晚的免疫球蛋白，可致敏肥大细胞及嗜碱性粒细胞，使之脱颗粒，释放组织胺。寄生虫感染时，血清 IgE 含量增高。

（5）IgD 的免疫功能尚不清楚。

外来抗原进入机体后诱导 B 淋巴细胞活化并产生特异性抗体，发挥着重要的体液免疫作用。特定抗原初次刺激机体所引发的应答称为初次应答；初次应答中所形成的记忆淋巴细胞再次接触相同抗原刺激后可迅速、高效、持久地应答，即再次应答，或称回忆应答。

再次应答的强弱主要取决于两次抗原刺激的间隔长短。间隔短则应答弱，因为初次应答后存留的抗体可与再次刺激的抗原结合，形成抗原-抗体复合物而被迅速清除；因为记忆细胞有一定的寿命，间隔太长则反应也弱。再次应答的效应可持续存在数个月或数年，故在很多情况下机体一旦被病原体感染后，可在相当长时间内具有防御该病原体的免疫力。

体液免疫过程中，抗体分子本身只具有识别作用，并不具有杀伤或排异作用，因此，体液免疫的最终效应必须借助机体的其他免疫细胞或分子的协同作用才能达到排异的效果。体液免疫的效应主要有：①抗体分子的中和作用（结合侵入机体的病毒或外毒素分子）；②抗体分子的调理作用（与抗原形成的复合物，促进吞噬细胞的排除功能）；③补体介导的细胞溶解作用（补体分子可经第一活化途径或旁路途径溶解靶细胞）；④抗体依赖细胞介导的细胞毒作用（参与抗体依赖细胞介导的细胞毒作用，如巨噬细胞、中性粒细胞和杀伤细胞）。

2. 细胞免疫

T 淋巴细胞是参与细胞免疫的淋巴细胞，其受到抗原刺激后转化为致敏淋巴细胞，并表现出特异性免疫应答，免疫应答只能通过致敏淋巴细胞传递，故称细胞免疫。免疫过程通过感应、反应、效应 3 个阶段，在反应阶段致敏淋巴细胞再次与抗原接触时，释放出多种淋巴因子（转移因子、移动抑制因子、激活因子、皮肤反应因子、淋巴毒、干扰素），与巨噬细胞、细胞毒性 T 淋巴细胞（cytotoxic T cell，CTL）协同发挥免疫功能。细胞免疫主要通过抗感染、免疫监视、移植排斥和参与迟发型超敏反应起作用。另外，辅助性 T 淋巴细胞与抑制性 T 淋巴细胞还参与体液免疫的调节。

参与特异性细胞免疫应答的效应细胞主要是 $CD4^+Th1$ 细胞和 $CD8^+CTL$ 细胞。前者经活化巨噬细胞在宿主抗胞内病原体感染中起重要作用；后者借分泌穿孔素及诱导细胞凋亡杀死病毒感染细胞和肿瘤细胞。$CD4^+Th2$ 细胞主要通过分泌多种细胞因子，介导体液免疫应答和部分超敏反应。$CD4^+Th17$ 细胞是近年发现的一群 Th 细胞亚群，参与机体的炎症反应和某些自身免疫性疾病的发生。特异的细胞免疫应答在清除胞内病原感染、排斥同种异体移植物及抗肿瘤免疫反应中起着重要的作用。记忆细胞不直接执行效应功能，留待再次遇到相同抗原刺激时，将更迅速、更强烈地增殖分化为效应细胞，有少数记忆细胞可再次分裂为记忆细胞，持久地执行特异性免疫功能。

细胞免疫作用机理包括两个方面。①致敏 T 淋巴细胞的直接杀伤作用。当致敏 T 淋巴细胞与带有相应抗原的靶细胞再次接触时，两者发生特异性结合，产生刺激作用，使靶细胞膜通透性发生改变，引起靶细胞内渗透压改变，靶细胞肿胀、溶解以致死亡。致敏 T 淋巴细胞在杀伤靶细胞过程中，本身未受伤害，可重新攻击其他靶细胞。参与这种作用的致敏 T 淋巴细胞称为细胞毒性 T 淋巴细胞。②通过淋巴因子相互配合、协同杀伤靶细胞。如皮肤反应因子可使血管通透性增高，使吞噬细胞易于从血管内游出；巨噬细胞趋化因子可招引相应的免疫细胞向抗原所在的部位集中，以利于对抗原进行吞噬、杀伤、清除等。各种淋巴因子的协同作用扩大了免疫效果，可达到清除抗原异物的目的。

在抗感染免疫中，细胞免疫主要参与对胞内寄生的病原微生物的免疫应答及对肿瘤细胞的免疫应答，参与迟发型超敏反应和自身免疫病的形成，参与移植排斥反应及对体液免疫的调节。在抗感染免疫中，细胞免疫既是抗感染免疫的主要力量，参与免疫防护；又是导致免疫病理的重要因素。

（三）免疫应答的功能

机体的免疫应答的功能主要表现在 3 个方面，即防御功能、稳定功能和监视功能。

1. 防御功能

防御功能是指通过各种屏障，包括呼吸道、消化道、血脑屏障及各种抗体、补体等防止外界病原体的入侵及清除已入侵病原体（如细菌、病毒、真菌、支原体、衣原体、寄生虫等）及其他有害物质。防御功能处于正常状态能杀灭各种病原体，但防御功能过高或过低都有可能产生疾病。若应答过强或持续时间过长，则在清除病原体的同时，也可导致机体的组织损伤或功能异常，发生超敏反应；但若应答过弱或持续时间过短，则易造成免疫性缺损，出现反复感染或可发生免疫缺陷病。

2. 稳定功能

稳定功能是指机体在正常情况下能清除衰老和损伤细胞的功能，从而保持机体的动态稳定。这种功能发生异常，就会产生自身免疫性疾病。机体主要通过自身免疫耐受和免疫调节两种主要的机理来达到免疫系统内环境的稳定。一般情况下，免疫系统对自身组织细胞不产生免疫应答，称为免疫耐受，从而赋予了免疫系统有区别"自身"和"非己"的能力。一旦免疫耐受被打破，免疫调节功能紊乱，就会导致自身免疫病和过敏性疾病的发生。此外，免疫系统与神经系统和内分泌系统一起组成了神经-内分泌-免疫网络，其在调节整个机体内环境的稳定中发挥重要作用。

3. 监视功能

监视功能是指抗体随时发现和清除体内出现的"非己"成分，识别和清除体内突变细胞的功能。人体在正常情况下，具有清除突变细胞的能力。众所周知，体细胞突变是肿瘤发生的基础，一旦监视功能过低就有可能发生肿瘤。例如，由基因突变而发生的肿瘤细胞及衰老、凋亡细胞。免疫监视功能低下，可能导致肿瘤的发生和持续性病毒感染。

二、免疫细胞

（一）淋巴细胞

淋巴细胞是构成免疫系统的主要细胞群体，是执行免疫功能的主要成员。淋巴细胞在体内分布很广，是种类繁多、功能各异的一类细胞群体。各种淋巴细胞寿命长短不一，形态各异。

依据发生部位、细胞表面标志、形态结构和免疫功能等方面的不同，一般将淋巴细胞分为 3 类。

1. 胸腺依赖淋巴细胞

胸腺依赖淋巴细胞简称 T 淋巴细胞，由胸腺的淋巴干细胞增殖、分化而成。T 淋巴细胞是淋巴细胞中数量最多、功能最复杂的一类，血液中的 T 淋巴细胞占淋巴细胞总数的 $60\%\sim75\%$。T 淋巴细胞一般可分为辅助性 T 细胞（Th 细胞）、抑制性 T 细胞（Ts 细胞）和细胞毒性 T 细胞 3 个亚群，是细胞免疫应答的主要细胞。

2. 骨髓依赖淋巴细胞

骨髓依赖淋巴细胞简称 B 淋巴细胞，由骨髓的淋巴干细胞增殖、分化而成。B 淋巴细胞占血液中淋巴细胞总数的 $10\%\sim15\%$。B 淋巴细胞受抗原刺激后增殖分化形成浆细胞，分泌抗体，清除相应的抗原，参与体液免疫应答。

3. 自然杀伤淋巴细胞

自然杀伤淋巴细胞简称 NK 细胞，占血液中淋巴细胞的 10%，以外周血、脾和淋巴结中的 NK 细胞活性最高。NK 细胞可直接杀伤靶细胞，是非特异性免疫的重要组成部分。

（二）巨噬细胞及单核吞噬细胞系统

巨噬细胞起源于骨髓造血干细胞，血液中的单核细胞是其前体细胞。单核细胞在不同部位穿出血管壁进入组织和器官内，分化为巨噬细胞。

单核细胞和由其分化而来的有吞噬功能的细胞统称为单核吞噬细胞系统（mononu-clear phagocytic system，MPS）。该系统包括结缔组织的巨噬细胞、骨组织的破骨细胞、神经组织的小胶质细胞、肝巨噬细胞（枯否氏细胞）、肺巨噬细胞（尘细胞）、脾和淋巴结中的固定和游走巨噬细胞等。它们均来源于骨髓内的幼单核细胞。单核吞噬细胞系统在机体内分布广，细胞数量多，不仅有吞噬作用，还有许多其他重要功能。当单核吞噬细胞系统功能失调时，可引起多种疾病。

（三）抗原递呈细胞

抗原递呈细胞（antigen presenting cell，APC）是指能捕捉、加工和处理抗原，并将抗原递呈给抗原特异性淋巴细胞的一类免疫细胞。抗原递呈细胞包括巨噬细胞、交错突细胞、滤泡树突细胞、朗格汉斯细胞和微皱褶细胞等，是免疫应答起始阶段的重要辅佐细胞。根据细胞能否表达主要组织相容性复合分子Ⅱ（MHC-Ⅱ）类抗原和其他参与 T 细胞激活的协同刺激分子，抗原递呈细胞分为专职和非专职两种。其中巨噬细胞分布最广，是处理抗原的主要细胞。

三、免疫组织与器官

免疫组织又称为淋巴组织。淋巴组织在人体内分布广泛，其中胃肠道、呼吸道、泌尿生殖道等黏膜下含有大量非包膜化的弥散性淋巴组织和淋巴小结（lymphoid nodule），在黏膜局部抗感染免疫中发挥着主要的作用。淋巴组织是胸腺、脾、淋巴结等包膜化淋巴器官的主要组分。淋巴器官因具有免疫功能又被称为免疫器官。

免疫器官按其发生部位和功能的不同，可分为中枢免疫器官和外周免疫器官，二者通过血液循环及淋巴循环互相联系。中枢免疫器官发生较早，由骨髓和胸腺组成，多能造血干细胞在中枢免疫器官发育为成熟免疫细胞，并通过血液循环输送至外周免疫器官。外周免疫器官发生相对较晚，由淋巴结、脾及黏膜相关淋巴组织等组成，成熟免疫细胞在这些部位定居，并在接受抗原刺激后产生免疫应答。

淋巴细胞和单核细胞经血液循环和淋巴循环进出外周免疫器官和组织，构成免疫系统的完整网络，既能及时动员免疫细胞，使之聚集于皮肤及内脏各处病原体等抗原存在部位，又能使这些部位的抗原经抗原递呈细胞摄取并携带至相应外周免疫器官或组织，进而活化 T 淋巴细胞或 B 淋巴细胞，从而发挥适应性免疫应答及其效应作用。

（一）中枢免疫器官和组织

中枢免疫器官或称初级淋巴器官，是免疫细胞发生、分化、发育和成熟的场所。人或其他哺乳类动物的中枢免疫器官包括骨髓和胸腺。鸟类的腔上囊（法氏囊）是 B 淋巴细胞分化发育的场所。

1. 骨髓

骨髓是各类血细胞和免疫细胞发生及成熟的场所，是机体重要的中枢免疫器官。在骨髓中产生的各种淋巴细胞的祖细胞及前体细胞，一部分随血流进入胸腺，发育为成熟T淋巴细胞；另一部分则在骨髓内继续分化为成熟B细胞或自然杀伤细胞（NK细胞）。成熟的B淋巴细胞和NK细胞随血液循环迁移并定居于外周免疫器官。

　　骨髓是发生再次体液免疫应答的主要部位。记忆性B淋巴细胞在外周免疫器官受抗原刺激后被活化，随后可经淋巴液和血液返回骨髓，在骨髓中分化成熟为浆细胞，产生大量抗体（主要为IgG），并释放至血液循环。在脾脏和淋巴结等外周免疫器官所发生的再次免疫应答，其抗体产生速度快，但持续时间相对较短；而在骨髓所发生的再次免疫应答，则持久地产生大量抗体，成为血清抗体的主要来源。因此，在这点意义上说，骨髓既是中枢免疫器官，又是外周免疫器官。

　　由于骨髓是人体极为重要的造血器官和免疫器官，骨髓功能缺陷时，不仅会严重损害机体的造血功能，而且将导致严重的细胞免疫和体液免疫功能缺陷。当大剂量放射线照射可使机体的造血功能和免疫功能同时受到抑制或丧失时，只有植入正常骨髓才能重建造血和免疫功能。另外，利用免疫重建将免疫功能正常个体的造血干细胞或淋巴干细胞移植给免疫缺陷个体，使后者的造血功能和免疫功能全部或部分得到恢复，可用于治疗免疫缺陷病和白血病等。

　　2. 胸腺

　　胸腺是T淋巴细胞分化、发育、成熟的场所（图11.1）。造血干细胞经血流迁入胸腺后，先在皮质增殖分化成淋巴细胞。其中大部分淋巴细胞死亡，小部分继续发育进入髓质，成为近于成熟的T淋巴细胞。这些细胞穿过毛细血管后微静脉的管壁，循血流，再迁移到周围淋巴结的弥散淋巴组织中，此处称为胸腺依赖区。整个淋巴器官的发育和机体免疫力都必须有T淋巴细胞，胸腺为周围淋巴器官正常发育和机体免疫所必需。

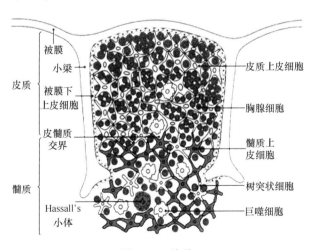

图 11.1　胸腺

　　若胸腺发育不全或缺失，可导致T细胞缺乏和细胞免疫功能缺陷。如迪乔治（DiGeorge）综合征，患儿因先天性胸腺发育不全，缺乏T淋巴细胞，极易反复发生病毒性和真菌性感染，甚至死亡。

（二）外周免疫器官和组织

外周免疫器官或称次级淋巴器官，是成熟淋巴细胞（T 淋巴细胞、B 淋巴细胞）定居的场所，也是这些淋巴细胞针对外来抗原刺激后启动初次免疫应答的主要部位。外周免疫器官包括淋巴结、脾和黏膜相关淋巴组织等。

1. 淋巴结

人体全身有 500～600 个淋巴结。淋巴结是结构最完备的外周免疫器官，广泛存在于全身非黏膜部位的淋巴通道上。淋巴结是成熟 T 淋巴细胞和 B 淋巴细胞的主要定居部位。其中，T 淋巴细胞约占淋巴结内淋巴细胞总数的 75%，B 淋巴细胞约占 25%。

淋巴结的实质分为皮质区和髓质区两个部分（图 11.2）。皮质区分为浅皮质区和深皮质区。靠近被膜下为浅皮质区，是 B 淋巴细胞定居的场所，称为非胸腺依赖区。浅皮质区与髓质之间的深皮质区又称副皮质区，是 T 淋巴细胞定居的场所，称为胸腺依赖区。副皮质区含有部分自组织迁移而来的树突状细胞。这些树突状细胞表达高水平 MHC II 类分子，是树突状细胞提呈抗原肽给 Th 细胞的重要分子。髓质区由髓索和髓窦组成。髓索由致密聚集的淋巴细胞组成，主要为 B 淋巴细胞和浆细胞，也含部分 T 淋巴细胞及 Mφ。髓窦内富含 Mφ，有较强的过滤作用。

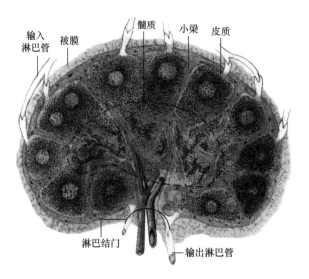

图 11.2　淋巴结模式图

淋巴结还是免疫应答发生的主要场所之一。抗原通过淋巴液进入局部引流淋巴结，被副皮质区的树突状细胞捕获、处理，并提呈给 Th 细胞，使其活化、增殖、分化为效应 T 淋巴细胞。淋巴结中的 B 淋巴细胞的活化首先发生在富含 T 淋巴细胞的副皮质区，部分 B 淋巴细胞识别抗原，通过 T-B 细胞的协同作用，B 淋巴细胞增殖、分化为浆细胞，并分泌抗体。小部分 B 淋巴细胞和 Th 细胞迁移至皮质初级淋巴滤泡，通过滤泡树突状细胞、B 淋巴细胞和 T 淋巴细胞的相互作用，B 淋巴细胞大量增殖形成生发中心。

在生发中心产生的浆细胞，部分迁移至髓质区，而大部分则经输出淋巴管，经胸导管进入血流，迁移至骨髓，成为再次免疫应答时抗体的主要来源。效应 T 淋巴细胞除在淋巴结内发挥免疫效应外，更主要的是，随输出淋巴管，经胸导管进入血流，再分布至全身，发挥免疫应答效应。

另外，淋巴结深皮质区的高内皮微静脉在淋巴细胞再循环中起重要作用。来自血液循环的淋巴细胞穿过高内皮微静脉进入淋巴结实质，然后通过输出淋巴管汇入胸导管，最终经左锁骨下静脉返回血液循环。

侵入机体的病原微生物、毒素或其他有害异物，通常随组织淋巴液进入局部引流淋巴结。淋巴液在淋巴窦中缓慢移动，有利于窦内 Mφ 吞噬、清除抗原性异物，从而发挥淋巴结的过滤作用。

2. 脾

脾是胚胎时期的造血器官，自骨髓开始造血后，脾演变成人体最大的外周免疫器官。脾是各种成熟淋巴细胞定居的场所。其中，B 淋巴细胞约占脾淋巴细胞总数的60％，T 淋巴细胞约占 40％。脾还可以合成并分泌某些重要生物活性物质，如某些补体成分等。

脾也是机体对血源性抗原产生免疫应答的主要场所。血液中的病原体等抗原性异物经血液循环进入脾脏，可刺激 T 淋巴细胞、B 淋巴细胞活化、增殖，产生效应 T 淋巴细胞和浆细胞，并分泌抗体，发挥免疫效应。脾是体内产生抗体的主要器官，在机体的防御、免疫应答中具有重要地位。

体内约 90％的循环血液要流经脾脏，脾内的 Mφ 和树突状细胞均有较强的吞噬作用，可清除血液中的病原体、衰老的红细胞和白细胞、免疫复合物及其他异物，从而发挥过滤作用，使血液得到净化。

脾外层为结缔组织被膜，被膜向脾内伸展形成若干小梁。脾实质可分为白髓和红髓（图 11.3）。白髓为密集的淋巴组织，由围绕中央动脉而分布的动脉周围淋巴鞘、淋巴小结和边缘区组成。红髓分布于被膜下、小梁周围及白髓边缘区外侧的广大区域，由脾索和脾血窦组

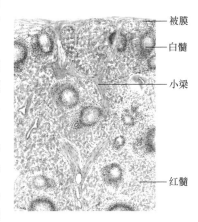

图 11.3　脾

成。脾索为索条状组织，主要含 B 淋巴细胞、浆细胞、Mφ 和树突状细胞。脾索之间为脾血窦，其内充满血液。脾索和脾血窦中的 Mφ 能吞噬和清除衰老的血细胞、抗原抗体复合物或其他异物，并具有抗原递呈作用。

3. 黏膜相关淋巴组织

黏膜相关淋巴组织（mucosal-associated lymphoid tissue，MALT）也称黏膜免疫系统（mucosal immune system，MIS），主要指呼吸道、胃肠道及泌尿生殖道黏膜固有层和上皮细胞下散在的无被膜淋巴组织，以及某些带有生发中心的器官化的淋巴组织，如

扁桃体、小肠的派氏集合淋巴结（Peyer's patches，PP）及阑尾等。

人体黏膜是病原微生物等抗原性异物入侵机体的主要途径，故黏膜相关淋巴组织是人体重要的防御屏障。另外，机体近 50％的淋巴组织分布于黏膜系统，因此，黏膜相关淋巴组织又是发生局部特异性免疫应答的主要部位。

黏膜相关淋巴组织在肠道、呼吸道及泌尿生殖道黏膜构成了一道免疫屏障，是参与局部特异性免疫应答的主要部位，在黏膜局部抗感染免疫防御中发挥关键作用。

黏膜相关淋巴组织中的 B 细胞多为产生分泌型 IgA（SIgA）的 B 淋巴细胞，这是因为表达 IgA 的 B 淋巴细胞可趋向定居于派氏集合淋巴结和固有层淋巴组织。另外，与淋巴结和脾相比，派氏集合淋巴小结含有更多可产生大量 IL-5 的 Th2 细胞，而 IL-5 可促进 B 淋巴细胞分化并产生 IgA。B 淋巴细胞在黏膜局部受抗原刺激后所产生的大量 SIgA，经黏膜上皮细胞分泌至黏膜表面，成为黏膜局部抵御病原微生物感染的主要机理。

4. 淋巴细胞归巢与再循环

成熟淋巴细胞离开中枢免疫器官后，经血液循环趋向性迁移并定居于外周免疫器官或组织的特定区域，称为淋巴细胞归巢。定居在外周免疫器官（淋巴结）的淋巴细胞，可由输出淋巴管经淋巴干、胸导管或右淋巴导管进入血液循环；淋巴细胞随血液循环到达外周免疫器官后，可穿越高内皮微静脉，并重新分布于全身淋巴器官和组织。淋巴细胞在血液、淋巴液、淋巴器官或组织间反复循环的过程称为淋巴细胞再循环。淋巴细胞在机体内的迁移和流动是发挥免疫功能的重要条件。

参与再循环的淋巴细胞主要是 T 细胞，约占 80％以上。淋巴细胞再循环使体内淋巴细胞在外周免疫器官和组织的分布更趋合理。淋巴组织可不断地从循环池中得到新的淋巴细胞补充，有助于增强整个机体的免疫功能。带有各种特异性抗原受体的 T 淋巴细胞和 B 淋巴细胞（包括记忆细胞）通过再循环，增加了与抗原和抗原递呈细胞接触的机会。这些细胞接触相应抗原后，即进入淋巴组织，发生活化、增殖和分化，从而产生初次或再次免疫应答；有些部位（如肠黏膜）淋巴细胞接受抗原刺激后，通过淋巴细胞再循环后仍可返回到原来部位，在那里发挥效应淋巴细胞的作用；淋巴细胞再循环使机体所有免疫器官和组织联系成一个有机的整体，并将免疫信息传递给全身各处的淋巴细胞和其他免疫细胞，有利于动员各种免疫细胞和效应细胞迁移至病原体、肿瘤或其他抗原性异物所在部位，从而发挥免疫效应。

第二节　食品中外源化学物对机体免疫功能的影响及作用机理

一、免疫抑制

免疫系统的主要功能是识别并清除入侵的病原体及其产生的毒素和体内产生的早期肿瘤细胞，保持机体内环境稳定。外源化学物和物理因素可以直接损伤免疫细胞的结构和功能，影响免疫分子的合成、释放和生物活性，或通过干扰神经内分泌网络等间接作用，使免疫系统对抗原产生不适当的应答，即过高或过低的应答，或对自身抗原的应答都会导致免疫病理过程，发展为免疫性疾病。应答过低可引起免疫抑制，使宿主对病原体或肿瘤的易感性增加，严重时表现为免疫缺陷。

（一）引起免疫抑制的外源化学物

很多外来化合物可对机体的免疫功能（包括体液免疫和细胞免疫）产生抑制作用，抑制程度取决于接触的剂量，如苯并［a］芘、多氯联苯、多溴联苯等。机体接触外来化合物后，可以改变其对细菌、病毒、寄生虫以及可移植肿瘤和自发肿瘤的抵抗力。通常细胞免疫或体液免疫受到严重抑制会使宿主对一些感染因子敏感性增加，抵抗力下降。例如，动物接触臭氧、二氧化硫、二氧化氮、光化学烟雾、汽车废气、铅尘、氧化镍等外来化合物会造成肺部防御能力受损，表现在死亡率和杀死细菌率、细菌的繁殖及侵入血循环等方面的变化。

可以引起免疫抑制的外源化学物种类繁多，目前研究较充分、结论比较肯定的有上百种。常见的免疫抑制因子如表 11.1 所示。

表 11.1 常见的免疫抑制因子

来源	种类
药物	环磷酰胺、氨甲蝶呤、6-巯基嘌呤、5-氟尿嘧啶、环孢菌素 A、雌二醇、白消安等
金属	铅、镉、砷、汞、铬、镍、锌、铜、甲基汞、有机锡等
农药	滴滴涕、敌百虫、甲基对硫磷等
多卤代芳烃类	多氯联苯、多溴联苯、六氯苯、四氯二苯并呋喃、四氯二苯对二噁英等
多环芳烃类	苯并［a］蒽、7,12-二甲基苯并［a］蒽、三甲基胆蒽、苯并［a］芘等
大气污染物	二氧化氮、二氧化硫、臭氧、一氧化碳等
工业污染物	氯乙烯、苯、苯乙烯、联苯胺、三硝基甲苯、石棉等
嗜好品	可卡因、乙醇、阿片类、大麻酚类、尼古丁
微生物毒素	黄曲霉毒素、赭曲霉毒素 A、单端孢霉烯类 T-2 毒素
辐射	电离、紫外线
其他	石棉、己烯雌酚、二甲基亚硝胺

（二）外源化学物免疫抑制的机理

总的来说，外源化学物免疫抑制的机理可以分为直接作用和间接作用两大类。外源化学物可以直接作用于不同的免疫器官、免疫细胞和免疫分子，影响正常的免疫应答，也可以通过影响神经内分泌系统的调节功能，造成免疫功能紊乱，或者继发于其他靶器官毒性而引起免疫损伤（表 11.2）。特别应该强调的是，近年来发现免疫系统不是单独发挥作用的，而是与神经系统和内分泌系统相互联系、相互作用、相互调节，构成维持机体自身稳态的复杂网络（图 11.4），这对于发挥免疫系统正常的功能具有十分重要的意义。

表 11.2　外源化学物引起免疫抑制的可能机理

作用类型	作用机理	举例
直接作用	功能改变	改变细胞介导的反应
		改变组胺等介导的释放
		改变宿主抵抗力
		一种或多种细胞不能发挥以下功能：
		产生抗体
		释放细胞因子
		处理和提呈抗原
		增殖和分化
		受体介导的信号传导
	结构改变	表面受体或配体改变
		受体或配体的表达改变
		淋巴器官的组织病理学改变
	混合改变	改变脾淋巴细胞 $CD3^+$、$CD4^+$、$CD8^+$、$B220^+$ 和（或）Ig^+
		改变胸腺淋巴细胞 $CD4^+$、$CD8^+$、$CD4^+/CD8^+$ 和（或）$CD4^-/CD8^-$ 改变血液细胞学参数
		改变循环免疫球蛋白
		改变骨髓祖细胞集落组成
间接作用	代谢活化	转化为活性代谢产物
	继发于其他靶器官的毒性	肝损伤诱导的急性期反应蛋白（如 C 反应蛋白）
	激素水平改变	肾上腺释放皮质激素增加
		改变神经内分泌调节
		改变中枢神经系统的自律性输出
		改变性腺释放的甾体激素

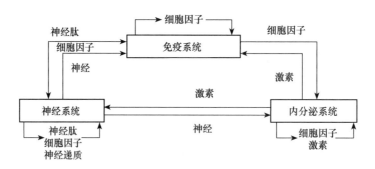

图 11.4　免疫、神经、内分泌系统关联示意图

外源化学物还可以通过氧化应激反应、破坏细胞钙稳态、抑制 cAMP 等机理影响淋巴细胞的正常功能，引起免疫抑制。

（三）外源化学物对免疫功能的抑制作用

外源化学物对免疫功能的抑制作用包括抑制体液免疫功能、细胞免疫功能、巨噬细胞功能、NK 细胞功能及降低宿主抵抗力等，以多卤代烃类对啮齿类动物免疫功能及宿主抵抗力的影响为例，如表 11.3 所示。

表 11.3　多卤代烃类对啮齿类动物免疫功能及宿主抵抗力的影响

检测项目	化学物质			
	多氯联苯	多溴联苯	四氯二苯二噁英	四氯二苯并呋喃
宿主抵抗力				
细菌	↓	—	↓	ND
内毒素	↓	—	↓	ND
病毒	↓	ND	↓	ND
寄生虫	↓	—	ND	ND
肿瘤细胞	↓	ND	↓	ND
细胞免疫				
迟发型超敏反应	↓	ND	↓	↓
淋巴细胞增殖	↓	↓	↓	↓
体液免疫				
溶血空斑实验	↓	↓	↓	ND
抗体滴度	↓	↓	↓	ND
巨噬细胞功能	ND	—	—	ND

注：↓下降；↑增强；—无影响；ND 未检测。

凡具有免疫抑制的化学物均能降低机体对细菌、病毒、肿瘤及寄生虫的抵抗力。人群中用免疫抑制剂治疗某些自身免疫病、结缔组织病、慢性炎症性疾患及防止移植器官的排斥等，可引起由细菌、病毒、真菌及寄生虫感染导致的合并症。接受器官移植患者的另一个合并症是继发癌症的发生率增高，治疗停止后，继发癌症可部分或完全消失。对大量存活 10 年以上肾移植患者的调查发现，几乎有 50％的患者发生癌症。癌症的类型各异，皮肤癌、唇癌的发生率比一般人群高 21 倍，非何杰金氏病高 28～49 倍，卡波齐氏肉瘤高 400～500 倍，颈部癌症高 14 倍。以上资料表明，免疫抑制与癌症的发生有密切的关系。

二、超敏反应

超敏反应也称过敏反应，是机体对某些抗原初次应答后，再次接受相同抗原刺激时发生的一种以生理功能紊乱和组织细胞损伤为主的异常的特异性免疫应答。引起超敏反应性病变的抗原物质称为变应原或过敏原。变应原可能是完全抗原，如异种血清蛋白质、微生物、真菌、植物、花粉、皮片、尘螨等；也可能是半抗原，即许多分子量较小的外来化合物，如三硝基氯苯、氯化苦、镍和铂等某些金属、工业化学物氯乙烯等，它们本身没有免疫原性，但当它们与某些蛋白质结合后就能起到抗原作用。毒物与蛋白结合的能力与该物质化学结构中的某些活性基团有密切关系。

超敏反应的发生需要具备两个主要条件：一是容易发生超敏反应的特应性体质，这是先天遗传决定的，并可传给下代，其概率遵循遗传法则；二是与抗原的接触，有特异性体质的人与抗原首次接触时即可被致敏，但不产生临床反应，被致敏的机体再次接触同一抗原时，就可发生反应，其时间不定，快者可在再次接触后数秒钟内发生，慢者需数天甚至数月的时间。

化学物质引起的超敏反应有以下特点：①反应表现不同于该物质的一般毒性反应，组织病变不同于该物质的中毒变化，而是超敏反应性炎症；②初次接触某种化学物质后经过1~2周，再次接触同一物质，反应即可出现；③不完全遵循毒理学的剂量-反应规律，很小的剂量进入机体即可致敏，再接触小量即可出现症状。

（一）超敏反应的类型

超敏反应的发生一般沿用 Gell 和 Coombs 的四型分类法。根据过敏反应出现的快慢和抗体是否存在，可将超敏反应分为四型：Ⅰ型是抗原进入机体后，反应即刻出现，称为速发型超敏反应；Ⅳ型是抗原进入机体后1~2d反应才出现，称为迟发型超敏反应，此种类型反应与致敏的淋巴细胞有关；另外还有两种中间型（表11.4）。

表11.4　4种类型超敏反应的比较

型别	参加成分	发病机理	临床常见病
Ⅰ型 （速发型超敏反应）	IgE IgG4 肥大细胞 嗜碱性粒细胞 嗜酸性粒细胞	1. IgE 抗体吸附在肥大细胞或嗜碱性粒细胞表面 Fc 受体上 2. 变应原与肥大细胞表面的 IgE 结合 3. 释放生物活性介质 4. 作用于效应器官	过敏性休克 支气管哮喘 过敏性鼻炎 荨麻疹 食物过敏症
Ⅱ型 （细胞毒型超敏反应）	IgG IgM 补体 巨噬细胞 NK 细胞	1. 抗体与细胞表面抗原结合或抗原抗体复合物吸附于细胞表面 2. 补体、巨噬细胞、NK 细胞溶解靶细胞抗体刺激靶细胞，功能亢进	输血反应 新生儿溶血症 自身免疫性溶血性贫血 肺出血-肾炎综合征 药物过敏性血细胞减少症 甲状腺功能亢进
Ⅲ型 （免疫复合物型超敏反应）	IgG IgM 补体 中性粒细胞 血小板	1. 中等大小的免疫复合物沉淀于血管壁和其他间质 2. 激活补体 3. 吸引中性粒细胞释放溶酶体酶，引起炎症反应 4. 血小板聚集，局部缺血	血清病 肾小球肾炎 类风湿性关节炎 系统性红斑狼疮
Ⅳ型 （迟发型超敏反应）	T 淋巴细胞	1. 抗原使 T 细胞致敏 2. 致敏淋巴细胞再次与抗原相遇 3. Tc 直接杀伤靶细胞，或 TD 释放多种淋巴因子，引起炎症反应	传染性超敏反应 接触性皮炎 移植排斥反应

1. Ⅰ型超敏反应

Ⅰ型超敏反应即速发型或反应素型超敏反应，又称过敏反应，是临床最常见的一种。其特点是：由 IgE 介导，肥大细胞和嗜碱粒细胞等效应细胞以释放生物活性介质的方式参与反应；发生快，消退也快；常表现为生理功能紊乱，而无严重的组织损伤；有明显的个体差异和遗传倾向。

Ⅰ型超敏反应的发生过程是当过敏体质的机体初次接触过敏原后，诱导 B 淋巴细胞产生 IgE 抗体，凭借 IgE Fc 段，抗体结合于肥大细胞或嗜碱性粒细胞表面，使机体处于致敏状态，可维持半年至数年。当致敏的机体再次接触相同的过敏原时，过敏原即与细胞表面的 IgE 结合，就会引发细胞膜的一系列生物化学反应，启动两个平行发生的过程：脱颗粒与合成新的介质（图 11.5）。①肥大细胞与嗜碱粒细胞产生脱颗粒变化，从颗粒中释放出许多活性介质，如组胺、蛋白水解酶、肝素、趋化因子等；②细胞膜磷脂降解，释放出花生四烯酸。它以两条途径代谢，分别合成前列腺素、血栓素 A2 和白细胞三烯（LTs）、血小板活化因子。各种介质随血流散布至全身，作用于皮肤、黏膜、呼吸道等效应器官，引起小血管及毛细血管扩张，毛细血管通透性增加，平滑肌收缩，腺体分泌增加，嗜酸粒细胞增多、浸润，可引起皮肤黏膜过敏症（荨麻疹、湿疹、血管神经性水肿），呼吸道过敏反应（过敏性鼻炎、支气管哮喘、喉头水肿），消化道过敏症（食物过敏性胃肠炎），全身过敏症（过敏性休克）。由于 IgE 多由黏膜分泌，所以Ⅰ型多引起黏膜反应。

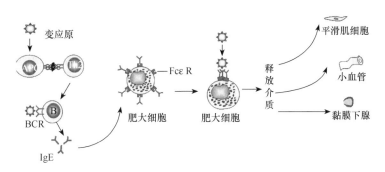

图 11.5　Ⅰ型超敏反应示意图

引起Ⅰ型超敏反应的过敏原很多，除常见的花粉、真菌、动物皮片、灰尘和食物外，还有许多化学物质，如间苯二酚、甲醛、甲苯二氰酸酯、氯化苦、某些有机氯的化合物（如六六六、滴滴涕）和铂盐、镍盐等金属化合物。

2. Ⅱ型超敏反应

Ⅱ型超敏反应也称细胞毒性超敏反应或细胞溶解型超敏反应，是指抗体（多属 IgG，少数为 IgM、IgA）引起带抗原的组织细胞的损伤或功能障碍。IgG 或 IgM 抗体与机体细胞（靶细胞）表面的抗原结合，通过活化补体、巨噬细胞吞噬或 NK 细胞的抗体依赖细胞介导的细胞毒作用引起细胞的破坏死亡，其特点是机体细胞的溶解破坏（图 11.6）。

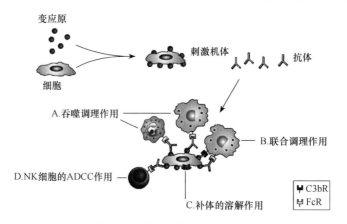

图 11.6　Ⅱ型超敏反应示意图

　　参与Ⅱ型超敏反应的抗原主要有：①同种异型抗原，如 ABO 血型抗原、Rh 抗原、HLA 抗原；②修饰的自身抗原；③共同抗原（异嗜性抗原）；④靶细胞表面半抗原等。常见的靶细胞有红细胞、粒细胞、血小板、肾小球血管基底膜、肝细胞、皮肤细胞、平滑肌细胞及一些内分泌细胞等。长期接触铅的工人及慢性苯中毒患者和苯接触工人可发生溶血性贫血、白细胞减少症或血小板减少性紫癜。

　　3. Ⅲ型超敏反应

　　Ⅲ型超敏反应又称免疫复合物型，是指抗原进入体内与抗体结合形成免疫复合物，在某些条件下形成的免疫复合物未能及时清除，在局部毛细血管或基底膜等处沉积、激活补体、吸引中性粒细胞聚集，引起血管及周围发炎，故又称血管炎型（图 11.7）。引起Ⅲ型超敏反应的抗原种类较多，既有外源性抗原，又有内源性抗原。参与抗体主要是 IgG 和 IgM，也可以是 IgA。

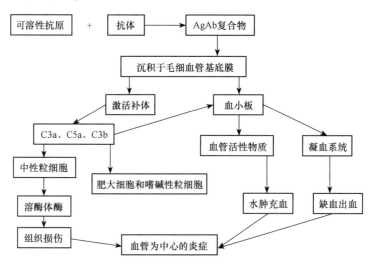

图 11.7　Ⅲ型超敏反应发生机理示意图

　　血液中的可溶性抗原与 IgG 或 IgM 结合可形成中等大小的免疫复合物，沉积在基膜上。①可激活补体系统，在局部产生膜攻击复合物（C56789）和过敏毒素（C3a、C5a），局部毛细血管通透性增加；②大量的中性粒细胞浸润，在吞噬免疫复合物的同时，释放许多溶酶体酶，可水解血管和局部组织；③免疫复合物和血小板活化因子可引起血小板的聚集和破坏，激活凝血机理，导致微血栓形成，加重局部组织损伤。

有资料表明，一些毒物如汞、铅、铋、铀、金等化合物可使肾细胞发生改变，引起免疫反应，造成过敏性肾病综合征。接触高浓度氯乙烯工人也可以产生免疫复合物，这些免疫复合物可能是氯乙烯产生毒性反应的机理。

有些超敏性肺炎如"农民肺"也属于这一类型。患者死亡后肺组织免疫荧光研究表明，有免疫球蛋白的沉积和补体的沉积，因此可被视为免疫复合物病。根据不同的工作种类和不同的有机粉尘尚可发生一系列类似的肺部疾患，如"蔗糖肺""蘑菇工人肺""麦芽工人肺""纸浆工人肺"等。其临床表现为咳喘，主要在小支气管肺泡壁形成免疫复合物，吞噬细胞对复合物吞噬并有水解酶释出，引起组织水肿、出血、坏死，形成肉芽肿。

4. Ⅳ型超敏反应

Ⅳ型超敏反应又称迟发型超敏反应（delayed-type hypersensitivity，DTH）或细胞免疫型超敏反应，是由表面具有特异性受体的致敏 T 细胞与相应抗原再次作用而引起的以单个核细胞（巨噬细胞和淋巴细胞）浸润和细胞变性坏死为主要特征的炎性反应。该型超敏反应发生慢，一般在接受相应抗原刺激后 24～72h 后发生，故又称迟发型超敏反应。此型超敏反应的发生与抗体和补体无关，而与效应 T 淋巴细胞和吞噬细胞及其产生的细胞因子或细胞毒性介质有关（图 11.8）。

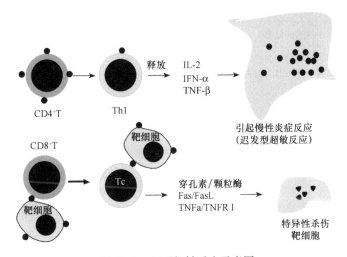

图 11.8 Ⅳ型超敏反应示意图

许多化学物质可引起迟发型超敏反应，表现为接触性皮炎与湿疹，这类职业性皮炎约占整个职业性皮炎的 60%。引起这类皮肤病的化学物质有镍、铬、砷、汞、松节油、润滑油、硝基萘及苯胺染料、甲醛、鞣酸、二硝基氯苯、重铬酸盐、环氧树脂、酚醛树脂等。

　　这类皮炎发生的机理是这些化学物质与表皮角质蛋白结合后，皮肤脂质作佐剂，使T淋巴细胞母细胞化，并在淋巴结和脾脏中增殖，这些致敏的淋巴细胞再回到血循环中，当再次接触相同致敏原，经过24h后，可发生急性皮炎，48～96h达到高峰。临床表现为局部皮肤发红、出现硬结和水泡。转为慢性时，局部出现湿疹及明显的苔藓样变。

　　铍病可出现慢性肺部肉芽肿、间质性肺炎、过敏性皮炎。接触少量铍即可发病，其临床表现与剂量无明显关系。铍中毒时可见血清丙种球蛋白含量增高，皮肤斑贴实验阳性说明发生了迟发型超敏反应。

　　（二）引起超敏反应的外源化学物

　　目前关于外源化学物引起超敏反应机理的研究资料较少，远不如对免疫抑制机理的认识。外源化学物获得抗原性后可以通过上述4种不同的反应机理引起各种超敏反应。致敏性外源化学物可能因为有些结构上的特性而更容易与蛋白质结合，另一种可能是有的外源化学物可以调节机体识别、处理抗原的能力或免疫应答的强度，使机体处于高敏感性状态，可以对更多的物质过敏或使超敏反应的强度增加。

　　引起超敏反应的外源化学物或混合物至少有上百种，可以来自食物、药物，也可以从职业或生活环境中接触（表11.5）。

表11.5　引起超敏反应的外源化学物

来源	种类
药物	青霉素类、磺胺类、新霉素、哌嗪、螺旋霉素、盐酸安普罗铵、抗生素粉尘、抗组胺药、奎尼丁、麻醉药、血浆替代品
食品	蓖麻子、生咖啡豆、木瓜蛋白酶、胰腺提取物、谷物和面粉、食品添加剂、真菌
化妆品	美容护肤品、香水、染发剂、脱毛剂、指甲油、除臭剂
工业化学物	乙（撑）二胺、邻苯二甲酸酐、偏苯三酸酐、二异氰酸酯类、金属盐类、有机磷、燃料（次苯基二胺等）、重金属（镍、汞、铬酸盐等）、抗氧化剂、增塑剂、鞣革制剂（甲醛等）
植物	毒常青藤、橡树、漆树、豚草、樱草、花粉等
混合物有机体	棉尘、木尘、动物产品

　　（三）外源化学物超敏反应的表现

　　超敏反应是危害人类健康的重要疾病之一，影响的人群非常巨大。据估计，美国至少3500万人患有超敏反应性疾病，其中2％～5％由职业性接触引起。职业接触外源化学物引起的超敏反应，最主要的表现为接触性皮炎和过敏性哮喘。由于职业暴露可引起各型超敏反应，现仅介绍最常见的两种。

　　1. 接触性皮炎

　　某些染料、油漆、金属、塑料、药物等物质与人体接触，使机体致敏，机体再次接触同样的物质，能发生湿疹样反应称为接触性皮炎。这类接触性皮炎约占整个职业性皮炎的 60%，由致敏 T 淋巴细胞引起的Ⅳ型超敏反应表现为红肿、硬结，严重的反应可引起局部组织坏死、皮肤溃疡及剥脱性皮炎。其组织学表现为血管周围有单核细胞浸润，在表皮与真皮间发生水肿。

2. 过敏性肺病

在过敏性肺病中，最具代表性的是哮喘。在欧洲和美国职业哮喘人群占 0.2%～6%，日本约有 15%的哮喘病例与职业有关。甲苯二异氰酸酯是异氰酸酯类化合物，广泛应用于制造泡沫塑料、黏合剂、橡胶、合成纤维、特种油漆等。甲苯二异氰酸酯对人黏膜有刺激作用和致敏作用。1951 年 Fucks 报道第一例甲苯二异氰酸酯-哮喘病例，20 世纪 60～70 年代已报道甲苯二异氰酸酯引起哮喘病例数百例。人长期接触低浓度甲苯二异氰酸酯，甚至低到 0.39mg/m³ 时，仍可发生呼吸道刺激症状和哮喘。甲苯二异氰酸酯作业工人中，哮喘患病率为 5%～10%，其发病过程符合变应性机理。甲苯二异氰酸酯哮喘患者变应原支气管激发实验呈阳性反应，乙酰胆碱吸入实验也呈现气道高反应性，即使脱离接触后，这种高反应性仍可持续 3 年。甲苯二异氰酸酯哮喘患者血中抗原特异性 IgE 抗体呈阳性，阳性率为 100%。近年来已证实，患者血中特异性 IgG4 水平也有增高。

（四）食物过敏反应

食物过敏是人们对某些食物产生的一种不良反应，在日常生活中时有发生，具有突发性、广泛性和复发性等。食物过敏的临床表现包括荨麻疹、疱疹样口炎、口腔过敏综合征、肠病综合征、哮喘及过敏性鼻炎等不同形式的临床症状，严重时可导致过敏性休克，危及生命。

1. 食物过敏原

食物过敏原是食物中的水溶性或盐溶性糖蛋白，分子量为 10 000～70 000，等电点大多在酸性，无生物化学和免疫化学的共性，也无统一的氨基酸序列，倾向于耐热、耐酸、耐酶解（果蔬过敏原例外）。

2. 食物过敏原的分类

根据 Pfam 蛋白质家族数据库，植物性食物过敏原可分为醇溶谷蛋白超家族、Cupin 超家族以及 Bet V1 家族 3 个家族。动物性食物过敏原还没有按结构与进化关系分类的方法。

1）醇溶谷蛋白超家族

醇溶谷蛋白超家族都是富含半胱氨酸的小分子蛋白，三维空间结构相似，α-折叠较多，对热加工和酶解比较稳定。①2S 白蛋白类在双叶子植物中是主要的储藏蛋白，包括很多坚果类和种子，如花生、胡桃、芝麻及芥末。②非特异的磷脂转移蛋白在植物防御真菌和细菌感染中起重要作用，广泛存在于水果、坚果、种子及蔬菜中。③谷物 α-淀粉酶或胰蛋白酶抑制物对防御昆虫虫害发挥了较大的作用，主要在小麦、大麦、水稻及玉米中。

2）Cupin 超家族

Cupin 超家族分为 7S 豌豆球蛋白样和 11S 豆球蛋白样两种，其都有一个 β-桶状样的中心结构域，主要存在于植物球状储藏蛋白中，包括豆类和坚果类，如花生、大豆、胡桃、芝麻、榛子等。但它们的氨基酸系列相似性很低（＜40%），因此免疫交叉反应很少。

3）Bet V1 家族

该家族是桦树花粉的主要过敏原，存在于蔷薇科水果（如苹果、草莓、杏、梨等）、伞形科蔬菜（如芹菜）中。其对热和酶消解极不稳定，在氨基酸表面残基形成了与 IgE 结合的表位，因此常导致患者出现水果-蔬菜-花粉交叉综合征。

3. 常见的过敏食物

1）花生

花生过敏是食物过敏导致死亡的首要原因，而且患者往往是终生的，只有 10% 的过敏儿童会随年龄的增长产生耐受性。食物过敏人群中有 10%～47% 的人对花生过敏，其发病率高低与饮食习惯关系密切，如美国人喜欢使用焙烤的花生及其制品，因此，发病率较高（1.1%）。花生过敏原包括多种高度糖基化的蛋白质组分，分子量为 700～100 000。目前发现有 9 种蛋白成分能够与花生过敏患者血清 IgE 结合，分别是 Ara h1、Ara h2、Ara h3、Ara h4、Ara h5、Ara h6、Ara h7、Ara h8 和一种脂蛋白。前三者是最主要的过敏成分，其分子量分别是 63 500、17 000、14 000～45 000。

2）大豆

大豆过敏比花生过敏的发生率要低，其主要过敏原包括种子储存蛋白 P34、大豆球蛋白、β-伴大豆球蛋白、抑制蛋白、孔尼兹抑制蛋白，其分子量分别为 30 000、320 000～360 000、140 000～180 000、14 000、20 000，其中大豆球蛋白由 6 个亚基组成，β-伴大豆球蛋白由 3 个亚基组成。另外，有两个吸入过敏原蛋白，分别是 Glyml（有两个同系物，分子量分别为 7 000 或 7 500）、Glym2（8 000）。

3）谷物类

大麦、小麦和燕麦通过饮食和吸入的途径均可导致食物过敏，尤其是与乳糜泻有关。欧洲人发病率为 0.5%，美国人为 0.4%。谷物中过敏原包括分子量为 26 000 的小麦蛋白、分子量为 4 000 的黑麦蛋白、分子量为 26 000 和 46 000 的大麦蛋白及分子量为 60 000 的燕麦蛋白，共发现 16 个与患者血清 IgE 结合的蛋白。

4）水果

蔷薇科的苹果、桃、草莓、李子和杏都存在食物过敏原，包括：①与花粉过敏原 Bet V1 具同源性的过敏原成分，分子量约 18 000；②分子量在 30 000～79 000 的糖蛋白；③肌动蛋白调节的抑制蛋白，分子量约 14 000；④磷脂转移蛋白，分子量为 9 000～10 000。另外，胶乳-水果过敏综合征常发生在一些水果中，如鳄梨、香蕉、木瓜、西番莲、无花果、甜瓜、杧果、猕猴桃、菠萝等，因为在这些水果过敏原中都有一个分子量为 4 700 的保守的橡胶蛋白域。

5）蔬菜

芹菜是口腔过敏综合征的主要过敏食物，其主要过敏原是一个分子量为 16 000 的蛋白质。另外，在分子量 30 000～70 000 范围内有数个过敏原成分，包括两个耐热的肌动蛋白。芹菜、桦树及艾蒿存在交叉免疫反应，在临床上体现为桦树-艾蒿-芹菜过敏综合征。

6）牛乳

牛乳过敏在儿童中的发生率为 0.1%～7.5%，且主要见于较小的婴幼儿，一般是暂时性的，随着年龄的增长会自动消失。酪蛋白、β-乳球蛋白、α-乳白蛋白被认为是主要过敏原，牛血清蛋白、免疫球蛋白、乳铁蛋白等微量蛋白也起着非常重要的作用。30%～50% 的牛乳过敏患者对上述这些微量蛋白过敏。牛乳、驴乳、水牛乳及山羊乳等哺乳动物乳均存在免疫交叉反应，对牛乳过敏的患者也可能对其他乳过敏。

酪蛋白由 αS1-酪蛋白、αS2-酪蛋白、β-酪蛋白、κ-酪蛋白 4 种蛋白组成，在牛乳中它们以相对恒定的比率 37%、37%、13%、13% 聚合成微粒悬浮于乳清中。它们都是磷酸化的蛋白，且三级结构松散易变。

β-乳球蛋白是一种 lipocalin 蛋白，致敏性较强。这是因为它在分子的 N-端有不易破坏的相似序列，且 19 位总是色氨酸，有相同的重复排列的 8 个或 10 个反向平行的 β-片层组成的 β-桶状结构。

α-乳白蛋白是一个非常紧密的、接近球状与钙结合的单体球蛋白，与钙的结合对分子的折叠及二硫键的形成有影响。尽管它有 74% 的氨基酸残基与人 α-乳白蛋白相同，另有 6% 的残基相似，但仍被认为是一种主要的牛乳过敏原。

7）鸡蛋

鸡蛋过敏的发生率占婴幼儿和儿童食物过敏的 35%，占成年人食物过敏的 12%。其过敏原主要在蛋清中，包括卵类黏蛋白、卵黏蛋白、卵结合蛋白、卵清蛋白、卵运铁蛋白及溶菌酶。卵黄中的 α-卵黄蛋白和卵黄高磷蛋白也是重要的过敏原。卵黄蛋白主要通过呼吸道吸入导致食物过敏。

卵类黏蛋白分子量为 28 000，等电点 4.1，由 3 个结构域组成，每个结构域中约 60 个氨基酸，其中两个结构域各含两个糖基化位点，另一个只有一个。卵清蛋白占整个蛋清的 50%，分子量为 42 800，等电点在酸性范围，有 3 个异构体。卵运铁蛋白分子量为 77 000，等电点在 5.6～6.2，具有抗菌和与铁结合的能力。溶菌酶是分子量为 14 300 的糖蛋白，等电点为 11。卵黄蛋白的分子量为 70 000。

8）鱼

对鱼的过敏不容易随年龄的增长而消失。通过饮食和呼吸道都可致敏。婴幼儿的发病率为 0.1%，成年人为 2%。最重要的过敏原蛋白为 Gadc1，其最初从鳕鱼中发现，称为过敏原 M，分子量为 12 000，它属于肌肉蛋白组中与钙结合的小白蛋白，具有控制钙离子进出细胞的作用。其三级结构显示了 3 个结构域，至少有 5 个 IgE 结合位点，超过 95% 的过敏患者血清 IgE 与该过敏原结合。另外，在鳕鱼中还分离出了其他 15 个过敏原蛋白，分子量在 15 000～200 000。

9）甲壳类水产动物

甲壳类水产动物过敏发生率，婴儿为 0.2%，成年人为 2%。原肌球蛋白是主要过敏原成分，分子量为 36 000，因其蛋白质同源性非常高，故河虾、蟹、鱿鱼、鲍鱼等存在免疫交叉反应。

（五）常用药物所致的超敏反应

某些药物在不同个体或同一个体，由于使用方式不同，可出现不同类型的超敏反应。例如，青霉素所致的超敏反应通常以过敏性休克、荨麻疹、哮喘等I型超敏反应为主，亦也可引起局部 Arthus 反应和关节炎等III型超敏反应；当长期大剂量静脉注射时，可引起II型超敏反应，表现为溶血性贫血；若反复多次局部涂抹，则造成由IV型超敏反应引起的接触性皮炎。其他药物如磺胺、巴比妥也可引起各种类型的超敏反应（表 11.6）。

表 11.6　常用药物所致的超敏反应

超敏反应型别	超敏反应性疾病	青霉素	磺胺	巴比妥
I 型	过敏性休克	++	—	—
	荨麻疹	+++	+++	+
	哮喘	+		+
II 型	溶血性贫血	++	—	+
	粒细胞减少症	—	+++	+
	血小板减少症	—	+	+
III 型	局部 Arthus 反应	++	+	
	关节炎	+	+	+
	发热	+	+	+
IV 型	接触性皮炎	++	+	+++
	剥脱性皮炎	+	+	++

注：—表示不发生反应；+表示轻度反应；++表示中度反应；+++表示重度反应。

三、自身免疫应答

机体免疫系统具有识别"自己"与"非己"抗原物质的能力，在正常情况下，免疫系统对自身组织抗原不产生免疫应答，或只产生极微弱的免疫应答反应，这种现象称为自身耐受。自身耐受是由免疫系统通过多种机理主动调节来维持的，借以保证自身组织细胞成分不致遭受免疫反应的攻击而造成损伤。在某些情况下，自身耐受性遭受破坏，免疫系统对自身组织成分产生了明显的免疫应答反应，即在体内产生了针对自身组织成分的抗体或致敏淋巴细胞，称为自身免疫。自身免疫在许多情况下是属于生理性的，因为在一定限度内的自身免疫反应有助于清除体内衰老退变或畸变的自身细胞成分，并且对免疫应答反应起着调节作用。只是在自身免疫反应超越了生理的限度或持续时间过久时，才会破坏正常组织结构并引起相应临床症状，导致自身免疫性疾病。自身免疫性疾病是因机体免疫系统对自身成分发生免疫应答而导致自身组织损害所引起的疾病。

（一）自身免疫疾病的特点

自身免疫病患者血液中常常出现高滴度的自身抗体和（或）能与自身组织成分起反应的致敏淋巴细胞。如在自身免疫性甲状腺炎患者血液中可以检出抗甲状腺组织的抗体（抗甲状腺球蛋白抗体、抗微粒体抗体、抗胶质蛋白抗体等），也可以用细胞毒实验检出对甲状腺成分起反应的致敏淋巴细胞。重症肌无力症患者血清中可检出抗神经肌肉连接处的乙酰胆碱受体的抗体。系统红斑狼疮患者血清中可检出抗核抗体、抗红细胞抗体、抗血小板抗体等。正如上述，这些自身免疫现象的实验室证据虽然是临床判断自身免疫病的重要依据，但不是唯一的依据，还必须结合临床的其他资料才能做出正确的诊断。

组织器官的病理性损伤和相应的功能障碍。自身免疫病患者体内产生的自身抗体或致敏淋巴细胞与相应的自身组织抗原结合，通过不同的方式造成组织器官的免疫损伤和功能障碍而致病。例如，自身免疫性甲状腺炎主要表现为淋巴细胞浸润的局部炎症性病变和功能低下，自身免疫性溶血性贫血主要表现为红细胞破坏过多而导致贫血，重症肌无力症主要表现为神经肌肉连接处的兴奋传递障碍。但也有些自身免疫病的组织损伤是多器官系统的，如系统红斑狼疮既可出现溶血和血小板破坏增多，也可出现肝、肾、肺、皮肤、浆膜腔等部位的病变和相应的功能障碍。器官损伤的特异性是相对的，因为在自身免疫病发展过程中自身抗体与自身抗原结合形成免疫复合物时，可以沉积于其他组织而导致损伤。这可以解释自身免疫病患者的许多非特异症状和多种自身免疫病交叉重叠的现象。

自身免疫病常可在动物中复制出类似的疾病模型，或者通过将患者血清或淋巴细胞注入正常动物而引起相应的疾病或表现。如在多种动物（鼠、兔等）中用甲状腺组织匀浆与佐剂混合后给动物注射，可复制出与人类自身免疫性甲状腺炎类似的病变。从电鳗肌组织提取乙酰胆碱受体作抗原，注射到动物（鼠、兔、猴等）可复制出实验性肌无力症。用重症肌无力症患者血清或其 IgG 部分给正常小鼠注射，接受注射的动物在 12～24h 后表现出肌无力症状。另外，实验室研究中陆续发现一些自身免疫病高自发率的动物品系，如一种 NZB 品系小鼠的自身免疫症候群与人类系统红斑狼疮的表现十分相似。这些实验性模型提供了异常免疫反应能够导致自身免疫病的证据。

除少数继发性自身免疫病（如药物所致的免疫性溶血性贫血和血小板减少症、某些慢性活动性肝炎等）外，大多数自身免疫病的病因尚未能确定。虽然有不少临床和实验研究资料表明，病毒感染同自身免疫病的发生有密切关系，但未得到一致公认。自身免疫病患者体内常可检出病毒抗原和抗病毒的抗体。例如，系统红斑狼疮患者的淋巴细胞和肾组织曾发现病毒样颗粒，血清中也可检出与病毒抗原起反应的抗 ds-DNA 抗体；在类风湿关节炎患者血清中可检出一种抗体，它能与 EB 病毒诱发的人类 B 淋巴母细胞株的核抗原起特异的沉淀反应，这种类风湿关节炎的核抗原只存在于 EB 病毒感染的细胞。另外，在一些病毒（如 EB 病毒、黏病毒、肝炎病毒、巨细胞病毒、柯萨奇病毒和逆转录病毒属等）感染时常伴发自身免疫应答过程，但至今尚不能肯定病毒感染就是自身免疫病的原因。

自身免疫反应的强度与自身免疫病的病情密切相关。如系统红斑狼疮患者在病情活动时，多种自身抗体的滴度常明显增高，而在病情缓解时自身抗体的滴度降低。重症肌无力症的轻型或仅眼肌无力的患者，其血清中抗乙酰胆碱受体的抗体滴度较低，经治疗后症状缓解者血清中抗体可转为阴性，而伴有全身症状的重症患者血清抗体的滴度常处于高水平。

自身免疫病的临床经过常呈现反复发作和慢性迁延的过程。这在某些慢性活动性肝炎患者中表现更为突出。可能在病毒感染后患者的免疫功能下降，不能有效地清除进入血循环中的病毒；病毒和自身抗体或致敏淋巴细胞不断破坏感染的肝细胞；或者改变了肝细胞的抗原性质，后者可被免疫系统识别而进一步诱发自身免疫应答反应。免疫应答反应一旦被激发之后，其生物扩大效应就可能持续下去，反应就很难中断。其他的自身免疫病（如系统红斑狼疮、类风湿关节炎、重症肌无力症等）也都表现出反复发作和进行性加剧的特点。

自身免疫病的发生有一定的遗传倾向性。在家系调查中早就发现某些自身免疫病在同一家族内的发病率比其他一般家庭要高，提示遗传因素在自身免疫病的发病中起作用。

（二）引起自身免疫疾病的外源化学物

很多能诱发超敏反应的外源化学物都可以引起自身免疫性疾病，其中许多是药物（表 11.7）。

表 11.7　引起人群自身免疫性疾病的外源化学物

外源化学物		自身免疫性疾病
重金属	金	免疫复合物性肾小球肾炎
	镉	免疫复合物性肾小球肾炎
	汞	免疫复合物性肾小球肾炎
药物	锂	自身免疫性甲状腺病
	青霉素	自身免疫性溶血性贫血
	甲基多巴	自身免疫性溶血性贫血、自身免疫性肝炎
	吡啶硫胺素	天疱疮
	氟烷	自身免疫性肝炎
有机溶剂、工业化学物	联苯胺	系统性红斑狼疮
	多溴联苯	自身免疫性甲状腺疾患
	多氯联苯	自身免疫性甲状腺疾患
	氯乙烯	全身性硬皮病
食品中的化学物、食品添加剂	酒石酸	系统性红斑狼疮
	掺假的菜籽油	全身性硬皮病

（三）外源化学物引起自身免疫的机理

外源化学物引起自身免疫的机理尚不清楚，但下述 3 方面因素和自身免疫疾病发生相关：①抗原方面的因素（免疫隔离部位抗原的释放、自身抗原改变和分子模拟）；②免疫系统方面的因素（MHCⅡ类分子的异常表达、免疫忽视的打破、调节性 T 淋巴细胞功能失常、AICD（activation induced cell death，活化诱导的 T 细胞凋亡）障碍、淋巴细胞的多克隆激活和表位扩展）；③遗传方面的因素。

关于外源化学物引起自身免疫反应和自身免疫病，其基本病理特征为化学物质作为自身抗原，刺激机体免疫活性细胞，特别是辅助 T 淋巴细胞，进而激活 B 淋巴细胞，产生一种或多种抗自身抗体，与靶部位的自身抗原结合，形成抗原抗体复合物，导致相应的组织或器官发生结构改变和功能障碍。如氯化汞引起的自身免疫性肾炎，可见染毒鼠血清 IgE 和 IgG 浓度显著升高，T 淋巴细胞依赖性淋巴结明显增大，脾脏 IgG 分泌细胞增多，血清抗核抗体、抗 DNA 抗体和抗肾小球基底膜抗体阳性，病理切片可见肾小球基底膜和外周血管有线状或颗粒状免疫复合物沉积。

四、化学致癌物质诱发的肿瘤免疫

肿瘤的病因是十分复杂的，但大量流行病学调查和动物实验证明人类肿瘤的 80%～85% 是由环境因素引起的，其中包括食品中的化学因素，因此化学致癌是人们关注的问题，化学致癌物引起的肿瘤免疫更是当前人们研究的特点。

（一）肿瘤细胞的抗原及其特点

正常细胞在突变、转化成细胞的过程中基因发生变化导致细胞膜结构及成分的改变，也就是抗原性发生变化。癌细胞抗原的主要特点是器官特异抗原的丢失、胚胎性抗原的重现及新生肿瘤特异抗原的出现。肿瘤特异抗原（tumor specific antigen，TSA）只存在于肿瘤细胞而不存在于正常细胞。在动物中这类肿瘤抗原是由移植排斥实验来证实的，所以也称为肿瘤特异移植抗原（tumor-specific transplantation antigen，TSTA）。肿瘤相关抗原（tumor associated antigen，TAA）是另外一类存在于肿瘤细胞表面的大分子，这类物质并非肿瘤细胞所特有，但在细胞癌变时其含量明显增加，只有量的变化而缺乏严格的肿瘤特异性。带瘤宿主的免疫系统不能识别这类抗原，因它们不具有抗原性。但这类抗原的出现与肿瘤有关，因此称它们为肿瘤相关抗原。胚胎性抗原即这一类抗原的代表，如癌胚抗原与消化道肿瘤有关，甲胎蛋白与肝癌有关。肿瘤抗原能诱导机体产生抗肿瘤免疫应答反应，是肿瘤免疫诊断和免疫防治的分子基础。

（二）化学致癌物诱发肿瘤的特点

化学致癌物诱发的肿瘤所表达的肿瘤抗原的特点是特异性高而抗原性弱，常表现出明显的个体特异性，即用同一化学致癌物诱发的肿瘤，在不同的宿主体内，甚至在同一宿主不同部位发生的肿瘤具有互不相同的抗原性。另外，化学致癌物致癌性不同，所致肿瘤抗原性强弱也不同，如由三甲基胆蒽诱导小鼠肉瘤，其抗原性较二苯丙蒽诱变者为强，而由二苯酰吡喃诱发的小鼠肉瘤抗原性则弱。肿瘤发病潜伏期短，抗原性较强，潜伏期长，抗原性弱。在纯系动物中用化学致癌物诱发出的肿瘤最明显的特点是肿瘤抗原具有个体特异性，如用三甲基胆蒽诱发的大鼠肉瘤抗原，只能对自身的大鼠抗血清起特异性免疫反应，而其他的同系大鼠同样是由三甲基胆蒽诱发的肉瘤彼此无交叉反应。也有人发现，用同一种化学物质在同一宿主的不同部位诱发的两个肿瘤，其抗原性也不尽相同。

（三）机体的抗肿瘤免疫机理

正常机体每天有许多细胞可能发生突变，并产生有恶性表型的瘤细胞，但一般不会发生肿瘤。对此，Burner 提出了免疫监视学说，认为机体免疫系统通过细胞免疫机理能识别并特异地杀伤突变细胞，使突变细胞在未形成肿瘤之前即被清除。但当机体免疫监视功能不能清除突变细胞时，则可形成肿瘤。

机体抗肿瘤免疫的效应机理可从体液免疫和细胞免疫两个层面加以解释。

1. 体液免疫机理

机体抗肿瘤的体液免疫机理包括激活补体系统溶解肿瘤细胞、多种效应细胞如巨噬细胞、NK 细胞、中性粒细胞等发挥的抗体依赖细胞介导的细胞毒作用、抗体的调理作用、抗体封闭肿瘤细胞上的某些生长因子受体和抗体使肿瘤细胞的黏附特性改变或丧失，从而有助于控制肿瘤细胞的生长和转移。

2. 细胞免疫机理

在控制具有免疫原性肿瘤细胞的生长中，T 淋巴细胞介导的免疫应答起重要作用。非特异性免疫应答在肿瘤免疫过程中也发挥着重要作用，主要参与的细胞除了 NK 细胞、T 淋巴细胞和巨噬细胞外，目前认为中性粒细胞、嗜酸性粒细胞也参与了机体的抗肿瘤作用。

（四）免疫毒性与致癌作用

很多化学物可以引起免疫功能下降，特别是细胞免疫功能受到抑制，NK 细胞活性降低，为癌症的发生提供了有利条件。机体正常细胞可在环境因素作用下发生突变并恶性转化形成肿瘤细胞，这时在肿瘤细胞表面出现新的抗原，此时机体可通过免疫监视作用识别肿瘤抗原是"外来"或"非己"细胞，从而调动免疫系统进行防御，直到最后消灭肿瘤细胞。近年来 NK 细胞在免疫监视中的作用越来越受到重视，已证明化学致癌物的致癌作用是与 NK 细胞活性有关的。有人曾用 10 种多环芳烃物质进行实验证实，凡是具有免疫抑制作用的多环芳烃物质都具有致癌作用，免疫抑制作用的大小与致癌作用的强弱是相一致的。

第三节　食品中外源化学物免疫毒性的常见分析方法

免疫毒理学实验的主要目的是观察外源化学物对实验动物免疫系统产生的不良影响和探讨其影响机理。通过免疫毒理学实验观察动物的免疫功能是否受到抑制或产生免疫缺陷；是否降低了机体抵抗力；是否产生超敏反应；以及引起这些反应可能的原因。免疫毒理学的研究方法大致可分为免疫学方法、检测细胞因子的方法和转基因动物模型 3 类。这些方法各有其优缺点，几种方法的联合应用能够更加全面地评价外源化学物的免疫毒性或了解免疫毒作用的机理。

　　目前还没有一种免疫毒理学实验方法能够全面地反应外源化学物对整个免疫系统的影响，因此往往采用一组实验来观察外源化学物的免疫毒性。一些国家和有关组织先后推出各自的实验组合，包括动物免疫毒性检测方案（表 11.8）和人群免疫毒性检测方案（表 11.9）。各种实验组合之间大同小异，就啮齿类动物免疫毒性检测方案而言，一般包含以下几个方面：①免疫器官重量和组织形态学的改变；②淋巴组织、骨髓和外周血白细胞细胞结构的定量变化；③免疫细胞效应和调节功能的损害；④对病原体和移植瘤的易感性增加。

表 11.8　国内推荐的实验动物免疫毒性检测方案（北京大学医学部，2019）

项目	检测内容
病理毒性	脏器重量：体重、脾脏重、胸腺重 一般血液学检查：白细胞总数及分类
体液免疫	TD 抗原——羊红细胞的抗体空斑实验 血清抗体滴度（血凝法、酶免疫吸附分析法）
细胞免疫	淋巴细胞转化实验 T 细胞数——醋酸萘酯酶染色法 迟发型超敏反应
巨噬细胞功能	腹腔巨噬细胞对鸡红细胞的吞噬作用 单核巨噬细胞对碳粒的廓清能力
宿主抵抗力	对肿瘤细胞的敏感性（TD10-20） 内毒素的过敏反应（LD10-20）

表 11.9　WHO 推荐的人群免疫毒性检测方案

项目	内容
1	全血细胞计数及分类
2	抗体介导免疫（检测一项或多项） 对蛋白抗原的初次抗体反应 血清中免疫球蛋白水平（IgM、IgG、IgA、IgE） 对蛋白抗原的二次抗体反应（白喉、破伤风或脊髓灰质炎） 对回忆抗原的增殖反应
3	用流式细胞仪分析淋巴细胞的表型 分析淋巴细胞表面标记 Cly3、CD4、CD8、CD20
4	细胞免疫 用试剂盒检测皮肤迟发型过敏反应 对蛋白抗原的初次迟发型超敏反应 对血型抗原的天然免疫（如抗 A、抗 B）

项目	内容
5	自身抗体和炎症
	C-反应蛋白
	自身抗体滴度
	对过敏原产生的 IgE 水平
6	非特异性免疫的检测
	NK 细胞数（CD56 或 CD60）或对 K562 细胞的溶解性
	吞噬作用（氮蓝四唑法或化学发光法）
7	临床化学指标检测

一、细胞学和免疫病理学检查

病理学检查对于评价外源化学物对机体免疫功能的影响十分有用。实验动物接触外来化合物后，外源化学物免疫系统的毒作用可表现为淋巴器官重量或组织学的变化、淋巴组织及骨髓的细胞量或质的变化和外周血淋巴细胞数的改变。因此为了观察化学物质对免疫功能的影响，首先可对免疫器官进行大体解剖观察，如果发现胸腺重量下降和胸腺发生萎缩，就应着重检查细胞免疫功能；有人观察到动物接触己烯雌酚、二噁英或环磷酰胺后，胸腺重量与细胞免疫功能状况呈很好的正相关。

细胞学和免疫病理学检查主要包括淋巴器官重量、组织病理学检查及流式细胞术检测细胞表面标记。

（一）淋巴器官的重量

实验动物接触外源化学物后，对免疫系统的毒作用可表现为淋巴器官重量的改变。通过称重了解淋巴器官重量的变化，最常用来检测淋巴器官重量的是胸腺、脾脏、淋巴结。根据接触外源化学物的途径，对不同部位的淋巴结进行称重，如经口接触则对肠系膜淋巴结称重，经呼吸道接触则对支气管淋巴结称重。进行肠系膜淋巴结称重时应注意将周围的脂肪组织去除干净，以保证称重的准确。

为了检测外源化学物对实验动物机体的免疫功能是否有不良影响，在实验结束后常要对其胸腺及脾等免疫器官及动物肝脏和肾脏进行大体观察，并称其重量，计算其脏器系数，必要时进行组织学检查。脏器系数是指每 100g 体重的某一脏器（湿重）的重量（g），常用来评价器官毒性损伤的程度。胸腺萎缩与否是评价细胞免疫功能状态的一个十分有用的指标，脾脏重量减轻或脾淋巴滤泡萎缩表明机体的体液免疫功能降低。

（二）组织病理学检查

常规的病理毒理学检查有助于评价外源化学物的免疫抑制能力。除对胸腺、脾脏及淋巴结进行病理检查外，根据暴露途径的不同，对黏膜免疫系统和皮肤免疫系统的组织病理也应进行检查。开始用常规的苏木素-伊红染色，进一步针对特殊的细胞类型可采用免疫酶染色法。

有许多单克隆抗体可用来对小鼠、大鼠及人的免疫细胞的分化抗原、细胞黏附分子及活化的标记进行测定。组织病理学的检查只能对所产生的影响做半定量的估计。

（三）流式细胞术检测细胞表面标记

荧光激活的细胞分类仪（fluorescence activated cell sorter，FACS）是用于流式细胞术的一种自动分析仪器，其利用免疫荧光与细胞生物学、流体力学、光学和电子计算机等多种技术，进行细胞和分子水平研究。用 FACS 分析外源化学物对细胞表面标记的影响，是鉴定化学物免疫毒性十分敏感的指标。可进行血液学检查，主要进行白细胞总数的测定和白细胞的分类计数。

二、细胞免疫功能的测定

测定细胞免疫功能的方法有体内法和体外法。体内法包括迟发型超敏反应、皮肤移植排斥反应、移植物抗宿主反应；体外法包括淋巴细胞增殖实验、T 淋巴细胞毒性实验及淋巴因子的产生实验等。体外法虽然经常采用，但是体内法测定迟发型超敏反应应用更广。通常迟发型超敏反应可以反映机体细胞免疫状况。这些方法中，T 淋巴细胞的细胞毒作用、迟发型超敏反应和淋巴细胞增殖实验是 3 种最常用的实验方法。

（一）迟发型超敏反应

迟发型超敏反应是依赖 T 淋巴细胞的反应，其主要特征是致敏机体在抗原攻击部位出现迟发型炎症反应，又称接触性过敏反应。迟发型超敏反应是在整体动物身上进行的实验，它比用体外实验更能反映外源化学物对机体免疫功能的影响。

在人体检测迟发型超敏反应可采用皮试法。皮试法中所用的抗原有特异性病原微生物性抗原，如结核菌素、白喉病毒、腮腺炎病毒等；还有非特异性抗原，如二硝基氯苯、二硝基氟苯及植物血凝素等。结果判定是根据硬结的纵横直径平均值，一般在5mm 以上为阳性反应。

动物迟发型超敏反应检测常用钥孔戚血蓝蛋白、绵羊红细胞、牛血清白蛋白等。在用绵羊红细胞作为抗原时，一般致敏剂量为 1×10^8 个细胞，致敏注射部位可在背部皮下注射或腹腔注射，经过 5d 后用 1×10^8 个/20μL 的绵羊红细胞注射一侧足掌，另一侧足掌注射生理盐水。24h 后用精密卡尺测量双侧足垫的厚度，并以双侧足垫厚度的差值来表示。

（二）淋巴细胞增殖实验

淋巴细胞增殖实验是测定 B 淋巴细胞和 T 淋巴细胞功能的简便方法，重复性也较好。在进行该实验时需用有丝分裂原刺激淋巴细胞转化，常用的有丝分裂原有细菌脂多糖、植物血凝素、刀豆素等，细菌脂多糖主要刺激 B 淋巴细胞，植物血凝素、刀豆素刺激 T 淋巴细胞。

可采用外周血分离淋巴细胞培养法或微量全血培养法。其原理是将外周血或分离的白细胞和植物血球凝集素混合进行体外培养，数日后取培养细胞作涂片染色和镜检，可见大部分淋巴细胞转化为体积较大的原始淋巴母细胞，细胞核内生成核仁，并有部分细胞发生分裂的现象。由于植物血球凝集素只激发 T 淋巴细胞转化，因此计数 200 个淋巴细胞，计算出转化细胞的百分率，即得淋巴细胞转化率（简称转化率）。T 淋巴细胞主要参与机体的细胞免疫，故淋巴细胞转化实验反映的是机体的细胞免疫功能状态。

此外，^{3}H-胸腺嘧啶核苷（简称^{3}H-TdR）掺入实验也是体外淋巴细胞转化实验的一种方法，该方法客观、重复性好、结果准确。其原理是当淋巴细胞受到分裂原（如植物血球凝集素等）或特异性抗原刺激而发生转化时，必然伴有 DNA 的大量合成，此时若将具有放射性的^{3}H-TdR 加到培养液内，则可作为 DNA 的原料被摄入转化的细胞内，因此测定细胞内放射性物质的相对数量（以脉冲数表示）就能客观地反映淋巴细胞对刺激物的应答水平。

目前国外的免疫毒理学工作者常常选择混合淋巴细胞培养法来进行淋巴细胞转化实验。混合淋巴细胞培养又可分成双向法和单向法两种。双向混合淋巴细胞培养法的原理是将同种异体的淋巴细胞共同培养，由于相互刺激，双方淋巴细胞发生增殖、分化和形态上出现母细胞化的转变。其增殖程度与不相容性程度成正比，因此免疫毒理学实验中常将淋巴细胞增殖程度看作淋巴细胞反应能力强弱的标志。单向混合淋巴细胞培养法的原理主要是应用检测混合淋巴细胞培养中某一方淋巴细胞反应的能力，将另一方的淋巴细胞先以 X 射线或丝裂霉素 C 处理，使其失去增殖反应能力但仍保持抗原性，作为刺激细胞与被检淋巴细胞混合培养，以检测未经处理的被检淋巴细胞的增殖反应能力。

淋巴细胞增殖反应在检测外源化学物对免疫系统毒性上不是一个灵敏的方法，这是因为细胞在体外培养条件下，需经几天时间才能达到反应的高峰，这段时间有些受到损伤的细胞得到恢复，这是体外实验或半体外实验的一个共同问题。

（三）T 淋巴细胞的细胞毒实验

细胞毒 T 淋巴细胞（细胞毒性 T 淋巴细胞介导的实验）能够确定细胞毒 T 淋巴细胞溶解致敏的同源性靶细胞或特异性靶细胞的能力。

常用的方法有^{51}Cr 标记法。在将靶细胞与细胞毒性 T 淋巴细胞混合之前，先用放射性核素^{51}Cr 培育，^{51}Cr 能穿过细胞膜进入胞浆，与胞浆中小分子蛋白质牢固结合，不能自由从细胞内释放。当靶细胞膜被细胞毒性 T 淋巴细胞破坏后，^{51}Cr 被释放进入上清液。因为上清液中放射性强度与细胞杀伤程度成正比，通过测定上清液中放射性强度，就可以判定细胞毒性 T 淋巴细胞的杀伤能力。该方法简单、快速，能定量。缺点是自然释放率较高，需要的靶细胞量多，使用放射性核素不利于安全操作及废物处置，且需特殊测定仪器。因此，多年来人们一直试图寻找可以替代^{51}Cr 标记法的细胞毒性 T 淋巴细胞活性测定方法，如采用荧光标记、流式细胞分析和报告基因等非同位素测定法，这些技术灵敏可靠、简单易行。

（四）CD4/CD8 比值的测定

T 淋巴细胞按其表面抗原及其在免疫应答中的功能分为 CD4 和 CD8 两大亚群。在正常免疫应答的情况下，T 淋巴细胞亚群之间存在着促进或制约的关系，即 CD4 和 CD8 的比值是稳定的。而当 CD4 和 CD8 之间的平衡遭到破坏时，就会表现出异样的免疫应答，如免疫缺陷或自身免疫疾病。在免疫毒理学的实验中，测定 CD4 和 CD8 的比值可直接反应细胞免疫的状况。该方法简单、快速、是国外免疫毒性实验的首选指标之一。目前检测 CD4 和 CD8 的比值的方法有两大类，即免疫荧光法和免疫酶标记法。

免疫荧光法的原理是将淋巴细胞加以分离，制成薄涂片，干燥固定后用荧光标记的 CD 单克隆抗体染色，洗去未结合的荧光抗体后，在荧光显微镜下观察结果，计算 CD4 和 CD8 的比值。免疫酶标记法测定的原理基本与荧光法相同，只是实验中用兔抗鼠 IgG 抗体为二抗代替荧光抗体，加入酶底物后阳性细胞显色，用普通光学显微镜即可观察结果。

三、体液免疫功能测定

有许多方法可用来检测体液免疫功能，包括抗体滴度、抗体生成细胞及 B 淋巴细胞受体实验等。用琼脂单向扩散法测定人血清免疫球蛋白的含量，虽不很敏感，但却是很常用的方法。

（一）溶血空斑实验（hemolytic plaque assay）

溶血空斑实验又称抗体生成细胞的检测，是体外检查和计数产生 IgM 及其他类型 Ig 抗体生成细胞的一种方法。在溶血空斑实验测定时需用抗原免疫动物，常用的抗原有绵羊红细胞、牛血清白蛋白、钥孔戚血蓝蛋白及脂多糖等。动物经绵羊红细胞免疫后 4～5d，血清中出现特异性抗体，脾脏中有大量抗体形成细胞。对抗体可用血凝法、酶免疫吸附分析法、免疫电泳、免疫扩散等方法进行检测，对抗体形成细胞可用 Jeme 改良玻片法、Cunningham 小室法进行测定，方法简单、特异，不需要特殊的仪器，在很多实验室里均可进行。

琼脂平板溶血空斑实验的原理是将绵羊红细胞免疫 4d 的小鼠取出脾脏制成脾细胞悬液，在半固体琼脂凝胶介质中使脾细胞与绵羊红细胞混合，浇在平皿内使之形成薄层，37℃恒温孵育。抗体生成细胞可释放溶血性抗体，使其周围的绵羊红细胞致敏，在补体参与下导致脾细胞周围的绵羊红细胞直接溶血，在其周围形成一个肉眼可见的局部性的圆形透明溶血区，称为溶血空斑。该方法测出的细胞主要是 IgM 抗体生成细胞，每个空斑表示一个抗体生成细胞，空斑大小表示抗体生成细胞产生抗体的多少。除琼脂平板溶血空斑实验外，也可采用琼脂玻片溶血空斑实验，其原理与琼脂平板法相同。

（二）单向免疫扩散实验测定血清中 IgG、IgA 和 IgM

该方法的原理是将一定量的抗体（一般采用的是特异性抗血清）与加热融化的含缓冲液的琼脂或琼脂糖在 56～60℃ 混匀后，浇于玻璃板或平皿上，成为适当厚度的凝胶层。打孔后加入一系列不同浓度的标准抗原，在合适的温度、湿度环境中，经过一定时间，抗原由小孔向四周呈辐射状扩散，与已混匀在琼脂凝胶中的抗体相互作用。当抗原扩散到一定的距离，抗原和抗体形成的沉淀到一定时间后不再继续增大，此时沉淀环的大小（直径或面积）与抗原浓度在一定范围内呈直线关系。以抗原浓度的对数作为横坐标，以环直径或面积作为纵坐标绘制标准曲线。该方法可以测定体液中多种免疫球蛋白，如 IgG、IgA 和 IgM 等。

四、单核-巨噬细胞功能测定

巨噬细胞在免疫反应中具有很重要的作用，它不仅有非特异性吞噬功能，还参与细胞免疫和体液免疫。巨噬细胞有多种功能，如吞噬作用、胞内杀伤、抗原摄取和处理、产生干扰素以及对感染细胞或恶变细胞的杀死和溶解作用等。

巨噬细胞功能测定包括：①体内清除率，由对^{125}I-甘油三油酸或胶体碳粒的摄取，评定网状内皮系统的清除能力；②体外对颗粒的吞噬作用，吞噬量和吞噬率对细菌的杀灭能力；③胞内杀灭郁积作用，巨噬细胞抑制白血病靶细胞生长的能力；④细胞溶解生化测定，杀灭和溶解肿瘤靶细胞的能力对溶酶体酶系统激活作用的测定。

（一）观察巨噬细胞吞噬功能的滴片法

该法的原理是巨噬细胞具有吞噬功能，是机体的非特异性免疫指标之一。将鸡红细胞注入小鼠腹腔后，小鼠腹腔内巨噬细胞迅速聚集，吞噬鸡红细胞，若干小时后，用 Hank's 液冲洗小鼠腹腔，并用冲洗液滴片，温育后染色。在油镜下计数并计算巨噬细胞的吞噬百分比和吞噬指数，据此来判断巨噬细胞的吞噬功能。通常油镜下每一滴片分析 100 个巨噬细胞，记录每个巨噬细胞是否吞噬了鸡红细胞以及吞噬鸡红细胞的数目。

$$吞噬百分率＝\frac{吞噬鸡红细胞的巨噬细胞数}{100 个（巨噬细胞数）}×100\%$$

$$吞噬指数＝\frac{100 个巨噬细胞吞噬鸡红细胞的总数}{100}$$

（二）碳粒廓清实验

碳粒廓清实验的原理是小鼠肝脏和脾脏血管内固有的吞噬细胞能吞噬碳粒，如果静脉注入碳粒，上述细胞可以将其从血流中除去。正常小鼠肝脏枯否氏细胞吞噬清除 90％碳粒，脾脏巨噬细胞约吞噬清除 10％碳粒。从而自定量静脉注入印度墨汁（碳粒悬液）起计时，间隔一定时间取静脉血，测定血中碳粒的浓度，用血流中碳粒廓清的速度可以间接表示单核细胞的功能。血流中碳粒浓度的对数与注入碳粒后取血的时间呈直线关系，直线的斜率 K，即吞噬指数，表明吞噬碳粒的速度。K 值大小除了与吞噬细胞的吞噬活性有关外，还与小鼠肝脏、脾脏的重量有关，因此 K 值需进行校正。

第十二章 食品安全风险评估

 内容提要

本章分别介绍了食品安全风险分析框架的 3 个组成部分：风险评估、风险管理及风险交流，并重点介绍了风险评估 4 个阶段的内容、风险评估方法及实施步骤。

 教学目标

1. 熟悉食品安全风险分析的基本框架。
2. 掌握食品安全风险评估的基本方法和步骤。
3. 了解风险管理和风险交流的内容和原则。

 重要概念及名词

风险评估　暴露评估　安全边界比　风险管理　风险交流

 思考题

1. 风险分析主要由哪几部分组成？各部分之间的关系是什么？
2. 什么是风险评估？风险评估由哪几个部分组成？
3. 什么是剂量-反应关系评估？剂量-反应关系的外推存在哪些不确定性？
4. 暴露评估准则是什么？
5. 以食品中邻苯二甲酸酯类为例，说明风险评估过程。
6. 风险管理的主要内容及一般原则是什么？
7. 什么是风险交流？风险交流的内容和原则是什么？

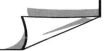

第一节　食品安全风险分析概述

近些年来，食品质量安全管理日益受到我国政府和社会的关注。为了提高管理能力和管理效果，迫切需要在管理中引入科学理念，而风险分析是国际上公认的一种先进的食品安全管理理念。对食品安全实施风险分析既能体现管理的科学性，同时也能为制定食品安全监管措施提供合理的依据。通过风险分析，找出食品中风险最大的因素，然后对其进行重点监管，这样可以在很大程度上提高监管效率。

一、风险分析概述

风险分析就是对风险进行评估，根据评估结果制定相应的风险管理措施，以便将风险控制在可接受的范围内，并且保证风险各相关方能够顺畅地交流风险信息的过程。风险分析广泛应用于多个领域，如航天、金融、保险、电信、军事情报等行业，最早出现在环境科学危害控制领域中，到了 20 世纪 80 年代，随着国际食品贸易的不断扩大和食品危害的不断增加，风险分析开始应用在食品安全领域。其中航天食品最先引入风险分析，其主要原因是基于安全存在的危害和尽可能采取防范措施两个方面。

二、风险分析的组成

风险分析通常包括风险评估、风险管理和风险交流 3 个组成部分（图 12.1）。其中风险评估是整个风险分析体系的核心和基础，三者相互联系，互为前提。风险评估是风险分析的科学基础，为风险管理和风险交流提供基础数据和科学依据。风险管理就是制定政策，而制定的政策又会影响风险评估。风险评估和风险管理的结果都要经过风险交流而进入使用阶段，使用的信息又反馈给风险评估与风险管理。风险评估由危害识别、危害特征描述、暴露评估和风险特征描述 4 个部分组成。危害识别采用的是定性方法，危害特征描述、暴露评估、风险特征描述可以采用定性方法，但最好采用定量方法。风险管理的首要目标是通过选择和实施适当的措施，尽可能有效地控制食品风险，从而保障公众健康。措施包括制定最高限量，制定食品标签标准，实施公众教育计划，通过使用其他物质或者改善农业或生产规范以减少某些化学物质的使用等。风险管理可以分为4 个部分：风险评价、风险管理选择评估、执行管理决定以及监控和审查。为了确保风险管理政策能够将食源性风险减少到最低限度，在风险分析的全部过程中，相互交流起着十分重要的作用。

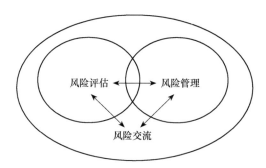

图 12.1　风险分析的组成部分及相互关系

三、风险分析的主要特征

食品安全风险分析就是对食品中危害人体健康的因素进行评估，根据风险程度确定相应的风险管理措施以控制或降低食品安全风险，并且在风险评估和风险管理中保证风险利益相关方风险交流的顺畅、有效。食品安全风险分析将整个食物链各环节的物理性、化学性和生物性危害均列入风险评估的范围，定性或定量地描述风险特征，考虑评估过程的不确定性，权衡风险与管理措施的成本效益，不断检测管理措施的效果并及时利用发现的各种食品安全信息进行交流并做出相应调整。

四、风险分析与 HACCP 体系

风险分析中的风险评估一般由专门机构完成，其结果在一定范围内可普遍适用。危害分析的临界控制点（hazard analysis critical control point，HACCP）体系可确定具体的危害，并制定控制这些危害的预防措施。在制定具体的 HACCP 计划时，必须确定所有潜在的危害，而这些危害的消除或者降低到可接受的水平是生产安全食品的关键。然而，确定哪些潜在危害是必须控制的，这需要包括以风险为基础的危害评估。这种危害评估将找出一系列显著性危害，并应当在 HACCP 计划中得到反映；另外，HACCP 体系包括关键控制点（critical control point，CCP）的确定过程，使加工过程中的某些参数达到特定要求，以生产出安全的食品。HACCP 体系中的危害分析（hazard analysis，HA）实际上运用了定性风险评估的原理，因为风险评估的第一个步骤危害确定（hazard identification，HI）与 HA 是相类似的。例如，HI 和 HA 都可能考虑到流行病学调查的数据资料，包括风险因素、食物载体、不良健康后果、疾病特性和严重程度以及对敏感人群的影响等。结合成本-效益分析，风险评估的结果可用于确定 HACCP 计划所要求的产品的可接受性或操作目标；同时风险分析可用来对 HACCP 体系的实施效果进行评价。研究食品中各种危害物的风险评估的定量方法，将会促进和改善 HACCP 的应用。

五、政府实施食品安全风险分析的效益

近几年，我国食品安全事件频发，食品质量安全也成为社会关注的焦点。保障人民的食品安全是政府的基本责任，实施食品安全风险分析有着重大的意义。

1. 有效预防食品安全风险

由于食品安全问题具有复杂性和多样性，传统的监管方式表现出了较低的效果和效率。政府参与其中实施风险分析这种监管方式由于能够最有效地将风险控制在萌芽状态，因此起到了很好地预防食品安全风险的作用。

2. 高效整合现有监管资源

我国传统的食品安全管理体制是以分段管理为主的体制，各部门各自为政，导致资源浪费严重。建立在风险分析之上的管理体制，各部门可紧紧围绕着风险运作，避免了各部门凭主观意志而进行的割裂式管理，极大地整合了现有的资源。

3. 科学提供食品安全监管依据

风险分析建立了一整套科学系统的食源性危害的评估、管理理论，为制定国际上统一协调的食品安全标准体系奠定了基础。另外，在风险分析过程中，评估者和管理者的职能划分也保证了监管的科学和客观。

4. 促进国际贸易公平进行

随着经济全球化和贸易国际化的发展，食品安全问题不断出现跨国界的趋势，食品标准的差异性影响着双边或多边贸易，食品安全风险分析成为国际解决贸易争端的重要手段。我国为了在国际贸易中有更多的平等性，也必须建立以食品安全风险分析为基础的贸易准则，加快食品风险分析的进程，进一步完善我国的食品安全风险分析机理。

第二节　风险评估

一、风险评估和 WTO 的《SPS 协定》

风险评估是一个识别存在的不确定性，以及对暴露于危险因素的特定情况下，对人类或环境产生不良影响的可能性和严重程度的评估过程。鉴于危险性分析在食品标准的制定以及食品安全监督、管理中进行决策的重要性，FAO、WHO 召开多次会议，旨在鼓励各成员国在制定本国《实施卫生与植物卫生措施协定》（简称《SPS 协定》）及参与制定国际食品法典标准中应用这些原则，从而达到协调一致和减少贸易争端的目的。世界贸易组织（World Trade Organization，WTO）的《SPS 协定》明确规定，成员国应确保其卫生和植物卫生措施是采用有关国际组织制定的风险评估方法，根据本国具体条件，对人、动物或植物的生命或健康进行危险性评估的结果所制定。鉴于 WTO 的《SPS 协定》规定在"确定各国适当的卫生和植物卫生措施的保护水平"时，应以危险性评估的结果为主要依据（《SPS 协定》第 5 条），其重要性不言而喻。

二、风险评估和风险管理的相对地位

科学的风险评估是维护消费者健康、保障食品安全并进行风险管理决策的基础。因此，将风险评估与风险管理的功能分开并充分考虑它们之间的影响，是风险分析的基本原则。

风险管理是根据风险评估的结果由管理者权衡可接受的、减少的或降低的风险性，并选择和实施适当措施的管理过程，包括制定和实施标准在内的各种 SPS 措施。风险管理是一个纯政府行为。政府接到专家的评估报告以后，根据当时当地的政治、经济、文化、饮食习惯等因素来制定政府的管理措施。换言之，尽管各国在制定食品安全标准时所采用的危险性评估结果是一致的（均出自于国际专家评估），但所制定出标准的内容往往不同。总之，风险评估是一个由科学家进行的科学过程，而风险管理则是由政府部门管理者进行的决策过程；两者的性质决然不同，但关系密切。

三、评估风险的科学方法

风险评估的过程可以分为 4 个阶段：危害识别、危害特征描述、暴露评估，以及风险特征描述（图 12.2）。危害识别采用的是定性方法，其余三步可以采用定性或定量方法。相对于微生物危害而言，这一方法更适用于化学危害，这主要是因为考虑许多混淆因素比较困难。因此，对微生物危害来说，这一方法仍停留在概念的应用阶段。

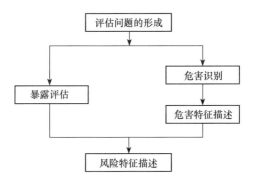

图 12.2 风险评估的过程

（一）危害识别

危害识别主要是指要确定某种物质的毒性，在可能时对这种物质导致不良效果的固有性质进行鉴定，目的在于确定人体摄入化学物的潜在不良作用、不良作用产生的可能性以及产生这种不良作用的确定性和不确定性。由于资料往往不足，进行危害识别的最好方法是证据加权。该方法对不同研究的重视程度顺序为流行病学研究、动物毒理学研究、体外实验以及最后的定量结构-反应关系。

（二）危害特征描述

危害特征描述一般是由毒理学实验获得的数据外推到人，计算人体的每日容许摄入量（严格来说，对于食品添加剂、农药和兽药残留，为制定每日容许摄入量）；对于污染物，为制定暂定每周耐受摄入量（针对蓄积性污染物如铅、镉、汞）或暂定每日耐受摄入量（针对非蓄积性污染物如砷）；对于营养素，为制定每日推荐摄入量。目前，国际上由 JECFA 制定食品添加剂和兽药残留的每日容许摄入量以及污染物的 PTWI/PTDI 值，由国际食品法典农药残留委员会（Joint FAO/WHO Meeting on Pesticide Residues，JMPR）制定农药残留的每日容许摄入量）。由于食品中所研究的化学物质的实际含量很低，而一般毒理学实验的剂量又必须很高，因此在进行危害描述时，就需要根据动物实验的结论对人类的影响进行估计。为了与人体的摄入水平相比，需要把动物实验的数据外推到低得多的剂量，这种剂量-反应关系的外推存在质和量两方面的不确定性；此外，剂量的种属间度量系数也是目前争论很大的问题。致癌物可分为遗传毒性致癌物和非遗传毒性致癌物，前者能够直接或者间接引起靶细胞的遗传改变，其主要作用靶是遗传物质，后者作用于非遗传位点，可能导致细胞增殖和/或靶位点的持续性的功能亢进/衰竭。某些非遗传毒性致癌物（称为啮齿类动物特异性致癌物）在剂量大小不同时会产生不同的效果（致癌或不致癌），相反，遗传毒性致癌物没有这种作用。因此，从原则上讲，非遗传毒性致癌物可以采用阈值方法如 NOEL[①]-安全系数法进行管理，最重要的就是要根据NOEL 或者 NOAEL 值除以安全系数得出每日容许摄入量。目前，安全系数一般选为100，用以估计实验动物与人体以及人群不同个体之间的差异。遗传毒性致癌物应当采用非阈值法进行管理，一是禁止该种化学物质的商业性使用，二是制定一个极低的可忽略不计的、对健康影响甚微或者社会可接受的风险水平。后者需要对致癌物进行定量的风险评估。

危害特征描述是确定毒作用终点、作用机理和剂量-反应关系。其中剂量-反应关系是危害特征描述的核心内容，多数是基于动物实验的毒理学资料得出的。污染物在食品中的含量往往很低，为了达到一定的敏感度，动物毒理学实验的剂量必须很高，需要把动物实验数据经过处理外推到低得多的剂量。

（三）暴露评估

暴露评估主要根据膳食调查和各种食品中化学物质暴露水平调查的数据进行。通过计算，可以得到人体对于该种化学物质的暴露量。进行暴露评估需要有有关食品的消费量和这些食品中相关化学物质浓度两方面的资料，一般可以采用总膳食研究、个别食品的选择性研究和双份饭研究进行。因此，进行膳食调查和国家食品污染监测计划是准确进行暴露评估的基础。食品污染物暴露评估的目的在于求得某危害物的剂量以及暴露的频率、时间长短、途径和范围等。由于剂量决定毒性，关于污染物的膳食摄入量估计需要食品消费量和这些食品中相关化学物浓度的相关资料。需要注意的是，在暴露评估中没有一个数据能够代表所有个体的消费量以及消费相关物质浓度。因此，饮食成分的暴露评估经常需要建立模型来代表真实的暴露情况。

（四）风险特征描述

风险特征描述是就暴露对人群产生健康不良效果的可能性进行估计，如果是有阈值的化学物，则人群风险可以通过动物无作用剂量与人暴露量的比值即安全边界比 MoS（margin of safety）来描述。

安全边界比 MoS＝NOAEL（animal）/EXP[②]（human）

如果 MoS≥100，该危害物对食品安全影响的风险是可以接受的。

如果 MoS<100，该危害物对食品安全影响的危险性超过了可以接受的限度，应当采取适当的风险管理措施。

此外，如果所评价的化学物质没有阈值，对人群的风险是摄入量和危害程度的综合结果。即食品安全风险＝摄入量×危害程度，即评价根据摄入量估计所增加的癌症病例数是可以接受的（不构成危险）或不可接受的（构成危险）。同时，风险特征描述需要

①　NOEL 指 no-observed-effect level，无作用量。
②　EXP 指 exposure，受体剂量或暴露量。

说明风险评估过程中每一步所涉及的不确定性。风险特征描述是整个风险评估过程的最后一步，其结果是给出人体摄入化学污染物对健康产生不良作用的可能性的估计，要考虑危害识别、风险特征描述和暴露评估的结果。在进行风险特征描述时应依赖于科学的数据而不受其他外界因素的影响，需说明评估过程中每一步资料的分析和利用及建模时的不确定性。

四、风险评估的一般特征

风险评估是一个系统的、循序的科学过程，基本内容包括确认食品安全问题、描述风险概况、就风险评估和风险管理的优先性对危害进行排序、为进行风险评估制定风险评估政策、决定进行风险评估及风险评估结果的审议。一般包括危害识别、不良作用与剂量关系评估（数学模型建立）、暴露评估和风险特征描述等过程。风险评估结果的可靠性在很大程度上取决于数据的数量和质量。

五、风险评估方法学

风险评估的重要性使其在国际范围内的使用日益广泛，用于风险评估的方法也在不断发展，尤其是在剂量-反应关系和暴露评估这两方面，下面就方法学做简单介绍。

（一）应用于剂量-反应关系的生物学机理模型

与传统毒理学方法相比，根据解剖结构、生理学、生物化学、毒理学等建立的生物学机理数学模型减少了由各种外推因素不确定性造成的误差，从而使风险评估的不确定性降低，观察毒作用终点提前，更能够客观真实地评估人类所面临的健康风险。生理学基础的药代动力学（physiologically-based pharmacokinetic，PBPK）模型可描述任何器官或组织内化学物及其代谢物浓度的经时变化，以提供其体内分布的资料，并可模拟肝脏等代谢转化的功能，提供毒物体内生物转化的资料。应用 PBPK 模型不仅能够预测在靶组织中毒物原型或其活性代谢物的剂量，为风险评估定量的剂量效应关系研究提供可靠的基础，而且有助于阐明化学危害物的毒作用机理。

基于生物学的剂量-反应关系（biologically base dose response，BBDR）模型根据毒理学机理结合 PBPK 和 PBPD（physiologically based pharmacodynamics，生理学基础的药效动力学）模型，可定量地描述靶组织剂量与毒作用终点之间的关系，能够明确地描述接触外源化学物后所发生的生物学效应或反应，可反映从分子水平、细胞水平到器官水平多个阶段的生物学变化，定量地描述外剂量和毒作用终点的关系。例如 EPA 联合多个机构建立了有机磷农药毒作用的 BBDR 模型，描述了有机磷农药的代谢机理，模拟了抑制乙酰胆碱酯酶活性及活性恢复的全过程，因此能够根据接触剂量较准确地阐述乙酰胆碱酯酶受抑制的时间变化和剂量反应（效应）关系。

（二）概率暴露评估模型

用于计算人群暴露量的点评估方法和简单分布方法由于操作简单、经济，曾被广泛应用。点评估方法把食品消费量和化学物在相关食品中的浓度都视为固定值；简单分布虽然应用于食品消费量的分布数据，但对于化学物残留量或浓度却使用一个固定参数值。当选择代表食品消费量或化学物浓度的数据存在偏高或偏低时就会发生偏差，因此这两种方法都不能反映人群暴露的分布情况及暴露风险的大小。与点评估方法和简单分布方法相比，概率暴露评估模型可用来描述食品化学物的暴露风险分布，如对某一特定的健康影响发生的概率；它也可用于描述最终可能用于概率风险评估的暴露分布。在概率分析的过程中主要采用了 Monte Carlo 模拟分析的方法。在食品化学物的膳食暴露概率分析的模型中，食品消费数据及残留量或浓度数据均使用分布，并且依据每一个输入的分布，找出与暴露过程相一致的数学模型，用随机生成的一些数值来模拟膳食暴露。即一旦模型和输入的数据被选择了，运用合适的软件系统，就可以设置所需的模拟和重复数据，并且可以利用这个模型对所有可能的结果进行分析和判断，也可对一些与暴露评估相关的不确定性因素进行定性。

六、风险评估举例

下面以食品接触制品中邻苯二甲酸酯类增塑剂的风险评估为例，进一步阐述风险评估的实施步骤。

（一）邻苯二甲酸酯类危害识别

1. 致癌、致畸、致突变性

邻苯二甲酸酯类可作用于细胞的染色体，使染色体的数目或结构发生变化，从而改变携带遗传信息的某些基因，使一些组织、细胞的生长失控，产生肿瘤，如发生在生殖细胞，则可能造成流产、畸胎或遗传性疾病。美国国家毒理规划署（National Toxicology Program，NTP）的实验报道了大鼠和小鼠能通过食物长期吸收 DEHP 而引起肝癌，同时 DEHP 的代谢单体 MEHP 也可引起睾丸间质细胞肿瘤。

2. 类雌激素作用

国外学者应用气相色谱-质谱联用技术测定了波多黎各岛 41 名性早熟女童与 35 名发育正常女童的血液样品，发现 DMP[①]、DEP[②]、DBP[③]、DEHP[④]、MEHP[⑤] 的浓度明显高于对照组，68% 性早熟女童血液样品中可以检测出 DEHP（平均 4.5×10^{-7}），与之对照，只有 1 例正常女童血液可以检测出 DEHP（平均 7×10^{-8}），排除其他干扰因素，推测邻苯二甲酸酯类可能与当地女童性早熟有关，具有类雌激素效应。

3. 生殖发育毒性

生殖毒性机理主要是与睾丸 leydig 细胞、sertoli 细胞、germ 细胞等作用，干扰雄

---

① DMP：dimethyl phthalate，邻苯二甲酸二甲酯。
② DEP：diethy phthalate，邻苯二甲酸二乙酯。
③ DBP：dibutyl phthalate，邻苯二甲酸二正丁酯。
④ DEHP：di (2-ethylhexyl) phthalate，邻苯二甲酸二 (2-乙基) 己酯。
⑤ MEHP：monoethylhexyl phthalate，邻苯二甲酸单乙基己酯。

激素合成。越来越多的权威科学家和国际研究小组已认定，过去几十年来男性精子数量持续减少、生育能力下降与吸收越来越多的邻苯二甲酸酯有关。

4. 其他毒性

许多结构不同的环境污染物都能够引起啮齿类动物肝脏过氧化物酶体的增生，如引起过氧化物酶体体积和数量的增加，导致肝肿大或肝癌等。人类是许多食物链的终极消费者，比其他生物体的富集倍数高几十倍甚至 1 000 倍的邻苯二甲酸酯类。邻苯二甲酸酯类的慢性毒性主要表现在会导致肾功能下降、病灶性肾囊肿数量增加及肾小管色素沉着。另外，邻苯二甲酸酯类在体内还可产生肝脏毒性、肺毒性、心脏毒性和生殖系统毒性，长期接触邻苯二甲酸酯类可引多发性神经炎和出现感觉迟钝、麻木等症状，对人体健康产生不利影响。此外，有研究显示，DEHP 可影响白细胞功能，和哮喘病、过敏症等有相关性。

（二）邻苯二甲酸酯类危害特征的描述

不良作用与剂量关系的评估是进行风险评估的核心，即通过科学依据和相关毒理学实验，得到评估物质不良健康作用发生概率与该物质暴露剂量之间的关系，建立有害物质影响的数学模型。欧洲食品安全局（European Food Safety Authority，EFSA）规定，人体内 DEHP 浓度达到 0.05mg/kg 以上就认为是不安全的。EPA 通过对 DBP 的生殖发育毒理学研究，提出了未观察到有害作用剂量（NOAEL），在此基础上提出 DBP 经口摄入参考剂量（reference dose，RfD）为每天每千克体重 $10\mu g$；欧盟食品科学委员会（SCF）通过科学评估，对于 DEHP 认为人体每日容许摄入量为每天每千克体重 $50\mu g$。国内有关机构也得出了 DBP 的 RfD 为每天每千克体重 $100\mu g$ 的研究结论，可见各国权威机构提出的 DBP、DEHP 等物质的参考（摄入）剂量水平比较接近。考虑到产品及环境中多种物质的共同作用，这里假设人体对邻苯类增塑剂（包括 DBP、DEHP 等）的参考剂量为每天每千克体重 $50\mu g$。根据化学污染物对健康影响效应与暴露剂量的关系，致癌性风险可表达为

$$R = \text{SF} \times E \quad \text{（低剂量）} \tag{12.1}$$

$$R = 1 - \exp(-\text{SF} \times E) \quad \text{（高剂量）} \tag{12.2}$$

式中，R——致癌风险；

$\quad$ SF——致癌斜率系数，$mg/(d \cdot kg)$；

$\quad E$——暴露剂量，$mg/(d \cdot kg)$。

对生殖发育等毒害作用可表达为

$$\text{HI} = E/\text{RfD} \tag{12.3}$$

式中，HI——健康风险；

$\quad$ RfD——参考剂量，$mg/(d \cdot kg)$；

$\quad E$——暴露剂量，$mg/(d \cdot kg)$。

（三）暴露评估

人体一般通过食品或其他相关来源摄入邻苯二甲酸酯类物质，如通过饮水、进食、

皮肤接触（化妆品）和呼吸等途径。邻苯二甲酸酯类物质从食品接触制品中迁移到食品中是产生人体暴露剂量的主要途径。调查发现，目前邻苯二甲酸酯类物质作为增塑剂在与食品接触的聚氯乙烯和弹性硅胶等制品中应用比较普遍。所以这里针对以上两种材料来评价人体暴露剂量水平。由于邻苯二甲酸酯类物质没有与高分子物质聚合，且其相对分子质量较小，所以此类物质迁移特性比较显著。国内科研人员通过采样、检测发现，大多数品牌的食用油中含有 DBP 和邻苯二甲酸二辛酯（dioctyl phthalate，DOP），并证实食用油中检出的增塑剂主要来源于塑料容器；此外，有关部门对其辖区内有关食品接触制品中增塑剂使用情况进行了抽查，实验室按照欧盟的有关要求，并根据产品的使用环境及条件用相应模拟物进行浸泡，通过测定模拟物中相关物质含量来分析其迁移特性，结果发现在抽检的 98 个样品中，共有 37 个样品被检出含有 DEHP、BBP[①]、DBP等物质，分别存在于尼龙餐具、聚氯乙烯密封圈和硅胶模制品中，最高含量达到 8.8mg/kg，DEHP 和 DBP 的平均含量为 1.06mg/kg。由此以正常环境和条件为前提，以人类的正常食物消耗量为基础对人体的暴露量进行评估。即假定成年人每日摄入水（饮料）量为 2L，固体食物为 2kg，考虑当前水及食物的包装及其与塑料包装制品的关联度情况，假定 60% 的水及食物与塑料制品相接触，由此得出摄入的 DBP 等有害物质总量为 2.78mg，成年人体重按 60kg 计算，每日暴露剂量每千克体重 $= 1.06 \times 4 \times 60\%/60 = 42\mu g/d$，对于儿童来说，其相对比值可能更大。

（四）风险特征描述

综上所述，依据危害识别、不良健康作用剂量评估、人体暴露评估等信息，考虑不确定性，可以定性或定量地评估特定人群已知或潜在的不良作用发生的概率。按照健康风险理论，DEHP 等邻苯类增塑剂的健康风险 $HI = E/RfD = 42/50 = 0.84$，已接近其风险控制标准（一般为 1），对人体健康已构成相当高的风险。因此，食品接触制品中邻苯二甲酸酯类物质应作为高风险物质进行控制和管理，采取限制或禁止的措施来降低食品接触制品中使用邻苯类增塑剂带来的消费风险。

第三节　风险管理

一、风险管理概述

根据国际食品法典定义，风险管理是指依据风险评估的结果，权衡管理决策方案，并在必要时，选择并实施适当的管理措施（包括制定规则）的过程。风险管理与风险评估截然不同，风险管理是与利益相关方磋商，并考虑风险评估以及其他相关因素，如消费者健康保护、提升公平贸易行为、必要时适当的预防和控制措施的选择，权衡政策选择的一个过程。其目的是将风险降低到一个公众可以接受的水平。

---

① BBP：benzyl butyl phthalate，邻苯二甲酸丁基苄酯。

二、风险管理的意义与前景

开展风险管理可以确定被评估风险的重要性，比较降低风险而采取措施的成本/效益产出，以及比较被评估风险和风险发生所导致的社会和环境收益，并执行降低风险所采取的政策。

鉴于风险管理意义重大，未来加强其作用至关重要，因此必须在以下两种战略情形下发挥效能：一种是长期建设，如在有足够时间的前提下，建立和完善国际国内各项标准；另一种是国家食品安全监管部门的短期应急，如在某种疾病暴发时要迅速做出反应时。无论在何种情况下，努力获取现有最可靠的科学资料都是十分必要的。在前一种情形下，风险管理者通常有权获取广泛的以风险评估报告为形式的科学资料；而在后一种情形中，风险管理者不大可能获得全部的风险评估资料，因此只能依赖手头上现有的科学资料（如人群健康调查资料和食源性疾病暴发数据），做出最初控制措施的决定。

三、风险管理的原则

食品安全风险管理的一般原则包括以下几个方面。

（1）方法结构化。它包括风险评价、风险管理选择评估、执行管理决定以及监控和审查。但在某些情况下，并不是所有这些方面都必须包括在风险管理活动当中。

（2）保护人体健康。对风险的可接受水平应主要根据对人体健康的考虑决定，同时应避免风险水平上随意性的、不合理的差别。在某些风险管理情况下，尤其是决定将采取的措施时，应适当考虑其他因素（如经济费用、效益、技术可行性和社会习俗）。这些考虑不应是随意性的，而应当保持清楚和明确。

（3）决策和执行的透明化。风险管理应当包含风险管理过程（包括决策）所有方面的鉴定和系统文件，从而保证决策和执行的理由对所有有关团体是透明的。

（4）应包括风险评估政策的决定。风险评估政策是为价值判断和政策选择制定准则，这些准则将在风险评估的特定决定点上应用，因此最好在风险评估之前，与风险评估人员共同制定。从某种意义上讲，决定风险评估政策往往成为进行风险分析实际工作的第一步。

（5）应通过保持风险管理和风险评估二者功能的分离，确保风险评估过程的科学完整性，减少风险评估和风险管理之间的利益冲突。但是应当认识到，风险分析是一个循环反复的过程，风险管理人员和风险评估人员之间的相互作用在实际应用中是至关重要的。

（6）风险管理决策应当考虑风险评估结果的不确定性。如有可能，风险的估计应包括将不确定性量化，并且以易于理解的形式提交给风险管理人员，以便他们在决策时能充分考虑不确定性的范围。例如，如果风险的估计很不确定，风险管理决策将更加保守。

（7）与消费者和其他有关团体进行有效互动。在所有有关团体之间进行持续的相互交流是风险管理过程的一个组成部分。风险情况交流不仅仅是信息的传播，而更重要的功能是将对有效进行风险管理至关重要的信息和意见并入决策的过程。

（8）应当是一个考虑在风险管理决策的评价和审查中所有新产生资料的连续过程。在应用风险管理决定之后，为确定其在实现食品安全目标方面的有效性，应对决定进行定期评价。

四、风险管理的框架

风险管理可分为 4 个部分：风险评价、风险管理选择评估、执行管理决定、监控和审查。

（1）风险评价的基本内容包括确认食品安全问题、描述风险概况、对危害性进行排序、制定风险评估政策、管理决定以及对风险评估结果的审议。

（2）风险管理选择评估的程序包括确定现有的管理选项、选择最佳的管理选项、作出最终的管理决定。

（3）执行管理决定。为了做出风险管理决定，风险评价过程的结果应当与现有风险管理选项的评价相结合。在做出风险管理决定时，保护消费者健康应当成为首先考虑的因素，注意选择与该国保护水平相一致的有效管理，同时，可适当考虑其他因素（如经济费用、效益、技术可行性、对风险的认知程度等），可对风险管理进行费用-效益分析。

（4）监控和审查是指对实施措施的有效性进行评估以及必要时对风险管理和（或）评估进行审查、补充和修改。执行管理决定后，应当对控制措施有效性以及接触消费者人群的风险影响进行监控，对决定进行定期评价，以确保食品安全目标的实现。

五、初步风险管理活动

食品风险管理的第一阶段是初步风险管理活动，也可以称为风险管理活动的启动。当发生食品安全事件时，食品主管部门作为风险管理者应迅速启动食品风险管理活动，会同相关方面的专家进行充分风险交流。在这里，风险管理者和相关专家进行充分交流的最大目的是识别具体的食品安全风险或食品安全问题，确定初步的风险管理目标，然后委托风险评估者（熟悉该领域的专家）收集相关科学资料并撰写风险概述报告。由于风险概述报告是对现有科学资料的客观分析，因此可以在此基础上和安全委员会专家进一步交流，指导或制定进一步的风险管理活动，如制定风险管理措施、委托进行风险评估、在风险评估的基础上再制定风险管理措施等。

六、风险管理措施的选择

风险管理措施的选择目标在于把食品风险降低到可接受的水平，为此需做到以下几点。

（1）鉴定食源性危害的相对重要性。

（2）建立措施框架，使风险降低到可接受水平。

（3）对食源性危害引起的风险评估决策的效率进行评价。

具体措施包括制定最高限量、制定食品标准、规范操作过程、实施相关培训项目，以及通过使用其他物质或者改善农业或生产规范以减少某些化学物的使用等。

第四节　风 险 交 流

一、概述

根据国际食品法典委员会及相关标准的定义，风险交流是指在风险分析全过程中，风险评估者、风险管理者、消费者、产业界、学术界和其他利益相关方对风险、风险相关因素和风险感知的信息和看法，包括对风险评估结果解释和风险管理决策依据进行的互动式沟通。

二、风险交流的关键内容

风险信息交流的重点是在专家、政府官员、消费者以及其他利益相关者之间要有一个畅通、双向交流的机理。风险交流内容通常包括以下几点。

（1）危害的性质、风险的短期和长期影响、受到风险影响的人群。

（2）评估风险的方法、每种不确定性的重要性、所得资料的缺点或不准确度、估计所依据的假设、假设中各因素变化对评估的敏感度影响及风险评估结论变化对风险管理的影响。

（3）个人应该采用什么措施减少风险，控制或管理风险的行动、选择特定风险管理措施的理由、特定措施的有效性、特定措施的利益、风险管理的费用和来源及执行风险管理措施后仍然存在的风险。

三、风险交流的实践

从风险交流的定义可知，风险交流的过程并不是简单的告知和被告知的关系，它是一个双向的互动过程，要求有宽泛的计划性、思路的战略性，以及投入资源去实施这些计划。在实施确保食品安全性的政策措施时，为了在政策措施中反映国民的意见，确保实施过程的公平性和透明性，必须采取必要的措施，提供有关该政策措施的信息，给予针对该政策措施陈述意见的机会，促进相关人员之间信息和意见的交流。在管理的透明度上加强建设，做到各项工作的公开化和透明化，让公众有更多的知情权。熟练运用风险信息交流需要通过大量实践，如美国主要从法律的角度来确保管理的公开透明，其中信息公开是增强管理、决策过程透明度的关键所在。

风险交流包括信息在一定范围（要兼顾国家利益和人民健康）公开，注重培训，加强教育，尤其要加强对从事食品安全、检查、控制工作的相关人员的培训；通过“食品安全日”“食品安全月”等对全民实施科普教育；通过一定渠道随时向全国与食品安全质量控制有关的检疫、卫生等部门发布疫情和有毒有害物污染警报，以便有关部门进行免疫学和流行病学研究，提醒公众采取必要的防范措施，外贸和出口加工部门加强把关和消、杀、灭工作，并接受新闻媒体和公众监督。

随着全球贸易一体化的加深，风险交流除了须在本国进行，在国际范围内的交流也变得日益重要。随着人民生活方式的逐渐改变，食品供应体系的日趋复杂，食品供应链中非人为的技术性不确定风险将成为各国食品安全的中心问题。

四、风险交流的原则

为了协助各国政府正确开展风险交流，共同参与食品质量安全的管理，FAO 和 WHO 专家咨询委员会在 1997 年就风险分析在食品标准中的应用总结了以下几条指导原则。

（1）聚焦受众群体最关心的问题，了解听众和观众。

（2）要掌握交流的技巧。这要求官员和评估专家以及经过培训有着实战经验的专业人员参与其中，并向所有利益相关者（媒体、消费者和企业等）以适当的方式传达关键性的信息，建立交流的专门技能、区分科学与价值判断、成为信息的可靠来源。

（3）政府要在交流中起到主导作用，保证透明度以及全面认识风险，向消费者和媒体解释采取或不采取控制措施的原因；交流时要掌握一些技巧，如通过将该风险与其他有可比性的、为普通大众所熟悉的风险相比较，促进公众理解风险的性质。

（4）确保透明度要使公众接受风险分析的过程和结果，这个过程必须透明公开。除因合法原因需要保密（如专利信息或数据）外，风险分析的透明度体现在过程的公开性和可供各方审议两方面。在风险管理者、公众和有关各方之间进行有效的双向交流是风险管理的重要组成部分，也是确保透明度的关键。

第十三章　食品安全性毒理学评价程序和方法

 内容提要

　　本章主要介绍了食品安全性毒理学评价程序和方法。食品安全性毒理学评价主要是阐明某种食品是否可以安全食用，食品中有关危害成分或物质的毒性及其风险大小，利用足够的毒理学资料确认物质的安全剂量，通过风险评估进行风险控制。

 教学目标

　　1. 掌握食品安全性毒理学评价程序和方法。
　　2. 通过安全性评价，确保食品安全和人体健康。

 重要概念及名词

　　食品安全性毒理学评价

 思考题

　　1. 食品安全性毒理学评价实验包括哪4个阶段内容？
　　2. 简述食品安全性毒理学评价实验的目的。
　　3. 如何判断食品安全性毒理学评价的结果？
　　4. 影响食品安全性评价的因素有哪些？

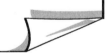

第一节　食品安全性毒理学评价的概念及意义

一、基本概念

　　1. 安全与安全性

　　在食品毒理学学科中，安全是指一种外源化学物在规定的使用方式和用量条件下，对人体健康不产生任何损害，即不引起急性、慢性中毒，也不至于对接触者（包括老、弱、病、幼和孕妇）及后代产生潜在的危害。安全性则是一种相对的、实用意义上的安全概念，是指在一定接触水平下，伴随的危险性很低，或其危险性水平在社会所能接受的范围之内的相对安全概念，绝对安全是不存在的。安全性和危险性实际上是从不同的角度反映同一个问题。

2. 可接受危险性水平

对某种外源化学物进行安全性评定时，必须掌握该化合物的成分、理化性质等基本资料，动物实验资料，以及对人群的直接观察资料，最后进行综合评定。在实际生活和工作中，任何活动都伴随一定程度的危险性，绝对的安全即零危险性是不存在的。当接触某种化学毒物人群发生某种损害的频率接近或略高于非接触人群时，这一频率可作为该化学毒物对人体健康产生危害的可接受危险性水平。进行最终评价时，应全面权衡其利弊和实际的可能性，在确保发挥该物质的最大效益以及对人体健康和环境造成最小的危害的前提下做出结论。

3. 实际安全剂量

与可接受危险性相对应的接触剂量是实际安全剂量（virtual safe dose，VSD）。例如，在终生致癌实验中，引起肿瘤发生率接近或相当于可接受危险性水平的化学毒物剂量即可作为这种化学毒物致癌作用的实际安全剂量。

4. 安全性毒理学评价

通过动物实验和对人群的观察，阐明某种物质的毒性及潜在的危害，对该物质能否投入市场做出取舍的决定，或提出人类安全的接触条件，即对人类使用这种物质的安全性作出评价的研究过程称为安全性毒理学评价。它实际上是在了解某种物质的毒性及危害性的基础上，全面权衡其利弊和实际应用的可能性，从确保该物质的最大效益、对生态环境和人类健康最小危害性的角度，对该物质能否生产和使用做出判断或寻求人类安全接触条件的过程。

二、安全性毒理学评价程序的概况及意义

当今人类的衣、食、住、行都离不开化学品。据估计，列入美国《化学文摘》（Chemical Abstracts，CA）的化学物质已达 600 余万种。其中投入生产、使用，因而有机会通过生产和生活的诸多环节与人类接触的化学物达 7 万余种，而且，其每年以增加 1 000～2 000种的速度在递增。无疑人类在充分享受着化学工业发展的无限恩惠的同时，也面临化学污染所导致的生态环境日益恶化，人类健康受到潜在威胁。因此，提高对化学物危害的识别、评价和预测，强化化学品危害的立法、管理和控制，便成为毒理学极为重要的任务。

自 20 世纪以来，许多国家和组织先后制定了有毒化学品的管理法，管理毒理学进入了实质发展的阶段。管理毒理学将毒理学的知识技术、潜在化学毒物的测试及研究结果应用于毒物管理，以防治人类的中毒性健康危害及保护环境。管理毒理学是毒理学的分支，它的发展是生命科学、环境科学领域"微观研究"和"宏观决策"紧密结合的范例。OECD 于 1982 年颁布了《化学物品管理法》，提出了一整套毒理实验指南、良好实验室规范（good laboratory practice，GLP）和化学物投放市场前申报毒性资料的最低

限度，对新化学物实行统一的管理办法。

化学品的安全性评价与危险性评定属于管理毒理学范畴，主要通过毒理学实验、临床观察和流行病学调查等手段来实现。其首先对化学品的潜在毒作用进行定性和定量评定，为制定安全接触限值提供毒理学依据，故称之为化学物的安全性毒理学评价。

安全性毒理学评价程序决定了化学物能否进入市场或阐明安全使用的条件，是制定卫生标准不可或缺的重要依据，以达到最大程度地减少其危害作用、保护人民身体健康的目的，因此该程序的实施意义重大。

第二节　食品安全性毒理学评价程序的内容

一、食品安全性毒理学评价程序的选用原则

在进行安全性毒理学评价时，需根据受试物质的种类来选择相应的程序，不同的化学物质所选择的程序不同，一般根据化学物质的种类和用途来选择国家标准、部委和各级政府发布的法规、规定和行业规范中相应的程序。

毒理学评价采用分阶段进行的原则，即各种毒性实验按一定顺序进行，明确先进行哪项实验，再进行哪项实验。目的是以最短的时间，用最经济的办法，取得最可靠的结果。实际工作中常常是先安排实验周期短、费用低、预测价值高的实验。

不同的评价程序对毒性实验划分的阶段性有不同的要求，有些程序要求进行人体或人群实验。如《食品安全国家标准　食品安全性毒理学评价程序》（GB 15193.1—2014）明确指出毒性实验分为十类；《农药安全性毒理学评价程序》根据一般毒性实验和特殊毒性实验划分为 4 个阶段；《化妆品安全性评价程序和方法》（GB 7919—1987）对毒理学实验要求分 5 个阶段进行，第五阶段为人体激发斑贴实验和试用实验。

二、实验前的准备工作

人们经常接触的化学物质有环境污染物、工业污染物、食品（包括食品添加剂、食品化学污染物）、化妆品、药物和农药等，无论对哪类化学物质进行毒理学毒性鉴定，都必须做好充分的准备工作。实验前应了解化学物质的基本数据，如化学物质名称、化学结构式、分子量；熔点、沸点、蒸气压、溶解度、pH 值、纯度、杂质等理化数据和有关的参数；也应了解受检样品的成分、规格、用途、使用范围、使用方式，以了解人类可能接触的途径和剂量、过度接触以及滥用或误用的可能性等，以便预测毒性和进行合理的实验设计。

（一）收集化学物质有关的基本资料

1. 化学结构

根据结构式有时可以预测一些化学物质的毒性大小和致癌活性。如西方和我国学者运用量子力学原理，提出几种致癌活性与化学结构关系的理论，有助于推算多环芳烃的

致癌活性。

2. 组成成分和杂质

化学物中存在杂质，有时可能导致错误的评价，特别是对于低毒化学物，在动物实验中可因其中所含的杂质而增加毒性。有时还需了解在配制、储存时组成成分及性质有无变化，或在环境中可形成哪些转化产物等。

3. 理化性质

理化性质主要了解其外观、相对密度、沸点、熔点、水溶性或脂溶性、蒸气压、在常见溶剂中的溶解度、乳化性或混悬性、储存稳定性等。

4. 化学物的定量分析方法

这些资料可通过向有关部门了解，或查阅有关文献资料获得，必要时需由实验室测定而获得。

5. 原料和中间体

了解化学物质生产流程、生产过程所用的原料和中间体，可以帮助估测化学物质的毒性。

（二）了解化学物质的使用情况

了解化学物质的使用情况包括使用方式及人体接触途径、用途及使用范围、使用量，化学物质所产生的社会效益、经济效益和人群健康效益等，这些将为毒性实验的设计和对实验结果进行综合评价等提供参考。例如，对食品添加剂应掌握其加入食品中的数量；农药应掌握施用剂量和在食物中的可能残留量；如为环境污染物，应了解其在水、空气或土壤中的含量；工业毒物则应考虑其在空气中的最大浓度。因此在进行毒理学评价时，应对该种物质通过各种途径进入人体的实际接触最大剂量做出估计。

（三）选用人类实际接触和应用的产品形式进行实验

一般来说，用于安全性毒理学评价的受试物应采用工业品或市售商品，而不是纯化学品，以反映人体实际接触的情况。应当注意的是，在整个实验过程中所使用的受试物必须是规格、纯度完全一致的产品。当需要确定该化学品的毒性来源于化学物质还是所含杂质时，通常采用纯品和应用品分别实验，将其结果进行比较。如《农药登记毒理学试验方法》（GB/T 15670—2017）规定，急性毒性实验（包括经口、经皮和经呼吸道）的受试农药应包括原药和制剂。

（四）选择实验动物的要求

动物种类对受试化学物的代谢方式应尽可能与人类相近。进行毒理学评价时，优先考虑哺乳类的杂食动物。如大鼠是杂食动物，食性和代谢过程与人类较为接近，对许多化学物质的毒作用比较敏感，加上具有体形小，自然寿命不太长，价格便宜，易于饲养等特点，故在毒理学实验中，除特殊情况外，一般多采用大鼠。此外，小鼠、仓鼠（地鼠）、豚鼠、家兔、狗或猴也可供使用。对种属相同但品系不同的动物，同一种化学物质有时可以引发程度不同甚至性质完全不同的反应。因此，为了减少同种动物不同品系造成的差异，最好采用纯系动物（指来自同一祖先，经同窝近亲交配繁殖至少 20 代的动物）或内部杂交动物（指来源于同一部门同一品系经多代繁殖所得的动物）和第一代杂交动物（指两种纯品系动物杂交后所得的第一代杂交动物）进行实验。这些动物具有稳定的遗传特性，动物生理常数、营养需要和应激反应都比较稳定，所以对外来化合物的反应较为一致，个体差异小，重复性好。

三、安全性评价中需注意的问题

影响毒性鉴定和安全性评价的因素很多，进行安全性评价时需要考虑和消除多方面因素的干扰，尽可能做到科学、公正地做出评价结论。

（一）实验设计的科学性

化学物质安全性评价将毒理学知识应用于卫生科学，是科学性很强的工作，也是一项创造性的劳动，因此不能以模式化对待，必须根据受试化学物的具体情况，充分利用国内外现有的相关资料，讲求实效地进行科学的实验设计。

（二）实验方法的标准化

毒理学实验方法和操作技术的标准化是实现国际规范和实验室间数据比较的基础。化学物安全性评价结果是否可靠，取决于毒理学实验的科学性，它决定了对实验数据的科学分析和判断。如何进行毒理学科学的测试与研究，要求有严格规范的规定与评价标准。这些规范与基准必须既符合毒理科学的原理，又是良好的毒理与卫生科学研究实践的总结。因此毒理学评价中各项实验方法力求标准化、规范化，并应有质量控制。现行有代表性的实验设计与操作规程是良好实验室规范和标准操作程序（standard operation procedure，SOP）。

（三）熟悉毒理学实验方法的特点

对毒理学实验不仅要了解每项实验所能说明的问题，还应该了解实验的局限性或难以说明的问题，以便为安全性评价做出一个比较恰当的结论。

（四）评价结论的高度综合性

在考虑安全性评价结论时，对受试化学物的取舍或是否同意使用，不仅要根据毒理学实验的数据和结果，还应同时进行社会效益和经济效益的分析，并考虑其对环境质量和自然资源的影响，充分权衡利弊，做出合理的评价，提出禁用、限用或安全接触和使用的条件及预防对策的建议，为政府管理部门的最后决策提供科学依据。

第三节　我国食品安全性毒理学评价程序

一、食品安全性毒理学评价实验的内容

（1）急性经口毒性实验。

（2）遗传毒性实验。

① 遗传毒性实验内容。细菌回复突变实验、哺乳动物红细胞微核实验、哺乳动物骨髓细胞染色体畸变实验、小鼠精原细胞或精母细胞染色体畸变实验、体外哺乳类细胞 HGPRT 基因突变实验、体外哺乳类细胞 TK 基因突变实验、体外哺乳类细胞染色体畸变实验、啮齿类动物显性致死实验、体外哺乳类细胞 DNA 损伤修复（非程序性 DNA 合成）实验、果蝇伴性隐性致死实验。

② 遗传毒性实验组合。一般应遵循原核细胞与真核细胞、体内实验与体外实验相结合的原则。根据受试物的特点和实验目的，推荐下列遗传毒性实验组合：

组合一：细菌回复突变实验；哺乳动物红细胞微核实验或哺乳动物骨髓细胞染色体畸变实验；小鼠精原细胞或精母细胞染色体畸变实验或啮齿类动物显性致死实验。

组合二：细菌回复突变实验；哺乳动物红细胞微核实验或哺乳动物骨髓细胞染色体畸变实验；体外哺乳类细胞染色体畸变实验或体外哺乳类细胞 TK 基因突变实验。

其他备选遗传毒性实验：果蝇伴性隐性致死实验、体外哺乳类细胞 DNA 损伤修复（非程序性 DNA 合成）实验、体外哺乳类细胞 HGPRT 基因突变实验。

（3）28d 经口毒性实验。

（4）90d 经口毒性实验。

（5）致畸实验。

（6）生殖毒性实验和生殖发育毒性实验。

（7）毒物动力学实验。

（8）慢性毒性实验。

（9）致癌实验。

（10）慢性毒性和致癌合并实验。

二、对不同受试物选择毒性实验的原则

（1）凡属我国首创的物质，特别是化学结构提示有潜在慢性毒性、遗传毒性或致癌性或该受试物产量大、使用范围广、人体摄入量大，应进行系统的毒性实验，包括急性经口毒性实验、遗传毒性实验、90d 经口毒性实验、致畸实验、生殖发育毒性实验、毒物动力学实验、慢性毒性实验和致癌实验（或慢性毒性和致癌合并实验）。

（2）凡属与已知物质（指经过安全性评价并允许使用者）的化学结构基本相同的衍生物或类似物，或在部分国家和地区有安全食用历史的物质，则可先进行急性经口毒性实验、遗传毒性实验、90d 经口毒性实验和致畸实验，根据实验结果判定是否需进行毒物动力学实验、生殖毒性实验、慢性毒性实验和致癌实验等。

（3）凡属已知的或在多个国家有食用历史的物质，同时申请单位又有资料证明申报受试物的质量规格与国外产品一致，则可先进行急性经口毒性实验、遗传毒性实验和28d经口毒性实验，根据实验结果判断是否进行进一步的毒性实验。

（4）食品添加剂、新食品原料、食品相关产品、农药残留和兽药残留的安全性毒理学评价实验的选择。

① 食品添加剂。

a. 香料。凡属WHO已建议批准使用或已制定日容许摄入量者，以及香料生产者协会（Flavour Extract Manufacture's Association，FEMA）、欧洲理事会（Council of Europe，COE）和国际香料工业组织（International Organization of the Flavor Industry，IOFI）四个国际组织中的两个或两个以上允许使用的，一般不需要进行实验；凡属资料不全或只有一个国际组织批准的先进行急性毒性实验和遗传毒性实验组合中的一项，经初步评价后，再决定是否需进行进一步实验；凡属尚无资料可查、国际组织未允许使用的，先进行急性毒性实验、遗传毒性实验和28d经口毒性实验，经初步评价后，决定是否需进行进一步实验；凡属用动、植物可食部分提取的单一高纯度天然香料，如其化学结构及有关资料并未提示具有不安全性的，一般不要求进行毒性实验。

b. 酶制剂。由具有长期安全食用历史的传统动物和植物可食部分生产的酶制剂，WHO已公布日容许摄入量或不需规定日容许摄入量者或多个国家批准使用的，在提供相关证明材料的基础上，一般不要求进行毒理学实验；对于其他来源的酶制剂，凡属毒理学资料比较完整，WHO已公布日容许摄入量或不需规定日容许摄入量者或多个国家批准使用，如果质量规格与国际质量规格标准一致，则要求进行急性经口毒性实验和遗传毒性实验。如果质量规格标准不一致，则需增加28d经口毒性实验，根据实验结果考虑是否进行其他相关毒理学实验；对其他来源的酶制剂，凡属新品种的，需要先进行急性经口毒性实验、遗传毒性实验、90d经口毒性实验和致畸实验，经初步评价后，决定是否需进行进一步实验。凡属一个国家批准使用，WHO未公布日容许摄入量或资料不完整的，进行急性经口毒性实验、遗传毒性实验和28d经口毒性实验，根据实验结果判定是否需要进一步的实验；通过转基因方法生产的酶制剂按照国家对转基因管理的有关规定执行。

c. 其他食品添加剂。凡属毒理学资料比较完整，WHO已公布日容许摄入量或不需规定日容许摄入量者或多个国家批准使用，如果质量规格与国际质量规格标准一致，则要求进行急性经口毒性实验和遗传毒性实验。如果质量规格标准不一致，则需增加28d经口毒性实验，根据实验结果考虑是否进行其他相关毒理学实验；凡属一个国家批准使用，WHO未公布日容许摄入量或资料不完整的，则可先进行急性经口毒性实验、遗传毒性实验、28d经口毒性实验和致畸实验，根据实验结果判定是否需要进一步的实验；对于由动、植物或微生物制取的单一组分、高纯度的食品添加剂，凡属新品种的，需要先进行急性经口毒性实验、遗传毒性实验、90d经口毒性实验和致畸实验，经初步评价后，决定是否需进行进一步实验。凡属国外有一个国际组织或国家已批准使用的，则进行急性经口毒性实验、遗传毒性实验和28d经口毒性实验，经初步评价后，决定是否需进行进一步实验。

② 新食品原料。按照《新食品原料申报与受理规定》（国卫食品发〔2013〕23 号）进行评价。

③ 食品相关产品。按照《食品相关产品新品种申报与受理规定》（卫监督发〔2011〕49 号）进行评价。

④ 农药残留。按照《农药登记毒理学试验方法》（GB/T 15670—2017）进行评价。

⑤ 兽药残留。按照《兽药临床前毒理学评价试验指导原则》（中华人民共和国农业部公告第 1247 号）进行评价。

三、食品安全性毒理学评价实验的结果判定

1. 急性毒性实验

如 LD_{50} 小于人的推荐（可能）摄入量的 100 倍，则一般应放弃该受试物用于食品，不再继续进行其他毒理学实验。

2. 遗传毒性实验

如遗传毒性实验组合中两项或以上实验阳性，则表示该受试物很可能具有遗传毒性和致癌作用，一般应放弃该受试物应用于食品；如遗传毒性实验组合中一项实验为阳性，则再选两项备选实验（至少一项为体内实验）。如再选的实验均为阴性，则可继续进行下一步的毒性实验；如其中有一项实验阳性，则应放弃该受试物应用于食品；如三项实验均为阴性，则可继续进行下一步的毒性实验。

3. 28d 经口毒性实验

对只需要进行急性毒性、遗传毒性和 28d 经口毒性实验的受试物，若实验未发现有明显毒性作用，综合其他各项实验结果可做出初步评价；若实验中发现有明显毒性作用，尤其是有剂量-反应关系时，则考虑进行进一步的毒性实验。

4. 90d 经口毒性实验

根据实验所得的未观察到有害作用剂量进行评价，原则是：①未观察到有害作用剂量小于或等于人的推荐（可能）摄入量的 100 倍表示毒性较强，应放弃该受试物用于食品；②未观察到有害作用剂量大于 100 倍而小于 300 倍者，应进行慢性毒性实验；③未观察到有害作用剂量大于或等于 300 倍者则不必进行慢性毒性实验，可进行安全性评价。

5. 致畸实验

根据实验结果评价受试物是不是实验动物的致畸物。若致畸实验结果阳性，则不再继续进行生殖毒性实验和生殖发育毒性实验。在致畸实验中观察到的其他发育毒性，应结合 28d 和（或）90d 经口毒性实验结果进行评价。

6. 生殖毒性实验和生殖发育毒性实验

根据实验所得的未观察到有害作用剂量进行评价，原则是：①未观察到有害作用剂

量小于或等于人的推荐（可能）摄入量的 100 倍表示毒性较强，应放弃该受试物用于食品；②未观察到有害作用剂量大于 100 倍而小于 300 倍者，应进行慢性毒性实验；③未观察到有害作用剂量大于或等于 300 倍者则不必进行慢性毒性实验，可进行安全性评价。

7. 慢性毒性和致癌实验

根据慢性毒性实验所得的未观察到有害作用剂量进行评价的原则是：①未观察到有害作用剂量小于或等于人的推荐（可能）摄入量的 50 倍者，表示毒性较强，应放弃该受试物用于食品；②未观察到有害作用剂量大于 50 倍而小于 100 倍者，经安全性评价后，决定该受试物可否用于食品；③未观察到有害作用剂量大于或等于 100 倍者，则可考虑允许使用于食品。

根据致癌实验所得的肿瘤发生率、潜伏期和多发性等进行致癌实验结果判定，原则是（凡符合下列情况之一，可认为致癌实验结果阳性。若存在剂量-反应关系，则判断阳性更可靠）：①肿瘤只发生在实验组动物，对照组中无肿瘤发生；②实验组与对照组动物均发生肿瘤，但实验组发生率高；③实验组动物中多发性肿瘤明显，对照组中无多发性肿瘤，或只是少数动物有多发性肿瘤；④实验组与对照组动物肿瘤发生率虽无明显差异，但实验组中发生时间较早。

8. 其他

若受试物掺入饲料的最大加入量（原则上最高不超过饲料的 10%）或液体受试物经浓缩后仍达不到未观察到有害作用剂量为人的推荐（可能）摄入量的规定倍数，综合其他的毒性实验结果和实际食用或饮用量进行安全性评价。

四、进行食品安全性毒理学评价时需考虑的因素

1. 实验指标的统计学意义、生物学意义和毒理学意义

对实验中某些指标的异常改变，应根据实验组与对照组指标是否有统计学差异、其有无剂量-反应关系、同类指标横向比较、两种性别的一致性及与本实验室的历史性对照值范围等，综合考虑指标差异有无生物学意义，并进一步判断是否具毒理学意义。此外，如在受试物组发现某种在对照组没有发生的肿瘤，即使与对照组比较无统计学意义，仍要给予关注。

2. 人的推荐（可能）摄入量较大的受试物

应考虑给予受试物量过大时，可能影响营养素摄入量及其生物利用率，从而导致某些毒理学表现，而非受试物的毒性作用所致。

3. 时间-毒性效应关系

对由受试物引起实验动物的毒性效应进行分析评价时，要考虑在同一剂量水平下毒

性效应随时间的变化情况。

4. 特殊人群和易感人群

对孕妇、乳母或儿童食用的食品，应特别注意其胚胎毒性或生殖发育毒性、神经毒性和免疫毒性等。

5. 人群资料

由于存在着动物与人之间的物种差异，在评价食品的安全性时，应尽可能收集人群接触受试物后的反应资料，如职业性接触和意外事故接触等。在确保安全的条件下，可以考虑遵照有关规定进行人体试食实验，并且志愿受试者的毒物动力学或代谢资料对于将动物实验结果推论到人具有很重要的意义。

6. 动物毒性实验和体外实验资料

《食品安全国家标准　食品安全性毒理学评价程序》（GB 15193.1—2014）所列的各项动物毒性实验和体外实验系统是目前管理（法规）毒理学评价水平下所得到的最重要的资料，也是进行安全性评价的主要依据，在实验得到阳性结果，而且结果的判定涉及受试物能否应用于食品时，需要考虑结果的重复性和剂量-反应关系。

7. 不确定系数

不确定系数即安全系数。将动物毒性实验结果外推到人时，鉴于动物与人的物种和个体之间的生物学差异，不确定系数通常为100，但可根据受试物的原料来源、理化性质、毒性大小、代谢特点、蓄积性、接触的人群范围、食品中的使用量和人的可能摄入量、使用范围及功能等因素来综合考虑其安全系数的大小。

8. 毒物动力学实验的资料

毒物动力学实验是对化学物质进行毒理学评价的一个重要方面，因为不同化学物质、剂量大小，在毒物动力学或代谢方面的差别往往对毒性作用影响很大。在毒性实验中，原则上应尽量使用与人具有相同毒物动力学或代谢模式的动物种系来进行实验。研究受试物在实验动物和人体内吸收、分布、排泄和生物转化方面的差别，对于将动物实验结果外推到人和降低不确定性具有重要意义。

9. 综合评价

在进行综合评价时，应全面考虑受试物的理化性质、结构、毒性大小、代谢特点、蓄积性、接触的人群范围、食品中的使用量与使用范围、人的推荐（可能）摄入量等因素，对于已在食品中应用了相当长时间的物质，对接触人群进行流行病学调查具有重大意义，但往往难以获得剂量-反应关系方面的可靠资料；对于新的受试物质，则只能依靠动物实验和其他实验研究资料。然而，即使有了完整和详尽的动物实验资料和一部分人类接触的流行病学研究资料，由于人类的种族和个体差异，也很难做出能保证每个人

都安全的评价。所谓绝对的食品安全实际上是不存在的。在受试物可能对人体健康造成
的危害以及其可能的有益作用之间进行权衡，以食用安全为前提，安全性评价的依据不
仅仅是安全性毒理学实验的结果，还与当时的科学水平、技术条件以及社会经济、文化
因素有关。因此，随着时间的推移，社会经济的发展、科学技术的进步，有必要对已通
过评价的受试物进行重新评价。

第十四章 其他化学物安全性毒理学 评价程序和方法

内容提要

本章介绍了其他化学物安全性毒理学评价程序和方法，重点介绍了农药、化妆品、新药安全性毒理学评价的范围、程序、方法、项目、结果判定及相关要求等内容。

教学目标

1. 掌握其他化学物安全性毒理学评价的程序和方法。
2. 了解农药、化妆品、新药安全性毒理学评价的相同点和各自的侧重点。

重要概念及名词

安全性毒理学评价

思考题

1. 试述其他化学物安全性毒理学评价的主要阶段。
2. 农药、化妆品、新药安全性毒理学评价的相同点有哪些？
3. 谈谈农药安全性评价与食品安全性评价的区别与联系。
4. 结合化妆品的使用谈谈化妆品安全性评价的侧重点。
5. 从新药毒理学研究的要求谈谈我们应如何做好食品毒理学实验。

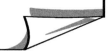

安全性毒理学评价是通过动物实验和对人群的观察，阐明某种化学物质的毒性及其潜在的危害，以便对人类使用该物质的安全性做出评价，并为确定安全作用条件制定预防措施决策提供依据的过程。毒理学评价由来已久，人类早在几千年前就开始用毒理学方法来维护公共卫生及人类的健康安全。自 20 世纪初，美国、法国、德国等一些国家陆续制定和颁布了关于有毒化学物的管理法规。第二次世界大战后，随着社会经济的发展和科学技术的进步，毒理学方法得到了世界各国的重视，许多国家和组织先后制定了

有毒化学物的管理法，将毒理学的知识技术、潜在化学毒物的测试及研究结果应用于毒物管理，以防治人类的中毒性健康危害。我国自 1982 年以来，陆续制定了一系列相关规定或程序。

化学物（如农药、化妆品、药物等）在人们日常生活和生产中广泛存在，目前世界上大约有 800 万种化学物，其中常用的化学物就有 7 万多种，每年还有上千种新的化学物问世。在品种繁多的化学物中，有许多是有毒化学物质，在使用、储存和运输过程中可能对人体产生毒害，甚至危及人的生命。因此其必须经过安全性评价，才能被允许生产、销售和使用。如何进行化学物安全性毒理学评价和研究，必须有严格规范的规定和评价准绳。本章首先对化学物安全性毒理学评价总体原则做一介绍，然后结合农药、化妆品、药物的具体特点要求逐个进行阐述。

化学物安全性毒理学评价应首先根据化学物质的种类和用途来选择国家标准、各部委和各级政府发布的法规、规定和行业规范中相应的程序。为了预测化学物的毒性、做好毒理学评价的设计，在毒理学评价前必须尽可能收集化学物的有关资料。例如，化学结构式、纯度、杂质含量、沸点、蒸气压、溶解性及类似物的毒性资料、人体可能的摄入量等。通过化学结构可预测化学物的毒性特征，通过类似物毒性资料及人体可能摄入量的了解有助于毒性实验时染毒剂量的选择，根据挥发性可判断是否需要进行经呼吸道染毒实验，对溶解性的了解则有助于溶剂、助溶剂的选择。

我国现行的化学物安全性毒理学评价程序一般分为 4 个阶段。第一阶段为急性毒性实验；第二阶段包括遗传毒性实验和致畸实验；第三阶段包括亚慢性毒性实验、繁殖实验和代谢实验；第四阶段包括慢性毒性实验和致癌实验。通常在化学物投产之前或登记、销售之前，必须进行第一、二阶段的实验。凡属我国首创的化学物要求进一步选择第三阶段甚至第四阶段的某些有关项目进行测试。化妆品还需进行第五阶段人体激发斑贴实验和试用实验。

（1）第一阶段：急性毒性实验。

急性毒性实验主要是 LD_{50} 的测定，确定化学物急性毒性的特征，进行急性毒性的分级，为以后的毒性实验剂量选择提供依据。

对于可能通过皮肤接触的化学物（如皮肤用消毒剂、化妆品等），还需进行皮肤、黏膜刺激实验及皮肤致敏实验。

（2）第二阶段：遗传毒理学实验和致畸实验。

遗传毒理学实验用于研究受试物有无致突变作用，对其潜在的遗传危害做出评价，并预测其致癌性。致畸实验用来判断受试物的胚胎毒作用及对胎仔是否具有致畸作用。

（3）第三阶段：亚慢性毒性实验、繁殖实验和代谢实验。

亚慢性毒性实验用来进一步确定毒作用性质和靶器官，初步确定阈剂量或最大无毒作用剂量，并为慢性/致癌实验提供剂量、指标的选择依据。繁殖实验用以判断外源化学物对生殖过程的有害影响。代谢实验用于了解外源化学物的吸收、分布、排泄特点及敏感的接触标志，了解蓄积及毒作用的可能靶器官。

（4）第四阶段：慢性毒性实验和致癌实验。

慢性毒性实验的目的在于确定外源化学物毒作用的阈剂量或最大无毒作用剂量，并以此为主要依据对外源化学物的安全性做出评价。致癌实验用来确定对实验动物的致癌性。

以上 4 个阶段毒理学评价程序要按一定的顺序安排进行，一方面是由于毒理学实验设计本身的要求。各项毒理学实验之间是有联系的，如慢性毒性实验的剂量选择及观察指标的选择要参考急性、亚慢性毒性实验的结果；致畸实验的实验设计也要参考急性毒性实验的研究结果等。另一方面也是出于经济的考虑。对于新的化学物，尤其是生产量大，使用面积广，摄入机会多，或估计可能有慢性毒性、潜在性遗传危害或致癌性的应进行全部 4 个阶段的毒性实验。而对于与已知毒性不大的化学物的化学结构基本相同，或是其衍生物、类似物，或者仅是改变原来化学物的存在形态及用途，或在化学物刚处于实验或试生产阶段，则可根据第一、第二阶段毒性实验结果，判断是否需要进行第三、第四阶段的毒性实验。

第一节　农药安全性毒理学评价程序和方法

农药是指用于预防、消灭或者控制危害农业、林业的病、虫、草和其他有害生物的物质，是重要的农业生产资料，在控制有害生物危害、保障农业增产和农民增收等方面有不可替代的作用，但随着农药使用量的不断增加，在控制农业有害生物危害的同时，也造成环境污染、农产品农药残留超标、有害生物抗药性增加、人畜中毒、农田生态平衡与生物多样性的破坏等副作用，农药安全问题日益受到广泛的关注。

农药按用途可分为杀虫剂、杀菌剂、杀螨剂、杀鼠剂、除草剂和植物生长调节剂等。按原料来源分类，可分为无机农药、有机农药和生物性农药。有机农药是目前品种最多、使用最广的农药种类。按化学结构，又可分为有机磷类、有机氯类和拟除虫菊酯类。

农药根据毒性综合评价分为高毒、中等毒、低毒 3 类。高毒农药具有杀虫谱广、应用范围大、见效快、杀虫效果好、价格便宜、抗性发展低等优势，长期以来在广大农民中得到了非常广泛的使用。同时，其由于具有毒性高、对农产品污染严重、对环境影响大等缺点，遭到政府管理部门和国际组织的严格管理、限制使用甚至禁用。因此，加强高毒农药管理是保护生态环境、保护广大人民群众生命安全及提高农产品质量的重要措施。高毒农药安全也成为农药安全的重点。目前在我国生产与应用的一些剧毒和高毒农药品种主要集中于杀虫剂及个别杀鼠剂。主要高毒品种有甲胺磷、对硫磷、甲基对硫磷、久效磷、磷胺、甲拌磷、治螟磷、棉安磷、异丙磷、硫丹、水胺硫磷、氧乐果、甲基异柳磷、地虫硫磷、灭多威、克百威、涕灭威、磷化铝、磷化钙、氯化苦、溴甲烷、磷化锌、毒鼠强、氟乙酰胺等。在上述品种中有 4 个是我国的主要杀虫剂品种，即甲胺磷、久效磷、甲基对硫磷、对硫磷。

农药禁限用是农药安全的重要手段，是为了限制某些农药现实或潜在的危险而采取的最彻底的解决措施。限制使用的农药如下：氧乐果禁止在甘蓝上使用；三氯杀螨醇和氰戊菊酯禁止在茶树上使用；丁酰肼禁止在花生上使用；特丁硫磷禁止在甘蔗上使用；甲拌磷、甲基异柳磷、特丁硫磷、甲基硫环磷、治螟磷、内吸磷、克百威、涕灭威、灭线磷、硫环磷、蝇毒磷、地虫硫磷、氯唑磷、苯线磷禁止在蔬菜、果树、茶叶、中草药材上使用。全面禁止使用的农药有六六六、滴滴涕、毒杀芬、二溴氯丙烷、杀虫脒、二溴乙烷、除草醚、艾氏剂、狄氏剂、汞制剂、砷类、铅类、敌枯双、氟乙酰胺、甘氟、毒鼠强、氟乙酸钠、毒鼠硅、甲胺磷、对硫磷、甲基对硫磷、久效磷、磷胺。

　　农药的大量使用造成严重的环境污染，同时对人体健康造成严重的危害。由农药残留引起的食品安全问题越来越受到人们的关注，成为农产品国际贸易的技术性"绿色"壁垒。农药安全性毒理学评价是基于为农药制定合理的、切实可行的管理措施，提供有效依据，避免过度接触，并有效防止其对人类健康和环境危害而展开的。

一、农药安全性毒理学评价的适用范围和总体原则

　　农药安全性毒理学评价适用于在我国申请登记及需要进行安全性评价的各类农药。总体原则包括毒理学影响因素、实验样品的选择、提交评审资料的要求 3 个方面。

　　1. 毒理学影响因素

　　毒理学影响因素包括化学名称、化学结构、理化性质（如外观、相对密度、蒸气压、溶解度、乳化性、悬浮性、相混性、熔点、沸点等）、产品组成、代谢产物和主要杂质的毒性、每人每日允许摄入量的规定、人群接触毒性和意外事故的毒性资料。

　　2. 实验样品的选择

　　一般选择原药，如是新品种农药，则应同时采用原药及制剂。

　　3. 提交评审资料

　　凡是申请正式登记的农药品种，须提交 4 个阶段的全套毒性实验资料；申请临时登记或用于药效实验的农药可先提交第一、二阶段毒性实验资料；对改变剂型或改变含量的农药可先提交第一阶段的毒性实验资料。

二、农药安全性毒理学评价项目

　　农药安全性毒理学评价项目分为 4 个阶段，依次为第一阶段的动物急性毒性实验和皮肤、眼刺激实验；第二阶段的蓄积毒性和致突变实验；第三阶段的亚慢性毒性和代谢实验等；第四阶段的慢性毒性（包括致癌）实验。

　　分阶段实验具有由急性毒性实验到亚急性或亚慢性毒性实验，最后为慢性毒性实验；由一般毒性实验到特殊毒性实验等特点。通过分阶段实验各种毒性实验方法按一定顺序进行，可以在最短的时间内，以最经济的办法，取得最可靠的结果。

三、农药安全性毒理学评价项目的基本要求及结果判定

　　（一）急性毒性实验

　　急性毒性实验是指受试物一次剂量后所产生的不良反应，主要包括急性经口毒性实验和急性皮肤毒性实验。采用寇氏法计算 LD_{50}（LC_{50}）。急性毒性分级标准如表 14.1 所示。

表 14.1　急性毒性分级标准

级别	大鼠经口　LD$_{50}$/（mg/kg）	兔涂皮　LD$_{50}$/（mg/kg）
极毒	<1	<5
剧毒	1～50（不包含）	5～44（不包含）
中等毒	50～500（不包含）	44～350（不包含）
低毒	500～5 000（不包含）	350～2 180（不包含）
实际无毒	≥5 000	≥2 180

（二）眼刺激实验

受试动物一般为兔，将液态受试农药滴入兔眼结膜囊内，于 1h、24h、48h 和 72h 进行观察，第四天、第七天观察恢复情况。按表 14.2 所列眼损害分级标准积分，再按表 14.3 进行眼刺激强度的评价。

表 14.2　眼损害分级标准

眼损害	积分
角膜：A. 混浊（以最致密部位为准）	
无混浊	0
散在或弥漫性混浊，虹膜清晰可见	1
半透明区易分辨，虹膜模糊不清	2
出现灰白色半透明区，虹膜细节不清，瞳孔大小勉强看清	3
角膜不透明，由于混浊，虹膜无法辨认	4
B. 角膜受损范围	
<1/4	1
1/4～1/2	2
1/2～3/4	3
3/4～1	4
	积分 A×B×5　最高积分为 80
虹膜：A. 正常	0
皱褶明显加深，充血、肿胀、角膜周围有轻度充血，瞳孔对光仍有反应	1
出血、肉眼可见破坏，对光无反应（或出现其中之一反应）	2
	积分 A×5　最高积分为 10
结膜：A. 充血（指睑结膜、球结膜部位）	
血管正常	0
血管充血呈鲜红色	1
血管充血呈深红色，血管不易分辨	2
弥漫性充血呈紫红色	3

眼损害	积分
B. 水肿	
无	0
轻微水肿（包括瞬膜）	1
明显水肿，伴有部分眼睑外翻	2
水肿至眼睑近半闭合	3
水肿至眼睑超过半闭合	4
C. 分泌物	0
无	1
少量分泌物	2
分泌物使眼睑和睫毛潮湿或黏着	3
分泌物使整个眼区潮湿或黏着	
	总积分（A＋B＋C）×2　最高积分为 20
	角膜、虹膜和结膜反应累加最高积分为 110

表 14.3　眼刺激性评价标准

刺激强度	眼刺激积分指数	眼刺激的平均指数
无刺激性	0～5	48h 后为 0
轻度刺激性	5～15	48h 后小于 5
轻度至中度刺激性	15～30	4d 后小于 5
中度刺激性	30～60	7d 后小于 20
中度至重度刺激性	60～80	7d 后小于 40
重度刺激性	80～110	

（三）皮肤刺激实验

皮肤刺激实验是指受试物一次剂量或多次剂量涂（敷）于健康的无破损的皮肤上，皮肤接触受试物后产生的可逆性炎性症状，并根据皮肤刺激强度，判断受试物对皮肤是否具有明显刺激性。兔和豚鼠对刺激物质较人敏感，从动物实验结果外推到人可提供较重要的依据。液态受试物采用原液或预计人应用的浓度。固态受试物则用水或合适赋形剂（如花生油、凡士林等），按 1∶1 浓度调制。直接将受试物涂在皮肤上，另一侧涂赋形剂作为对照。一次剂量，敷用时间一般为 24h。实验结束后用温水或无刺激性溶剂除去残留受试物。于除去受试物后的 1h、24h 和 48h 观察涂抹部位皮肤反应，按表 14.4 和表 14.5 进行皮肤反应积分和刺激强度评价。多次剂量，每天涂抹 1～2 次，连续涂抹 14d。每天观察皮肤反应。

表 14.4　皮肤反应强度评分

症状及程度	积分
A. 红斑形成	
无红斑	0
勉强可见	1
明显红斑	2
中等至严重红斑	3
紫红色斑并有焦痂形成	4
B. 水肿形成	
无水肿	0
勉强可见	1
水肿隆起轮廓清楚	2
水肿隆起约 1mm	3
水肿隆起超过 1mm，范围扩大	4

表 14.5　皮肤刺激强度评价

强度	分值
无刺激性	0～0.4
轻度刺激性	0.5～1.9
中等刺激性	2.0～5.9
强刺激性	6.0～8.0

（四）皮肤致敏实验

受试动物一般为豚鼠。重复接触农药后机体产生免疫传递的皮肤反应，包括致敏和激发两个阶段，一次接触后至少 1 周，再次给予激发接触，通过激发接触确定有无致敏作用，计算致敏率，并根据表 14.6 进行致敏强度标准分级。

表 14.6　致敏强度标准分级

致敏率/%	分级	强度分类
0～8	I	弱致敏物
9～28	II	轻度致敏物
29～64	III	中度致敏物
65～80	IV	强度致敏物
81～100	V	极强致敏物

（五）蓄积毒性实验

其目的是了解实验农药蓄积毒性的强弱，并为慢性毒性实验及其他有关毒性实验的剂量选择提供参考。受试动物一般为大鼠或小鼠。采用蓄积系数法计算蓄积系数。

农药蓄积毒性如下：蓄积系数<1 为高度蓄积；蓄积系数 1~3 为明显蓄积；蓄积系数 3~5 为中等蓄积；蓄积系数>5 为轻度蓄积。

（六）致突变实验

根据农药安全性毒理学评价第二阶段项目，如三项必做项目中一项实验结果出现阳性，则须再选择两项其他致突变实验，以观察是否有多项阳性效应。如必做项目中实验结果出现两项或两项以上的阳性结果，而又有强蓄积性，则一般应予放弃。

（七）亚慢性毒性实验

90d 经口实验无作用剂量小于或等于人可能摄入量的 100 倍者，表示毒性较强，一般应予放弃。迟发性神经毒性实验根据其神经毒性反应和病毒学检查进行评定，提出迟发性神经毒性的无作用剂量水平。两代繁殖实验根据动物接触农药后出现的异常现象、发生率及严重程度，评价农药对生殖过程产生的积累性影响。致畸实验鉴定农药是否有母体毒性、胚胎毒性及致畸性。

（八）慢性毒性实验

实验动物一般为大鼠和小鼠，大鼠染毒期为 24 个月，小鼠染毒期为 18 个月。以求得的最大无作用剂量与人的可能摄入量进行比较后评定，并应根据农药的产量、使用量、使用面积、估测对人和环境可能造成的危害，进行综合评价。

四、举例：苯醚甲环唑复合农药的安全性评价

苯醚甲环唑，属三唑类杀菌剂、内吸性广谱杀菌剂，为无色固体，易溶于有机溶剂。其通过抑制麦角甾醇的生物合成而干扰病菌的正常生长，对植物病原菌的孢子形成有强烈的抑制作用，从而阻止真菌生长。其对子囊菌纲、担子菌纲、半知病、白粉菌科、锈菌目及某些种传病原菌有持久的保护和治疗作用。为了解苯醚甲环唑复合剂的使用安全性，现对该产品进行毒理安全性研究。

（一）急性毒性实验

1. 动物

急性经口、经皮和吸入毒性实验均选用清洁级 SD 大鼠，雌雄各半，动物观察饲养 1 周后进行实验。

2. 方法

1）急性经口毒性实验

采用灌胃方式，染毒剂量为每千克体重 5.00g。观察并记录大鼠中毒的表现和死亡

情况。实验结束后，处死存活动物，进行解剖检查。

2）急性经皮毒性实验

采用皮肤涂药方式，染毒剂量为每千克体重 2 000mg，敷贴 4h。实验结束后，用温水除去残留受试物，观察并记录大鼠中毒的表现和死亡情况。实验结束后，处死存活大鼠，进行解剖检查。

3）急性吸入毒性实验

根据预实验结果以霍恩氏法进行测试，采用动式吸入染毒装置，将受试物用水稀释，经雾化发生器雾化后送入染毒柜内，用液相色谱测定柜内受试物浓度。停止染毒后取出动物置新鲜空气处，观察记录 2 周内受试动物中毒症状及死亡数。

3. 结果

（1）急性经口和经皮毒性实验：实验期间大鼠精神状况未见明显异常，无死亡。实验结束后，解剖未见异常，实验结果均为"低毒"。

（2）急性吸入毒性实验：受试大鼠染毒后 2h 出现中毒症状，萎靡、趴卧、活动减少，口、鼻、眼有血性分泌物，会阴污秽。染毒 24h 内有死亡，高剂量（2 169mg/m³）和次高剂量组（1 184mg/m³）全部死亡，低剂量（266mg/m³）和中剂量组（565mg/m³）存活大鼠 6～8d 观察期间内恢复。用霍恩氏表查得该复合农药急性吸入毒性实验结果，雌、雄性均为 681mg/m³，根据急性毒性分级属"中毒"。

（二）皮肤刺激实验和皮肤致敏实验

1. 动物

皮肤刺激实验选用新西兰大白兔 4 只，体重 2.2～2.6kg。实验前检查动物无皮肤疾病。皮肤超敏反应实验选用白色豚鼠 30 只。随机分为 3 组，每组 10 只，雌雄各半。

2. 方法

1）皮肤刺激实验

将新西兰大白兔脊柱两侧被毛剪掉，不得损伤皮肤。取原样加蒸馏水混匀成糊状并敷贴在右侧皮肤表面，左侧去毛区皮肤作为空白对照。敷贴时间为 4h。实验结束后，观察皮肤局部反应，进行皮肤刺激反应评分。

2）皮肤致敏实验

将样品配制的诱导受试物敷贴于豚鼠去毛皮肤，并加以固定，第 7 天和第 14 天以同样方法重复 1 次，于末次诱导 14d 后，将样品配制成的激发受试物敷贴于豚鼠背部右侧去毛区封闭固定 6h 后去掉受试物，每日观察，根据皮肤反应评分标准评分。阴性对照组仅给以受试物激发处理。阳性对照组的操作程序同实验组，以阳性致敏物替代受试物。实验结束时，根据致敏率评价其致敏强度。

3. 结果

1）皮肤刺激实验

家兔给药 4h 后，取出包扎物，观察皮肤变化，除 1h 后 1、3 号皮肤出现少许红斑外，其余未见明显异常。根据《农药登记毒理学实验方法》的标准，该农药属"轻度刺激性"产品。

2）皮肤致敏实验

经反复致敏并激发后，皮肤未见明显异常，激发后无致敏现象。

（三）眼刺激实验

1. 动物

选用新西兰大白兔 4 只，体重 2.2～2.6kg。实验前检查动物无眼部疾病。

2. 方法

取原样水混匀成糊状，将受试物挤入家兔一侧眼睛的结膜囊中，另一侧眼睛以蒸馏水为正常对照。观察刺激指标，采用手持裂隙灯和荧光素钠做眼部检查，然后评价。

3. 结果

给药 1h 后家兔出现结膜充血，部分水肿并有分泌物，对光反射正常；角膜未见受损。1d 后，出现结膜充血，并有部分水肿外翻；虹膜充血肿胀，但对光反射正常；角膜未见受损。2d 后，部分家兔结膜仍有少量充血及轻微水肿，其余恢复正常；3d 后所有家兔恢复。根据《农药登记毒理学试验方法》（GB/T 15670—2017）的标准评分，该样品眼刺激为"轻度刺激性"。

结论：苯醚甲环唑复合农药大鼠急性经口和经皮毒性实验结果均为低毒，急性吸入毒性实验结果为中毒；皮肤刺激实验结果为轻度刺激性，皮肤致敏实验结果为无致敏性，急性眼刺激实验结果为轻度刺激性。

第二节　化妆品安全性毒理学评价程序和方法

化妆品是指以涂擦、喷洒或者其他类似方法，散布于人体表面任何部位，以达到清洁、消除不良气味、护肤、美容和修饰为目的的产品。化妆品的使用与人类生活息息相关，虽然化妆品不同于食品通过消化道直接被摄入人体，可能引发食源性疾病，但它在人体皮肤、黏膜等处的长期使用同样影响或损害人体健康。近年来，我国的化妆品安全问题日益严峻，化妆品安全事件频繁发生，在全国乃至全世界引起了轰动，公众对化妆品的质量安全产生了质疑，一时间化妆品安全问题已经成为社会各界关注的焦点。因此进行化妆品安全性毒理学评价显得尤为重要。

一、化妆品安全性毒理学评价的适用范围和目的

为向广大消费者提供符合卫生要求的化妆品，防止化妆品对人体产生近期和远期危害，我国制定了《化妆品安全性评价程序和方法》（GB 7919—1987），该程序适用于在我国生产和销售的一切化妆品原料和化妆品产品。

二、化妆品安全性毒理学评价程序

1. 第一阶段：急性毒性和动物皮肤、黏膜实验

（1）急性毒性实验主要包括急性经口毒性实验、急性经皮毒性实验。
（2）动物皮肤与眼黏膜实验主要包括皮肤刺激实验、眼刺激实验、皮肤超敏反应实验、皮肤光毒和光超敏反应实验。

2. 第二阶段：亚慢性毒性和致畸实验

实验方法确定与农药相同。

3. 第三阶段：致突变、致癌短期生物筛选实验

本阶段主要包括鼠伤寒沙门氏菌回复突变实验（Ames 实验）、骨髓细胞染色体畸变实验、骨髓细胞微核实验和小鼠精子畸形检测实验。

4. 第四阶段：慢性毒性和致癌实验

实验方法确定与农药相同。

5. 第五阶段：人体激发斑贴实验和试用实验

实验方法确定与农药相同。

三、对化妆品原料和化妆品产品安全性毒理学评价的规定

化妆品新原料必须进行 5 个阶段的实验。进口化妆品应由进口单位提供安全性评价资料。含药物化妆品和化妆品新产品必须进行动物急性毒性实验、皮肤与黏膜实验和人体实验，但是根据化妆品所含成分的性质、使用方式和使用部位等因素，可分别选择其中几项甚至全部实验项目。

四、化妆品安全性毒理学评价实验方法

（一）急性毒性实验

人体接触化妆品的主要途径是皮肤。当评价化妆品及其成分对人体健康的可能危害时，进行皮肤毒性的研究是必不可少的。当化妆品成分的皮肤毒性低时，很难测得其经皮 LD_{50}，为了解该化学物质与已知毒物的相对毒性，以及由于婴幼儿误服化妆品的可能，进行经口毒性实验也很必要。急性毒性分级标准如表 14.1 所示。

（二）眼刺激实验

同农药眼刺激实验。

（三）皮肤刺激实验

同农药皮肤刺激实验。

（四）皮肤超敏反应

皮肤超敏反应是指通过重复接触某种物质后机体产生免疫传递的皮肤反应，包括致敏和激发两个阶段。实验首选动物为白色豚鼠，动物在第一次接触受试物后至少 1 周，再次给予激发接触。通过激发接触能否引起皮肤反应确定有无致敏作用，包括皮内和涂皮结合法、局部封闭涂皮法。

皮内和涂皮结合法是从头部向尾部成对地做 3 次皮内注射。①注射 0.1mL 福氏完全佐剂；②注射 0.1mL 受试物；③注射 0.1mL 受试物与福氏完全佐剂的等量混合物。注射后 8d，用适当赋形剂（花生油、凡士林等）配制受试物，将其贴敷在上背部的注射部位，持续封闭固定 48h，作为第二次致敏。在末次致敏后 14~28d，涂以受试物，持续封闭和固定 24h。激发接触后 24h、48h 和 72h 观察反应，按表 14.4 进行皮肤反应强度评分，该实验适用于弱致敏物（化学原料）的筛选。

局部封闭涂皮法是将受试物涂在滤纸上，并将其敷贴在去毛区，两层纱布一层油纸覆盖，再以无刺激胶布封闭固定，持续 6h。7d 和 14d 以同样方法重复一次。末次致敏后 14~28d，将低于诱导浓度的受试物斑贴于豚鼠背部右侧去毛区，然后用两层纱布、一层油纸和无刺激胶布固定 6h，将斑贴受试物拿掉，24h 和 48h 后观察皮肤反应，按表 14.4 评分，本实验适用于强致敏物（化学成品）的筛选。

（五）皮肤光毒和光超敏反应实验

皮肤光毒反应是由光能直接加强化学物质所致的原发皮肤反应。光超敏反应是指某些化学物质在光能参与下所产生抗原抗体的皮肤反应。首选动物均为白色豚鼠和白色家兔，一般采用治疗用汞石英灯、水冷式石英灯作光源，照射剂量按引起最小红斑量的照射时间和最适距离来控制，受试物浓度采用原液，光超敏反应实验的激发接触浓度可采用适当的稀释浓度。

皮肤光毒实验需先将实验动物背部脊柱一侧的毛剪掉，用中波紫外线灯照射去毛区，观察确定照射后 8~12h 引起一度红斑（刚可见）的照射时间为 1 个最小红斑量。预实验 3d 后，用剪刀再将实验动物背部脊柱两侧去毛共 4 块，将受试物均匀涂在脱毛区，并用黑纸覆盖避光。涂药 30min 后，第一脱毛区用亚最小红斑量的中波紫外线灯照射；第二脱毛区用黑纸覆盖不予照射；第三区仅用亚最小红斑量的中波紫外线照射，不涂药；第四区做空白对照，不给予任何处理。照射后 1h、24h 和 48h，观察皮肤反应，按表 14.7 进行皮肤反应强度评价。凡实验动物第一次与受试物接触，并在光能作用下引起类似晒斑的局部皮肤炎症反应，即可认为该受试物具有光毒作用。

皮肤光超敏反应实验需先将实验动物颈部用脱毛剂脱毛，于脱毛区四角皮内注射福氏完全佐剂，并于脱毛区涂 20% 十二烷基硫酸钠溶液，再将受试物涂在该脱毛部位。用紫外线灯照射涂药部位，距离和时间以产生明显红斑为准。隔日重复，共 5 次，2 周后，将实验动物背部脊柱两侧脱毛共 4 块，第一块涂受试物 0.1mL 后 30min 用长波紫外线照射；第二块涂受试物后用黑纸遮盖不照射；第三块不涂受试物，仅用长波紫外线照射；第四块用黑纸遮盖，不涂受试物，也不照射。照射后 24h、48h 和 72h，观察皮肤反应，按表 14.4 进行皮肤反应强度评分。凡化学物质单独与皮肤接触无作用，经过激发接触和特定波长光照射后，局部皮肤出现红斑、水肿，甚至全身反应，而未照射部位无此反应者，可认为该受试物是光敏感物质。

（六）人体激发斑贴实验和试用实验

激发斑贴实验是借用皮肤科临床检测接触性皮炎致敏原的方法，进一步模拟人体致敏的全过程，预测受试物的潜在致敏原性。受试者应无过敏史，敏感斑贴部位一般为人体上背部或前臂屈侧皮肤。实验全过程应包括诱导期、中间休止期及激发期。首先将 5% 十二烷基硫酸钠液滴在 4 层纱布上，然后敷贴在受试者上背部或前臂屈侧皮肤上，再用玻璃纸覆盖，用无刺激胶布固定。24h 后将敷贴物去掉，皮肤应出现中度红斑反应，重复 4 次。如实验中皮肤出现明显反应，诱导可停止。于最后一次诱导 2 周，选择未做过斑贴的上背部或前臂屈侧皮肤 2 块，一块作对照，一块敷贴上述受试物，封闭固定 48h 后，去除斑贴物，立即观察皮肤反应。24h、48h 和 72h 再观察皮肤反应的发展或消失情况。按表 14.7 和表 14.8 进行皮肤反应评定。如表明受试物为轻度致敏原以上等级，可做出禁止生产和销售的评价。

表 14.7　皮肤反应评级标准

皮肤反应	分级
无反应	0
红斑和轻度水肿，偶见丘疹	1
浸润红斑、丘疹隆起，偶见水疱	2
明显浸润红斑，大小水疱融合	3

表 14.8　致敏原强弱标准

致敏比率	分级	致敏原
0～2/25	1	弱致敏原
3～7/25	2	轻度致敏原
8～13/25	3	中度致敏原
14～20/25	4	强致敏原
21～25/25	5	极强致敏原

人体试用实验是志愿者按日常使用方法或选用前臂屈侧皮肤进行受试物试用实验。

受试物每天使用1~2次，连续试用30d以上。每周至少观察一次，记录受试者主诉，如痒、热、刺痛感觉等或局部皮肤反应，如皮肤脱屑、皲裂、红斑、水肿、丘疹、水疱、痤疮或色素沉着等。如受试者中出现上述主诉和体征，均可认为该受试物有皮肤刺激或致敏作用。

（七）亚慢性皮肤毒性实验

亚慢性皮肤毒性实验指受试物重复涂抹动物皮肤所引起的不良反应。其目的是确定受试物多次重复涂抹皮肤可能引起健康的潜在危害，为提供经皮渗透可能性、靶器官和慢性皮肤毒性实验剂量选择提供依据。实验动物可选用成年大鼠、家兔和豚鼠。将受试物涂抹于动物背部皮肤，实验期限为90d。整个实验过程中，注意观察并记录动物的一般表现、行为、中毒症状和死亡情况等临床症状。称量肝、肾和其他脏器的绝对重量和脏体之比的测定，并进行血液学检查、血液生化检查。实验结束时，处死所有动物，进行大体尸检，并将主要器官和组织固定保存、制片和镜检。在各剂量组动物大体检查无明显病变时，可以只进行高剂量组和对照组动物主要脏器（肝、肾、脾、胃、肠等）和皮肤的组织病理学检查，发现病变后再对较低剂量组相应器官及组织进行镜检。

（八）亚慢性经口毒性实验

亚慢性经口毒性实验指动物多次重复经口接受化学物质所引起的不良反应。其目的是确定受试物重复经口给予动物可能引起健康的潜在危害，为提供靶器官、蓄积可能性和慢性/致癌性实验提供实验依据。实验动物首选大鼠。采用受试物掺入饲料、饮水或灌胃方式。在整个实验过程中，对动物进行一般观察、临床检查和病理检查。

（九）致畸实验

致畸实验是鉴定化学物质是否具有致畸性的一种方法，可鉴定化学物质有无致畸性和胚胎毒作用，为化学物质在化妆品中安全使用提供依据。大鼠为首选动物。在大鼠孕期6~15d，每天灌胃给药。孕鼠于孕期0d、6d、10d、15d和20d称重，并根据体重调整给药量。20d孕大鼠用20%硫喷妥钠腹腔注射麻醉断头处死。剖腹腔检查卵巢内黄体数，取出子宫，称重；检查活胎、早期吸收和迟死胎数目。逐个记录活胎鼠体重、性别、体长。外观检查头颅外形、面部、躯干、四肢等有无畸形。制备胎鼠骨骼标本，在体视显微镜下，用透射光源，先观察胎鼠全身，然后逐步检查骨骼。仔细检查消化系统和泌尿生殖系统各器官的大小、形状及位置。统计分析，求得致畸指数和致畸危害指数。

（十）慢性毒性实验

慢性毒性实验指动物长期接触受试物所引起的不良反应，以确定动物长期接触化学物质后所产生的危害，为提供人体长期接触该化学物质的最大耐受量或安全剂量提供资料。一般建议两种哺乳动物，常用大鼠和小鼠，选用刚断乳的动物。整个实验期间，对动物进行一般观察、临床检查和病理学检查。并在实验的头3个月，每周称重一次；在

4～6个月，每2周称重一次，以后每4周称重一次。在实验开始后的第三个月、第六个月和实验结束时，进行血液学和临床生化学有关指标的测定。实验结束时，对全部的动物进行全面的肉眼检查和病理组织学检查。

（十一）致癌实验

致癌实验指动物长期接触化学物质后所引起的肿瘤危害，经一定途径长期给予实验动物不同剂量的受试物的过程中，观察其大部分生命期间肿瘤疾患产生情况，为人体长期接触该物质是否引起肿瘤的可能性提供资料。一般选用小鼠和大鼠两种实验动物。整个致癌过程中，注意观察并记录动物出现的症状或死亡情况，尤其要注意肿瘤发生情况，每一个肉眼可见的或触及的肿瘤出现的时间、部位、大小、外形和发展情况都应记录。并在实验的前3个月，每周称重一次，以后每4周称重一次。在实验过程中死亡或因处于垂死状态而被处死，以及实验结束时全部宰杀的动物，都应进行完整的大体尸检。所有动物的全部器官和组织都应保留以进行镜检，并详细描述增生、瘤前病变或肿瘤的形态学改变。

（十二）鼠伤寒沙门氏菌回复突变实验

鼠伤寒沙门氏菌回复突变实验用于测定可引起沙门氏杆菌基因碱基置换或移码突变的化学物质所诱发的组氨酸回复突变。建议使用TA98、TA100、TA97和TA102等4种组氨酸缺陷型鼠伤寒沙门氏菌株。将储存菌接种于5mL营养肉汤中，于37℃振荡培养10h，进行菌株鉴定。

实验包括直接平板掺入法和点试法两种。直接平板掺入法是将含组氨酸-生物素的顶层琼脂分装于试管中，45℃恒温水浴中保温，然后每管依次加入实验菌株增菌液、受试溶液和S-9混合液混匀，迅速倾入底层培养基上，转动平板，使之分布均匀，冷凝固化，37℃下培养48h后，计数每皿回变菌落数。点试法是将含菌液的顶层琼脂倒入底层培养基上，然后取直径约6mm无菌圆形滤纸片放在已固化的顶层培养基中央位置。再滴入受试物溶液或直接将受试物放在平皿中央，37℃培养48h后观察结果。如果受试物的回变菌落数超过自发回变菌落数的2倍以上，则定为阳性。

（十三）骨髓细胞微核实验

骨髓细胞微核实验是一种用体内实验来检查骨髓细胞染色体畸变的方法，特别适用于检出由纺锤体的部分损害而出现的染色体丢失或染色单体或染色体的无着丝点断片。小白鼠是微核实验的常规动物。常用环磷酰胺作为阳性对照物。常用经口灌胃方式，两次给药间隔24h，第二次给药后6h，动物脱颈处死，打开胸腔，沿着胸骨与肋骨交界处剪断，剥掉附着胸骨上的肌肉，擦净血污，横向切断胸骨，暴露骨髓腔，然后用小止血钳挤出胸骨骨髓液。涂片、固定、染色、封片后，先用低倍镜、后用高倍镜粗检，选择细胞分布均匀、细胞无损、着色适当的区域，再在油镜下计数。统计分析后评价受试物是否具有染色体畸变作用。

（十四）骨髓细胞染色体畸变实验

骨髓细胞染色体畸变实验是指动物以不同途径接触受试化学物后，用细胞遗传学的方法检测骨髓细胞染色体畸变率的增加，从而评价受试物的致突变性，进而预测致癌的可能性。动物一般选用成年小鼠。经口灌入，共染毒两次，间隔 24h，于第二次给药后 6h 处死动物，于处死前 4h 腹腔注射秋水仙素。用颈椎脱臼法处死动物，取出股骨，剃除肌肉等组织。剪去股骨两端，用注射器吸取生理盐水，从股骨一端注入，从股骨另一端接取流出的骨髓细胞悬液。离心去除上清液，固定、染色后，选择分散良好的中期分裂相，在显微镜油镜下进行读片，记录畸变类型。统计学分析以评价实验组和对照组之间是否有明显差异。

（十五）精子畸形实验

精子畸形实验用于鉴别能引起精子发生功能异常以及引起突变的化学物质。实验动物选用成年雄性小鼠。经口灌入受试物，连续 5d，每天一次。于染毒后 4 周用颈椎脱臼的方式处死动物，剖腹，取出附睾，放入盛有生理盐水的小平皿中，用虹膜剪剪碎。过滤离心去除上清液。加入少量生理盐水，以混悬液涂片，自然干燥。固定、染色、封片，在显微镜下计数精子中畸变的精子数。

五、举例：美白保湿乳液祛皱配方和美白配方的安全性评价

美白保湿乳液祛皱配方是由人参、黄芪、桃仁、甘草、珍珠粉中提取的有效成分研制而成的，美白配方是由桑叶、桃仁、薏仁、淡竹叶、珍珠粉中提取的有效成分研制而成的，在日常护肤使用中具有非常良好的前景。为了探讨美白保湿乳液祛皱配方和美白配方的安全性，我们进行了一系列皮肤毒性实验研究，以观察美白保湿乳液祛皱配方和美白配方对豚鼠和白色家兔的皮肤刺激反应、免疫反应及白色家兔皮肤的病理变化。

（一）皮肤超敏反应实验

1. 动物

清洁级普通豚鼠 40 只，分为空白对照组、阳性对照组、用药组，对照组每组 10 只，用药组 20 只，雌雄各半，体重 250～300g。

2. 方法

豚鼠背部脱毛后的 2d、7d 和 14d，将美白保湿乳液祛皱配方和美白配方涂在豚鼠背部皮肤保持 6h，进行诱导接触，末次诱导后 14d，将美白保湿乳液祛皱配方和美白配方涂在豚鼠背部皮肤保持 6h，进行激发接触。激发接触后 24h 和 48h 观察豚鼠皮肤的反应，比较实验前后豚鼠体重的变化。

3. 结果

诱导接触后阳性对照组用药区皮肤出现红斑、水肿，阴性对照组和祛皱配方组及美

白配方组皮肤无变化。激发接触后阳性对照组用药区皮肤出现明显红斑、焦痂、水肿，致敏率为 100%，阴性对照组和祛皱配方组及美白配方组皮肤无变化，致敏率为 0%。

（二）皮肤刺激实验

1. 动物

新西兰大白兔 8 只，随机分为 2 组，每组 4 只，雌雄各半，体重约 1750g。

2. 方法

将美白保湿乳液祛皱配方和美白配方涂在脱毛后的白色家兔背部皮肤，保持 4h，清除药物后 1h、24h、48h 和 72h 观察用药区皮肤反应。之后连续 14d 每天涂抹一次，每次涂抹前清除残留药物并于 1h 后观察皮肤反应，实验结束后取用药区皮肤做病理切片，检测真皮和表皮的变化。

3. 结果

1）急性皮肤刺激实验
清除受试物后 1h、24h、48h 和 72h 皮肤无明显红斑、水肿等反应。
2）多次皮肤刺激实验
连续 14d 每天于清除残留受试物 1h 后观察皮肤，仅美白配方组有一只出现红斑，无水肿等反应，反应平均分值为 0.143。
3）组织病理切片检查
美白配方组和祛皱配方组的病理检查显示，对皮肤无明显刺激作用。
结论：外观和组织病理观察显示，美白保湿乳液祛皱配方及美白配方对豚鼠不产生皮肤超敏反应，无致敏作用；对白色家兔皮肤无明显刺激作用。

第三节　新药毒理学研究的技术要求

药物是保障人类健康的重要物质，但药物和毒物之间并没有严格的界限。药物在其治疗剂量范围内发挥疗效，而超出该范围达到中毒剂量时，则成为毒物。随着研发技术的不断进步和更新，药物的种类和数量不断增多，药物在生产生活中的应用越来越广泛。药物安全性评价主要是基于毒理学实验结果，并结合人群流行病学调查资料来阐明药物的毒性及其潜在危害，预测人类接触或使用该药物时的安全程度，为制定相应的卫生标准提供科学依据。所以，新药毒理学研究是药物安全性评价的重要内容。通过毒理学动物实验得到毒作用的靶器官、可逆性、剂量-反应关系和无不良作用剂量，为新药临床实验剂量选择和临床使用的毒副反应监测提供依据，是新药能否过渡到临床研究及通过审评注册上市的决定因素。

新药毒理学研究主要是指新药非临床安全性研究，是在实验室条件下进行的各种毒性实验，包括急性毒性实验、慢性毒性实验、生殖毒性实验、遗传毒性实验、致癌实验、局部毒性实验、毒代动力学实验及与评价药物安全性有关的其他实验。

新药毒理学研究应符合国家药品监督管理局《药品非临床研究质量管理规范》的相应要求，以保证各项实验的科学性和实验结果的可靠性。其主要包括对组织机构和人员、实验设施、仪器设备和实验材料、标准操作规程、研究工作实施等方面的要求。

一、组织机构和人员

新药毒理学研究（非临床安全性评价研究）机构应建立完善的组织管理体系，配备机构负责人、质量保证部门负责人和相应的工作人员。机构负责人应具备医学、药学或其他相关专业本科以上学历及相应的业务素质和工作能力。应设立独立的质量保证部门，每项研究工作必须聘任专题负责人。

新药毒理学研究（非临床安全性评价研究）机构的人员，应具备严谨的科学作风和良好的职业道德以及相应的学历，经过专业培训，具备所承担的研究工作需要的知识结构、工作经验和业务能力；熟悉本规范的基本内容，严格履行各自职责，熟练掌握并严格执行与所承担工作有关的标准操作规程；及时、准确和清楚地进行实验观察记录，并及时向专题负责人书面报告。

二、实验设施

根据所从事新药毒理学研究的需要，建立相应的实验设施。各种实验设施应保持清洁卫生，运转正常；各类设施布局应合理，防止交叉污染；环境条件及其调控应符合不同设施的要求。根据工作需要配备相应的环境调控设施。

具备设计合理、配置适当的动物饲养设施，具备饲料、垫料、笼具及其他动物用品的存放设施。具有供试品和对照品的处置设施。具备保管实验方案、各类标本、原始记录、总结报告及有关文件档案的设施。使用有生物危害性的动物、微生物、放射性等材料应设立专门实验室，并应符合国家有关管理规定。

三、仪器设备和实验材料

仪器设备应有专人负责保管，定期进行检查、清洁保养、测试和校正，确保仪器设备的性能稳定可靠。对仪器设备的使用、检查、测试、校正及故障修理，应详细记录日期、有关情况及操作人员的姓名等。

实验用的供试品和对照品，有完善的接收、登记和分发的手续，供试品和对照品的批号、稳定性、含量或浓度、纯度及其他理化性质应有记录。储存的容器应贴有标签，标明品名、缩写名、代号、批号、有效期和储存条件；分发的供试品和对照品应及时贴上准确的标签，并按批号记录分发、归还的日期和数量。实验室的试剂和溶液等均应贴有标签，标明品名、浓度、储存条件、配制日期及有效期等。

四、标准操作规程

新药毒理学研究需制定的标准操作规程应包括供试品和对照品的接收、标志、保存、处理、配制、领用及取样分析；动物房和实验室的准备及环境因素的调控；实验设施和仪器设备的维护、保养、校正、使用和管理；计算机系统的操作和管理；实验动物的运输、检疫、编号及饲养管理；实验动物的观察记录及实验操作；各种实验样品的采集、各种指标的检查和测定等操作技术；濒死或已死亡动物的检查处理；动物的尸检、组织病理学检查；动物尸体及其他废弃物的处理；实验标本的采集、编号和检验；各种实验数据的管理和处理；工作人员的健康检查制度等。

五、研究工作实施

每项研究均应有专题名称或代号，专题负责人应制定实验方案，实验方案的主要内容主要包括研究专题的名称或代号及研究目的；新药毒理学研究（非临床安全性评价研究）机构和委托单位的名称及地址；专题负责人和参加实验的工作人员姓名；供试品和对照品的名称、缩写名、代号、批号、有关理化性质及生物特性；实验系统及选择理由；实验动物的种系、数量、年龄、性别、体重范围、来源和等级；实验动物的识别方法；实验动物饲养管理的环境条件；饲料名称或代号；实验用的溶媒、乳化剂及其他介质；供试品和对照品的给药途径、方法、剂量、频率和用药期限及选择的理由；所用毒性研究指导原则的文件及文献；各种指标的检测方法和频率；数据统计处理方法等。

专题负责人全面负责研究专题的运行管理。参加实验的工作人员，应严格执行实验方案和相应的标准操作规程，发现异常现象时应及时向专题负责人报告。所有数据的记录应做到及时、直接、准确、清楚和不易消除，并应注明记录日期，记录者签名。研究工作结束后，专题负责人应及时写出总结报告。

第十五章 转基因食品的安全性评价

 内容提要

　　本章介绍了转基因食品安全性评价的方法和食品转基因技术的发展趋势，重点介绍了转基因食品安全性评价的目的与原则和转基因食品安全评价的内容。

 教学目标

　　1. 掌握转基因食品的概念，转基因食品安全评价的目的、原则和内容。
　　2. 了解转基因食品安全问题的由来、国内外对转基因食品的管理和政策、转基因技术发展现状和未来发展趋势。

 重要概念及名词

　　转基因食品　实质等同性　致敏原　标记基因　抗营养素

 思考题

　　1. 什么是转基因食品？转基因食品与普通食品比较有何优势？
　　2. 转基因食品存在哪些安全问题？转基因食品安全评价应遵循哪些原则？
　　3. 转基因食品安全评价应包括哪些内容？
　　4. 世界各国对转基因食品是怎样管理的？与中国有何不同？
　　5. 现代生物技术的概念、应用及发展趋势如何？

第一节　转基因食品安全性评价的目的与原则

一、转基因食品安全性评价问题的由来

（一）转基因食品的概念

　　转基因食品（genetically modified food，GMF），也称基因工程食品或基因修饰食品，指利用基因工程技术改变基因组构成的动物、植物和微生物生产的食品和食品添加

剂，包括转基因动植物、微生物产品、转基因动植物、微生物直接加工品和以转基因动植物、微生物或者其直接加工品为原料生产的食品和食品添加剂。通常将转基因动物、植物和微生物统称为转基因生物，将转基因植物中含有转基因成分的农作物称为转基因作物。供人们食用的所有加工、半加工或未加工过的各种转基因产品和所有在食品的生产与加工过程中，由于工艺原因加入食品中的各种转基因产品都属于转基因食品。以转基因动植物和微生物生产的食品添加剂虽不属于食品，但因其含有转基因成分，也按转基因食品进行管理。

基因工程是将目的基因或 DNA 片段与合适的载体连接转入目标生物细胞，通过复制、转录、翻译外源目的基因以及蛋白质的活性表达，使转基因生物获得新的遗传性状的操作。基因工程是 20 世纪 70 年代以后兴起的一门新技术，在技术上包括基因或 DNA 的体外重组、转基因、重组子筛选与扩大繁殖等多个环节。通过基因工程技术，几乎可将任何生物的基因转入动物、植物和微生物。转基因食品主要涉及农业基因工程和食品基因工程，前者主要目的是提高农作物产量和改善农作物的抗虫、抗病、抗除草剂和抗旱能力；后者主要目的是改善食品的营养价值和食用风味，如营养素含量、风味品质、延长食品储藏和保存时间，以及用食品工程菌生产食品添加剂和功能因子等。基因工程与细胞工程、酶工程、发酵工程和蛋白质工程构成了现代生物技术的基础。

转基因食品是现代生物技术的产物，它利用基因工程技术，将某些生物的基因转移到其他物种中去，使其在性状、营养品质、消费品质等方面符合人们所需要的目标。转基因技术及其他生物技术的发展与应用，为人类解决粮食、疾病、能源和环境等一系列重大问题带来希望，但也可能给人类健康带来潜在风险。

（二）转基因食品的分类

1. 根据基因来源分类

（1）植物源性：如小麦、玉米、大豆、马铃薯等。
（2）动物源性：如肉、蛋、乳、水产品和蜂产品等。
（3）微生物源性：如酵母等。

2. 根据功能分类

（1）增产与抗逆型：抗虫、抗旱、耐寒、耐盐碱等。
（2）高营养型：氨基酸组成及不饱和脂肪酸含量。
（3）控熟型：耐储存番茄、甜椒、草莓等。
（4）保健型：抗氧化花椰菜、富含维生素 A 前体的水稻等。
（5）新品种：改变品质、口感、色泽、香气等。

（三）转基因食品的优势

传统食品是通过自然选择或人为的杂交育种实现的，转基因技术与传统杂交技术相比，在基本原则上并无实质差别，但自然选择或人为的杂交育种仅在近缘生物发生、由生物体自身完成、基因的改变多是缓慢而自发的；而转基因技术则打破物种的界限，在分子水平进行操作，更加精致、严密和可控，通过人为改变物种的基因构成，使其更符合人们的期望。转基因食品与传统食品比较具有如下优势。

1. 成本低、产量高

成本是传统产品的 $40\%\sim60\%$，产量可增加 $20\%\sim60\%$。例如，土豆（P5CS）产量可提高 21%，小麦（AtNHX1）产量可提高 50%。

2. 具有抗草、抗虫、抗逆境等特征

可以降低作物生长环境的不良影响，提高农作物的产量，如干旱条件下大米（Oryza sativa AP37）产量可提高 $16\%\sim57\%$。

3. 食品的品质和营养价值提高

通过转基因技术可以提高食品营养物质含量，如富含赖氨酸和苏氨酸的谷物、富含维生素 A 和维生素 E 的大米等。

4. 保鲜性能增强

利用反义 DNA 技术抑制酶活力来延迟果实的成熟和软化，能够使其储藏和保鲜时间都显著延长，如耐储存番茄等。

（四）转基因食品的安全问题

虽然大多数研究认为转基因食品是安全的，但也有一些相反的结果给转基因食品的安全蒙上了阴影。1972 年美国斯坦福大学生物化学家 Paul Berg 教授领导的研究小组开创了基因工程的先河，同时也引发了转基因生物潜在风险性的广泛争论。1998 年英国的 Pusztai 用转雪花莲凝集素基因的马铃薯饲养大鼠，发现大鼠出现了器官生长异常、体重减轻等症状，免疫系统也遭到破坏。该实验结果引起世界范围对转基因食品安全性的质疑。1999 年，美国康乃尔大学 Losey 等报道，用拌有转 Bt 基因抗虫玉米花粉的马利筋草喂养大斑蝶幼虫 4d 后，幼虫死亡率达 44%，从而引发了"转基因植物对生态环境是否安全"的争议。2000 年，美国 Aventis Crop Scienc 公司生产的"里联"转基因玉米因可能导致部分人皮疹、腹泻或呼吸系统的过敏反应，且被混入加工食品中，从而引起全球 300 多种含玉米产品的回收潮。2005 年英国《独立报》报道，Mon Sant 公司的研究表明食用了转基因玉米的老鼠肾脏变小，血液的构成发生变化。2009 年美国环境医学研究会通过几项动物研究表明，一些严重的健康风险都与转基因食品有关，这其中包括不孕症、免疫系统问题、加速老化、胰岛素紊乱，以及一些主要脏器和胃肠系统的变异。

目前认为，转基因食品的食用安全性问题主要表现在以下几个方面：①可能含有对人体有毒害作用的物质（如致癌物）；②可能含有使人体产生致敏反应的物质；③营养价值可能与非转基因食品显著不同，长期食用可能对人体健康产生某些不利影响；④转

基因植物中抗性基因表达的蛋白质可能对人体肠道中的正常微生物群落造成不利影响；⑤外源基因的不稳定性；⑥对生态环境带来潜在危险。

随着分子生物学和分子遗传学等科学理论的发展，基因工程已广泛应用于动植物和微生物的基因改良中，由此产生的转基因食品也迅速成为食品领域的新热点。由于转基因食品是采用基因工程技术获得的非常规性食品，因此，在食品安全、食品检测、食品法规、食品经济及农产品贸易方面激起轩然大波，世界各国政府及民众都十分关注转基因食品的安全及其发展。虽然全球范围内对转基因食品安全性的争论持久不休，有些国际组织及国家对转基因食品仍持观望、怀疑乃至否定的态度，但从发展总体趋势看，越来越多的消费者已逐步了解和接受转基因食品，因此，如何正确对待转基因食品不仅是个科学问题，还是一个社会问题。科学家们有责任研发安全健康的转基因生物技术食品，也应以科学负责的态度向普通消费者传播转基因食品的基础知识，使消费者对转基因食品有正确的认识，用科学的态度对待转基因食品，从而推动转基因食品的可持续健康发展。

二、安全性评价的目的

转基因食品的主要目的是改变生物体的某些特定性状，提高动物、植物和微生物等某些特定部分的经济产量、改良其品质，达到增加食品总量、提高营养质量、延长或货架期等目的。与传统的食品比，转基因食品含有人为导入的外源基因，转基因技术作为一种新技术，其完善程度及管理制度仍不完善，转基因食品有可能存在潜在的毒性、致敏性、抗生素抗性、食品营养成分的改变、食品加工的安全、粮食安全和国家主权、影响生态环境等安全问题，给人类健康和生态环境带来威胁。随着转基因技术向农业和食品领域的不断渗透和迅速发展，转基因食品的安全性越来越受到人们的广泛关注。转基因食品安全管理的核心和基础是进行转基因食品的安全评价。因此，世界各国尤其是有关的国际组织均积极探讨和建立转基因食品的安全评价体系和方法，努力推动转基因食品安全评价的国际协调和相互认证，以便在促进转基因技术发展的同时，保障人类的健康和环境安全。

三、安全性评价的原则

基于转基因食品与传统食品的巨大差异，转基因食品的安全评价已不能用传统食品安全评价的方法，而要从宿主、载体、转基因、重组 DNA、基因表达产物以及对食品营养成分的影响等方面全面考虑，评价的内容包括毒性、致敏性、营养成分、抗营养因子、标记基因转移和非期望效应等。目前，国际上对转基因食品的安全评价遵循以科学为基础，采用危险性评价、预防原则、实质等同性原则、个案分析原则和逐步完善等原则。

（一）分析转基因食品原料的生物特性

分析转基因生物本身的特性有助于判断某种新食品与现有食品是否有显著差异，分析内容包括供体、载体、目标基因及插入特点。

1. 供体

供体包括：①基因供体的来源、分类、学名；②基因供体与其他物种的关系；③基因供体作为食品食用的历史；④基因供体含有有毒成分的历史；⑤基因供体的致敏性；⑥基因供体的传染性；⑦基因供体是否存在抗营养因子和生理活性物质；⑧基因供体的关键性营养成分。

2. 基因修饰及 DNA 插入

基因修饰及 DNA 插入包括：①载体和目的基因的构成；②外源 DNA 序列的描述，如来源、转移的方法；③助催化剂的活性。

3. 受体

受体包括：①与供体相对应的表型特征；②转基因表达水平和稳定性；③新基因拷贝量；④导入基因移动的可能性；⑤导入基因的功能；⑥插入片段的特征。

（二）实质等同性原则

实质等同性是 1993 年经济发展合作组织在《现代生物技术生产的食品安全性评价——概念与原则》报告中提出来的，其核心是对比法，即以现有的食品或食品源生物为基础，比较和评价消费者食用的新食品和食品成分的安全性。如果一种转基因食品或食品成分与已经存在的传统食品比较，其特性、化学成分、营养成分、所含毒素、人和动物的食用情况相似，那么在安全性方面，两者可等同处理。在 FAO、WHO、OECD 的倡议下，欧盟、美国、加拿大、澳大利亚等几个国家都采用"实质等同性"的概念来构建自己的食品安全性评估程序。所谓实质等同性，是指如果一种新食品或食品成分与已存在的食品或食品成分实质等同，就安全性而言，它们可以等同对待；也就是说，新食品或食品成分能够被认为与传统食品或食品成分一样安全。

在转基因食品安全评估中，实质等同性原则的核心观点可以表述如下。

实质等同性不是转基因食品安全性评估的全部内容，而是评估过程的一部分，或者说是评估过程的起点。它为进一步的科学研究提供了一个有效的框架，在这一框架之下，任何安全评估都要求通过对已预想到的或未预想到的效果进行全面的分析，才能判断各种转基因食品和它们所对应的传统食品是否一样安全。这种分析需要处理大量的信息，如农学性状、表型性状改变的数据，以及主要营养成分和毒性物质组成成分的数据。

为证明实质等同性，必须将进行过基因改造的活生物体或以其为来源的某一食品产品的性状与传统食品的同一性状进行比较，如果对数据进行正确的分析后发现两者之间的差异程度和变化水平在可接受的范围之内，那么就可以证明该转基因食品与传统食品具有实质等同性。

在评估未预想到的效果的过程中，通过对未经基因改造的农作物及其相关植物的了解，我们可以选择在特定作物中与人类健康有关的主要营养成分和有毒成分作为重点观察的指标。在掌握了大量的有关农学性状、表型性状及其他特性的信息后，对这些指标在基因改性处理前后发生的变化进行评估。

在实质等同性评估的应用过程中，一旦证明某种转基因食品与传统食品具有实质等同性，就可认为这种转基因食品与其相对应的传统食品一样安全，不需要再进行进一步的安全评估了。如果转基因食物和其相对应的食品间有着特定性状的差异，那么应该在传统食品长期安全食用的经验基础上考察这些特定性状的差异，并针对这些差异进行营养学、毒理学及免疫学实验。

运用实质等同性的评估方法会得到如下 3 种结论：能够证明转基因活生物体，或者利用其生产的食品或食品成分与传统食品或食品成分具有实质等同性；如果不能证明完全的实质等同性，那么能够证明除了某一插入的特定性状的差异之外，转基因活生物体或者利用其生产的食品或食品成分与来自传统生物体的食品或食品成分具有实质等同性；不能证明转基因活生物体和利用其生产的食品或食品成分与传统食品或食品成分的实质等同性，因为它们之间的差异还不能进行充分的认定，或者是没有合适的传统生物体来做比较。

（三）IFBC 原则

国际食品生物技术委员会（International Food Biotechnology Council，IFBC）提出采用判定树（decision-tree）的原则对转基因食品进行安全评价，该原则主要包括 3 个层次：

（1）了解被评价食品的遗传学背景与基因改造方法。

（2）检测食品中可能存在的毒素。

（3）进行毒理学实验。

IFBC 认为没有必要对以上 3 个层次的内容同时进行实验，只有在某一层次的分析表明它不存在安全性问题时才进行下一个层次的工作，即逐步完善原则。

（四）FAO/WHO 联合专家顾问委员会会议的原则

FAO/WHO 于 1990 年和 1996 年先后召开了两次联合专家顾问委员会会议，主要讨论了转基因食品的安全性和营养问题。2000 年在日内瓦召开会议讨论了转基因食品的安全性与营养学评价有关的科学基础和法则，重点讨论了实质等同性原则及其在食品安全评价中的应用，会议一致认为实质等同性是安全评价框架的核心内容。2001 年在罗马召开会议，重点讨论了转基因食品致敏性的问题，确定了转基因作物生产的食品的致敏性评价程序并进行了修订。FAO/WHO 联合专家顾问委员会会议制定的生物技术食品的安全性评价政策与原则重点强调如下。

（1）安全性评价应以科学为依据，慎重与灵活相结合，考虑适用性，不能过高估计该类食品的危害性，也不能低估该类食品可能存在的问题。

（2）任何转基因食品的安全评价应首先阐明它的 DNA 分子、生物学和化学特性。

（3）由基因改造微生物制作的食品，如果它的分子、生物学和化学分析表明它与传统食品一致，则主要对其杂质和加工过程进行评价。

（4）转基因动物性食品，哺乳类动物本身的健康状况可作为安全评价的指标，有些鱼类和无脊椎动物本身可产生毒素，需进一步进行安全性评价。

（5）对已进行安全性评价并已批准用于消费的食品，需进行有计划的使用后人群健康监测。

（五）国际生命科学会等同或相似原则

国际生命科学会欧洲分会新食品领导小组提出采用等同于相似原则评价食品安全性（safety assessment of food by equivalence and similarity targeting，SAFEST），要求对转基因食品从营养学和毒理学两个方面进行个案评价。SAFEST 的主要内容包括转基因食品都来源于具有安全食用历史的生物，通过比较该食品与传统食品的等同性与相似性，阐明其不同特点和作为食品中安全性评价的靶点，并在营养成分、毒素水平、杂质水平、新成分的结构与功能等几个主要方面与传统食品进行比较。在对一种转基因食品进行安全评价时，首先要了解和描述它的背景资料，即食品名称、来源（动物、植物或微生物）、基因改造方法（宿主、载体、插入基因、重组生物体的特性）、人体摄入量、使用目的及使用人群（是否为特殊人群，如孕妇、儿童等）、加工方法及食品成分等，通过比较分析来评价实验样品与实际生产和人类实际消费的传统食品的一致性。

评价原则如下。

（1）SAFEST Ⅰ类食品：与传统食品极其相似或相同的转基因食品，不必进一步证明其安全性。

（2）SAFEST Ⅱ类食品：与传统食品极其相似，但存在某个新成分或新特性，或缺乏某一个新成分与新特性的转基因食品，需要对其不同的成分与特性做进一步的分析评价。

（3）SAFEST Ⅲ类食品：与传统食品既不相似，也不相同的转基因食品，需要做广泛的毒理学评价。

（六）UNEP 技术准则

联合国环境规划署（Unitd Nations Environment Programme，UNEP）根据旨在推动国际生物安全工作的 18/36B 决议，于 1995 年制定了 UNEP 生物安全性国际技术准则（UNEP international technical guidelines for safety in biotechnology）。该技术准则从 5 个方面分别就转基因生物安全性的一般原则、危险性评价与管理、国家及地区安全管理机构和能力建设等方面提出了具体的行动指南。该准则为各国政府、国际组织、私人团体和其他国际组织在建立和实施生物技术安全评价、推动合作和信息交换等方面提供了参照依据。

（七）国际食品法典委员会评估标准

2003 年 7 月，国际食品法典委员会通过了 3 项有关转基因食品安全问题的标准，该标准涵盖了目前转基因生物政策方面的争议性问题，包括现代生物技术食品风险评估原则以及重组体 DNA 食品的安全评估实施细则。该标准明确指出，在转基因产品投放市场前应首先进行安全评估。该标准还涉及有关转基因食品的一些争议性问题，如规定避免对常见的致敏性食品进行基因转移。3 项转基因生物标准的出台对于寻求转基因安全立法和建立追溯体系的国家是非常有利的。到 2004 年，占世界人口半数的 35 个国家制定了相应法规，要求在转基因食品上市前实行强制性的政府安全评估，包括欧盟、中国、日本、韩国、印度、澳大利亚和新西兰等。被国际食品法典委员会采纳的标准将被自动视为"以科学为依据"，任何执行该标准的国家都可以免予在 WTO 内受到质询。

第二节　关于转基因食品安全性评价的内容

传统毒理学评价仍是转基因食品的毒性检测方法之一，包括对外源基因表达产物的毒性检测和对整个转基因食品的毒理学检测，通常是二者结合进行。检测主要依据食品毒理学评价程序进行。食品毒理学评价程序和方法是一个传统的标准方法，但是，转基因生物的特殊性使传统的毒理学评价方法不能完全适用。1990 年召开的第一届 FAO/WHO 专家咨询会议在食品安全性评价方面迈出了第一步，会议首次回顾了食品生产加工中生物技术的地位，讨论了在进行转基因食品安全性评价时的一般性和特殊性的问题。以美国为主的一些专家认为，动物的全食品喂养实验应该控制在 45d 以内，但是，以中国和欧盟为主的国家和地区认为需要进行 90d 的喂养实验。从目前的趋势来看，包括美国在内的国家已经逐渐接受了 90d 的喂养实验。考虑到暴露原因，当一种物质或一种密切相关的物质作为食品可安全食用时，不需考虑传统的毒理学实验。而在对含有转基因成分的转基因食品进行安全性评价时，则必须进行所有的传统毒理学实验研究。

此外，转基因食品还要进行特殊毒理学评价，需要从转基因食品中分离出转基因成分或通过另一种替代来源合成或产生这种转基因成分。在这种情况下，该物质必须在结构、功能和生化方面都与转基因食品中所产生的物质具有等同性。在对转基因成分进行毒理学评价之前应该确定其在转基因食品中可食用部分的浓度，还应考虑到其在人群当前膳食中的暴露和可能产生的效应。

转基因食品的安全性评价遵循一个循序渐进的过程，这一过程涉及影响转基因食品安全性的相关因子、新品种的描述、宿主及其被用于食品的描述、供体的描述、遗传修饰的描述、遗传修饰的特性。安全性评价包括所表达的物质（非核酸物质）、重要组分的组成分析、代谢评价、食品加工、营养的改变等。目前，转基因食品安全性评价主要存在以下 4 个难点：一是致敏性评价的方法与程序；二是毒性物质的评价方法和程序；三是模型动物的建立；四是高通量检测芯片的研究。目前，转基因食品安全评价的主要内容如下所述。

一、致敏原

致敏原又称过敏原或变应原，是指能够使人发生过敏的抗原。在转基因操作过程中，可能将供体过敏原的特性转移到受体动植物体内。许多转基因植物以微生物为基因供体，这些供体是否具有致敏性尚不清楚，一些非食物源基因或非基因重新组合会激发某些人的过敏反应，以及转基因食品中含有的一些致敏原均会激发易感者出现过敏反应。因此，当食品中含有插入基因所产生的蛋白质时，必须对其进行致敏性评价。对致敏反应的安全性评价首先要了解被转基因的来源特征（致敏原是否常见、致敏史是否明确），如果这样的评价程序不能提供潜在致敏性证据，则要进一步应用物理或化学实验确定该蛋白质对消化及加工的稳定性，并在销售时加以明确的标签标志，保证消费者的知情权。

食品中的致敏原可引起多种症状，影响机体的多个部位，特别是胃肠道（口腔和肠道）、呼吸道（肺脏、鼻腔和咽喉）及皮肤。一般来说，机体发生过敏反应的程度与其最初被这类食品致敏有关。致敏原可通过食用或呼吸而引起，因此，在作物加工过程中产生的尘土有可能被人群吸入而引起过敏。新表达蛋白的致敏性是一种很难预测的指标，取决于遗传上易感体质以及遗传性过敏症人群 IgE 的可变性。一般采用阶梯式分析方法鉴定新表达蛋白的致敏性。

1996 年，FAO/WHO 生物技术和食品安全联席会议第一次提出了转基因食品的致敏性问题，也提出了与 IFBC/ILSI（International Life Sciences Institute，国际生命科学学会）类似的评估转基因食品致敏性的决策树的方法。该方法主要包括下列标准：转入的遗传材料的来源、分子量、序列同源性、热和加工的稳定性、pH 值和胃液的消化稳定性以及在食品中的存在情况。该方法同时也将转基因食品致敏性的评价作为安全评估的重要组成部分，并提出了对转基因食品致敏性评估的几点建议：除非能够证明转移的基因不编码致敏原，否则应尽可能避免从已知的致敏性食品进行基因转移；对含有致敏性的转基因食品，除非这种食品在市场上有清楚的标志，而且其标志不会在加工及流通过程中丢失，否则不应进入市场；此外，在这些情况下可能不适合采用标签的方法；应该充分考虑对含有具有致敏特性的新蛋白食品所采取的行动，虽然有时并没有过敏人群存在；应该鼓励开展食品致敏原的特性及其免疫原性研究。2000 年，FAO/WHO 在其对转基因植物性食品的安全评价指南中对转基因食品的致敏性进一步进行了特别说明，也用了 IFBC/ILSI 决策树的方法，用于评价转基因食品引入的新蛋白的致敏性。2001 年，FAO/WHO 提出了新的决策树系统（FAO/WHO 2001 decision tree），用于研究转基因食品的致敏性。

（一）含有已知具有致敏性生物基因的食品

如果表达的蛋白来自已知的具有致敏性的生物，FAO/WHO 2001 决策树建设将分析的重点放在序列同源性和表达蛋白与 IgE 血清的免疫反应上。如果发现新蛋白与已知致敏原有同源性，则可认为这种新产品具有致敏性，无须再进行任何检验。如果未发现序列同源性，则应该对该蛋白进一步进行血清学实验。实验的重点是采用对实验材料过敏患者的血清，重新评估新蛋白可能的致敏性。如果血清学的实验结果模糊不清，则应采用靶标血清筛选、胃蛋白酶抗性实验或动物模型进一步分析。此外，也可考虑采用对实验材料过敏的患者血清进行体内外实验。但 FAO/WHO 2001 决策树系统不适合对于基因产物调节食品的致敏性评价，在这种情况下，体内实验包括皮肤实验、开放法和双盲实验、安慰剂控制的食品实验等。

（二）含有致敏性不明生物基因的食品

如果表达的蛋白其基因来自不知是否具有致敏性的生物，则 FAO/WHO 2001 决策树强调：与已知致敏原进行同源性比对；通过靶标血清筛选实验检查交叉反应性；进行胃蛋白酶抗性实验；进行动物模型的免疫原性实验。在这种情况下，同源性检测主要依据两个步骤进行，第一步是通过数据库检测同源氨基酸序列，如果能找到与已知致敏原具有较高同源性，则说明可能会发生交叉反应，就可认为表达的蛋白具有引起过敏反应的威胁，则无须再进行其他实验。如果未发现同源性序列，则可进行第二步实验，采用一组含有高水平的 IgE 抗体的血清进行交叉反应实验。如果这些血清发现阳性结果，则可认为表达蛋白具有引起过敏反应的危险，则无须再进行其他实验。如果采取体内外实验获得的结果与靶标血清筛选实验的结果不同，则这些结果要比靶标血清筛选实验的阳性结果更有说服力。如果未发现交叉反应，则可将新表达的蛋白用于胃蛋白酶抗性实验，以通过动物模型检查其致敏性。

（三）市场后监测

转基因食品进入市场后可采用报告系统反馈消费者及食品企业的雇员所能观察到的该食品对健康的任何不利影响。具体包括：与过敏反应性有关的临床检查结果；所报告的副作用与暴露的食品成分之间的因果关系；记录这些数据并进行分析。

二、毒素物质

许多食品生物本身能产生毒性物质和抗营养因子，以抵抗病原菌和害虫的入侵，如蛋白酶抑制因子、凝集素、生氰糖苷等。传统食品这些物质一般含量较低，或者在加工过程中可以除去，对人类的健康影响不大。转基因技术可能由于增加了食品中毒素的含量或产生了新的毒素，或改变了毒素的结构而难以通过加工除去，从而存在潜在的食品安全问题。这是因为遗传修饰在打开了一个目的基因的同时，可能无意中提高了某种毒素成分的表达。某些天然毒素基因，如豆科的蛋白酶抑制剂等就有可能被打开而使这种物质的含量增加，从而给食用者造成伤害。

转基因食品中转入的外源基因本身或外源基因所表达的蛋白若具有毒性，则可引起人体急性或慢性中毒，导入的外源基因可能导致原有基因中其他基因突变或促成一些有害基因的表达，可能引起人体致癌、致畸等反应；一些植物的天然毒素基因，如豆类中的蛋白酶抑制剂、木薯中的氰苷、马铃薯重的茄碱等会引起人体急性或慢性中毒。对于转基因食品，应判断其与现有食品是否为实质等同，对于关键营养素、毒素及其他成分应进行重点比较，若受体生物具有潜在毒性，还应检测其毒素成分有无变化，插入基因是否导致毒素含量的增加或产生了新毒素。对食品安全进行安全评价最直接的方法是动物实验或其他毒性测试，包括急性毒性实验、慢性毒性实验、遗传毒性实验、传统致畸实验、繁殖实验和代谢实验等。可考虑的检测方法有 mRNA 分析、基因毒性和细胞毒性分析和代谢生化过程、毒物动力学、内分泌、免疫等多方面的安全评估。

三、抗生素抗性标记基因

标记基因是帮助对转基因生物体进行筛选和鉴定的一类外源基因，包括选择标记基因和报告基因。常用的选择标记基因有抗生素抗性基因和除草剂抗性基因；常用的报告基因有荧光素酶、氯霉素乙酰转移酶以及绿色荧光蛋白基因等。标记基因可能产生的不安全因素包括 3 个方面。一是标记基因的表达产物是否有毒或有致敏性，以及表达产物进入肠道内是否继续保持稳定的催化活性。由于在转基因操作前已经对标记基因表达产物的结构和功能有比较详细的了解，因此一般不存在毒性和致敏性问题，在正常的肠道环境下，表达的蛋白也很易分解，不会继续保留催化活性。二是外源基因被摄入人体后，能否水平转移至肠道微生物或上皮细胞，从而对人体产生不利影响，特别是抗生素标记基因是否会转移。由于微生物之间可以通过转导、转化或接合进行基因转移，转基因微生物进入人体后如果导致人体胃肠道微生物的特性发生变化，将会导致肠道内环境平衡的紊乱，影响人的正常消化功能，或者导致体内微生物产生耐药性，加剧微生物抗药性对公众健康的影响，对疾病治疗造成不同程度的影响。三是基因多效性。多效性包括次生效应，是指由于外源基因的插入而对宿主体内某些基因的表达所产生的影响。目前的科技水平无法精确控制外源基因在宿主染色体上的插入位点，由于基因整合的随机性，外源基因可以插入宿主基因组的非编码区、结构基因区或调控区，从而引起插入突变或引起宿主体内某一基因的失活。

1993 年，WHO 提出的转基因食品中标记基因的安全性评价原则是：①标记基因的分子、化学和生物学特性；②标记基因的安全性应与其他基因一样进行评价；③原则上，某一标记基因的资料一旦积累，应可用于任何一种植物，且可用于与任何一种目的基因连接。对标记基因插入不同位点而引起特殊的次生效应或多效性，WHO 认为应作个案处理，采用实质等同性原则进行评价分析。

四、营养成分和抗营养因子

通常将植物中对机体代谢途径尤其是消化途径有抑制或阻断作用的物质称为抗营养素，它们使机体对营养素（尤其是蛋白质、维生素或矿物质等）的吸收、利用降低，最终妨碍了食物中营养素的最大利用而降低了食物的营养价值。多数的抗营养素在摄入量较大时也可产生毒作用，如草酸盐或生氰酸等。外源基因可能以难以预料的方式改变食物的营养价值和不同营养素的含量，因此可能引起抗营养因子的改变，这将导致转基因食品与传统食品的相应部分有所区别，使营养结构失衡，造成体内营养素平衡紊乱。

对于转基因食品营养成分的评价主要针对蛋白质、脂肪、碳水化合物、膳食纤维、矿物质、维生素等与人类健康密切相关的营养物质。外源基因的插入是否会影响转基因食品的营养成分，是评价的一个主要问题。对于含有植物抗逆性状基因的第一代转基因食品，营养上具备实质等同性就可以认为其在营养水平上是安全的；对于主要以改善营养品质为目的的第二代转基因食品，则需要在营养成分上做更多的分析，除对主要营养成分进行分析外，还需要对增加的营养成分做膳食易露量和最大允许摄入量的分析与实验。

根据转基因食品的种类以及为人类提供的主要营养成分，还需要有重点地开展一些其他营养成分分析。例如，转基因大豆的营养成分分析，还应重点对大豆中的大豆异黄酮、大豆皂苷等进行分析。这些成分一方面是对人类健康具有特殊促进作用的营养成分；另一方面也是抗营养因子，会对人体吸收其他营养成分产生影响，甚至造成食物中毒。在评价时如果按照实质等同性原则考虑生物技术食品与传统亲本生物食品在营养方面的不等同，还应充分考虑这种差异是否在这一类食品的营养范围内。如果在这个范围内，就可以认为在营养方面是安全的。

五、其他

转基因食品有可能具有食品加工中的安全问题和环境的安全问题。在食品加工过程中，不同的地区、不同的文化、不同的消费者，都会有不同的食品加工方法，不同的加工方法可能给转基因食品安全性带来不同的影响。例如，食品在加工过程中的温度等条件会导致食物成分发生改变。

此外，转基因作物对环境的危害远远大于食品本身，因为它直接改变了生态环境，更应该引起重视。环境安全性的核心问题是转基因作物释放到田间后，是否能把插入的基因漂移到野生植物或传统植物中，是否会破坏自然生态环境，打破原有生物种群的动态平衡。

第三节　我国对转基因食品的管理

一、我国对转基因技术的态度

我国对转基因技术极为重视，在研究上予以大力支持，在管理上持谨慎的态度。目前，我国已经形成较为完整的转基因食品研究开发体系。在 2000 年以前，我国就已经有90 余家研究机构致力于转基因的研究和开发工作。在国际上，我国的生物技术、转基因方面水平较高，而且在某些方面达到了世界先进水平。自 20 世纪 80 年代开始发展农业基因工程和转基因食品的研究及推广应用以来，已有番茄、甜椒、抗虫棉等转基因作物投入商业化生产。

二、我国对转基因食品的政策

我国由于转基因技术的发展较欧美等发达国家晚，在生物安全法规和管理上起步较发达国家晚，因此在转基因食品的政策制定及执行方面存在不足。但我国政府已经认识到基因工程和转基因食品的安全性问题，为防止转基因食品对人体健康和生态环境可能造成的潜在危害，从 20 世纪 90 年代起开始制定一系列的有关生物安全的标准和管理办法，从而使我国的转基因食品步入法制化管理的轨道。1990 年，颁布了《基因工程产品质量控制标准》，规定了基因工程药物的质量必须满足安全性要求。1992 年，卫生部颁布了《新资源食品卫生管理办法》，规定了转基因食品生产食品制度和标志方法。1993 年，国家科学技术委员会颁布了《基因工程安全管理办法》，要求进行安全评价，制定安全控制方法和措施。1996 年，农业部颁布了《农业生物基因工程安全管理实施办法》（现已废止），规定生物技术农产品的商品化生产要报农业部批准，并成立了农业生物基因工程安全管理办公室和农业生物安全委员会。1997 年，农业部正式受理农业转基因生物及其产品安全性评价申报书，正式对我国境内的农业生物基因工程的环境释放和商品化生产实行规范化管理。2000 年，我国政府签署了《生物多样性公约》的《卡塔尔生物安全议定书》，成为签署该协议的第 70 个国家，我国对生物安全的监管开始与国际接轨。2001 年，国务院发布《农业转基因生物安全管理条例》，规定进口农业转基因生物用作加工原料的管理规定。2002 年，农业部发布了《农业转基因生物安全评价管理办法》《农业转基因生物进口安全管理办法》《农业转基因生物标志管理办法》；2002 年，卫生部发布了《转基因食品卫生管理办法》，规定了转基因食品审批、安全性和营养治疗评价、食品标签等规定和原则。这些管理办法完全符合联合国环境规划署《生物多样化公约》和《生物安全议定书》的有关规定，并充分考虑了 WTO 规则的要求和我国加入 WTO 的承诺，为我国转基因食品安全管理提供了保障。2017 年，出台了《农业转基因生物安全评价管理办法》（修订版）。

第四节　食品转基因技术的发展和展望

一、现代生物技术的应用

生物技术一词最早是由匈牙利工程师 Karl Ereky 于 1917 年提出的，他把生物技术定义为"凡是以生物机体为原料，不论其用何种方法进行产品生产的技术"。不过因为该定义涉及面太宽而未被人们重视和采用。20 世纪 70 年代末，由于分子生物学、DNA 重组技术的应用及基因工程产品的出现，人们把必须采用基因工程等一类具有现代生物技术内涵或以分子生物学为基础的技术称为生物技术。此定义因把已相当成熟的发酵技术、酶催化技术、生物转化技术、原生质体融合等技术排除在外，也未被多数人接受。1982 年，国际经济合作及发展组织重新将生物技术定义为：生物技术是应用自然科学及工程学的原理，依靠生物作用剂的作用将物料进行加工以提供产品或用于为社会服务的技术。此定义提出了"生物作用剂"的概念，较笼统地认为生物技术产品均来自"生物机体"的概念更易为多数人接受。

生物技术是由多学科综合而成的一门新学科。就生物科学而言，它包括微生物学、生物化学、细胞生物学、免疫学、育种技术等大多数与生命科学有关的学科，特别是现代分子生物学的最新理论成就更是生物技术发展的基础。现代生命科学的发展已在分子、亚细胞、细胞、组织和个体等不同层次上，揭示了生物的结构和功能的相互关系，从而使人们得以应用其研究成就对生物体进行不同层次的设计、控制、改造或模拟，并产生了巨大的生产能力。

利用有机体进行操作开发产品和提供服务的技术是生物技术，包括传统生物技术和现代生物技术。传统生物技术已有数千年的历史，包括动植物育种技术、良种繁殖技术、酿造技术等。现代生物技术是以现代生命科学理论为基础，利用生物体及细胞、亚细胞和分子组成部分，结合工程学、信息学等手段开展研究及制造产品，或改造动物、植物和微生物等，并使其具有所期望的品质和特性，从而为社会提供商品和服务的综合技术体系。目前，生物技术研究的热点是转基因技术、基因组学技术和生物信息学技术。现代生物技术的推广和发展是 20 世纪人类科技史上的重大进步，已广泛地应用于医药、食品、工业、农业、能源、环境等领域，以现代应用生物技术及产业为核心的生物经济将成为继信息产业之后的又一个新的经济增长点。

1. 医药领域

医药领域是现代生物技术应用最活跃、产业发展最迅速、效益最显著的领域，现代生物技术在医药领域的投资比例及产品市场均占整个生物技术领域的首位。据统计，国际上已经取得的生物技术研究成果中有 60% 集中在医药工业。生物技术正在引起医药卫生领域一场新的革命，涉及新药开发、新诊断技术及新防治技术等诸多方面。通过现代生物技术制得的生物药品包括菌苗、疫苗、毒素、类毒素、血清、血液制品、免疫制剂、细胞因子、抗原、单克隆抗体及基因工程产品（DNA 重组产品、体外诊断试剂）等。这些生物药品为疾病的治疗、预防和诊断提供了新的手段。

2. 食品领域

现代生物技术正不断向食品领域渗透和发展。据报道，2010 年国际市场上以生物工程为基础的食品工业产值已达 2500 亿美元左右，仅次于生物制药领域。现代生物技术被广泛地应用于食品资源的改造和改良、食品加工工艺的改进、食品发酵工艺改进、延长货架期、开发新食品、发明新食品包装及食品分析检测等。例如，利用发酵工程、酶工程技术将农副产品加工成食品，如有机酸、氨基酸以及发酵食品等；利用生物技术对传统食品加工工艺进行技术更新和改造，降低能耗、提高效益、改善食品品质等；利用溶菌酶延长乳制品、水产品、香肠、奶油、生面条等食品的保鲜期。

3. 工业领域

现代生物技术也可用于工业生产，如将微生物冶金技术应用于矿产开采，不但具有过程简单、投资少、节能、环境友好等特点，还在低品位矿石的金属回收、难处理矿的生物预处理、矿区污染治理方面具独到的优势，尤其在铜、铀、金的回收等方面已获成功；将酶工程技术应用于洗涤剂制造（增强去垢能力）、毛皮工业、胶原纤维制造（黏结剂）牙膏、造纸、感光材料生产等。

4. 农业领域

现代生物技术还可用于改善农业生产。农业是一个国家经济健康发展的基础，在今后几十年的发展中如何满足人们对食品的需求，是各国政府首要解决的问题。现代生物技术的应用，可培育出优质、高产、抗病虫、抗逆的农作物以及畜禽、林木、鱼类等新品种，可以提高农作物的产量和品质。将一些高蛋白基因引入谷物等作物，获得高蛋白的小麦和玉米，有助于解决粮食短缺的问题；利用细胞移植技术，可获得某种稳定的优势品系，提高培育优良品种的速度；通过改善生态环境，可提高现有农业生态系统的生产力。

5. 能源领域

人类所使用的能源主要为石油和煤炭，都是不可再生能源，终会枯竭。因此，寻找新的替代能源是人类面临的重要而紧迫的任务。生物能源是较有希望的新能源之一，通过微生物发酵或固定化酶技术，将工业、农业废弃物变为沼气或氢气，将是一种取之不尽、用之不竭的能源。也可利用生物技术，提高能源的利用率。例如，通过微生物发酵，从甘蔗、玉米或其他作物制得燃料酒精。再如，开采石油，一次采油仅能开采储存量的30%左右，二次采油，经加压、注水后能再获得储量的20%左右，三次采油应用生物技术，加入能分解蜡质的微生物，利用微生物分解蜡质使石油流动性增加，从而获取二次采油也无法获得的石油。

6. 环境领域

现代生物技术在节能、治理或防止环境污染方面具有巨大的潜力，工业污染的微生物降解和治理研究是工作的重点，用可降解工业等废物的工程菌处理垃圾可变废为宝，解决环境污染问题，如微生物脱硫治理空气污染、运用生物技术净化污水、应用生物农药控制病虫害、使用基因工程生产可降解塑料等。

二、现代生物技术的发展趋势

现代生物技术越来越显示出其在相关领域中的重要作用，其未来发展趋势主要体现在以下几个方面。

（1）基因操作技术将进一步完善并扩大商业化的规模，特别是基因转移技术、基因扩增技术、基因克隆技术、基因修饰技术。

（2）生物工程药物和基因治疗突飞猛进，许多无法治疗的疾病有望被攻克。

（3）转基因动植物进一步获重大突破，可解决人类食品短缺问题。

（4）基因组计划将进一步完善，后基因组学、蛋白质组学和代谢组学将是研发的重点。

三、食品转基因技术的发展趋势

转基因食品已经越来越多，各国对转基因食品的研究和监督管理也越来越重视。转基因技术是投入和产出都巨大的高新技术，代表着一个国家的科技水平，因此各国都把转基因技术作为21世纪经济科技发展的关键技术之一，其必将带来餐桌上的革命和思维、生活方式的改变。未来转基因技术将进一步完善，更精密、可控、安全，转基因技术的应用范围将进一步扩大，转基因商品将向多性状方向发展，转基因检测技术将进一步完善、高通量化，转基因技术及食品的安全性评估和管理将更科学，转基因技术和转基因食品必将为人类带来更加美好的明天。

主要参考文献

《欧盟食品接触材料安全法规实用指南》编委会，2005. 欧盟食品接触材料安全法规实用指南 ［M］. 北京：中国标准出版社.

卜明华，张颖，刘建勋，等，2011. 细胞色素 P450 酶诱导/抑制的研究方法及在药物研究中的应用 ［J］. 中国临床药理学与治疗学，16（5）：579-585.

操继跃，卢笑丛，2005. 兽医药物动力学 ［M］. 北京：中国农业出版社.

陈红兵，高金燕，2007. 食物过敏反应及其机理 ［J］. 营养学报，29（2）：105-109.

陈龙，于祖义，2010. 非编码 RNA 在表观遗传调控中的作用 ［J］. 生物学教学，35（9）：4-6.

陈敏，宫丽崑，任进，2010. NAD（P）H：醌氧化还原酶 1 对马兜铃酸还原代谢和肾毒性的影响 ［C］//2010 年中国药学大会暨第十届中国药师周论文集. 天津：中国药学会.

陈秋霞，黄炯烈，2001. 昆虫细胞色素 P450 的诱导和抗药性 ［J］. 热带医学杂志，1（1）：67-71.

陈锡文，邓楠，2004. 中国食品安全战略研究 ［M］. 北京：化学工业出版社.

陈永胜，2008. 食品生物技术 ［M］. 呼和浩特：内蒙古科学技术出版社.

陈杖榴，2002. 兽医药理学 ［M］. 2 版. 北京：中国农业出版社.

丁伯良，1996. 动物中毒病理学 ［M］. 北京：中国农业出版社.

董明，王德全，郭瑞臣，1997. N-乙酰化代谢多态性与糖尿病 ［J］. 国外医学：内分泌学分册，17（4）：192-195.

董玉玮，侯进慧，朱必才，等，2005. 表观遗传学的相关概念和研究进展 ［J］. 生物学杂志，22（1）：1-3.

杜宗敏，黄海华，陈笑艳，等，2000. 人尿中苯丙哌林羟基化代谢产物的研究 ［J］. 药学学报，35（12）：916-920.

樊星花，杨秀芬，程允相，等，2012. 活血化瘀药物及其有效成分对生物转化酶的影响 ［J］. 时珍国医国药，23（6）：1355-1357.

付立杰，2001. 现代毒理学及其应用 ［M］. 上海：上海科学技术出版社.

高世勇，季宇彬，2008. 芳香胺 N-乙酰化转移酶的研究进展 ［J］. 中国药理学通报，24（1）：1-4.

顾祖维，2005. 现代毒理学概念 ［M］. 北京：化学工业出版社.

韩军花，杨月欣，2005. 转基因食品中的天然毒素与抗营养素 ［J］. 中国食品学报，5（1）：79-85.

韩文生，娜琴，陈阿梅，2011. 结肠癌 K-ras 基因研究进展 ［J］. 中国优生与遗传杂志，19（4）：10-12.

何诚，2006. 实验动物学 ［M］. 北京：中国农业大学出版社.

何水林，2008. 基因工程 ［M］. 北京：科学出版社.

贺茜，沙金燕，2001. 胞质转硫酶及其催化的硫酸化反应 ［J］. 中国职业医学，28（1）：47-48.

黄吉武，2009. 毒理学基础 ［M］. 北京：人民卫生出版社.

黄诒森，张光毅，2012. 生物化学与分子生物学 ［M］. 北京：科学出版社.

惠秀娟，2003. 环境毒理学 ［M］. 北京：化学工业出版社.

纪卫东，庄志雄，2007. 表观遗传学调控及其在外源化学物毒性分子机理中的作用 ［J］. 毒理学杂志，21（1）：69-72.

江志兵，曾江宁，陈全震，等，2009. 不同季节升温条件下余氯对桡足类的毒性 ［J］. 水生生物学报，33（5）：896-904.

姜杉，郝海平，王广基，2009. 肝损状态下尿苷二磷酸葡萄糖醛酸转移酶研究进展 ［J］. 中国临床药理学与治疗学，14（12）：1231-1238.

蒋健敏，陈民利，2009. 实用医学：实验动物学 ［M］. 杭州：浙江人民出版社.

蒋义国，陈学敏，1994. 葡萄糖醛酸结合反应的研究进展 ［J］. 国外医学：卫生学分册，21（1）：1-4.

焦安英，李永峰，熊筱晶，2009. 环境毒理学教程 ［M］. 上海：上海交通大学出版社.

金伯泉，2008. 医学免疫学 ［M］. 5 版. 北京：人民卫生出版社.

康春蓉，2011. 药物代谢酶对药物在体内生物转化的影响及临床意义 ［J］. 中国现代药物应用，5（18）：69-70.

孔志明，2004. 环境毒理学［M］. 南京：南京大学出版社.

雷小光，伍三兰，赵瑛，2011. 人胞质转硫酶的研究进展［J］. 中国药师，14（8）：1193-1195.

李朝伟，陈青川，2001. 食品风险分析［J］. 检验检疫科学（1）：58-59.

李成贵，檀学文，2008. 转基因食品的安全管理问题研究［J］. 中国农村观察（4）：18-28.

李存江，2011. 重视重金属中毒对神经系统的损害［J］. 中华内科杂志，50（11）：908-909.

李建科，2007. 食品毒理学［M］. 北京：中国计量出版社.

李金，2001. 酶的生物学特性及其应用［J］. 临沂师范学院学报，23（04）：71-73.

李蓉，2009. 食品安全学［M］. 北京：中国林业出版社.

李寿棋，2003. 毒理学原理与方法［M］. 2版. 成都：四川大学出版社.

李晓东，杨淑敏，徐红，等，2012. 一种光功能有机纳米粒子的制备及细胞毒性评价［J］. 高等学校化学学报，33（1）：210-214.

李旭梅，沐盛芳，李新，2003. UGT酶与N-葡糖醛酸结合反应［J］. 中国临床药理学杂志，19（2）：139-144.

李仪奎，金若敏，王钦茂，2006. 中药药理实验方法学［J］. 2版. 上海：上海科学技术出版社.

李云，2008. 食品安全与毒理学基础［M］. 成都：四川大学出版社.

梁青青，2011. 我国转基因农产品发展现状研究［J］. 生态经济（12）：146-149.

梁运霞，2004. 动物源食品毒理学基础及检验［M］. 北京：中国农业出版社.

刘爱红，2008. 食品毒理基础［M］. 北京：化学工业出版社.

刘福英，刘田福，2005. 实验动物学［M］. 北京：中国科学技术出版社.

刘国廉，2001. 细胞毒理学［M］. 北京：军事医学科学出版社.

刘均洪，吴小飞，李凤梅，等，2006. 加氧酶催化生物转化研究最新进展［J］. 化工生产与技术，13（4）：36-39.

刘宁，沈明浩，2005. 食品毒理学［M］. 北京：中国轻工业出版社.

刘伟，王丽，余英豪，等，2011. k-ras基因在中国结直肠癌患者中的突变状态［J］. 世界华人消化杂志，19（13）：1367-1374.

刘燕群，周宜开，吕斌，等，2004. 二噁英的毒性与生物学检测研究进展［J］. 环境与职业医学，21（5）：417-418.

刘育辰，王文全，郭洪祝，2010. 甘草中三萜类化合物的生物转化研究进展［J］. 中药材，33（3）：477-482.

刘毓谷，1987. 卫生毒理学基础［M］. 北京：人民卫生出版社.

刘毓谷，1994. 卫生毒理学基础［M］. 2版. 北京：人民卫生出版社.

吕飞龙，李江，2012. 微生物冶金在矿物开采中的应用进展［J］. 化学工程与装备（5）：131-133.

罗季阳，李经津，陈志锋，等，2011. 进出口食品安全风险管理机理研究［J］. 食品工业科技，32（4）：327-329.

罗炜，陈冬东，唐英章，等，2007. 论食品安全暴露评估模拟模型［J］. 食品科技（2）：21-24.

马如骏，1999. 生物化学［M］. 北京：中国医药科技出版社.

孟庆松，王键，2003. 论进口食品风险管理［J］. 检验检疫科学（4）：10-13.

苗明三，1997. 实验动物和动物实验技术［M］. 北京：中国中医药出版社.

农业部畜牧兽医局，2003. 国际食品法典委员会转基因安全标准问世［J］. 中国兽药杂志，37（8）：13.

佩汉・P，弗里斯・G E，2008. 转基因食品［M］. 陈卫，张灏，译. 北京：中国纺织出版社.

钱敏，白卫东，2008. 转基因食品及其安全性问题探讨［J］. 食品发酵工业，34（12）：130-134.

沈建忠，2002. 动物毒理学［M］. 北京：中国农业出版社.

沈明浩，宫智勇，王雅玲，2012. 食品毒理学［M］. 郑州：郑州大学出版社.

施新猷，顾为望，2008. 人类疾病动物模型［M］. 北京：人民卫生出版社.

石阶平. 2010，食品安全风险评估［M］. 北京：中国农业大学出版社.

石玉龙，耿建，程龙强，等，2011. 细胞色素P450 $1A1$基因多态性与宫颈癌的相关性［J］. 复旦学报（医学版），38（5）：428-431.

史贤明，2003. 食品安全与卫生学［M］. 北京：中国农业出版社.

宋传贵，邵志敏，2006. 乳腺癌易感基因研究进展［J］. 国际肿瘤学杂志，33（12）：925-928.

宋林丽，吴崇荣，2005. 丙烯酰胺毒性研究进展［J］. 国外医学：卫生学分册，32（6）：325-328.

孙震，2009. 简明食品毒理学［M］. 北京：化学工业出版社.

万伯健，1987. 遗传毒理基础知识［M］. 北京：科学出版社.

王凡，刘海芳，赵云龙，2010. 非离子态氨对金鱼鱼种的急性毒性实验［J］. 水产科学，29（3）：175-177.

王化杰，1981. 毒物代谢研究的进展［J］. 国外医学：卫生学分册（3）：134-139.

王琳，潘鲁青，等，2011. Cd^{2+}-B［a］P复合污染对菲律宾蛤仔急性毒性和解毒代谢酶活力的影响［J］. 水生生物学报，35（1）：37-44.

王向东，赵良忠，2007. 食品毒理学［M］. 南京：东南大学出版社.

王心如，2003. 毒理学基础［M］. 4版. 北京：人民卫生出版社.

王心如，2012. 毒理学基础［M］. 6版. 北京：人民卫生出版社.

王心如，周宗灿，2007. 毒理学实验方法与技术［M］. 2版. 北京：人民卫生出版社.

王心如，周宗灿，2008. 毒理学基础［M］. 5版. 北京：人民卫生出版社.

王欣心，金银龙，2010. 多环芳烃遗传毒性研究进展［J］. 环境与健康杂志，27（2）：174-176.

王亚平，乔明晓，2010. 现代生物技术在食品和农业领域的应用［J］. 粮食流通技术，4：30-33.

吴端生，张健，2007. 现代实验动物学技术［M］. 北京：化学工业出版社.

夏世钧，吴中亮，2001. 分子毒理学基础［M］. 武汉：湖北科学技术出版社.

夏延斌，2004. 食品化学［M］. 北京：中国农业出版社.

许俊，高俊，陈洪雷，2011. DNA修复基因Rad51和ERCC1蛋白在人肺鳞癌中的表达意义［J］. 医学研究杂志，40（3）：31-34.

旭日干，2012. 转基因30年实践［M］. 北京：中国农业科学技术出版社.

薛开先，2005. 肝癌发生的分子遗传学和表遗传学研究［J］. 癌症，24（6）：757-768.

严卫星，丁晓雯，2009. 食品毒理学［M］. 北京：中国农业大学出版社.

杨昌举，黄灿，高原，2001. 实质等同性：转基因食品安全性评估的基本原则［J］. 食品科学，2（9）：95-98.

杨建平，朱志良，袁建辉，等，2007. DNA甲基化在毒理学中的应用前景［J］. 环境与职业医学，24（5）：546-549.

杨丽琛，2003. 转基因食品中标记基因的生物安全性研究进展及对策［J］. 卫生研究，32（3）：239-245.

杨晓泉，卞华伟，1999. 食品毒理学［M］. 北京：中国轻工业出版社.

尹昆，赵桂华，刘俏俏，等，2011. 新型乳腺癌标志基因C35的研究进展［J］. 中国病原生物学杂志，6（5）：391-394.

印木泉，2002. 遗传毒理学［M］. 北京：科学出版社.

郁军超，薛连璧，2012. 机体ROS的产生及对生物大分子的毒理作用［J］. 山东医药，52（8）：94-96.

张爱华，孙志伟，2008. 毒理学基础（案例版）［M］. 北京：科学出版社.

张慧丽，1998. 卫生毒理学［M］. 北京：人民卫生出版社.

张桥，2000. 卫生毒理学基础［M］. 3版. 北京：人民卫生出版社.

张胜帮，李大春，卢立修，等，2003. 食品风险分析及其防范措施［J］. 食品科学（8）：145-147.

张帅，2010. 美白保湿乳液祛皱配方和美白配方的安全性评价［D］. 长沙：湖南中医药大学.

张颂婕，周青，2009. Tb（Ⅲ）对不同生长阶段辣根过氧化物酶生态毒性：光照效应［J］. 农业环境科学学报，28（1）：49-53.

张艳，郝海平，王广基，2011. 尿苷二磷酸葡萄糖醛酸转移酶介导的药物相互作用的研究进展［J］. 中国临床毒理学与治疗学，16（4）：447-454.

赵康涛，杨少敏，吴心勤，等，2011. 某苯醚甲环唑复合农药的安全性评价［J］. 海峡预防医学杂志，17（6）：46-47.

赵香兰，2002. 临床药代动力学基础与应用［M］. 郑州：郑州大学出版社.

赵兴绪，2009. 转基因食品生物技术及其安全性评价［M］. 北京：中国轻工业出版社.

周立国，2001. 药物毒理学［M］. 武汉：湖北科学技术出版社.

周志俊，2008. 基础毒理学 [M]. 上海：复旦大学出版社.

周宗灿，2000. 毒理学基础 [M]. 北京：北京医科大学出版社.

周宗灿，2006. 毒理学教程 [M]. 3 版. 北京：北京大学医学出版社.

周宗灿，杨群志，傅娟玲，等，1982. 多环芳烃与混合功能氧化酶的相互作用 [J]. 环境化学，1 (1)：43-49.

朱波，欧超，2010. 细胞色素 P450 酶系 CYP3A 在化学物质诱导癌变中的作用及研究现状 [J]. 中国癌症防治杂志，2 (1)：71-73.

朱琳，钱芸，刘广良，2001. 细胞色素 P450 酶系及其在毒理学上的应用 [J]. 上海环境科学，20 (2)：88-91.

祝寿芬，裴秋玲，2003. 现代毒理学基础 [M]. 北京：中国协和医科大学出版社.

AHMAD P, ASHRAF M, YOUNIS M, et al., 2012. Role of transgenic plants in agriculture and biopharming [J]. Biotechnology advances, 30 (3)：524-540.

AMUTHA C, SUBRAMANIAN P, 2010. Effect of temperature, salinity, pH and naphthalene on ethoxyresorufin-O-deethylase activity of *Oreochromis mossambicus* [J]. Toxicol environ chemistry, 92 (1)：127-135.

BERNHARD H, LINDELL O, et al., 2012. Nutrition can modulate the toxicity of environmental pollutants: implications in risk assessment and human health [J]. Environmental health perspectives, 120 (6)：771-774.

BRUSICK J D, 1994. Methods for genetic risk assessment [M]. Boca Raton：CRC Press.

BRYAN N S, ALEXANDER D D, COUGHLIN J R, et al., 2012. Ingested nitrate and nitrite and stomach cancer risk: an updated review [J]. Food and chemical toxicology, 50：3646-3665.

CELIK H, KOŞAR M, 2012. Inhibitory effects of dietary flavonoids on purified hepatic NADH-cytochrome b5 reductase: structure-activity relationships [J]. Chemico-biological interactions, 197 (2-3)：103-109.

COLON I, CARO D, BOURDONY C J, et al., 2000. Identification of phthalate esters in the serum of young Puerto Rican girls with premature breast development [J]. Environmental health perspectives, 108 (9)：895-900.

DEES J H, GAZOULI M, PAPADOPOULOS V, 2001. Effect of monoethylhexyl phthalate on MA-10 Leydig tumor cells [J]. Reprod toxicol, 15 (2)：171-187.

DESHPANDE S S, 2002. Hand book of food toxicology [M]. Boca Raton：CRC Press.

DOMINGO J L, BORDONABA J G, 2011. A literature review on the safety assessment of genetically modified plants [J]. Environment international, 37 (4)：734-742.

DONA A, ARVANITOYANNIS I S, 2009. Health risks of genetically modified foods [J]. Critical reviews in food science and nutrition, 49 (2)：164-175.

D'ALESSANDRO A, ZOLLA L, 2012. We are what we eat: food safety and proteomics [J]. Journal of proteome research, 11 (1)：26-36.

EMMANUEL-IKPEME C, 2011. Essentials of food safety and toxicology [M]. Sarrbrücken：LAP Lambert Academic Publishing.

FAN M, LIU Y, ZHOU R, et al., 2012. Association of *LAPTM4B* gene polymorphism with breast cancer susceptibility [J]. Cancer epidemiology, 36：364-368.

FAWCETT W P, ARACAVA Y, et al., 2009. Acute toxicity of organophosphorus compounds in guinea pigs is sex- and age-dependent and cannot be solely accounted for by acetylcholinesterase inhibition [J]. The journal of pharmacology and experimental therapeutics, 328 (2)：516-524.

HODGSON E, 2004. Modern toxicology [M]. 3rd ed. New Jersey：John Wiley & Sons, Inc.

HODGSON E, MAILMAN R B, CHEMBER J E, 1998. Dictionary of toxicology [M]. London：Macmillan Press Ltd.

KLAASSEN C D, CASARETT, DOULL, 2001. Toxicology: the basic science of poisons [M]. 6th ed. New York：McGraw Hill Professional Publishes.

KLAASSEN C D, WATKINS J B, 2010. Casarett & Doull's essentials of toxicology [M]. New York：McGraw-Hill Professional Publishers.

KLAASSEN C, WATKINS J, 2001. Casarett & Doull's essentials of toxicology [M]. 2ed ed. New York：McGraw-

Hill Medical Publishing Division.

LAUFERSWEILER M C, GADAGBUI B, BASKERVILLE ABRAHAM I M, et al., 2012. Correlation of chemical structure with reproductive and developmental toxicity as it relates to the use of the threshold of toxicological concern [J]. Regulatory Toxicology and pharmacology, 62 (1): 160-182.

MANGIA A, MALFETTONE A, SAPONARO C, et al., 2011. Human epidermal growth factor receptor 2, Na^+/H^+ exchanger regulatory factor 1, and breast cancer susceptibility gene-1 as new biomarkers for familial breast cancers [J]. Human pathology, 42: 1589-1595.

MEHLER W T, DU J, LYDY M J, et al., 2011. Joint toxicity of a pyrethroid insecticide, cypermethrin, and a heavy metal, lead to the benthic invertebrate Chironomus dilutus [J]. Environmental toxicology and chemistry, 30 (12): 2838-2845.

PATTNAIK S, CHAINY G B N, JENA J K, et al., 2007. Characterization of Ca^{2+}-ATPase activity in gill microsomes of freshwater mussel, *Lamellidens marginalis* (Lamarck) and heavy metal modulations [J]. Aquaculture, 270: 443-450.

PLON S E, WHEELER D A, STRONG L C, et al., 2011. Identification of genetic susceptibility to childhood cancer through analysis of genes in parallel [J]. Cancer genetics, 204: 19-25.

POHJANVIRTA R, MIETTINEN H, SANKARI S, et al., 2012. Unexpected gender difference in sensitivity to the acute toxicity of dioxin in mice [J]. Toxicology and applied pharmacology, 262 (2): 167-176.

RICHARDS I S, 2007. Principles and practice of toxicology in public health. Sudbury: Jones & Bartlett Publishers.

SNELL C, BERNHEIM A, BERGE J B, et al., 2012. Assessment of the health impact of GM plant diets in long-term and multigenerational animal feeding trials: a literature review [J]. Food and chemical toxicology, 50 (3-4): 1134-1148.

TAYLER G R, 1997. Laboratory methods for the detection of mutations and polymorphisms in DNA [M]. Boca Raton: CRC Press.

WHO, 1995. Application of risk analysis to food standards issues [S]. Report of the Joint FAO/WHO Expert Consultation.

WHO. The Agreement on the Application of Sanitary and Phytosanitary Measures [S]. Uruguay round agreement.

ZHU B, WU Z F, LI J, et al., 2011. Single and joint action toxicity of heavy metals on early developmental stages of Chinese rare minnow (*Gobiocypris rarus*) [J]. Ecotoxicology and environmental safety, 74 (8): 2193-2202.

附　　录

附录一　我国食品安全性毒理学评价程序和方法

GB 15193.1—2014
代替 GB 15193.1—2003

食品安全国家标准
食品安全性毒理学评价程序

2014-12-24 发布 2015-05-01 实施
中华人民共和国
国家卫生和计划生育委员会

前　　言

本标准代替 GB 15193.1—2003《食品安全性毒理学评价程序》。

本标准与 GB 15193.1—2003 相比，主要修改如下：

——标准名称修改为"食品安全国家标准　食品安全性毒理学评价程序"；

——修改了范围；

——删除了术语和定义；

——修改了受试物的要求；

——修改了食品安全性毒理学评价试验的内容；

——修改了对不同受试物选择毒性试验的原则；

——修改了毒理学试验的目的；

——修改了各项毒理学试验结果的判定；

——修改了进行食品安全性评价时需要考虑的因素。

1　范围

本标准规定了食品安全性毒理学评价的程序。

本标准适用于评价食品生产、加工、保藏、运输和销售过程中所涉及的可能对健康造成危害的化学、生物和物理因素的安全性，检验对象包括食品及其原料、食品添加剂、新食品原料、辐照食品、食品相关产品（用于食品的包装材料、容器、洗涤剂、消毒剂和用于食品生产经营的工具、设备）以及食品污染物。

2 受试物的要求

2.1 应提供受试物的名称、批号、含量、保存条件、原料来源、生产工艺、质量规格标准、性状、人体推荐（可能）摄入量等有关资料。

2.2 对于单一成分的物质，应提供受试物（必要时包括其杂质）的物理、化学性质（包括化学结构、纯度、稳定性等）。对于混合物（包括配方产品），应提供受试物的组成，必要时应提供受试物各组成成分的物理、化学性质（包括化学名称、化学结构、纯度、稳定性、溶解度等）有关资料。

2.3 若受试物是配方产品，应是规格化产品，其组成成分、比例及纯度应与实际应用的相同。若受试物是酶制剂，应该使用在加入其他复配成分以前的产品作为受试物。

3 食品安全性毒理学评价试验的内容

3.1 急性经口毒性试验。

3.2 遗传毒性试验。

3.2.1 遗传毒性试验内容。细菌回复突变试验、哺乳动物红细胞微核试验、哺乳动物骨髓细胞染色体畸变试验、小鼠精原细胞或精母细胞染色体畸变试验、体外哺乳类细胞 HGPRT 基因突变试验、体外哺乳类细胞 TK 基因突变试验、体外哺乳类细胞染色体畸变试验、啮齿类动物显性致死试验、体外哺乳类细胞 DNA 损伤修复（非程序性 DNA 合成）试验、果蝇伴性隐性致死试验。

3.2.2 遗传毒性试验组合。一般应遵循原核细胞与真核细胞、体内试验与体外试验相结合的原则。根据受试物的特点和试验目的，推荐下列遗传毒性试验组合：

组合一：细菌回复突变试验；哺乳动物红细胞微核试验或哺乳动物骨髓细胞染色体畸变试验；小鼠精原细胞或精母细胞染色体畸变试验或啮齿类动物显性致死试验。

组合二：细菌回复突变试验；哺乳动物红细胞微核试验或哺乳动物骨髓细胞染色体畸变试验；体外哺乳类细胞染色体畸变试验或体外哺乳类细胞 TK 基因突变试验。

其他备选遗传毒性试验：果蝇伴性隐性致死试验、体外哺乳类细胞 DNA 损伤修复（非程序性 DNA 合成）试验、体外哺乳类细胞 HGPRT 基因突变试验。

3.3 28 天经口毒性试验。

3.4 90 天经口毒性试验。

3.5 致畸试验。

3.6 生殖毒性试验和生殖发育毒性试验。

3.7 毒物动力学试验。

3.8 慢性毒性试验。

3.9 致癌试验。

3.10 慢性毒性和致癌合并试验。

4 对不同受试物选择毒性试验的原则

4.1 凡属我国首创的物质，特别是化学结构提示有潜在慢性毒性、遗传毒性或致癌性或该受试物产量大、使用范围广、人体摄入量大，应进行系统的毒性试验，包括急性经口毒性试验、遗传毒性试验、90 天经口毒性试验、致畸试验、生殖发育毒性试验、毒物动力学试验、慢性毒性试验和致癌试验（或慢性毒性和致癌合并试验）。

4.2　凡属与已知物质（指经过安全性评价并允许使用者）的化学结构基本相同的衍生物或类似物，或在部分国家和地区有安全食用历史的物质，则可先进行急性经口毒性试验、遗传毒性试验、90天经口毒性试验和致畸试验，根据试验结果判定是否需进行毒物动力学试验、生殖毒性试验、慢性毒性试验和致癌试验等。

4.3　凡属已知的或在多个国家有食用历史的物质，同时申请单位又有资料证明申报受试物的质量规格与国外产品一致，则可先进行急性经口毒性试验、遗传毒性试验和28天经口毒性试验，根据试验结果判断是否进行进一步的毒性试验。

4.4　食品添加剂、新食品原料、食品相关产品、农药残留和兽药残留的安全性毒理学评价试验的选择。

4.4.1　食品添加剂

4.4.1.1　香料

4.4.1.1.1　凡属世界卫生组织（WHO）已建议批准使用或已制定日容许摄入量者，以及香料生产者协会（FEMA）、欧洲理事会（COE）和国际香料工业组织（IOFI）四个国际组织中的两个或两个以上允许使用的，一般不需要进行试验。

4.4.1.1.2　凡属资料不全或只有一个国际组织批准的先进行急性毒性试验和遗传毒性试验组合中的一项，经初步评价后，再决定是否需进行进一步试验。

4.4.1.1.3　凡属尚无资料可查、国际组织未允许使用的，先进行急性毒性试验、遗传毒性试验和28天经口毒性试验，经初步评价后，决定是否需进行进一步试验。

4.4.1.1.4　凡属用动、植物可食部分提取的单一高纯度天然香料，如其化学结构及有关资料并未提示具有不安全性的，一般不要求进行毒性试验。

4.4.1.2　酶制剂

4.4.1.2.1　由具有长期安全食用历史的传统动物和植物可食部分生产的酶制剂，世界卫生组织已公布日容许摄入量或不需规定日容许摄入量者或多个国家批准使用的，在提供相关证明材料的基础上，一般不要求进行毒理学试验。

4.4.1.2.2　对于其他来源的酶制剂，凡属毒理学资料比较完整，世界卫生组织已公布日容许摄入量或不需规定日容许摄入量者或多个国家批准使用，如果质量规格与国际质量规格标准一致，则要求进行急性经口毒性试验和遗传毒性试验。如果质量规格标准不一致，则需增加28天经口毒性试验，根据试验结果考虑是否进行其他相关毒理学试验。

4.4.1.2.3　对其他来源的酶制剂，凡属新品种的，需要先进行急性经口毒性试验、遗传毒性试验、90天经口毒性试验和致畸试验，经初步评价后，决定是否需进行进一步试验。凡属一个国家批准使用，世界卫生组织未公布日容许摄入量或资料不完整的，进行急性经口毒性试验、遗传毒性试验和28天经口毒性试验，根据试验结果判定是否需要进一步的试验。

4.4.1.2.4　通过转基因方法生产的酶制剂按照国家对转基因管理的有关规定执行。

4.4.1.3　其他食品添加剂

4.4.1.3.1　凡属毒理学资料比较完整，世界卫生组织已公布日容许摄入量或不需规定日容许摄入量者或多个国家批准使用，如果质量规格与国际质量规格标准一致，则要求进行急性经口毒性试验和遗传毒性试验。如果质量规格标准不一致，则需增加 28 天经口毒性试验，根据试验结果考虑是否进行其他相关毒理学试验。

4.4.1.3.2　凡属一个国家批准使用，世界卫生组织未公布日容许摄入量或资料不完整的，则可先进行急性经口毒性试验、遗传毒性试验、28 天经口毒性试验和致畸试验，根据试验结果判定是否需要进一步的试验。

4.4.1.3.3　对于由动、植物或微生物制取的单一组分、高纯度的食品添加剂，凡属新品种的，需要先进行急性经口毒性试验、遗传毒性试验、90 天经口毒性试验和致畸试验，经初步评价后，决定是否需进行进一步试验。凡属国外有一个国际组织或国家已批准使用的，则进行急性经口毒性试验、遗传毒性试验和 28 天经口毒性试验，经初步评价后，决定是否需进行进一步试验。

4.4.2　新食品原料

按照《新食品原料申报与受理规定》（国卫食品发〔2013〕23 号）进行评价。

4.4.3　食品相关产品

按照《食品相关产品新品种申报与受理规定》（卫监督发〔2011〕49 号）进行评价。

4.4.4　农药残留

按照 GB 15670 进行评价。

4.4.5　兽药残留

按照《兽药临床前毒理学评价试验指导原则》（中华人民共和国农业部公告第 1247 号）进行评价。

5　食品安全性毒理学评价试验的目的和结果判定

5.1　毒理学试验的目的

5.1.1　急性毒性试验

了解受试物的急性毒性强度、性质和可能的靶器官，测定 LD_{50}，为进一步进行毒性试验的剂量和毒性观察指标的选择提供依据，并根据 LD_{50} 进行急性毒性剂量分级。

5.1.2　遗传毒性试验

了解受试物的遗传毒性以及筛查受试物的潜在致癌作用和细胞致突变性。

5.1.3　28 天经口毒性试验

在急性毒性试验的基础上，进一步了解受试物毒作用性质、剂量-反应关系和可能的靶器官，得到 28 天经口未观察到有害作用剂量，初步评价受试物的安全性，并为下一步较长期毒性和慢性毒性试验剂量、观察指标、毒性终点的选择提供依据。

5.1.4　90 天经口毒性试验

观察受试物以不同剂量水平经较长期喂养后对试验动物的毒作用性质、剂量-反应关系和靶器官，得到 90 天经口未观察到有害作用剂量，为慢性毒性试验剂量选择和初步制定人群安全接触限量标准提供科学依据。

5.1.5　致畸试验

了解受试物是否具有致畸作用和发育毒性，并可得到致畸作用和发育毒性的未观察到有害作用剂量。

5.1.6　生殖毒性试验和生殖发育毒性试验

了解受试物对试验动物繁殖及对子代的发育毒性，如性腺功能、发情周期、交配行为、娃振、分娩、哺乳和断乳以及子代的生长发育等。得到受试物的未观察到有害作用剂量水平，为初步制定人群安全接触限量标准提供科学依据。

5.1.7　毒物动力学试验

了解受试物在体内的吸收、分布和排泄速度等相关信息；为选择慢性毒性试验的合适试验动物种（species）、系（strain）提供依据；了解代谢产物的形成情况。

5.1.8　慢性毒性试验和致癌试验

了解经长期接触受试物后出现的毒性作用以及致癌作用；确定未观察到有害作用剂量，为受试物能否应用于食品的最终评价和制定健康指导值提供依据。

5.2　各项毒理学试验结果的判定

5.2.1　急性毒性试验

如 LD_{50} 小于人的推荐（可能）摄入量的 100 倍，则一般应放弃该受试物用于食品，不再继续进行其他毒理学试验。

5.2.2　遗传毒性试验

5.2.2.1　如遗传毒性试验组合中两项或以上试验阳性，则表示该受试物很可能具有遗传毒性和致癌作用，一般应放弃该受试物应用于食品。

5.2.2.2　如遗传毒性试验组合中一项试验为阳性，则再选两项备选试验（至少一项为体内试验）。如再选的试验均为阴性，则可继续进行下一步的毒性试验；如其中有一项试验阳性，则应放弃该受试物应用于食品。

5.2.2.3　如三项试验均为阴性，则可继续进行下一步的毒性试验。

5.2.3　28 天经口毒性试验

对只需要进行急性毒性、遗传毒性和 28 天经口毒性试验的受试物，若试验未发现有明显毒性作用，综合其他各项试验结果可做出初步评价；若试验中发现有明显毒性作用，尤其是有剂量-反应关系时，则考虑进行进一步的毒性试验。

5.2.4　90 天经口毒性试验

根据试验所得的未观察到有害作用剂量进行评价，原则是：

a）未观察到有害作用剂量小于或等于人的推荐（可能）摄入量的 100 倍表示毒性较强，应放弃该受试物用于食品；

b）未观察到有害作用剂量大于 100 倍而小于 300 倍者，应进行慢性毒性试验；

c）未观察到有害作用剂量大于或等于 300 倍者则不必进行慢性毒性试验，可进行安全性评价。

5.2.5　致畸试验

根据试验结果评价受试物是不是试验动物的致畸物。若致畸试验结果阳性则不再继续进行生殖毒性试验和生殖发育毒性试验。在致畸试验中观察到的其他发育毒性，应结合 28 天和（或）90 天经口毒性试验结果进行评价。

5.2.6　生殖毒性试验和生殖发育毒性试验

根据试验所得的未观察到有害作用剂量进行评价，原则是：

a）未观察到有害作用剂量小于或等于人的推荐（可能）摄入量的 100 倍表示毒性较强，应放弃该受试物用于食品。

b）未观察到有害作用剂量大于 100 倍而小于 300 倍者，应进行慢性毒性试验。

c）未观察到有害作用剂量大于或等于 300 倍者则不必进行慢性毒性试验，可进行安全性评价。

5.2.7　慢性毒性和致癌试验

5.2.7.1　根据慢性毒性试验所得的未观察到有害作用剂量进行评价的原则是：

a）未观察到有害作用剂量小于或等于人的推荐（可能）摄入量的 50 倍者，表示毒性较强，应放弃该受试物用于食品。

b）未观察到有害作用剂量大于 50 倍而小于 100 倍者，经安全性评价后，决定该受试物可否用于食品。

c）未观察到有害作用剂量大于或等于 100 倍者，则可考虑允许使用于食品。

5.2.7.2　根据致癌试验所得的肿瘤发生率、潜伏期和多发性等进行致癌试验结果判定的原则是（凡符合下列情况之一，可认为致癌试验结果阳性。若存在剂量-反应关系，则判断阳性更可靠）：

a）肿瘤只发生在试验组动物，对照组中无肿瘤发生。

b）试验组与对照组动物均发生肿瘤，但试验组发生率高。

c）试验组动物中多发性肿瘤明显，对照组中无多发性肿瘤，或只是少数动物有多发性肿瘤。

d）试验组与对照组动物肿瘤发生率虽无明显差异，但试验组中发生时间较早。

5.2.8　其他

若受试物掺入饲料的最大加入量（原则上最高不超过饲料的 10%）或液体受试物经浓缩后仍达不到未观察到有害作用剂量为人的推荐（可能）摄入量的规定倍数时，综合其他的毒性试验结果和实际食用或饮用量进行安全性评价。

6　进行食品安全性评价时需要考虑的因素

6.1　试验指标的统计学意义、生物学意义和毒理学意义

对试验中某些指标的异常改变，应根据试验组与对照组指标是否有统计学差异、其有无剂量-反应关系、同类指标横向比较、两种性别的一致性及与本试验室的历史性对照值范围等，综合考虑指标差异有无生物学意义，并进一步判断是否具毒理学意义。此外，如在受试物组发现某种在对照组没有发生的肿瘤，即使与对照组比较无统计学意义，仍要给予关注。

6.2　人的推荐（可能）摄入量较大的受试物

应考虑给予受试物量过大时，可能影响营养素摄入量及其生物利用率，从而导致某些毒理学表现，而非受试物的毒性作用所致。

6.3　时间-毒性效应关系

对由受试物引起试验动物的毒性效应进行分析评价时，要考虑在同一剂量水平下毒性效应随时间的变化情况。

6.4　特殊人群和易感人群

对孕妇、乳母或儿童食用的食品，应特别注意其胚胎毒性或生殖发育毒性、神经毒性和免疫毒性等。

6.5　人群资料

由于存在着动物与人之间的物种差异，在评价食品的安全性时，应尽可能收集人群接触受试物后的反应资料，如职业性接触和意外事故接触等。在确保安全的条件下，可以考虑遵照有关规定进行人体试食试验，并且志愿受试者的毒物动力学或代谢资料对于将动物试验结果推论到人具有很重要的意义。

6.6　动物毒性试验和体外试验资料

本标准所列的各项动物毒性试验和体外试验系统是目前管理（法规）毒理学评价水平下所得到的最重要的资料，也是进行安全性评价的主要依据，在试验得到阳性结果，而且结果的判定涉及受试物能否应用于食品时，需要考虑结果的重复性和剂量-反应关系。

6.7　不确定系数

即安全系数。将动物毒性试验结果外推到人时，鉴于动物与人的物种和个体之间的生物学差异，不确定系数通常为100，但可根据受试物的原料来源、理化性质、毒性大小、代谢特点、蓄积性、接触的人群范围、食品中的使用量和人的可能摄入量、使用范围及功能等因素来综合考虑其安全系数的大小。

6.8　毒物动力学试验的资料

毒物动力学试验是对化学物质进行毒理学评价的一个重要方面，因为不同化学物质、剂量大小，在毒物动力学或代谢方面的差别往往对毒性作用影响很大。在毒性试验中，原则上应尽量使用与人具有相同毒物动力学或代谢模式的动物种系来进行试验。研究受试物在试验动物和人体内吸收、分布、排泄和生物转化方面的差别，对于将动物试验结果外推到人和降低不确定性具有重要意义。

6.9　综合评价

在进行综合评价时，应全面考虑受试物的理化性质、结构、毒性大小、代谢特点、蓄积性、接触的人群范围、食品中的使用量与使用范围、人的推荐（可能）摄入量等因素，对于已在食品中应用了相当长时间的物质，对接触人群进行流行病学调查具有重大意义，但往往难以获得剂量-反应关系方面的可靠资料；对于新的受试物质，则只能依靠动物试验和其他试验研究资料。然而，即使有了完整和详尽的动物试验资料和一部分人类接触的流行病学研究资料，由于人类的种族和个体差异，也很难做出能保证每个人都安全的评价。所谓绝对的食品安全实际上是不存在的。在受试物可能对人体健康造成的危害以及其可能的有益作用之间进行权衡，以食用安全为前提，安全性评价的依据不仅仅是安全性毒理学试验的结果，而且与当时的科学水平、技术条件以及社会经济、文化因素有关。因此，随着时间的推移，社会经济的发展、科学技术的进步，有必要对已通过评价的受试物进行重新评价。

附录二　试验指导书

试验一　试验动物的一般操作技术

【试验目的】

掌握试验动物的选择、性别鉴定、动物抓取、染毒、麻醉和生物材料的采集等基本操作技术。

【试验设计】

健康动物的选择：健康动物体形丰满，被毛浓密有泽、紧贴体表，眼睛明亮，行动迅速，反应灵活，食欲及营养状况良好，耳、鼻、肛门、外生殖器等无异常分泌物，外观无溃疡、肿物、畸形。

【操作步骤】

（一）试验动物的性别鉴定

一般情况下，哺乳类动物性别依据动物的肛门与外生殖器（阴茎或阴道）之间的距离加以区分，雄性要比雌性的距离长。大鼠、小鼠、沙鼠可用肛门与生殖器间距离加以区分：成年大、小鼠雌性生殖器与肛门之间有一无毛小沟，距离较近；雄性可见明显的阴囊，生殖器突起较雌鼠大，肛门和生殖器之间长毛。幼年鼠则主要靠肛门与生殖器的距离远近来判别，近的为雌性，远的为雄性（附图 2.1）。但这种方法对豚鼠和地鼠则用处不大。豚鼠和地鼠用手压着会阴部，雄鼠有阴茎突起，雌鼠则无，可见阴道口呈 V 形。

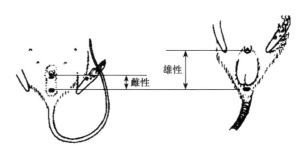

附图 2.1　大小鼠性别鉴定

（二）试验动物的抓取和固定

固定试验动物，使动物处于安静状态是顺利开展试验的前提，因此，要掌握抓取和固定试验动物的方法。抓取动物前，必须对各种动物的一般习性有所了解，操作时小心仔细、大胆敏捷、熟练准确。同时，爱惜动物，减少动物痛苦。

1. 小鼠

小鼠性情较温顺，一般不会攻击人，比较容易抓取固定。通常用右手提起小鼠尾巴中部或基部（不可抓尾尖）将其放在鼠笼盖或其他粗糙表面上，在小鼠向前挣扎爬行时，用左手拇指和食指捏住其双耳及颈部皮肤，将小鼠置于左手掌心、无名指和小指夹其背部皮肤和尾部，即可将小鼠完全固定（附图2.2）。

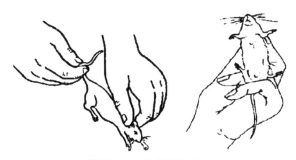

附图 2.2　小鼠抓取方法

2. 大鼠

抓取方法与小鼠相似，但大鼠的门齿很长，在抓取方法不当而受到惊吓或激怒时易将实作者手指咬伤，所以不要突然袭击式地去抓它，试验者应戴上帆布手套，抓取时用一块温暖潮湿的抹布覆盖其头部，更易抓取。

（三）试验动物的编号和分组

1. 编号

试验动物常需要标记以示区别。编号的方法很多，有挂牌法、打号法、针刺法、化学药品涂染动物被毛法、剪毛法和打孔或剪缺口法。根据动物的种类、数量和观察时间长短等因素来选择合适的标记方法。对于大鼠、小鼠，常用化学药品涂染动物被毛法编号，常用的标记液有：①3%～5%苦味酸溶液（黄色）；②0.5%中性红或碱性品红溶液（红色）；③2%硝酸银溶液（咖啡色，涂后需光照 10min）；④煤焦油乙醇溶液（黑色）（附图2.3）。

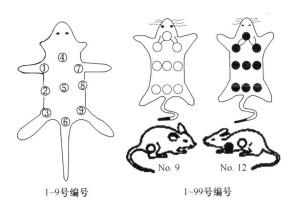

1~9号编号　　　　　　　　1~99号编号

附图 2.3　试验动物编号

注：试验人员可在指示的位置上任意编号。

2. 分组

1）分组的原则

动物分组应按随机分配的原则，使每只动物都有同等机会被分配到各个试验组与对照组中去，以避免各组之间的差别，影响试验结果。

2）建立对照组

对照组分为自身对照组和平行对照组。自身对照组是把试验动物本身在试验前、后两阶段的各项相关数据，分别作为对照组和试验组的结果并进行统计学处理，可排除生物间的个体差异；平行对照组分正对照组和负对照组两种，正对照组的试验动物实施了与试验动物相同但排除了所要观察的目的因子（如操作手段或受试物）的处理，负对照组则不做任何处理。

（四）试验动物染毒

染毒途径和方法多种多样，可根据试验目的、试验动物种类和受试物剂型、剂量等情况确定。食品毒理学常用的是经口染毒法。

1. 口服法

把受试物放入饲料或溶于饮水中让动物自动摄取。此法优点在于简单方便，缺点是不能保证剂量准确。一般适用于大动物或长期的毒性试验，以及受试物不方便采用灌胃法进行染毒时。

2. 灌胃法

鼠类的灌胃法：用左手固定鼠，右手持灌胃器，将灌胃针从鼠的口腔插入，压迫鼠的头部，使口腔与食道呈一直线，将灌胃针沿咽后壁慢慢插入食道，可感到轻微的阻力，此时可略改变一下灌胃针方向，以刺激引起吞咽动作，顺势将受试物注入。一般灌胃针插入小鼠深度为 3～4cm，大

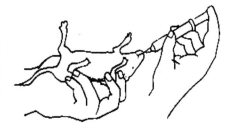

附图 2.4　鼠类的灌胃法

鼠或豚鼠为 4～6cm。常用灌胃量小鼠为 0.2～1mL，大鼠为 1～4mL，豚鼠为 1～5mL（附图 2.4）。

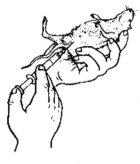

附图 2.5　腹腔注射

3. 腹腔注射法

用左手固定动物，使动物腹部皮肤伸展，同时使动物头部朝下，右手将注射器的针头（5 号）刺入皮肤。进针部位是距离下腹部腹中线稍向左或右 1mm 的位置。针头到达皮下后，继续前进 3～5mm，接着使注射器针头与皮肤成 45°刺入腹腔，缓缓注射受试物，针尖刺入腹腔后会有落空感（附图 2.5）。

（五）试验动物麻醉

试验动物的麻醉可分为全身麻醉和局部麻醉两种类型，全身麻醉包括吸入麻醉和非吸入麻醉。局部麻醉常用的是浸润麻醉，是将麻醉药物注射于皮肤、肌下组织或手术深部组织，使痛觉消失。

1. 吸入麻醉

吸入麻醉是将挥发性麻醉剂或气体麻醉剂，由动物经呼吸道吸入而产生麻醉效果的方法。常用的吸入麻醉药物有乙醚、安氟醚、1，1，1-三氟乙烷等。乙醚麻醉的优点多，可用于各种动物，麻醉深度易于掌握，比较安全，麻醉后恢复比较快，所以多选用乙醚。麻醉时将乙醚棉球和试验动物同放入玻璃罩内，或用乙醚棉球覆盖动物口鼻，使动物吸入乙醚，吸入后 15～20min 开始发挥作用。

2. 注射麻醉

非吸入麻醉常采用注射的方法，如静脉注射、肌肉注射、腹腔注射等。静脉注射和肌肉注射多用于大的试验动物，腹腔注射多用于小的试验动物。常用的麻醉药物有戊巴比妥钠、乌拉坦和氯醛糖。戊巴比妥钠在试验中最为常用。该品为白色粉末，常配成 1%～3% 水溶液由静脉或腹腔给药，一次给药麻醉的有效作用时间持续为 3～5h。乌拉坦又名氨基甲酸乙酯，作用性质温和，易溶于水，对动物麻醉作用强大而迅速，安全范围大，多数动物试验都可使用，更适用于小动物麻醉。其优点是可导致较持久的浅麻醉，对呼吸无明显影响，一次给药可维持 4～5h，且麻醉过程较平稳，动物无明显挣扎现象；缺点是苏醒慢，麻醉深度和使用剂量较难掌握。氯醛糖溶解度较小，常配成 1% 水溶液。使用前需先在水浴锅中加热，使其溶解，但加热温度不宜过高，以免降低药效。本药安全范围大，能导致持久的浅麻醉。大、小白鼠可根据需要选用吸入麻醉或注射麻醉，注射麻醉时多采用腹腔注射法。

（六）试验动物生物标本的采集

1. 血液采集

血液总量取决于物种、性别、年龄、健康及营养状况。对于同一种物种，较大单位动物体重的总血量比较小的动物要少，老龄和肥胖动物比年轻和正常体重的动物单位体重含总血量少。一般情况下，总循环血量为每千克体重 55～77mL。

单次采血量低于动物总血量的 15%，对动物不会有影响。若取总血量的 15%～20%，则会出现一些副作用；若取总血量的 30%～40%，则会引起缺血性休克。

对大、小鼠采取不超过 0.1mL 的毛细管中血液常用尾尖采血法。眼眶静脉丛穿刺通常适用于无尾动物如仓鼠（附图 2.6）。当尾静脉不能满足较大的采血量时，大、小鼠也可用该技术。该技术一般要求在麻醉下操作。只有在没有别的办法的特殊情况下，2 周后才能考虑用动物恢复的眼眶静脉丛再次取血。

2. 病理标本采集

病理学检查包括大体解剖和组织病理学检查两部分。急性毒性试验中在试验期中死亡或试验结束处死的动物都应进行尸体解剖，因为急性毒性试验的目的是得到有关可能的靶器官以及进行重复染毒试验剂量设计的信息。在亚慢性、慢性、致癌试验，病理学是一个重要的终点。

1) 大体解剖

大体解剖在试验动物处死后 0.5h 内进行，解剖方法采用胸腔、腹腔脏器联合取出法。剖检顺序多为先腹腔后胸腔，再脑、脊髓、骨髓、皮肤肌肉等，取材顺序基本与此相同。应观察有关脏器的外形和表面情况、颜色、边界和大小、质地、切面。对指定的脏器称重，并计算脏器系数。

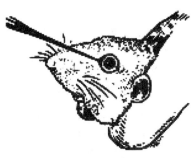

附图 2.6　眼眶静脉丛穿刺取血

2) 组织病理学检查

对指定器官或组织用锋利的刀剪取材，应统一取材部位。组织块一般在 10 倍体积的 10%福尔马林液中固定，然后制作常规制片（组织石蜡包埋、切片、HE 染色）。详细记录显微镜下观察到的病变，并做出病理诊断。利用特殊染色、组织化学及电子显微镜技术可有助于毒作用机理的研究。

（七）试验动物的处死

当试验中途停止或结束时，试验者应站在试验动物的立场上以人道的原则去处置动物，原则上不给试验动物任何恐怖和痛苦，也就是要施行安乐死。

1. 颈椎脱白法

左手拇指与食指用力向下按住鼠头枕骨处，右手抓住鼠尾以 15°用力向后上方拉，将脊髓与脑髓拉断，鼠便立即死亡。

2. 断头法

用剪刀在鼠颈部将鼠头剪掉，鼠立即死亡。

3. 击打法

右手抓住鼠尾，提起，用力摔击其头部，鼠痉挛后立即死去。

4. 急性大出血法

可采用鼠眼眶动脉和静脉急性大量失血方法使鼠立即死亡。

5. 药物致死法

吸入一定量的一氧化碳、乙醚、氯仿等均可使动物致死。

【注意事项】

（1）抓取动物切忌粗暴，要掌握抓取要领，防止咬伤。

（2）灌胃要掌握正确的角度，切忌粗暴。

（3）麻醉前动物要禁食 10～12h，麻醉后要采取保温措施，保持动物呼吸道通畅。

（4）断髓处死要掌握正确的角度。

【思考题】

（1）如何对试验动物进行性别鉴定？

（2）灌胃染毒对动物有何要求？

（3）为什么要设立对照组？

试验二　经口急性毒性试验

【试验目的】

观察外源化学物对小鼠的急性毒作用，掌握半数致死量或最大耐受剂量的测定方法。

【试验原理】

经口一次或 24h 内多次灌胃给予受试物后，短时间内观察试验动物产生的毒性反应，包括致死性和非致死性指标。了解动物所产生的急性毒性反应及其严重程度，中毒死亡的特征以及可能的死亡原因，观察受试物毒性反应与剂量的关系，求出半数致死量（LD_{50}）或最大耐受剂量（MTD），将受试物进行急性毒性分级。

【器材和试剂】

分析天平、电子天平、量筒、烧杯、灌胃器、解剖器械、酒精棉、受试物及溶剂。

【试验设计】

（一）动物选择

小鼠（体重 18～22g）或大鼠（体重 180～220g），雌雄各半。

（二）剂量和分组

受试物至少设 3 个剂量组。各组灌胃容量相同，小鼠一般灌胃容量为每 10g 体重 0.2mL，大鼠一般灌胃容量为每 10g 体重 1mL，一次性或 24h 内多次给予（每次间隔 4～6h，24h 内最多 3 次）。

半数致死量法（改良寇氏法）：以预试验中获得的 90% 以上动物死亡和 10% 以下动物死亡的剂量分别作为最高剂量组和最低剂量组，中间再设 3～8 个剂量组，每组 6～10 只动物，连续观察 7～14d。

最大耐受量法：如果资料显示受试物的毒性极小或未显示毒性的受试物，给予动物最大的使用浓度和最大灌胃容积时仍未见动物死亡，则取雌雄动物各 10 只及以上，给予最大的使用浓度和最大灌胃容积，连续观察 7～14d。

【操作步骤】

（一）试验动物选择和处置

试验要求健康成年试验动物。

（二）试验设计

在进行剂量设计之前，首先要了解受试外源化学物的结构式、分子量、常温常压下的状态（液态、固态或气态）、生产批号、纯度、杂质成分与含量、溶解度、挥发度、pH 值（可测时）等。然后根据该受试物有关的测试规范要求，决定试验设计，选择合适的剂量、剂量组。

（三）观察

染毒后立即观察。观察试验动物的中毒症状，注意观察记录发生每种症状的时间、症状表现程度、各症状发展的过程及死亡前特征和死亡时间，对中毒死亡的试验动物应及时解剖做大体尸检。

（四）LD_{50} 计算

LD_{50} 是经统计学计算得到的毒性参数，并可报告其 95％可信限。

（五）最大耐受剂量法

试验中，动物不出现死亡，则受试物对某种动物经口急性毒性最大耐受剂量大于某一数值每千克体重。

【结果分析与评价】

依据试验动物中毒症状、死亡时间、LD_{50}，初步判断该受试化合物的毒性大小及毒性特征。

【注意事项】

（1）经口染毒前要禁食。

（2）LD_{50} 的结果要注明动物的种属及染毒途径。

【思考题】

（1）LD_{50} 的意义是什么？

（2）LD_{50} 计算方法的选择依据是什么？

试验三　小鼠精子畸形试验

【试验目的】

学习观察小鼠精子畸形的试验方法。

【试验原理】

精子畸形是指精子的形状异常。在正常情况下，人与其他哺乳动物的精液中也有少量畸形精子。在某些生殖毒物的作用下，尤其是在可导致生殖细胞遗传性损伤的毒物作用下，人和其他哺乳动物睾丸产生的畸形精子数量可大大增加。因此，雄性动物受化合物处理后，检查其精子畸形率的高低，可以作为评价外来化合物生殖毒性和诱变性的指标之一。

【器材和试剂】

光学显微镜、离心机、分析天平、电子天平、灌胃器、解剖器械、量筒、烧杯、离心管、小漏斗、玻璃平皿、染缸、吸管及橡皮头、记号笔、试管架、晾片架、载玻片、擦镜纸、酒精棉、环磷酰胺、1%~2%伊红、10%甲醇、磷酸盐缓冲生理盐水、受试物及溶剂。

【试验设计】

（一）动物选择

一般采用6~8周龄的雄性小鼠，因其较为经济，而且已有许多试验证实，在该试验系统中小鼠最为敏感，且每组应保证至少有5只存活动物。

（二）剂量和分组

受试物至少设3个剂量组，并同时设阳性和阴性对照组。受试物高剂量组的总剂量应能使部分动物出现严重的毒性或死亡，一般用 $1/2LD_{50}$，然后以 $1/4LD_{50}$ 或 $1/8LD_{50}$ 作为中、低剂量组。求不出 LD_{50} 时，高剂量组可为每千克体重10g或人可能摄入量的100倍或一次灌胃最大剂量，再下设中低剂量组，另设溶剂对照和阳性对照。

阳性对照可给予甲基磺酸甲酯50mg/kg或甲基磺酸甲酯75mg/（kg·d）或环磷酰胺40~60mg/kg，经口或腹腔注射，连续5d，每天一次。

【操作步骤】

（一）染毒和处死

受试物采用经口染毒途径给予。可每天一次，连续5d染毒。可在染毒后2~4周一次处死动物。也可在染毒后1周、4周、10周分3批处死动物，或在染毒后35d处死动物。

（二）制片

以颈椎脱臼法处死小鼠，摘取双侧附睾置于约1mL磷酸盐缓冲生理盐水（8g NaCl、0.2g KCl、0.12g KH_2PO_4、0.91g Na_2HPO_4，加水至1L）中纵向剪碎，静置3~5min，轻轻摇动，过滤，吸取此精子悬液，滴于清洁玻片上，做均匀推片，后用甲醇固定5min，干燥后镜检计数，也可用2%伊红水溶液染色1h后再做镜检。

【结果分析与评价】

不同品系小鼠的精子畸形率本底值有较大差异，其影响因素也较多，故试验结果的判断应与相同试验条件下同时进行的阴性对照组比较，且阴性对照组的精子畸形率应与本试验室过去的记录接近，而阳性对照组精子畸形率必须显著高于阴性对照组（$P<0.01$），否则所得结果不可靠，应重做。

判断一种化合物是否为精子畸形诱变剂的条件是：至少在两个相邻的剂量组精子畸形率显著增高，即与阴性对照组比较 $P<0.01$，或比阴性对照组增加1倍以上。如达到致死剂量而精子畸形率未见显著增高，则可判断为阴性。

【注意事项】

（1）如将精子悬液经过滤、离心等步骤除去组织残渣后再推片效果更好。但这将使制片过程复杂化，而且容易造成人为误差。

（2）不同的诱变剂作用于生精细胞的不同发育阶段，因而在接触不同化合物后畸形精子增多的时间也不同。通常是处于精母细胞阶段的生精细胞对化学诱变剂较敏感，故在接触化合物染毒后3～5周时精子畸形率最高，若能给予受试物后作动态观察则有助于全面评价其毒性。

（3）由于某些因素如缺血、感染、体温变化等会产生假阳性结果。

（4）镜检时注意鉴别制片过程中人为造成的精子损伤。在判断多头、双头、双尾及多尾畸形时，应注意鉴别由于精子重叠和交叉造成的假象。

【思考题】

（1）精子畸形有哪些类型？

（2）精子畸形试验对试验动物有何要求？

（3）为何试验的取材时间大多在染毒结束后第4周？

试验四　小鼠骨髓细胞染色体畸变分析

【试验目的】

掌握哺乳动物骨髓细胞染色体畸变试验的基本技术。

【试验原理】

染色体畸变分析是一种检测外来化合物遗传毒性的方法。染色体畸变只能在细胞分裂的中期进行观察和分析。在取样之前，要用秋水仙碱进行预处理，以阻断构成微管的主要蛋白质即微管蛋白的聚合，从而抑制细胞分裂时纺锤体的形成，使处于分裂间期和前期的细胞停留在中期，对已处于中期及后期的细胞无影响。借此可以增加处于中期分裂相的细胞数，为染色体分析提供统计学上所需的足够大的样本。取样后，要进行低渗处理，使细胞膨胀，染色体均匀地散开，然后固定、染色，在显微镜下观察染色体的数目和形态。

【器材和试剂】

水浴箱、带油镜头生物显微镜（100×物镜）、离心机、分析天平、电子天平、灌胃器、解剖器械、量筒、烧杯、离心管、滴管及吸头、载玻片、注射器、纱布、记号笔、试管架、染缸、晾片架、酒精灯、锥形瓶、滤纸、环磷酰胺、秋水仙碱、磷酸盐缓冲生理盐水、乙酸、甲醇、Giemsa、KCl。

【试验设计】

（一）动物选择

一般采用健康初成年小鼠，每个剂量组用两种性别动物各5只。

（二）剂量和分组

受试物至少设3个剂量组，并同时设阳性和阴性对照组。受试物高剂量组的剂量应能使部分动物出现严重的毒性或死亡，一般用$1/2LD_{50}$，然后以$1/4\ LD_{50}$或$1/8\ LD_{50}$作为中、低剂量组剂量。求不出 LD_{50} 时，高剂量组剂量可为每千克体重 10g 或人可能摄入量的 100 倍或一次灌胃最大剂量，再下设中、低剂量组，另设溶剂对照和阳性对照。

阳性对照可给予丝裂霉素 C 每千克体重 1.5～2.0mg 或环磷酰胺 40mg/kg，经口或腹腔注射。

【操作步骤】

（一）染毒和处死

经口染毒 2～4 次，每次间隔 24h，末次染毒 18～24h 进行取材，处死动物前 2～4h，腹腔注射秋水仙碱，剂量为小鼠 4mg/kg，采用颈椎脱位法处死，立即取其双侧股骨，剔净肌肉，擦净血污后，剪开骨样，暴露骨髓腔，用 4mL 磷酸盐缓冲生理盐水反复冲洗骨髓腔。用细口吸管轻轻吹打后，1500r/min 离心 10min，弃去上清液。

（二）低渗

将沉淀加入 37℃的 0.075mol/L 的 KCl 约 4mL，37℃低渗处理 20min。

（三）固定、制片、染色

加入新配置的固定液（甲醇-乙酸，3∶1）1mL 预固定 1min，1000r/min 离心 10min，弃上清液加固定液使细胞重新悬浮，放置 10～20min 后，1000r/min 离心 10min，弃上清液。同样方法再固定 1 次，弃大部分上清液，留 0.5mL，滴在冰冻洁净玻片上，然后用 Giemsa 应用液（Giemsa 储备液用磷酸盐缓冲生理盐水稀释至 10 倍）染色 10～20min。用清水洗净浮色，干燥。

（四）阅片

（1）在低倍镜下寻找分散良好、细胞未破裂、染色体收缩适中的中期分裂相细胞进行分析。

（2）转到油镜下后，应排除处于细胞分型后期的早期细胞，处于这个时期的细胞的染色单体已完全分开。

【结果分析与评价】

以每只动物为观察单位，至少观察 100 个中期分裂相细胞，计算每只动物的畸变细胞率。将各处理组的畸变细胞率均值与阴性对照组相比较，以 t 检验（单侧）测定其差异的显著性。当差异有显著性且有剂量-反应关系时，则可判断受试物对该种动物的骨髓细胞有诱变作用。

【注意事项】

（1）低渗是本试验的关键，控制好低渗的时间是关系到结果准确性的重点。

（2）吹打分散细胞一定要动作轻柔，防止细胞破裂。

【思考题】

（1）秋水仙碱的作用机理是什么？

（2）为什么使用冰冻玻片？

（3）低渗的目的是什么？

试验五　小鼠骨髓细胞微核试验

【试验目的】

学习小鼠骨髓嗜多染红细胞微核测定方法。

【试验原理】

微核是指细胞中主核之外的颗粒，染色与细胞核一致，相当于细胞直径的 $1/20 \sim 1/5$，呈圆形或杏仁状。微核是细胞内染色体断裂或纺锤丝受影响而在细胞有丝分裂时滞留在胞核外的遗传物质。微核试验能检测化学或/和其他物质因素诱导产生的染色体完整性改变和染色体分离改变这两种遗传学终点。微核可出现于多种细胞，但在有核细胞中难于与正常核的分叶及核突出物区分，故常计数嗜多染红细胞中的微核，因为红细胞在成熟之前最后一次分离后数小时将主核排出，但仍保留微核于嗜多染红细胞中。

【器材和试剂】

带油镜头生物显微镜（100×物镜）、离心机、分析天平、电子天平、灌胃器、解剖器械、量筒、烧杯、离心管、滴管及吸头、载玻片、注射器、纱布、记号笔、试管架、染缸、晾片架、酒精灯、锥形瓶、环磷酰胺、磷酸盐缓冲生理盐水（pH 值为 6.8）、甲醇、Giemsa、小牛血清。

【实验设计】

（一）动物选择

一般采用初成年小鼠，每个剂量组用 10 只动物，雌雄各半。

（二）剂量和分组

受试物至少设 3 个剂量组，并同时设阳性和阴性对照组。受试物高剂量组的总剂量应能使部分动物出现严重的毒性或死亡，一般用 $1/2 LD_{50}$，然后以 $1/4\ LD_{50}$ 或 $1/8\ LD_{50}$ 作为中、低剂量组。求不出 LD_{50} 时，高剂量组可为每千克体重 10g 或人可能摄入量的 100 倍或一次灌胃最大剂量，再下设中低剂量组，另设溶剂对照和阳性对照。

阳性对照可给予丝裂霉素 C 每千克体重 $1.5 \sim 2.0mg$ 或环磷酰胺 40mg/kg，经口或腹腔注射。

【操作步骤】

（一）染毒和处死

一般采用 30h 染毒法，染毒 2 次，间隔 24h，末次染毒后 6h，采用颈椎脱位法处死，将腹中线被毛浸湿。剖开胸腹部，取下胸骨，剔去肌肉。将胸骨骨髓挤于有一滴小牛血清的载玻片上，推片。

（二）固定

将推好晾干的标本玻片放入染色缸中用甲醇溶液固定 15min，取出晾干。

（三）染色

用 Giemsa 应用液染色 10～20min。用清水洗净浮色，干燥。

（四）阅片

先在低倍镜下选择分布均匀、染色较好的区域，再在油镜下观察计数。嗜多染红细胞呈灰蓝色，正染红细胞呈橘黄色。一个细胞内可出现一个或多个微核。计数 1000 个嗜多染红细胞中含有微核的嗜多染红细胞数，并且计数在 200 个细胞中嗜多染红细胞与正染红细胞的比例。

【结果分析与评价】

本试验中只计效嗜多染红细胞中的微核。每一动物为一观察单位。每组雌雄动物分别计算微核嗜多染红细胞的均值。雌雄之间无明显的性别差异时合并计算，否则应分别计算。嗜多染红细胞和正染红细胞的正常比值约为 1（正常范围 0.6～1.2）。如比值大于 0.1，则表示嗜多染红细胞形成已受严重抑制；如比值小于 0.05，则表示受试物剂量过大，结果皆不可靠。

【注意事项】

（1）操作时推制良好的骨髓涂片及良好的染色，是本试验的关键步骤。

（2）正确区分微核。

【思考题】

（1）微核形成的机理是什么？

（2）利用嗜多染红细胞考察微核形成存在什么优势？

试验六　鼠伤寒沙门氏菌回复突变试验

【试验目的】

掌握 Ames 试验的基本技术要求。鼠伤寒沙门氏菌回复突变试验是遗传毒理学体外试验，遗传学终点是基因突变，用于检测受试物能否引起鼠伤寒沙门氏菌基因组碱基置换或移码突变。

【试验原理】

鼠伤寒沙门氏菌的突变型（即组氨酸缺陷型）菌株在无组氨酸的培养基上不能生长，在有组氨酸的培养基上可以正常生长。致突变物可使沙门氏菌突变型回复突变为野生型（表现型），因而在无组氨酸培养基上也能生长。故可根据无组氨酸培养基上菌落的生成数量检查受试物是否为致突变物。对于间接致突变物，可用经多氯联苯诱导的大鼠肝匀浆制备的 S9 混合液作为代谢活化系统。

【器材和试剂】

低温高速离心机、低温冰箱（−80℃）或液氮罐、洁净工作台、恒温培养箱、恒温水浴箱、蒸气压力锅、匀浆器、分析天平、电子天平、二甲基亚砜、$MgCl_2$、KCl、营养肉汤培养基、营养肉汤琼脂培养基、顶层培养基、0.8%氨苄青霉素溶液、0.1%结晶紫溶液、0.8%四环素溶液、L-组氨酸溶液和 0.5mmol/L D-生物素溶液、0.2mol/L 磷酸盐缓冲液（pH 7.4）、辅酶Ⅱ、葡萄糖-6-磷酸钠盐溶液、多氯联苯。

【大鼠肝 S9 活化系统的制备】

选健康雄性成年 SD 或 Wisar 大白鼠，体重 150g 左右，周龄 5～6 周。将多氯联苯溶于玉米油中，浓度为 200mg/kg，一次腹腔注射，5d 后断头处死动物，取出肝脏称重后，用预冷的 0.15mol/L KCl 溶液冲洗肝脏数次。每克肝（湿重）加预冷的 0.15mol/L KCl 溶液 3mL，连同烧杯移入冰浴中，用消毒剪刀剪碎肝脏，用匀浆器（低于 4000r/min，1～2min）制成肝匀浆。以上操作需注意无菌和局部冷环境。

将制成的肝匀浆在低温（0～4℃）高速离心机上、9000r/min 离心 10min。吸出上清液为 S9 组分，分装。最好用液氮或 -80℃ 低温保存。S9 应经无菌检查、蛋白含量测定及间接致突变剂鉴定其生物活性合格。

【试验设计】

受试物最低剂量为每平皿 0.1μg，最高剂量为 5mg，或出现沉淀的剂量，或对细菌产生最小毒性剂量。一般选用 4～5 个剂量，进行剂量-反应关系研究。每个剂量应做 2 个或 3 个平行平皿。溶剂可选用水、二甲基亚砜（每皿不超过 0.4mL）或其他溶剂。每次试验应有同时进行的阳性对照和阴性（溶剂）对照。

【操作步骤】

试验菌株采用 4 株鼠伤寒沙门氏突变型菌株 TA98、TA97、TA100 和 TA102。必须进行基因型鉴定、自发回变数鉴定及对鉴别性致突变物的反应鉴定，合格后才能用于致突变试验。试验方法有平板掺入法和点试法。一般光用点试法做预试验，以了解受试物对沙门菌的毒性和可能的致突变性，平板掺入法是标准试验方法。

1. 平板掺入法

在底层培养平皿上写上记号。取已融化并在 45℃ 水浴中保温的顶层培养基一管（2mL），依次加入受试物溶液 0.1mL、测试菌液 0.05～0.2mL（需活化时加 10% S9 混合液 0.5mL），迅速混匀，倒在底层培养基上，转动平皿使顶层培养基均匀分布在底层上，平放固化，37℃ 培养 48h，观察结果。

2. 点试法

在底层培养皿写上记号。取已熔化并在 45℃ 水浴中保温的顶层培养基两管（2mL），加入测试菌液 0.05～0.2mL（需活化时加 10% S9 混合液 0.5mL），迅速混匀，倒在底层培养基上，转动平皿使顶层培养基均匀分布在底层上，平放固化。取无菌滤纸圆片（直径 6mm），小心放在已固化的顶层培养基的适当位置上，用移液器取适量受试物（如 10μL），点在纸片上，或将少量固体受试物结晶加到纸上或琼脂表面，37℃ 培养 48h，观察结果。

【结果分析与评价】

1. 点试法

凡在点样纸片周围长出一圈密集的 his+ 回变菌落者，该受试物即为致突变物质。

如只在平板上出现少数散在的自发回变菌落，则为阴性。如在滤纸片周围见到抑菌圈，说明受试物具有细菌毒性。

2. 掺入法

计数培养基上的回变菌落数。如在背景生长良好条件下，受试物每皿回变菌落数增加 1 倍以上（即回变菌落数等于或大于 2 乘以空白对照数），并有剂量-反应关系或至少某一测试点有重复的并有统计学意义的阳性反应，即可认为该受试物为诱变阳性。受试物浓度达到 5mg/皿仍为阴性者，可认为是阴性。

3. 报告的试验结果

应是两次以上独立试验重复的结果，如果受试物对 4 种菌株（加和不加 S9）平皿掺入试验均得到阴性结果，可认为此受试物对鼠伤寒沙门氏菌无致突变性。如受试物对一种或多种菌株（加或不加 S9）平皿掺入试验得到阳性结果，即认为此受试物是鼠伤寒沙门氏菌的致突变物。

【注意事项】

（1）应有专门的试验室，应有良好的通风设备。

（2）试验者必须注意个人防护，尽量减少接触污染的机会。

（3）受试的致癌物与致突变物的废弃处理，原则上按放射性核素废弃物处理方法进行。

【思考题】

（1）鼠伤寒沙门氏菌回复突变试验常用试验菌株有哪几种？

（2）为什么要对试验菌株进行鉴定后才能进行试验？

试验七　显性致死试验

【试验目的】

检测食品及食品中有害化学物对染色体结构和数量的损伤（不能检测基于突变和毒作用）。

【试验原理】

致突变物可引起哺乳动物生殖细胞染色体畸变，以致不能与异性生殖细胞结合或导致受精卵在着床前死亡，或导致胚胎早期死亡。

【器材和试剂】

灌胃器、电子天平、病理解剖设备。

【试验设计】

健康雄性小鼠（性成熟，体重 30g 以上），预先接触受试物再交配；交配用的成年雌鼠不接触受试物。每组雄鼠不少于 15 只，雌鼠不少于 30 只（一般为雄鼠 5～6 倍），交配后每组不少于 30 只受孕雌鼠。

试验最少设 3 个受试物剂量组，高剂量应引起动物生育能力轻微下降。各剂量组剂量可在 $1/10\ LD_{50}$～$1/3\ LD_{50}$，以每千克体重 10g、人的可能摄入剂量的 100 倍、受试物最大给予剂量为最高剂量，再下设两个剂量组。另设溶剂对照和阳性对照，阳性对照可用环磷酰胺（每千克体重 40mg）。

【操作步骤】

（一）染毒

采用灌胃法或喂饲法。灌胃法每日 1 次或 2 次，连续 6d 或 1 月。

交配：雄鼠染毒后，按照雌雄 2∶1 比例同笼交配 6d 后，取出雌鼠另笼饲养。雄鼠于 1d 后，以同样数量与另一批雌鼠交配，如此进行 5～6 批。

（二）胚胎检查

以雌雄鼠同笼日算起 15～17d 后，采用颈椎脱臼法处死雌鼠，立即剖腹取子宫，检查、计数。分别计数每一雌鼠的活胎数、早期死亡胎数、晚期死亡胎数。

（三）胚胎鉴别

活胎：完整成形、色鲜红、有自然运动、机械刺激后有运动反应。

早期死亡胎：胚胎形体较小、外形不完整、胚盘较小或不完整，最早期死亡胚胎会在子宫内膜上隆起如小瘤，如完全吸收则在子宫内膜上留一隆起暗褐色点状物。

晚期死亡胎：成形，色泽暗淡，无自然运动、机械刺激后无运动反应。

【结果分析与评价】

$$受孕率 = \frac{孕鼠数}{交配雌鼠数} \times 100\%$$

$$总着床数 = 活胎数 + 早期死亡胚胎数 + 晚期死亡胚胎数$$

$$平均着床数 = \frac{总着床数}{受孕雌鼠数}$$

$$早（晚）期胚胎死亡率 = \frac{早（晚）期胚胎死亡数}{总着床数} \times 100\%$$

$$平均早期胚胎死亡率 = \frac{早期胚胎死亡数}{受孕雌鼠数} \times 100\%$$

试验组与对照组比较，受孕率、总着床数明显低于对照组，早（晚）期胚胎死亡率明显高于对照组，有明显剂量-反应关系并有统计学意义，即有阳性结果。若统计学上有统计学意义，但无剂量-反应关系，则进行重复试验，如能重复，即有阳性结果。

【注意事项】

记清鼠同笼日期，及时对试验动物进行剖检。

【思考题】

（1）显性致死试验的原理是什么？

（2）如何鉴别早期、晚期死亡胎？

试验八　30d 和 90d 喂养试验

【试验目的】

检测食品及食品中有害化学物的亚慢性及慢性毒效应。

【试验原理】

利用试验动物连续较长期接触外源化学物所产生的有害效应剂量、毒作用性质和靶器官，估计亚慢性摄入的危害。90d 喂养试验所确定的最大未观察到有害作用的剂量可为慢性试验提供参考，为确定人的食用安全剂量提供依据。

【器材和试剂】

灌胃器、电子天平、分析天平、血液生化仪、血细胞计数仪、病理解剖设备、显微镜。

【试验设计】

雌、雄离乳大鼠（出生后 4 周），动物的体重差异不能超过平均体重的 20%。试验最少设 3 个受试物剂量组，每个剂量组最少 20 只动物，雌、雄各半。高剂量组在染毒期间应出现明显的中毒表现，但不造成死亡或严重损害，低剂量组不引起毒作用，估计或确定出最大未观察有害作用剂量。在此剂量间设 1 个或几个剂量组，以获得明确的剂量-反应关系，剂量的设计参考以下原则：

能求出 LD_{50} 的受试物：以 $1/10\ LD_{50} \sim 1/4\ LD_{50}$ 作为高剂量，最低剂量组至少是人可能摄入剂量的 3 倍。

不能求出 LD_{50} 的受试物：30d 剂量组尽可能涵盖人的可能摄入剂量的 100 倍，对于人体摄入剂量较大的受试物，高剂量组可为最大耐受剂量。90d 喂养试验根据 30d 喂养试验结果确定，或人的可能摄入剂量的 $100 \sim 300$ 倍作为最大未观察有害作用剂量，在此剂量以上设几个剂量组，必要时也可在此剂量下设几个剂量组。另设对照组。

【操作步骤】

（一）染毒

首选将受试物掺入饲料喂养（注意受试物在饲料中的稳定性），如有困难也可加入饮水中或灌胃。当受试物掺入饲料时，需将受试物按照每 100g 体重的摄入量折算饲料的量（mg/kg），30d 喂养试验按体重的 10%，90d 喂养试验按体重的 8%。灌胃时，灌胃体积不超过每 100g 体重 1mL，各组灌胃体积相同，灌胃时间点相似。

（二）观察指标

1. 一般指标

每天观察记录动物的一般表现、行为、中毒表现和死亡情况，每周称 1 次体重和 2 次食物摄入量，计算每周及总食物利用率。以上为必须观察和测定项目。

2. 血液学指标

血红蛋白、红细胞计数、白细胞计数及分类，依据受试物的情况，测量血小板数和网织红细胞数。30d 喂养试验于试验结束后测 1 次，90d 喂养试验于试验中期和结束后各测 1 次。

3. 血液生化学指标

谷丙转氨酶、谷丙转氨酶、尿素氮、肌酐、血糖、人血白蛋白、总蛋白、总胆固醇和甘油三酯均为必测指标。

4. 病理学指标

试验结束后对所有动物进行大体解剖，并固定重要的器官和组织。

5. 脏器称量

肝、肾、脾、睾丸的绝对重量和相对重量（脏/体比）为必测指标，必要时测量其他脏器。在各组大体检查和血液生化指标未见异常的情况下，可只进行最高剂量组和对照组主要脏器的病理组织学检查，发现异常后再对较低剂量组相应的器官、组织进行检查。肝、肾、脾、睾丸、卵巢的组织病理学检查为必检项目。另外，还有其他敏感指标。

【结果分析与评价】

所有结果均以合适的统计学方法进行处理，并进行评价。

【注意事项】

（1）饲料需经过加工、烘烤、灭菌方可加入受试物，配好的饲料储存时间不超过 1 周。

（2）防止由于营养失调而造成各种生理、生化指标的异常。

（3）加强饲养管理，防止动物疾病。

【思考题】

（1）考察食物利用率有什么意义？

（2）脏/体比与脏器系数有何区别？